外科学应试要点

主　编　吴新宝（北京大学附属积水潭医院）

　　　　葛宇峰（北京大学附属积水潭医院）

副主编　杨明辉（北京大学附属积水潭医院）

　　　　张志军（北京大学附属积水潭医院）

北京大学医学出版社

WAIKEXUE YINGSHI YAODIAN

图书在版编目（CIP）数据

外科学应试要点 / 吴新宝，葛宇峰主编 . —北京：
北京大学医学出版社，2022.10
ISBN 978-7-5659-2546-7

Ⅰ. ①外… Ⅱ. ①吴… ②葛… Ⅲ. ①外科学 – 医学
院校 – 教学参考资料 Ⅳ. ① R6

中国版本图书馆 CIP 数据核字（2021）第 248024 号

外科学应试要点

主 编：吴新宝 葛宇峰
出版发行：北京大学医学出版社
地 址：（100191）北京市海淀区学院路 38 号 北京大学医学部院内
电 话：发行部 010-82802230；图书邮购 010-82802495
网 址：http://www.pumpress.com.cn
E-mail：booksale@bjmu.edu.cn
印 刷：北京信彩瑞禾印刷厂
经 销：新华书店
责任编辑：韩忠刚 吕曼婕 责任校对：靳新强 责任印制：李 啸
开 本：787 mm×1092 mm 1/16 印张：28 字数：720 千字
版 次：2022 年 10 月第 1 版 2022 年 10 月第 1 次印刷
书 号：ISBN 978-7-5659-2546-7
定 价：86.00 元
版权所有，违者必究
（凡属质量问题请与本社发行部联系退换）

本书由

北京大学医学出版基金资助出版

编撰委员会

主　编　吴新宝（北京大学附属积水潭医院）
　　　　葛宇峰（北京大学附属积水潭医院）

副主编　杨明辉（北京大学附属积水潭医院）
　　　　张志军（北京大学附属积水潭医院）

编　委（按姓名汉语拼音顺序）

白　帆（北京大学附属积水潭医院）　　蒋徽豪（北京大学附属积水潭医院）

曹晏维（北京大学附属积水潭医院）　　李长润（北京大学附属积水潭医院）

崔廷润（北京大学附属积水潭医院）　　李观清（北京大学附属积水潭医院）

陈　辰（北京大学附属积水潭医院）　　李国坤（北京大学附属积水潭医院）

陈明学（北京大学附属积水潭医院）　　林泽群（北京大学附属积水潭医院）

陈　曦（北京大学附属积水潭医院）　　刘　波（北京大学附属积水潭医院）

陈依民（北京大学附属积水潭医院）　　刘　路（北京大学附属积水潭医院）

豆　哲（北京大学附属积水潭医院）　　卢　帅（北京大学附属积水潭医院）

付　强（北京大学附属积水潭医院）　　马　宁（北京大学附属积水潭医院）

冯　啸（北京大学附属积水潭医院）　　任　斐（北京大学附属积水潭医院）

冯　峥（北京大学附属积水潭医院）　　孙伟桐（北京大学附属积水潭医院）

高向阳（北京大学附属积水潭医院）　　谭哲伦（北京大学附属积水潭医院）

葛腾辉（北京大学附属积水潭医院）　　汤玉飞（北京大学附属积水潭医院）

何　猛（北京大学附属积水潭医院）　　万书杰（北京大学附属积水潭医院）

何琦非（北京大学附属积水潭医院）　　王　颢（北京大学附属积水潭医院）

花克涵（北京大学附属积水潭医院）　　王　玲（北京大学附属积水潭医院）

黄　鑫（北京大学附属积水潭医院）　　王子昀（北京大学附属积水潭医院）

黄行健（北京大学附属积水潭医院）　　王振栋（北京大学附属积水潭医院）

黄越龙（北京大学附属积水潭医院）　　魏绮珮（北京大学附属积水潭医院）

季尚蔚（北京大学附属积水潭医院）　　吴文汧（北京大学附属积水潭医院）

姜　钰（北京大学附属积水潭医院）　　肖　丹（北京大学附属积水潭医院）

姜鬲恒（北京大学附属积水潭医院）　　肖济阳（北京大学附属积水潭医院）

邢添威（北京大学附属积水潭医院）　　张　璞（北京大学附属积水潭医院）

许毅博（北京大学附属积水潭医院）　　张　琦（北京大学附属积水潭医院）

杨瀚元（北京大学附属积水潭医院）　　张　腾（北京大学附属积水潭医院）

杨　磊（北京大学附属积水潭医院）　　张　威（北京大学附属积水潭医院）

姚东晨（北京大学附属积水潭医院）　　赵　斌（北京大学附属积水潭医院）

邹宣瑜（北京大学附属积水潭医院）　　赵　阳（北京大学附属积水潭医院）

詹惠荔（北京大学附属积水潭医院）　　郑伟成（北京大学附属积水潭医院）

张　栋（北京大学附属积水潭医院）　　钟文耀（北京大学附属积水潭医院）

前　言

翻开这本书，你会发现这是一本陪伴你成长的外科学教辅图书。

在理论学习和临床工作中，我们发现全国高等学校外科学教材（人民卫生出版社第3版八年制《外科学》和第9版五年制《外科学》）内容繁多，读者想要在大段落的描述中快速定位到重点内容如大海捞针。于是，我们萌生出针对书中难点、考试重点、理论要点进行总结归纳的想法，并付诸行动。

本书编者以八年制教材为基础，结合五年制教材，从总论至各论，每个章节逐字逐句阅读，思考可以总结归纳的途径，终以问题—答案（分条列出）、表格总结对比、知识点罗列等结构，将教材中大段的文字碎片化、逻辑化、形象化。编者经过不懈努力，共整理出七十一个章节，略过教材中的个别章节，将多达千页的外科学教材精简至400多页。因本书章节序号与教材章节序号并非——对应，故读者阅读时，请根据章节标题与教材相关内容进行对应。

除此之外，针对书中的许多难点、易混淆点，编者加以对比，并运用口诀、谐音、图示等多种记忆方法进行整理归纳，如针对肺结核的治疗原则"早期、联合、全程、适量、规律"，总结为"早恋全是龟"；将多系统的具有共性的地方加以总结，如具有类似发病机制的疾病，如尿道、胆道、呼吸道都存在梗阻、感染、恶变的循环等；分享各类恶性肿瘤分期和各类疾病分级、评分记忆的"诀窍"。

阅读说明：

1. 本书将记忆关键词列出，读者可根据自己的实际情况串联，难以理解的地方需结合教材相关内容，本书仅提供记忆辅助。

2. 少部分内容为多方面教辅资源、指南等整合而成，教材内并未提及；部分内容以应试要求为主，将原教材中冗长的文字进行总结、删减，或将五年制教材内容与八年制教材内容融合，酌情参考；部分考点在五年制与八年制教材内容上有所差异，均已列出，请读者根据考试特点酌情参考。

3. 书中存在多处前后有联系的地方，已在相应知识点列出，请读者阅读时前后联系；许多知识点间具有内在联系，编者根据个人经验和联想，将其连接，希望有助于记忆。

4. 符号、颜色标识解释："*"为知识点的延伸拓展或解释，选择题中可能有所涉及，并非不重要内容，请读者注意；"※"为记忆提示点；"{"为归类，提示知识点有共性，建议一起记忆；蓝字为强调之意；"［八］"指八年制教材；"［五］"指五年制教材。

5. 由于本书内容为考试要点，以用词简洁为特点，故正文中除较重要名词标注英文全称外，其余只标注简称，相应中文、英文全称可在附录中查找。

6.书中许多内容点是临床上习得的，常为零碎知识点，这里将其整理为相应知识点列出。这些知识点往往是临床上带教老师会提问的关键问题，如果发挥得当，你将会闪闪发光，秀翻全场！

本书为达到内容的全面性，编写时参考了多种教科书和教辅书，但由于我们的水平有限，不妥之处在所难免，敬希广大同仁和读者不吝指正。

编　者

目　录

第一章　围术期处理……………………………………………………… 1

第二章　外科病人的体液和酸碱平衡失调……………………………… 8

第三章　输血……………………………………………………………… 15

第四章　外科休克………………………………………………………… 21

第五章　外科营养………………………………………………………… 27

第六章　器官功能不全与衰竭…………………………………………… 33

第七章　麻醉……………………………………………………………… 39

第八章　外科重症监测治疗……………………………………………… 40

第九章　心肺脑复苏……………………………………………………… 42

第十章　疼痛治疗………………………………………………………… 44

第十一章　皮肤、软组织外科疾病……………………………………… 47

第十二章　外科感染……………………………………………………… 53

第十三章　创伤和武器伤………………………………………………… 60

第十四章　烧伤和冻伤…………………………………………………… 62

第十五章　整形外科和组织移植………………………………………… 64

第十六章　器官移植……………………………………………………… 66

第十七章　肿瘤…………………………………………………………… 69

第十八章　颈部疾病……………………………………………………… 71

第十九章　乳房疾病……………………………………………………… 80

第二十章　胸部损伤……………………………………………………… 87

第二十一章　胸壁胸膜疾病……………………………………………… 91

第二十二章　肺部疾病…………………………………………………… 95

第二十三章　食管疾病…………………………………………………… 103

第二十四章　纵隔疾病…………………………………………………… 111

第二十五章　心脏疾病…………………………………………………… 114

第二十六章　胸主动脉瘤………………………………………………… 123

第二十七章　腹外疝……………………………………………………… 124

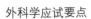

第二十八章　腹部损伤 ……………………………………………………… 132

第二十九章　外科急腹症 …………………………………………………… 138

第三十章　胃十二指肠疾病 ………………………………………………… 142

第三十一章　小肠疾病 ……………………………………………………… 160

第三十二章　阑尾疾病 ……………………………………………………… 168

第三十三章　结、直肠及肛管疾病 ………………………………………… 174

第三十四章　肝疾病 ………………………………………………………… 192

第三十五章　门静脉高压症 ………………………………………………… 200

第三十六章　胆道疾病 ……………………………………………………… 204

第三十七章　胰腺疾病 ……………………………………………………… 217

第三十八章　脾脏疾病及脾切除术的适应证 ……………………………… 229

第三十九章　上消化道大出血的诊断和外科处理原则 …………………… 231

第四十章　小儿腹部外科疾病 ……………………………………………… 233

第四十一章　血管外科 ……………………………………………………… 239

第四十二章　泌尿外科疾病的诊断方法 …………………………………… 259

第四十三章　泌尿生殖系统畸形 …………………………………………… 263

第四十四章　泌尿系统损伤 ………………………………………………… 266

第四十五章　泌尿、男性生殖系统感染 …………………………………… 273

第四十六章　泌尿生殖系统结核 …………………………………………… 278

第四十七章　泌尿系梗阻 …………………………………………………… 283

第四十八章　尿石病 ………………………………………………………… 287

第四十九章　泌尿、男性生殖系统肿瘤 …………………………………… 293

第五十章　泌尿、男性生殖系统其他疾病 ………………………………… 305

第五十一章　肾上腺疾病的外科治疗 ……………………………………… 309

第五十二章　男性节育、不育和性功能障碍 ……………………………… 315

第五十三章　运动系统理学检查方法 ……………………………………… 316

第五十四章　骨折概述 ……………………………………………………… 326

第五十五章　骨科的基本操作技术 ………………………………………… 336

第五十六章　上肢骨折 ……………………………………………………… 337

第五十七章　手外伤 ………………………………………………………… 341

第五十八章　下肢骨折及关节损伤 ………………………………………… 342

第五十九章　骨盆及髋臼骨折 ……………………………………………… 355

第六十章　脊柱脊髓损伤 …………………………………………………… 360

第六十一章　关节脱位 ……………………………………………………… 367

第六十二章　周围神经损伤 ………………………………………………… 371

第六十三章　断肢（指）再植 ……………………………………………… 376

第六十四章　运动系统慢性损伤 …………………………………………… 378

第六十五章　股骨头坏死 …………………………………………………… 382

第六十六章　颈、腰椎退行性疾病 …………………………………………………… 384

第六十七章　骨与关节感染性疾病 …………………………………………………… 397

第六十八章　非感染性关节炎 ………………………………………………………… 404

第六十九章　运动系统畸形 …………………………………………………………… 408

第七十章　脑与脊髓疾病后遗症 ……………………………………………………… 416

第七十一章　骨肿瘤 …………………………………………………………………… 418

附录一　英文缩写词表 ………………………………………………………………… 425

附录二　中文简称词表 ………………………………………………………………… 435

第一章 围术期处理

1. 术前准备：是指针对病人术前的检查结果和预期施行的手术方式，采取相应的措施，尽可能使病人具有良好的心理准备和机体条件，以便更安全地耐受手术。

2. 手术的时限分类

   （1）急诊手术：需要在最短的时间内进行必要的准备，然后迅速实施手术。

   （2）限期手术：手术时间虽然可以选择，但有一定的限度，不宜过久地延误手术时机，应在限定的时间内做好术前准备。

   （3）择期手术：手术应在充分的术前准备后选择合适的时机进行。

3. 预防性抗生素使用的适应证

   （1）涉及感染病灶或接近感染区域的手术。

   （2）开放性创伤，创面已经污染或有软组织广泛损伤；创伤至实施清创时间间隔过长或清创所需时间长及难以彻底清创者。

   （3）操作时间长、创面大的手术。

   （4）胃肠道手术。

   （5）癌肿手术。

   （6）涉及大血管的手术。

   （7）需要植入人工制品的手术。

   （8）器官移植手术。

   * 用药时机：

   ［八］术前 30 min 给药一次，半衰期长的药物（氨基糖苷类、甲硝唑）则不需追加用量。

   ［五］术前 0.5 ～ 2 h 内，或麻醉开始时首次给药；手术时间超过 3 h 或失血大于 1500 ml 时术中可第二次给药；总预防用药时间一般不超过 24 h，个别情况可延长至 48 h。

   ※ 记忆：感染、开放伤、创面大操作时间长；胃肠道癌肿；心脏大血管、植入人工制品；器官移植。

4. 术前的胃肠道准备（可联系快速康复外科内容一起复习）

   （1）术前 12 h 开始禁食，术前 4 h 禁止饮水。

   （2）结直肠手术：［八］术前 1 天 ［五］术前 2 ～ 3 天开始进流食，口服肠道抗生素，术前 1 日服用聚乙二醇清理肠道，不满意（不建议）时再清洁灌肠。

5. 特殊术前准备（营养不良、贫血、高血压、心脏病、肺功能不全等）

   （1）营养不良：如血浆白蛋白测定值＜ 30 g/L 或转铁蛋白＜ 0.15 g/L 则需术前行营养支持。

（2）贫血：血红蛋白（hemoglobin，Hb）＞ 100 g/L 可以不输血；Hb ＜ 70 g/L 或红细胞比容（Hct）＜ 22% 应考虑输血；Hb 在 70 ～ 100 g/L 之间则根据情况决定是否输血。

（3）高血压：病人血压在 160/100 mmHg 以下不需要处理，不要求降至正常水平才手术；术前 2 周应停用利血平。

* WHO 规定 ≥ 65 岁为老年人，我国标准为 60 岁。

* 肾脏损害指标（轻中重）：24 h 肌酐清除率（※ 记忆：80-50-20-）、血肌酐（※ 记忆：133-178-442-）。

* 免疫缺陷者：除加强营养、纠正贫血等支持外，最主要的是根据需要进行针对性免疫补偿治疗。

6. 患不同类型心脏病的病人对手术的耐受力

（1）耐受良好：先（非发绀型先天性心脏病）、风（风湿性）、高（高血压性）。

（2）较差：冠状动脉粥样硬化性心脏病，房室传导阻滞。

（3）很差：急性心肌炎、急性心肌梗死（AMI）和心力衰竭（简称心衰）。

7. Goldman 指数

（1）用于评估 40 岁以上接受非心脏手术病人围术期心脏并发症的风险。

（2）内容及得分（记忆）：①收缩期第二心音奔马律或静脉压（心衰），11 分；②心肌梗死发病 ＜ 6 个月，10 分；③心电图 ＞ 5 个室性期前收缩 / 分、心电图非窦性节律或心房期前收缩，各 7 分；④70 岁以上，5 分；⑤急症手术，4 分；⑥胸腔、腹腔或主动脉手术，3 分；⑦严重的主动脉狭窄，3 分；⑧健康情况差，3 分。（④～⑧可记忆为 "5.4.3.3.3"）。

表 1-1　Goldman 指数与并发症发生率、死亡率的关系

分数	并发症发生率（%）	死亡率（%）
0 ～ 5	1	0
6 ～ 12	7	0
13 ～ 25	13	2
≥ 26	78	56

（3）AMI 病人发病后，6 个月内不做择期手术；心衰病人最好在心衰得到控制 3 ～ 4 周后手术。

8. 肺功能障碍

（1）FEV$_1$ 检测对于评估肺功能极有帮助，FEV$_1$ 低于 50% 说明有严重的肺部疾病（※ 记忆：80.50.30）。

（2）术前 2 周停止吸烟。

（3）经常咳浓痰的病人，术前 3 ～ 5 日使用抗生素，并根据医生指导做体位引流。

（4）急性呼吸道感染者，择期手术推迟至治愈后 1 ～ 2 周。

9. 肝脏疾病：对于有明显肝功能损害的病人应检测 $ICGR_{15}$，即吲哚菁绿 15 min 血浆滞留率（肝脏疾病一般术前查肝功能 Child-Pugh 试验和肝脏储备功能 $ICGR_{15}$，$ICGR_{15}$ 正常值 $< 10\%$）。

　　* 增加肝脏糖原储备：滴注 10% 葡萄糖 1000 ml、胰岛素 20 U、10% 氯化钾 20 ml 混合液；利用胰岛素的作用来增加糖原的生成。

10. 糖尿病病人围术期处理

　　（1）仅以饮食控制者，术前不需要特殊准备。

　　（2）口服降糖药者，继续服用至手术前夜。

　　（3）如口服长效降糖药，术前 2 ～ 3 日停用，改为短效胰岛素，维持血糖轻度升高（5.6 ～ 11.2 mmol/L）。

　　（4）平时用胰岛素者，术前以胰岛素加葡萄糖维持正常糖代谢。

　　（5）伴有酮症酸中毒者，尽可能纠正酸中毒、血容量不足及电解质失衡（特别是低血钾）。

　　※ 记忆：饮食、口服药物、胰岛素、伴有酮症酸中毒。

11. 肾上腺皮质功能不全

　　（1）术前 2 日开始用氢化可的松，每日 100 mg。

　　（2）第 3 天即手术当天，给予 300 mg。

　　（3）术中、术后根据应激反应（低血压）情况，决定激素用量及停药方案。

　　※ 记忆：2×100 + 300。

12. 人类免疫缺陷病毒（HIV）感染者

　　（1）评估的主要指标是末梢血液 $CD4^+$ 淋巴细胞的绝对数。

　　（2）$CD4^+$ T 淋巴细胞计数 > 500 视为正常；$200 ～ 500$ 可耐受中等手术，术后积极抗菌治疗；< 200 尽量非手术治疗（单位：细胞 / 微升）。

　　※ 记忆：200、500。

13. 妊娠妇女

　　（1）妊娠合并阑尾炎对胎儿影响大，应尽早急诊手术处理。

　　（2）对于限期手术，于妊娠早期易引起流产、晚期引起早产，妊娠中期可能是最好的选择。

　　（3）哌替啶是比吗啡更安全的选择（对胎儿的呼吸抑制方面）。

　　（4）妊娠期唯一被证明安全的抗生素是青霉素类。

　　（5）必要时允许做放射性诊断（辐射剂量尽量低于 0.05 ～ 0.10 Gy）。

　　※ 记忆：外科疾病；妊娠中期；青霉素；哌替啶。

　　* 对于妊娠妇女，外科疾病本身的影响应放在首位，比如急性阑尾炎合并妊娠，应及时手术治疗，而非担心手术对孕妇的影响；以病人生命安全为主，同时兼顾胎儿；在两者不能兼顾的情况下，以挽救母体生命为主，对胎儿的副作用其次考虑。

14. 术后处理：是指针对麻醉的残余作用及手术创伤造成的影响，采取综合措施，尽快地恢复生理功能，防止可能发生的并发症，促进病人早日康复。

15. 术后体位

　　（1）全麻尚未清醒病人：平卧，头转向一侧。

　　（2）腰麻病人：平卧或头低卧位 12 h。

（3）颅脑手术：15°～30°头高脚低斜坡卧位。

（4）颈胸术后：高半坐卧位。

（5）腹腔感染、腹部手术：头高脚低位。

（6）休克病人：下肢抬高20°～30°，头和躯干抬高［八］5°、［五］20°～30°的休克体位。

（7）肥胖病人：侧卧位。

16. 死亡三联征：低体温、凝血障碍及代谢性酸中毒，三者恶性循环、相互促进，死亡率极高，称为死亡三联征。

17. 拆线时间

（1）头面颈部4～5天。

（2）下腹部、会阴部6～7天。

（3）上腹部、胸部、背部、臀部7～9天。

（4）四肢10～12天，近关节处可适当延长。

（5）减张缝线14天。

※ 记忆：年龄大、营养差（全身）；部位特殊、血运差（局部），则相应延长拆线时间。

18. 初期完全缝合的切口的分类

（1）Ⅰ类：清洁切口，指无菌切口。

（2）Ⅱ类：清洁-污染切口，指手术时有可能被污染的切口、皮肤不容易彻底灭菌的部位、6 h内的切口经过清创后缝合和新缝合的切口再度切开者。

（3）Ⅲ类：污染切口，指邻近感染区或组织直接暴露于感染区的切口。

19. 切口的愈合分级

（1）甲级愈合：指愈合优良，无不良反应。

（2）乙级愈合：指愈合处有炎症反应，如红肿、硬结、血肿、积液，但未化脓。

（3）丙级愈合：指切口化脓，需要做切开引流处理。

20. 吸收热：中等以上的手术病人术后可有不同程度的发热，一般升高幅度在1℃左右，称为吸收热。

21. 术后不适：疼痛、发热、恶心呕吐、腹胀、呃逆、尿潴留。

22. 术后发热的原因分析

［八］按时间

（1）术后（早期）24 h内：应激导致的代谢或内分泌异常、输血反应、低血压、肺不张所致。

（2）术后（数日）3～6天：要警惕感染的可能，如静脉导管相关性感染、留置导尿管并发尿路感染、肺部感染、手术切口感染（SSI）（图1-1）。

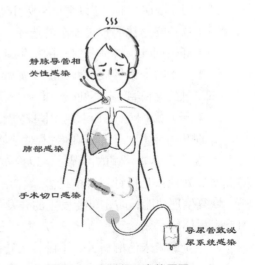

图1-1 术后数日发热原因

（3）发热持续不退：体腔内术后残余脓肿。

* 隐源性感染包括：导管相关感染、肠源性感染。

* SSI 包括：浅表切口、深部切口、体腔/腔内感染。

* 胃肠道术后：一般需禁食 1～2 天，不能进食持续超过 7 天者，需给予肠外营养支持。

* 胸腔引流管量（如胸腔镜术后）< 50～60 ml 可以拔管，尽量 2 天内拔管；如果为肺部手术，4 天内拔管。

〔五〕按原因

（1）非感染性发热：手术时间长（> 2 h），广泛组织损伤，术中输血，药物过敏，麻醉剂（氟烷、安氟醚）引起的肝中毒。处理：体温 ≤ 38℃ 可不予处理；体温 > 38.5℃ 可物理降温、对症处理，严密观察。

（2）感染性发热：危险因素包括体弱、高龄、营养状况差、糖尿病、吸烟、肥胖、免疫抑制剂的使用、已存在感染病灶、忽视拟使用的预防性抗生素。手术因素包括止血不严密、残留死腔、组织创伤。其他常见发热原因包括伤口感染、深部组织感染、肺不张、肺炎、尿路感染、化脓/非化脓性静脉炎等。

23. 术后恶心、呕吐的原因

（1）麻醉反应。

（2）颅内压增高。

（3）低钾、低钠等电解质异常。

（4）胃瘫或肠梗阻（腹部术后）。

（5）糖尿病酸中毒。

（6）尿毒症。

※ 记忆：麻颅电，胃糖尿。

24. 术后腹胀的原因：胃肠道蠕动功能障碍、腹膜炎＋肠麻痹、机械性肠梗阻。

25. 术后尿潴留的常见原因

（1）麻醉导致的排尿反射受抑制。

（2）切口疼痛导致后尿道括约肌反射性痉挛。

（3）不习惯床上排尿。

※ 记忆：麻醉疼痛不习惯。

26. 术后尿潴留的诊断

（1）术后 6～8 h 未排尿，或虽有排尿但尿量甚少，次数频繁。

（2）耻骨上区叩诊浊音。

27. 术后尿潴留的处理原则

（1）安抚病人情绪。

（2）热敷、按摩或使用药物促进排尿。

（3）上述操作无效时导尿。

（4）尿潴留时间过长、导尿时尿量超过 500 ml 时，应留置导尿管 1～2 天，有利于膀胱壁肌肉收缩力恢复。

（5）腹会阴手术（破坏骶丛神经节）、良性前列腺增生（BPH）导尿管应至少放置
　　4～5天。

28. 术后并发症：出血、切口感染、切口裂开；肺不张、尿路感染、下肢深静脉血栓、肝
　　功能异常。

29. 术后出血（类似 SSI）可发生在手术切口、空腔脏器、体腔内。

30. 胸腔手术后如引流量持续超过 100 ml/h，就提示有内出血（注意与拔管的数字 50 区别开）。

31. 切口感染的预防（术者————→病人）

　　（1）术中严格遵循无菌技术，严密止血。

　　（2）增强病人抗感染能力。

　　（3）按规范预防性使用抗生素。

32. 切口裂开

　　（1）多发生于腹部、肢体邻近关节的部位。

　　（2）腹部切口裂开多发生于术后 1 周左右。

　　（3）分为：完全裂开和部分裂开（深层裂开，皮肤完整）。

33. 切口裂开的预防措施

　　（1）在麻醉良好、腹部松弛的情况下缝合。

　　（2）高危时，逐层缝合＋减张缝合。

　　（3）腹带加压包扎。

　　（4）术后及时处理腹胀。

　　（5）指导病人咳嗽时体位，治疗咳嗽，避免腹压骤然增加。

　　（6）加强营养。

34. 术后肺不张（最常发生在术后 48 h 内）的预防措施

　　（1）术前 2 周停止吸烟。

　　（2）术前锻炼深呼吸。

　　（3）术后避免限制呼吸的固定。

　　（4）术后防止误吸。

　　（5）鼓励咳嗽。

35. 术后尿路感染

　　（1）常见原因：尿潴留和经尿道器械操作。

　　（2）多发生于膀胱，有时可上行感染（急性膀胱炎）。

　　（3）防治措施：避免不必要的留置尿管，术后尽早拔除尿管，积极处理尿潴留。

36. 术后下肢深静脉血栓的预防

　　（1）术前：对高危病人预防，抗凝。

　　（2）术中：电流 / 外部挤压腓肠肌。

　　（3）术后：补充水分（稀释）；抬高患肢，运动，穿弹力袜。

　　（4）治疗：溶栓、抗凝（一般不采用手术，除非原发性髂股静脉血栓形成及股青肿，
　　　　　应用 Fogarty 取栓，48 h 内疗效较好）。

37. 术后肝功能异常

（1）黄疸是其最常见的表现，分为肝前性、肝细胞性和阻塞性。

（2）肝细胞性肝功能异常是术后黄疸最常见的原因（肝毒性药物、感染、失血性休克、输血相关、特殊手术如门腔分流可造成此类肝功能异常）。

（3）"术后良性肝内胆汁淤积"是与低血压和多次输血有关的术后黄疸。

* 肝、肾功能不全的原因很相似：肾小管坏死原因为缺血性和感染中毒性，其中感染中毒性分为药物性和感染性，本书中有很多病因都可以用三连击（损伤 —— 感染 —— 休克）来解释。

38. 快速康复外科（fast track surgery，FTS） 是近年来围术期处理的新理念，是指术前、术中及术后采取各种已经证实有效的措施以减少手术应激及并发症，加快病人康复（主要针对择期手术、无严重器官功能障碍的病人）。

* FTS：术前 6 h 禁食固体，3 h 禁水，废除灌肠（现在有些科室提倡术前进糖水，以提高手术耐受性）。

39. 快速康复外科中的出院标准

（1）生命体征正常。

（2）伤口无感染、裂开。

（3）无需静脉输液。

（4）口服药物就能达到镇痛的效果。

（5）可自由下地活动。

（6）进食固体食物无异常。

（7）病人有意愿回家。

（8）家庭或社区有一定的护理条件。

※ 将图 1-2 想象成动图：全身、局部，拔了针，吃了药，下地吃饭，回家后护理。

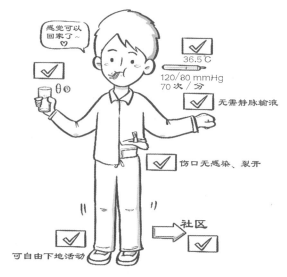

图 1-2 快速康复外科出院标准

第二章 外科病人的体液和酸碱平衡失调

（该章节［八］与［五］相差很多，注意对比）

1. 人体的体液含量
   （1）肌肉组织含水量多，脂肪细胞不含水。
   （2）男性体液量占体重的 60%（细胞内液 40% ＋细胞外液 20%），女性体液量占体重的 50%，新生儿可达体重的 80%。
   （3）男女的细胞外液均占体重的 20%，其中血浆占体重的 5%，组织液占体重的 15%。
   * 全血占体重的 8%；细胞内液（ICF）绝大部分在骨骼肌中。

2. 功能性细胞外液：绝大部分细胞外液能够迅速地与血管内液体或细胞内液进行交换并取得平衡，这在维持机体水电解质平衡方面起着重要的作用，称为功能性细胞外液。

3. 无功能性细胞外液：有一小部分组织液仅有缓慢地交换和取得平衡的能力，在维持体液平衡方面的作用甚少，称为无功能细胞外液。包括结缔组织液、脑脊液、关节液和消化液等，但其变化仍会导致体液失衡，如胃液大量丢失。

4. 液体成分
   （1）细胞外液阳离子：钠离子。
   （2）细胞外液阴离子：氯离子、碳酸氢根离子、蛋白质。
   （3）细胞内液阳离子：钾离子、镁离子。
   （4）细胞内液阴离子：磷酸根离子、蛋白质。
   * $NaCl$、$NaHCO_3$、K_3PO_4、Mg^{2+}、K^+一直是在一起变化的。
   * 正常血浆渗透压 $290 \sim 310\,mOsm/L$，保持渗透压的稳定是维持内、外液平衡的重要保证。

5. 体液及渗透压的维持机制：由神经内分泌系统调节，其中渗透压主要是通过抗利尿激素（ADH）调节，而血容量主要通过肾素-血管紧张素-醛固酮系统（RAAS）调节（理解：渗透压主要是靠 Na^+ 和水维持。抗利尿激素可简单理解为抗尿激素，ADH 越多，尿就越少，吸收的水也就多；血容量由 RAAS 维持，即肾素-血管紧张素-醛固酮）。当体内丧失水分时：
   （1）渗透压升高，刺激抗利尿激素系统，使机体产生口渴反应（下丘脑），主动饮水。
   （2）ADH 的分泌增加还使肾脏对水的再吸收增强。
   （3）血容量减少或血压下降时，RAAS 被激活，促进钠离子的再吸收及钾离子、氢离子的排出，水的吸收也随之增加。
   * （下丘脑来源）ADH 作用靶点是肾小管远端的水通道蛋白；（近球细胞和致密斑来源）肾素-（肝脏来源）血管紧张素 Ⅰ-血管紧张素 Ⅱ-醛固酮（保钠排钾，顺带保水）。

6. 机体酸碱度的维持调节机制

（1）血液缓冲系统：H_2CO_3/HCO_3^-只要保持比例在 1：20，就能基本维持酸碱平衡。

（2）肺的呼吸：通过排出二氧化碳来维持酸碱平衡。

（3）肾的排泄：①碳酸氢根离子再吸收；②钠离子–氢离子交换排出氢离子；③产生氨气生成铵离子；④尿的酸化，排出氢离子（排酸保碱；Na^+-H^+，NH_4^+）。

* 此机制通过体液缓冲系统、肺的呼吸和肾的排泄共同完成的（＋组织细胞，一共四个）。

7. 体液平衡的失调有三种形式

（1）容量失调：等渗性体液的增加或减少，只引起细胞外液量的变化，而细胞液无明显变化（等渗性缺水）。

（2）浓度失调：细胞外液的变化引起渗透微粒的变化，即渗透压发生改变（也就是渗透压的变化，因为钠离子构成渗透微粒的 90%，所以浓度失调就是低钠血症或高钠血症）。

（3）成分失调：细胞外液中除钠离子外的其他离子的浓度改变称为成分失调，不会造成对渗透压的明显影响，广义来讲，酸碱失衡也属于成分失调（其他电解质的变化）。

8. 等渗性缺水的特点（水和钠等比例丢失）

（1）又称为急性缺水、混合性缺水。

（2）外科病人最容易发生的缺水类型。

（3）代偿机制是 RAAS 的激活。

（4）病人没有口渴的感觉（只是水少但渗透压没变）。

（5）急性缺水时细胞内液不受影响。

9. 等渗性缺水的病因

（1）消化液的急性丢失：肠外瘘（典型）、大量呕吐。

（2）体液丧失在感染区或软组织内：腹腔感染、烧伤、肠梗阻。

（3）大量抽放胸腔积液和腹水。

10. 等渗性缺水的治疗

（1）原发病的治疗。

（2）补液：丢失量＋生理需要量，平衡盐溶液是较好的选择。

（3）纠正电解质失衡。

* 平衡盐溶液有两种：1.86% 乳酸钠溶液＋复方 NaCl（1：2）、1.25% 碳酸氢钠溶液＋等渗盐水（1：2）。

* 单用生理盐水（NS）容易导致高氯性酸中毒（正常血清氯离子浓度 103 mmol/L，NS 中氯离子浓度 154 mmol/L）。

11. 低渗性缺水的代偿机制（神志差，因为脑细胞的水肿，休克常见）

（1）又称为慢性缺水、继发性缺水。

（2）ADH 分泌减少，试图纠正低渗透压，进一步造成缺水。

（3）血容量下降，激活 RAAS。

（4）血容量下降，ADH 分泌增加。

* 请配合教材相关内容学习。

12. 低渗性缺水的原因

（1）胃肠道消化液的持续慢性丢失。

（2）大创面的慢性渗液，从皮肤丢失。

（3）排钠利尿剂的大量应用（未注意补给适量的钠盐）。

（4）等渗性缺水治疗时补充水分过多。

（5）在第三间隙积聚。

※ 记忆：补充水分过多，皮肤，肾，消化道，第三间隙。

13. 低渗性缺水的分度

（1）轻度（血钠浓度 < 135 mmol/L）：疲乏、头晕等。

（2）中度（血钠浓度 < 130 mmol/L）：恶心、呕吐，站立性晕倒，尚有脉搏细速、血压不稳等。

（3）重度（血钠浓度 < 120 mmol/L）：神志不清，腱反射减弱或消失，昏迷。

14. 低渗性缺水的静脉输液原则

（1）输液速度先快后慢。

（2）总输入量应分次完成。

（3）每 8 ～ 12 h 根据检测指标随时调整输液计划（随时调整）。

15. 如何制订低渗性缺水的补液计划（例题）

（1）（60 kg 女性，血钠浓度 130 mmol/L）根据公式：补钠量 ＝（142 －实测值）× 体重 ×0.5（男性 0.6）。数字 0.5（男性 0.6）指体内液体含量。

（2）补钠量为 360 mmol，换算为 21 g（17 mmol Na^+＝ 1 g NaCl）。

（3）当天补 1/2，10.5 g，加上生理需要量 4.5 g，共 15 g。

（4）5% 葡萄糖盐水 1500 ml ＋日需要量 2000 ml 葡萄糖即可满足。

（5）剩余的 1/2 钠第二天补足。

* 17 mmol Na^+ 为 1 g NaCl；13.4 mmol K^+ 为 1 g KCl。

* 公式详见 ［八］。

16. 高渗性缺水（原发性缺水）的原因

（1）摄入水分不够：食管癌吞咽困难、危重病人给水不足。

（2）水分丧失过多：皮肤、肾（尿崩症、糖尿病等）、消化道、呼吸道（4点）。

17. 高渗性缺水的代偿机制

（1）高渗状态刺激引起口渴。

（2）ADH 引起水重吸收增加。

（3）RAAS 激活。

18. 高渗性缺水的治疗

（1）原则：积极治疗原发病；控制钠摄入；纠正细胞外液容量异常；若有液体持续丢失，应持续补充。

（2）方法：①解除病因；②如无法口服，5% GS 或 0.45% NaCl ivgtt；③补液量按临床表现估计失水量，每丧失体重的 1% 补液 400 ～ 500 ml，计算所得的补液量分两天补入；④治疗 1 天后监测全身情况、血钠浓度；⑤补液量中包括生理需要量 2000 ml/d。

* 也应补钠；见尿补钾。

19. 高渗性缺水的分度

（1）轻度：缺水量为体重的 2% ～ 4%，轻度口渴，无其他症状。

（2）中度：缺水量为体重的 4% ～ 6%（中间数为 5%），极度口渴，烦躁不安。

（3）重度：缺水量为大于体重的 6%，躁狂、谵妄甚至昏迷。

20. 钾离子的生理功能

（1）参与细胞的正常代谢。

（2）维持细胞内液的渗透压和酸碱平衡。

（3）维持神经肌肉组织的兴奋性。

（4）维持心肌正常功能。

※ 记忆：细胞、细胞内液、神经肌肉、心肌。

21. 低钾血症的原因

（1）长期摄入不足（口）。

（2）补液病人长期补钾不足（静脉）。

（3）应用排钾利尿药（肾）。

（4）呕吐、胃肠减压等从肾外途径丢失（消化道）。

（5）钾向组织内转移（交换）。

※ 2.2.1 结构：第一个"2"为补得不够，即原因（1）和（2）；第二个"2"为丢失过多，即原因（3）和（4）；"1"为细胞间交换，即原因（5）。

22. 低钾血症的临床表现

（1）肌无力是最开始的症状，先是四肢，后可累及躯干及呼吸肌。

（2）软瘫、腱反射减弱或消失。

（3）肠麻痹症状：恶心、呕吐、腹胀。

（4）心脏受累症状：传导阻滞和节律异常。

23. 低钾血症的心电图表现

（1）T 波变低、低平甚至倒置。

（2）出现 U 波。

（3）ST 段降低。

（4）QT 间期延长。

※ 记忆：相当于 T 波变低的那部分，变成了 U 波出现了。

24. 反常性酸性尿：低钾血症时常伴有代谢性碱中毒，但是远曲小管处的钠、钾离子交换减少，钠、氢离子交换增多，使 H^+ 排出增多，此时尿呈酸性，称为反常性酸性尿。

* 无论是反常性酸性尿还是碱性尿，都是先因为低钾血症或高钾血症，导致代谢性碱中毒或代谢性酸中毒，使远曲小管 Na^+-K^+ 或 Na^+-H^+ 交换，最后导致尿中的酸碱性改变。

25. 低钾血症补钾的特点

（1）分次补钾，边治疗边观察。

（2）尽量以口服为主。

（3）需要静脉补钾时，输注速度不宜超过 20 mmol/h。

（4）每升输液含钾量不超过 40 mmol（给予两支，相当于 KCl 3 g，浓度不超过 3‰）。

（5）见尿补钾。

（6）特殊情况下：病人严重缺钾时，可以直接增加静脉输注的速度和输液浓度，但过程中应密切监测病人心电图及血压，待脱离危险期后及时调回正常的输注速度和输液浓度。

※ 记忆：分次，口服，注意速度和浓度，见尿补钾，特殊情况。

* 细胞外液的钾总量仅 60 mmol，所以补充的钾会对体内的钾水平产生较大波动。

* 低钾血症其实是细胞内低钾的表现，纠正体内缺钾，常需连续 3～5 天的治疗。

26.高钾血症的原因

（1）进入体内的钾太多（口服、静脉）。

（2）肾排钾功能减退［肾衰竭（简称肾衰）、保钾利尿剂］。

（3）细胞内钾的移出。

※ 记忆：1.1.1 结构。

27.高钾血症的临床表现

（1）临床表现无特异性（相比于低钾血症）。

（2）肢体无力、感觉异常等。

（3）微循环障碍的临床表现。

（4）心脏受累表现：心搏骤停。

28.高钾血症的心电图表现

（1）T 波高尖。

（2）P 波波幅下降。

（3）QRS 增宽。

※ 记忆：T 波高了，P 波低了，QRS 增宽了。

29.高钾血症的治疗方法

（1）停用一切含钾的药物。

（2）降血钾治疗

①促进 K^+ 转入细胞内：输注碳酸氢钠溶液（5% 碳酸氢钠溶液）；输注胰岛素＋葡萄糖溶液（1：5 的比例）。

②聚磺苯乙烯钠（降钾树脂）：从消化道排出 K^+。

③透析：严重高钾血症时使用（血钾浓度＞6.5 mmol/L 时）。

（3）心脏保护：静脉注射 10% 葡萄糖酸钙溶液 20 ml。

* 肾功能不全的病人不宜补液过多：可用 25% 葡萄糖 400 ml、10% 葡萄糖酸钙 100 ml、11.2% 乳酸钠 50 ml、胰岛素 20 U 24 h 缓慢静脉滴入。

30.引起低钙血症的常见疾病

（1）维生素 D 补充不足。

（2）甲状旁腺功能受损。

（3）慢性肾衰竭。

（4）急性重症胰腺炎。

（5）其他：坏死性筋膜炎、消化道瘘。

31.体内钙的特点

（1）99% 贮存于骨骼中，细胞外液钙仅占总钙量的 0.1%。

（2）血钙浓度 2.25～2.75 mmol/L。

（3）45% 为离子钙，维持神经肌肉稳定性（55% 与蛋白质结合）。

32. 低钙血症的临床表现（与神经肌肉兴奋性增高有关）

（1）精神症状方面。

（2）消化道反应方面。

（3）神经肌肉兴奋性方面：口周及指尖麻木；手足抽搐；低钙击面征（Chvostek 征）
和低钙束臂征（Trousseau 征）阳性。

（4）心肌方面。

33. 高钙血症的原因

（1）甲状旁腺功能亢进：甲状旁腺增生或腺瘤形成。

（2）骨转移癌：特别是乳腺癌骨转移。

（3）维生素 D 中毒。

34. 体内镁的特点

（1）半数镁存在于骨骼中，另外半数存在于细胞内，细胞外液仅占 1%（与钾类似）。

（2）正常血清镁浓度［八］0.70 ～ 1.10 mmol/L［五］0.75 ～ 1.25 mmol/L。

（3）低镁血症时神经肌肉方面的临床表现与缺钙类似。

※ 记忆：711 便利店真美。

35. 镁负荷试验（具有诊断价值）：血清镁浓度与机体镁缺乏不一定相平行，正常人在静
脉输注氯化镁或硫酸镁 0.25 mmol/kg 后，注入量的 90% 很快从尿中排出，而镁缺乏则
不同，注入量的 40% ～ 80% 被保留在体内，尿镁很少。

36. 高镁血症的心电图特点（类似高钾血症）

（1）T 波增高。

（2）QRS 增宽。

（3）PR 间期延长。

37. 酸碱平衡的三大基本要素

（1）HCO_3^-：反映代谢性因素。

（2）$PaCO_2$：反映呼吸性因素。

（3）pH 值。

38. 代谢性酸中毒的病因

（1）碱性物质丢失过多：主要是富含 HCO_3^- 的消化液的丢失。

（2）酸性物质产生过多：休克、酮症酸中毒。

（3）高钾血症。

（4）肾功能不全：导致酸排泄减少＋碱重吸收减少，其中近曲小管酸中毒主要是
HCO_3^- 再吸收障碍；远曲小管酸中毒主要是泌 H^+ 障碍所致。

39. Kussmaul 呼吸：是酸中毒时出现的深快呼吸，使呼吸加深加快，呼吸频率可高达每分
钟 40 ～ 50 次，如果是酮症酸中毒引起的，呼出气体可带有酮味，是由于 H^+ 刺激呼吸
中枢引起的。

* CO_2 结合力：正常值为 25，意义类似于碳酸氢根的浓度（正常值 24）。

40. 代谢性酸中毒的治疗重点

（1）病因治疗是代谢性酸中毒治疗的首位，如纠正休克病人的乳酸酸中毒、糖尿病病

人的酮症酸中毒。

（2）轻度的代谢性酸中毒（血浆 HCO_3^- 16～18 mmol/L）在病因纠正后常可自行恢复。

（3）HCO_3^- < 10 mmol/L 的重症酸中毒病人应立即补充碱剂进行治疗。边治疗边观察，逐步纠正酸中毒。

* 先补 200 ml $NaHCO_3$ 溶液，或先补计算补碱量的一半，复查后再继续补 $NaHCO_3$ 溶液，保持轻度酸中毒状态，不用完全纠正。

（4）酸中毒时离子钙增多，会掩盖低钙血症。

（5）酸中毒时钾离子外移，会掩盖低钾血症。

※ 记忆：病因治疗，轻度，重度，低钙低钾的掩盖。

41. 代谢性碱中毒的病因（与代谢性酸中毒对比记忆）

（1）胃液丢失过多。

（2）碱性物质摄入过多。

（3）低钾血症：K^+ 从细胞内移至细胞外，电解质和酸碱平衡相互影响。

（4）利尿剂的使用：呋塞米、依他尼酸（袢利尿剂）致低氯性碱中毒。

42. 胃液丧失过多导致代谢性碱中毒的原因（胃液丢失是碱中毒最常见的原因）

（1）氢离子（H^+）：肠液中的 HCO_3^- 未能被胃液中的氢离子中和，HCO_3^- 被重新吸收。

（2）钠离子（Na^+）：在肾小管中，钠氢交换和钠钾交换增多，排出了氢离子和钾离子。

（3）氯离子（Cl^-）：肾近曲小管的氯离子减少，为维持电平衡，代偿性地重吸收 HCO_3^- 增加，导致碱中毒。

43. 代谢性酸中毒和代谢性碱中毒对循环系统的影响

（1）代谢性酸中毒：降低心肌收缩力和周围血管对儿茶酚胺的敏感性，病人容易产生心律不齐和休克，一旦产生很难被纠正。

（2）代谢性碱中毒：氧解离曲线左移，使氧不容易释放出来，容易造成组织缺氧。

44. 呼吸性酸中毒：肺泡通气及换气功能减弱，不能充分排出体内生成的二氧化碳，引起高碳酸血症。

45. 呼吸性酸中毒的特点

（1）常合并有较严重的肺功能基础病变。

（2）机体对于呼吸性酸中毒的代偿能力非常有限。

（3）代偿有限且危害较大，常需要气管插管（吸入氧气浓度应调节至 0.6～0.7 之间）。

* 呼吸代偿靠的是 H^+ 与中枢的作用；肾的代偿靠的是碳酸酐酶和谷氨酰胺酶的活性。

46. 呼吸性碱中毒：是指肺泡通气过度，体内生成的二氧化碳排出过多，以致 $PaCO_2$ 降低，最终引起低碳酸血症。

47. 在合并多种失调时，首先应该处理的是

（1）恢复血容量，保证循环状态良好。

（2）缺氧状态应积极纠正。

（3）严重的酸中毒或碱中毒的纠正。

（4）重度高钾血症的治疗。

※ 记忆：顺序为血容量—缺氧—酸碱—高钾血症。

第三章 输 血

1. 输血的四大适应证（［八］与［五］相差很多）

   ［八］

   （1）大量失血：各种原因引起的低血容量性休克，输血的目的是补充血容量（※ 记忆：［五］-10-20-30-。［八］Hb < 80，+ 15/30/60/PUM；Hb < 100，冠心病或肺功能不全且预计失血过多者）。

   （2）纠正贫血：贫血会增加手术的风险，纠正贫血能提高病人对于手术的耐受程度（适应证：PM +直立性低血压；轻微活动即感气短或眩晕；有心肌缺血包括心绞痛的证据）。

   （3）凝血异常：各种凝血障碍导致的出血。

   （4）补充血浆蛋白及提高机体抵抗力：输血主要提供血浆、浓缩粒细胞等，可以增强病人的抗感染能力及修复能力。

   * 皮肤色泽、温度、体表血管都用 skin，S 表示；尿量为 urine，U；神志为 mental，M；血压为 blood pressure，B；脉搏为 pulse，P。

   ［五］

   （1）一次失血低于总血容量 10%（500 ml）时，无需输血。

   （2）失血量达总血容量的 10% ~ 20% 时，依据情况输入适量晶体液、胶体液、血浆代用品等。

   （3）> 20%，除措施（2）外，还应输入浓缩红细胞（CRBC）。

   （4）< 30% 时不输全血；> 30% 时，全血与 CRBC 各半，再配合晶体、胶体、血浆以补充血容量。

   （5）> 50% 且输入大量库存血时，应监测白蛋白、血小板、凝血因子含量，及时予以补充。

2. 大量输血（massive transfusion，MT）：3 h 内输血量大于病人 1/2 的生理血容量，或 24 h 内的输血量达到或超过生理血容量。

3. 输血速度

   （1）成人速度上限为 5 ml/min；老年病人、心脏病病人为 1 ml/min；小儿病人为 10 滴/分钟。

   （2）若无失血情况，术前输血速度一般宜为 1 ~ 2 ml/min。

   （3）大出血时输血速度要快，参照血压、中心静脉压、尿量、意识状态等调节输血的量和速度（BP + SUM）。

   （4）因术后早期水钠潴留，若无明显失血，输血速度应控制。

* 血袋至少保存 1 天；受血者和供血者血样至少保留 7 天。

4. 长期库存血的特点

（1）成分：血小板和凝血因子的破坏。

（2）电解质：钾离子浓度升高。

（3）酸碱：pH 降低。

（4）2,3- 二磷酸甘油酸（2,3-DPG）含量降低。

※ 记忆：酸碱，高钾血症；凝血因子，DPG。

* 血液保存期标准：保存期末的血输入后 24 h，红细胞存活 70% 以上。

5. 大量输血的并发症

（1）低体温：会严重影响机体凝血功能。

（2）凝血功能障碍：①大量输血引起稀释性凝血功能障碍；②低体温；③合并酸中毒。

（3）电解质、酸碱平衡紊乱：不同的病情引起不同的电解质、酸碱平衡紊乱，如高血钾、低血钾、低血钙、酸中毒、碱中毒。

（4）枸橼酸中毒：多因素导致枸橼酸代谢减慢，枸橼酸堆积，引起低钙血症，进而出现低钙血症相关的各种表现（毒性主要是由于低钙血症引起，因为形成了大量枸橼酸钙）。

（5）2,3-DPG 变化：含量下降，引起氧解离曲线左移，氧分离减少，引起组织缺氧。

※ 记忆：死亡三联征＋枸橼酸＋DPG。

6. 如何预防大量输血对机体的影响

（1）血液适当加温，预防低体温（但要＜40℃，以免溶血）。

（2）发现凝血功能障碍时，及时补充新鲜血浆或凝血因子。

（3）积极监测血气、电解质变化，及时纠正。

（4）每输 500 ～ 1000 ml 血液则输注 10% 葡萄糖酸钙 20 ml，预防枸橼酸中毒。

* 上述 4 条影响与第 5 点中的 4 条并发症——对应。

7. 输血相关的免疫性并发症

（1）非溶血性发热反应（NHFTR）。

（2）溶血反应。

（3）过敏反应。

（4）免疫抑制。

（5）输血相关的急性肺损伤（TRALI）。

（6）输血相关移植物抗宿主病（TA-GVHD）。

8. 输血相关的非免疫性输血反应

（1）细菌污染反应：多为革兰氏阴性杆菌。

（2）循环超负荷：引起急性心力衰竭和肺水肿。

（3）肝功能损害：引起黄疸或加重肝功能损伤（胆红素升高）。

9. 疾病传播：主要是肝炎和疟疾。

10. 非溶血性发热反应：是指与输血有关，但不能用任何其他原因解释的 1℃ 或 1℃ 以上的体温升高，是最常见的输血反应。

11. 非溶血性发热反应的特点

（1）多发生于反复输血或多次妊娠者。

（2）体内产生抗白细胞或血小板抗体是主要原因（所以之后可以选用去白、红细胞）。

（3）症状：寒战、高热、头痛、皮肤潮红等。

（4）输血后 1 h 发生，持续 1～2 h。

12. 如何预防非溶血性发热反应（几乎不会考）

（1）严格执行无致热原技术与消毒技术。

（2）输注洗涤红细胞。

（3）使用一次性去白细胞输液器。

（4）多次输血者提前肌注异丙嗪。

（5）出现发热反应应减慢输血速度或停止。

（6）给予物理降温或口服阿司匹林。

13. 溶血反应的原因

（1）ABO 血型不匹配。

（2）病人自身体内存在抗体。

（3）输入前血液保存不当，形成有缺陷的红细胞：时间长、温度过高或过低、加入低渗液体等。

14. 溶血反应的临床表现

（1）输入 10～20 ml 后迅速出现症状。

（2）全身表现：脉搏细速、烦躁不安，甚至休克。

（3）局部表现：头痛、胸痛、腰背部疼痛，呼吸急促，心前区压迫感。

（4）逐渐出现：溶血性黄疸＋血红蛋白尿（溶血三联征：贫血、黄疸、血红蛋白尿）。

（5）术中：不明原因血压下降、术野渗血。

15. ABO 血型不匹配的病人输血的原则（类似交叉配血）

（1）输入红细胞与供受双方血浆相容。

（2）输入血浆与供受双方红细胞相容。

＊举例：受者为 A，供者为 O，则红细胞为 O，血浆为 A/AB。

16. 溶血的治疗重点

（1）停止输血，取样，查找原因。

（2）抗休克：输入同型全血、血浆或胶体纠正低血容量性休克；输入激素控制过敏性休克。

（3）维持水电解质平衡（前面的治疗容易导致失衡）。

（4）保护肾功能：血压稳定时予以利尿处理、静滴碳酸氢钠碱化尿液。（利尿剂：渗透性利尿剂和袢利尿剂。碱化尿液：碳酸氢钠）

（5）防治弥散性血管内凝血（DIC）：使用双嘧达莫和肝素。

（6）症状严重行血浆置换。

17. 延迟性溶血反应（DHTRs）：多发生于术后 7～14 天，主要是由于输入未被发现的抗体致继发性免疫反应造成（少见的抗体）。

18. 输血相关的急性肺损伤的特点

（1）与肺部感染、吸入性肺炎等引起的急性呼吸窘迫综合征（acute respiratory distress syndrome，ARDS）难以区别。

（2）不同于 ARDS，急性肺损伤对机械通气效果较好；急性肺损伤的诊断标准为氧合指数小于 300 mmHg，ARDS 的诊断标准为氧合指数小于 200 mmHg。

（3）原因：供者血浆存在白细胞凝集素或人类白细胞抗原（HLA）特异性抗体所致（所以可以选用洗涤红细胞）。

（4）预防措施：禁用多次妊娠供血者的血浆制作的血液制品。

19. 输血相关的急性肺损伤的诊断

（1）首先除外心源性呼吸困难。

（2）三大试验：白细胞聚集试验、中性粒细胞抗体试验、淋巴细胞毒性试验。

20. 输血相关移植物抗宿主病：是一种发病率低但致命的输血并发症，是由于血制品内存在有免疫能力的异体淋巴细胞，在受体内迁移、增殖，进而攻击宿主细胞和组织的严重免疫反应。

* 即将有免疫活性的淋巴细胞注入免疫缺陷的宿主体内，淋巴细胞增殖并破坏宿主细胞组织，导致进一步免疫缺陷。病人的死因是严重感染，可用 γ 射线治疗。

21. 输血相关移植物抗宿主病的特点

（1）高危人群：严重免疫缺陷病、白血病、应用细胞毒性或免疫抑制剂。

（2）死亡原因：严重感染。

（3）预防：γ 射线照射血细胞以去除有免疫活性的淋巴细胞。

22. 输血相关免疫抑制

（1）主要危害：增加术后感染、促进肿瘤生长。

（2）肿瘤病人输血应尽量小于 3 个单位的红细胞成分血。

（3）输入全血、未去白细胞的红细胞和血小板者术后感染概率更高。

23. 如何预防输血相关疾病传播（输血后肝炎和疟疾最常见）

（1）严格献血者体检。

（2）血制品生产过程中严格灭活细菌或病毒。

（3）严格掌握输血适应证。

（4）尽量自体输血。

24. 自体输血（收集病人自身血液进行回输）的主要优点

（1）节约库存血。

（2）不需检测血型和进行交叉配血试验。

（3）减少输血反应和并发症。

25. 自体输血的三种类型

（1）预存式自体输血：择期手术病人估计术中出血较多需要输血者，从术前 1 个月开始采血，每 3 ～ 4 天一次，每次 300 ～ 400 ml，直至术前 3 天，以备手术所需（前提：病人无感染性疾病，且 Hct ≥ 30%）。

（2）稀释式自体输血：手术当天早上开始，从一侧静脉采血，另一侧以 3 ～ 4 倍的电解质溶液或血浆增量剂补充血容量，以备术中回输用，回输时先输最后采的血，因为先采的血富于红细胞和凝血因子，宜最后输入。[Hct ≥ 25%，白蛋白（Alb）> 30 g/L，Hb 100 g/L 左右；不超过总量的 20% ～ 30%]。

（3）回收式自体输血：创伤后体腔内积血或手术过程中的失血，经抗凝、过滤后再回输给病人。（总量不超过 3500 ml，即自身血量 2/3 为宜，另需额外补充新鲜冰冻血浆以提供凝血因子）。

26. 回收式自体输血的来源

（1）外伤性脾破裂、异位妊娠破裂腹内积血。

（2）大血管、门脉高压时的手术失血（如心内直视手术失血）。

（3）术后 6 h 内的引流血液。

27. 回收血液综合征：在回收式自体输血中，由于白细胞在不同的回收机中去除率不同，加之回收血液中的中性粒细胞可能产生趋化效应和呼吸爆发效应，释放炎性介质、蛋白酶和氧自由基，导致 ARDS、DIC 等，称为回收血液综合征，特别在休克、低体温、再灌注损伤、多器官功能不全综合征病人中易发生。

28. 自体输血的禁忌证

（1）已有严重贫血者。

（2）肝、肾功能不全者。

（3）血液中可能含有肿瘤细胞者。

（4）脓毒症或菌血症者。

（5）血液已受体液污染者（胃肠道、消化液或尿液）。

（6）胸腹开放性损伤已超过 4 h。

（7）体腔内积血已超过 3 天者。

29. 红细胞制品的种类及特点（几乎不考）

表 3-1　红细胞制品的种类及特点

品名	特点	适应证
浓缩红细胞	200 ml 全血的全部红细胞 血细胞比容高	各种急性失血、慢性贫血及心肺功能不全病人
去白红细胞	200 ml 全血去除 90% 的白细胞	预期需长期或反复输血者
洗涤红细胞	比去白红细胞更彻底，内含少量血浆、无功能白细胞，同时去除了抗体	对白细胞凝集素有发热反应、高钾血症、肾功能不全者
冰冻红细胞	不含血浆 甘油媒介中 $-65℃$ 保存 3 年	稀有血型保存

30. 血小板制品的适应证

（1）24 h 血小板计数小于 $10×10^9$，用于预防出血。

（2）已输注 10 个单位血液，具有微血管出血征象者。

（3）24 h血小板计数小于50×10^{9}，计划外科手术者。

（4）血小板计数持续下降且有微血管出血征象者。

（5）具有血小板功能障碍史伴有出血症状或计划外科手术者。

※ 记忆：10.10.50，数量下降，质量不行。

31. 新鲜冰冻血浆（FFP）：全血采集后6 h内即分离并立即在 $-30\sim-20℃$ 保存的血浆。

（1）含有接近正常水平的所有凝血因子。

（2）禁止用于扩容和促进伤口愈合。

32. （[五]标注）FFP的使用适应证

（1）病史或临床表现提示大量失血。

（2）PT或APTT（PT：凝血酶原时间；APTT：活化部分凝血活酶时间）大于正常值的1.5倍。

（3）大量输血。

（4）对抗华法林抗凝。

33. 冰冻血浆

（1）新鲜冰冻血浆保存1年后即作为普通冰冻血浆（FP）。

（2）V和Ⅷ凝血因子已丧失作用（※ 记忆：58同城）。

（3）用于补充血浆蛋白和性质稳定的凝血因子（Ⅱ、Ⅶ、Ⅸ、Ⅹ都是维生素K依赖的）。

34. 冷沉淀：是新鲜冰冻血浆在4℃溶解时不溶的沉淀物

（1）含有：V和Ⅷ凝血因子、纤维蛋白原（Ⅰ因子）、血管性假血友病因子（vWF），简称V158。

（2）用于特定凝血因子引起的疾病：如血友病、凝血因子缺乏、纤维蛋白原缺乏症。

35. 各血液制品中的成分

（1）血液成分制品：红细胞、白细胞、血小板。

（2）血浆成分：FFP、FP、冷沉淀。

（3）血浆蛋白成分：白蛋白制剂（20%浓缩白蛋白）、纤维蛋白原制剂、凝血酶原复合物制剂。

36. 白蛋白制剂

（1）常用20%的浓缩白蛋白液，直接用有脱水作用，用于治疗营养不良性水肿、肝硬化或其他严重的低蛋白血症。

（2）稀释成5%：①提高血浆蛋白水平；②补充血容量。

※ 记忆：一个脱水，一个补充血容量。

37. 目前最常用的血浆代替品

（1）右旋糖酐（dextran）：（低分子1.5 h，中分子6～12 h）①中分子可增加血容量，用于低血容量性休克，作用维持6～12 h；②低分子有渗透性利尿的作用，可改善微循环，维持血容量仅1.5 h；③大量输入引起凝血功能障碍，24 h输入量小于1500 ml。

（2）羟乙基淀粉（HES）：①有效维持血容量4～8 h；②对凝血机制无明显影响。

（3）明胶类：琥珀酰明胶。

第四章 外科休克

（此章节，［五］变动较大，新增了许多概念，如脓毒性休克的诊断标准、其中个别的数值已更换，如平均动脉压 ≥ 65 mmHg）

1. 休克
   （1）定义：是机体有效循环血量减少、组织灌注不足导致的细胞缺氧和功能受损的综合征。
   （2）本质：供氧不足，无法满足组织的氧需求（因为本质是需要氧气的）。
   （3）特征：产生炎症介质。
   （4）不同种类休克的共同特征：有效循环血量锐减。
   ※ 记忆：特炎，大家一起减。
2. 有效循环血量的维持
   （1）充足的血容量。
   （2）足够的心排血量。
   （3）适宜的外周血管张力。
   ※ 记忆：一个中心（足够的心排出量），两个基本点（血容量和外周血管张力）。
3. 休克分类
   （1）低血容量性。
   （2）感染性休克。
   （3）过敏性休克。
   （4）心源性休克。
   （5）神经源性休克。
   * 其中低血容量性和感染性休克是外科最常见的类型。
   * 共同病理生理基础：有效循环血量锐减、组织灌注不足。
   * 自身输血：机体有效循环血量减少时，通过神经体液调节，小静脉、肝脾等储血库收缩，减少血管床内容纳的血量，以增加回心血量，维持动脉压。
4. 各类休克的病理生理过程
   （1）微循环改变。
   （2）代谢变化。
   （3）内脏器官继发损害。
5. 休克时微循环可分为三个阶段
   （1）微循环收缩期。

（2）微循环扩张期。

（3）微循环衰竭期

※ 可用手势记忆：握拳（表示收缩）——展开（表示扩张）——抖动（表示衰竭）。

6. 微循环收缩期（休克早期，缺血缺氧）

（1）代偿机制：主动脉弓和颈动脉窦压力感受器（窦弓压）；交感-肾上腺素轴；肾素-血管紧张素-醛固酮（收缩血管的，无非就几种，肾上腺素、血管紧张素）。

（2）血液重新分布，保证心脑重要器官灌注（肠系膜血管的血管紧张素Ⅱ的密度比其他部位高，所以收缩更明显）。

（3）毛细血管前括约肌对儿茶酚胺更敏感，收缩更明显。

（4）微循环"只出不进"，动静脉短路开放，旨在增加回心血量。

（5）去除病因，积极复苏，休克尚能得到纠正。

7. 微循环扩张期（休克中期，淤血缺氧）

（1）组织灌注不足更加明显。

（2）舒血管介质释放（组胺、缓激肽），引起前括约肌扩张，后括约肌不明显。

（3）微循环"只进不出"，微细血管广泛扩张，内毒素淤积，酸中毒。

（4）临床分期处于抑制期，血压进行性下降、意识模糊、缺氧、酸中毒。

8. 微循环衰竭期（休克晚期，淤血破坏）

（1）淤滞的黏稠血液在酸性环境中呈高凝状态，出现 DIC。

（2）细胞严重缺氧，溶酶体破裂，引起细胞自溶并损害其他细胞。

（3）多器官及系统功能衰竭，相当于"自身爆炸期"。

9. 休克期间的代谢变化

（1）无氧糖酵解是主要形式，导致能量不足。

（2）乳酸堆积，产生代谢性酸中毒。

（3）代谢性酸中毒引起：心率减慢、血管扩张、心排出量下降、呼吸深快、意识障碍。

10. 休克的临床表现：分为休克代偿期（休克早期）和休克抑制期（休克期），两阶段的临床表现是不同的。

表 4-1 休克各期的临床表现要点

分期	神志	脉搏	尿量	皮肤色泽	皮肤温度	体表血管	血压	口渴	估计失血量
休克代偿期（轻度）	清楚	100 次以下	正常	开始苍白	发凉	正常	正常或稍高	口渴	20% 以下 < 800 ml
休克抑制期（中度）	尚清楚、淡漠	100～120 次	少尿	苍白	发冷	毛细血管充盈迟缓	收缩压 70～90 mmHg	很口渴	20%～40% 800～1600 ml
休克抑制期（重度）	意识模糊，昏迷	脉搏细速	无尿	显著苍白	厥冷	充盈非常迟缓	收缩压 70 mmHg 以下或测不到	常口渴	> 40% > 1600 ml

※ 记忆：BP + SUM。

* 血压不能作为诊断依据，但能用于评估严重程度。

11. 休克的诊断：根据病史、临床表现、血流动力学改变以及乳酸水平四方面来诊断（部分资料没有病史，只有后三者）

（1）病史：有严重损伤、大出血、重度感染等病史。

（2）临床表现：有组织灌注不足的表现，尿量＋皮肤改变＋精神状态（SUM）三者是最常见的反映组织灌注的指标。

（3）血流动力学改变：收缩压小于 90 mmHg 或收缩压较基础值下降 40 mmHg；平均动脉压小于 70 mmHg。

（4）乳酸水平：是反映细胞氧代谢的敏感指标，乳酸大于 1.5 mmol/L 提示休克的存在。

12. 暖休克：感染性休克病人有时会表现为四肢温暖，称为暖休克。

13. 休克指数：即脉率/收缩压，用以判断休克的有无及程度的轻重，小于 0.5 时无休克；1.0 ～ 1.5 时有休克；大于 2.0 时为严重休克。

＊ 当血压降到 80 mmHg 时，出血量大约 800 ml。

14. 中心静脉压（CVP）

（1）临床意义：代表右心房或胸段腔静脉内的压力变化，在反映全身血容量及心功能方面优于动脉压。

（2）正常值：5 ～ 10 cmH$_2$O。

（3）小于 5：血容量不足。

（4）大于 15：①肺循环阻力升高；②静脉血管床过度收缩；③心功能不全。

（5）大于 20：充血性心力衰竭。

15. 肺毛细血管楔压（PCWP）：经上臂静脉将 Swan-Ganz 漂浮导管置入肺动脉及其分支，可测得肺毛细血管楔压。

（1）临床意义：可较准确地反映左心房的压力变化和全身血容量情况，指导补液治疗。

（2）正常值：6 ～ 15 mmHg。

（3）低于正常值：血容量不足。

（4）高于正常值：肺循环阻力增加，有可能发生肺水肿。

（5）敏感性：在评估全身血容量方面较 CVP 更为敏感，内容是差不多的。

16. 混合静脉血氧饱和度（SvO$_2$）：是通过 Swan-Ganz 漂浮导管从肺动脉抽取的混合静脉血，测量其血氧饱和度，可反映全身的氧代谢状况。

（1）若 SvO$_2$ 低于 75%，提示有严重缺氧。

（2）若 SvO$_2$ 明显升高，提示组织摄取氧障碍，可导致组织缺氧。

（3）混合静脉血就是刚灌注过组织的血液，其影响因素：心排血量，Hb 浓度，动脉氧分压（※ 记忆：心排出的 Hb 中含的氧）。

17. 心排血量（CO）：是每搏输出量与心率的乘积，正常值 4 ～ 6 L/min。

心脏指数：单位体表面积的心排血量，正常值 2.5 ～ 3.5 L/（min · m^2）。

总外周血管阻力（SVR）：正常值 100 ～ 130 kPa · s/L〔SVR ＝（MAP － CVP）×80/CO〕（MAP 为平均动脉压）。

18. DIC 的诊断标准

（1）临床上有休克及微血管栓塞症状和出血倾向。

（2）5项检查至少3项异常：①凝血酶原时间较对照组延长3 s以上；②血小板计数低于$80×10^9$/L；③3P（血浆鱼精蛋白副凝）试验阳性；④纤维蛋白原＜1.5 g/L或呈进行性下降；⑤血涂片中破碎红细胞＞2%。

※ 记忆：1.2.3.3.8。"1"是1.5 g/L；"2"是破碎红细胞；"3"是凝血时间、3P（血浆鱼精蛋白副凝）试验阳性；"8"是血小板计数低于80。

19. 休克的监测

（1）一般监测：（BP＋SUM）①精神状态：反映脑灌注。②尿量：肾脏灌注。③皮肤温度、色泽：体表血管灌注。④脉搏：利用休克指数可能更准确。⑤血压：一般认为收缩压小于90 mmHg、脉压小于20 mmHg是休克存在的标志。

（2）特殊检测：［按顺序记忆：CVP（右心房）－PCWP（左心房）－CO/CI（射血）－动脉血气、乳酸（动脉抽血气）－DIC/pHi］①中心静脉压（5～10 cmH₂O）。②肺毛细血管楔压（6～15 mmHg）。③心排出量和心脏指数［4～6 L/min；2.5～3.5 L/（min·m²）；数字之间的关系其实很有意思，请注意各数值的单位，1 mmHg＝1.36 cmH₂O］。④氧输送及氧消耗（几乎不会考）：意义在于当氧消耗随氧输送增加而增加时，说明氧输送还不能满足机体的需要，应当继续提高氧输送，直至氧消耗不随氧输送的增加而增加。⑤动脉血乳酸测定：正常值1～1.5 mmol/L，无氧酵解是休克病人特点。⑥动脉血气测定。⑦DIC检测。⑧胃肠内pH（intramucosal pH，pHi）测定（胃肠道是休克时最敏感、恢复最迟的器官）。

* 氧输送 DO₂：单位时间内获得的，400～500 ml/（min·m²），与潮气量一致。

* 氧消耗 VO₂：单位时间消耗，120～140 ml/（min·m²），只消耗三分之一不到，所以能理解人呼出气体中氧含量还是很高的。

20. 顽固性休克：在充分的液体复苏及使用2～3种血管活性药物时仍不能维持循环功能时称为顽固性休克（可联系［五］2015集束化建议理解）。

21. 休克体位：休克时用以增加回心血量的体位，即头和躯干抬高20°～30°，下肢抬高10°～15°的体位（度数恰好是两倍的关系，头高脚底，人能看到自己的脚）。

22. 糖皮质激素在休克治疗中的作用

（1）增强心肌收缩力：增加心排出量。

（2）阻断 α 受体的作用：扩张外周血管，改善微循环。

（3）保护溶酶体：防止溶酶体破裂。

（4）增进线粒体的功能：改善能量供应。

（5）促进糖异生：使乳酸转化为葡萄糖，进而减轻代谢性酸中毒。

用法：200 mg持续泵注6 h，早期使用，短期使用（1～2天）。

使用原则：早期、短期、大量、静脉给药，及时停止。

※ 记忆：中心、外周、线粒体、溶酶体＋糖异生。

23. 常用血管活性药物的特点

（1）去甲肾上腺素：休克的首选。

（2）肾上腺素：主要兴奋 β 受体，备选。

（3）多巴胺：多种作用，与剂量有关。

（4）多巴酚丁胺：对心肌的正性肌力作用强，主要增加心功能。

（5）强心苷：最主要的强心药。

（6）联合应用：兼顾强心和改善微循环。

* 感染性休克首选：去甲肾上腺素＋多巴酚丁胺。

* 血管活性药物的使用原则：①目的为提高微循环灌流量；②先纠正酸中毒；③扩血管先扩容（低排高阻型）；④过敏性、神经源性休克可试用缩血管药物。

24. 多巴胺的效应

（1）兴奋 α 、β₁、多巴胺受体。

（2）小剂量［＜ 10 μg/（kg·min）］：主要是 β₁ 和多巴胺受体兴奋，强心＋扩内脏血管，是临床上最常用的剂量（休克需要小剂量）。

（3）大剂量［＞ 15 μg/（kg·min）］：主要兴奋 α 受体，血管收缩，增加外周阻力（临床上少见）。

25. 休克的治疗原则

（1）一般紧急治疗：止血、制动、解除呼吸道梗阻。

（2）补充血容量：是治疗的基础，首选晶体溶液，特别是平衡盐溶液（※ 记忆：1.86、1.25）。

（3）处理原发病（关键）。

（4）血管活性药物（别忘了首选去甲）。

（5）糖皮质激素。

（6）纠正酸碱平衡失调。

（7）防治 DIC（休克终末期表现，"爆炸"）。

※ 记忆：一般紧急＋原发病，扩容＋血管活动性药物＋酸碱平衡，DIC，GCs（D&G）。

* 感染性休克的治疗原则：在休克未纠正以前，应着重抗休克，兼顾抗感染；休克纠正以后，着重治疗感染，同时积极治疗原发病，决定是否手术干预。（典型案例：结合 AOSC 的治疗去理解）。

* 需要量四部分：向体外丧失，血浆外渗，血管床扩张，微循环淤滞。

26. 中心静脉压与补液的关系

表 4-2　中心静脉压与补液的关系

CVP	血压	原因	处理原则
低	低	血容量严重不足	充分补液
低	正常	血容量不足	适当补液
高	低	血容量过多或心功能不全（两者当成一个即可）	强心，纠正酸中毒，舒张血管
高	正常	容量血管多度收缩	舒张血管
正常	低	心功能不全或血容量不足	补液试验

注意：

（1）CVP 低时：一定是血容量不足。

（2）CVP 高时：血容量过多或容量血管过度收缩，再看血压的表现，血压低了强心、扩血管、纠酸。

（3）CVP 正常＋血压低：补液试验，都有可能。

27. 补液试验（名词解释注意得分点）：当 CVP 正常而血压降低时，静脉输注 250 ml 生理盐水，5 ～ 10 min 输注完毕，如血压升高而 CVP 不变，则提示血容量不足；如 CVP 升高 3 ～ 5 cmH$_2$O，水肿而血压不变，则提示心功能不全。

28. 不同休克的概念

（1）创伤性休克：严重创伤时，引起血液或血浆的丢失，损伤处又有体液渗出或炎性肿胀，这些体液不再参与循环，从而导致低血容量。

＊ 版本二：是由于创伤时涉及了腹腔神经丛等各种交感神经，导致了外周血管的扩张，需大量补液扩容，维持循环，一般预后较好。

（2）感染性休克：各种感染所致的脓毒症以及其诱发的组织灌注不足、细胞代谢紊乱和功能障碍的病理过程（治疗时候，控制原发病＋控制感染）。

29. 2015 年版感染性休克、脓毒血症治疗的集束化建议［五］。

＊ 宗旨：早期应用抗生素；尽快纠正组织低氧代谢状态；动态评估。

（1）发病 3 h 内应完成：①检测血清乳酸（Lac）；②抗生素前取血培养；③广谱抗生素治疗；④若低血压或 Lac ≥ 4 mmol/L，应用晶体液 30 ml/kg。

（2）发病 6 h 内应完成：①前一阶段补液扩容后，低血压未能缓解，使用血管加压药物使 MAP ≥ 65 mmHg；②初始补液后持续性低血压或初始 Lac ≥ 4 mmol/L，选择下列一项重新评估血容量状态［A. 重新测量生命体征、心肺功能、皮肤状态、血管充盈、神志等；B. 任选 2 项测量：平均 CVP、SvO$_2$、床旁心血管超声、抬高下肢或补液试验］；③初始乳酸水平升高时，再次检测评估。

第五章 外科营养

［五］中删减较多，肠外、肠内营养的适应证建议直接记背［五］中的相关内容，营养评价的指标以及营养风险筛查工具［NRS-2002：营养状况、疾病严重程度、年龄（70），0～7分，≥3分有营养风险］需特别关注。

1. 自身相食：创伤应激时机体大量消耗支链氨基酸（BCAA），导致血中支链氨基酸减少，其他氨基酸尤其是丙氨酸和苯丙氨酸增加，尿中尿素氮的排出明显增加，出现负氮平衡，此时虽给予充足的外源性营养，但仍不能完全阻止机体组织的分解，由于这种分解代谢难以为外源性营养所纠正，称为自身相食，此时如进行不适当的营养支持，不但达不到营养支持的目的，甚至会引起更多的代谢紊乱。

2. 机体脂肪存储可通过测量肱三头肌皮褶厚度来估算
   （1）体位：右臂自然下垂。
   （2）部位：尺骨鹰嘴至喙突中点后侧。
   （3）方法：两指紧捏皮肤与皮下脂肪，外拉，使之与肌肉分离，卡尺测量厚度。
   （4）要求：卡尺压力 0.735 mmHg，固定 3 s 后读数，重复 3 次取平均值。
   （5）正常值：男性 8.3 mm，女性 15.3 mm。
   （6）较正常减少 25%～34% 是中度营养不良。

3. 机体肌肉储存可通过测量上臂肌肉周径来估计
   （1）体位及部位：同肱三头肌皮褶厚度的测量体位和部位。
   （2）先以软尺测量臂周径。
   （3）肌肉周径（cm）＝臂周径（cm）－皮褶厚度（mm）×0.314（就是不管测脂肪还是肌肉，都得先捏一下，测皮褶厚度）。

4. 营养状态的评定与监测指标
   （1）临床指标：①身高与体重（或 BMI）；②机体脂肪储存、肌肉储存；③正常男性握力≥35 kg，正常女性握力≥23 kg。
   （2）实验室指标：①血浆蛋白：前白蛋白半衰期短，特异性高，与病人的营养状态及预后明显相关，可以作为判断病人营养状况的可靠指标（其余有白蛋白，转铁蛋白，纤维连接蛋白）。②免疫功能：周围血总淋巴细胞计数（正常值为 1500 个/立方毫米）＋延迟性皮肤过敏试验。③氮平衡测定：监测营养支持效果的有效方法。④尿 3- 甲基组氨酸：由肌肉分解释放的，监测应激程度和营养支持的有效指标。⑤人体成分分析：生物电阻抗法（BIA，此方法类似于体脂秤）。

5. 营养不良的类型

（1）蛋白质营养不良：①营养良好的病人患严重疾病的早期容易发生；②肌肉、脂肪等临床指标正常；③只有通过内脏蛋白与免疫功能（实验室指标的前两项）的测定才能诊断。

※ 记忆：应激状态下分解代谢。

（2）蛋白质-能量营养不良：①蛋白质-能量长期摄入不足引起；②导致脂肪与肌肉组织的逐渐消耗；③临床指标下降；④血清白蛋白可维持在正常范围。

※ 记忆：慢性代偿，易于诊断。

（3）混合型营养不良：①具有上述两种营养不良的某些特征；②临床指标与实验室指标均严重下降，多种器官功能受损。

* 氮排出量＝尿中尿素氮＋4 g（包括尿中未测定的 2 g＋粪中 1～1.5 g＋皮肤 0.5 g）；营养支持的病人粪便中的氮仅有 0.5 g。

6. 正常状况下的机体能量供应

（1）热量：25～30 kcal/kg。

（2）蛋白质：1.0～1.5 g/kg。

（3）热氮比：125～150 kcal：1 g 氮（不是氨基酸）。

（4）估算公式：Harris-Benedict 公式，Shizgal-Rosa 公式（根据身高、体重、年龄计算，计算出来再修正）。

* 基础能量消耗（BEE）：又叫静息能量消耗（REE）。

* 1 kcal＝4.18 kJ。

7. 应急状况下的能量修正系数

（1）体温升高（＞37℃，每1℃）：12%。

（2）ARDS：20%。

（3）大范围手术、脓毒症：10%～30%（也就是20%）。

（4）大范围烧伤：严重时可达100%。

※ 记忆：12.20。

8. 严重应激时应给予代谢支持，增加氮量、降低热量、降低热氮比。

应用原则：

（1）支持底物组成：碳水化合物、脂肪和氨基酸组成（混合组成）。

（2）减少葡萄糖供能，40% 非蛋白质热量由脂肪乳剂供给。

（3）每日蛋白质增加至 2～3 g/kg。

（4）非蛋白质热量与氮的比例不超过 100 kcal：1 g。

* 建议学习肠外营养的配比顺序：能量（脂肪、糖、胰岛素）—蛋白质—液体。

9. 营养支持分为肠内营养与肠外营养两类，选择营养支持的原则

（1）肠外营养与肠内营养之间优先选择肠内营养。

（2）肠内营养不足时，可用肠外营养补充。

（3）周围静脉营养与中心静脉营养之间优先选择周围静脉营养。

（4）（短期改善）需要量较高或期望短期内改善营养时选择肠外营养。

（5）（长期维持）需要长期营养支持时设法使用肠内营养。

10. 选择肠外营养的依据

（1）病人的病情是否允许胃肠道进食。

（2）病人的胃肠道功能是否紊乱。

（3）胃肠道进食能否满足病人的能量需求。

（4）病人是否有肠外营养的禁忌证：心衰、肾功能不全等。

＊［五］顺序为：是否能经口—胃肠道功能是否紊乱—胃肠道是否能耐受肠内营养—是否能满足能量需求。

11. 肠内营养的途径

（1）口服。

（2）鼻胃管。

（3）胃造口、空肠造口。

12. 平衡型氨基酸溶液

（1）定义：含有血液中的各种氨基酸，且相互比例适当的氨基酸制剂。

（2）基本要求：含有 8 种必需氨基酸＋2 种半必需氨基酸＋多种非必需氨基酸。

（3）肝功能不全病人：增加 BCAA 的比例，改善肝功能（因为 BCAA 在肝外氧化功能）。

※ 8 种必需氨基酸：携（缬）—（异）两（亮）本（苯丙）蛋（蛋）色（色）书（苏）来（赖）；2 种半必需氨基酸：半胱 & 酪。

13. 肠外营养中脂肪的优点

（1）所含热量高（9 kcal/g）。

（2）提供机体必需的脂肪酸和三酰甘油。

（3）有利于脂溶性维生素的吸收。

（4）渗透压与血浆相似，对静脉壁无刺激。

（5）脂肪乳剂无利尿作用。

＊ 基于以上优点，脂肪所供给的热量占总能量的 30%～50% 最合适。脂肪乳的分解如图 5-1 所示。

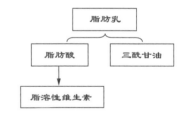

图 5-1　脂肪乳的分解

14. 肠内营养的优点

（1）符合生理过程：刺激消化液和胃肠道激素的分泌，促进胆囊收缩、胃肠蠕动。

（2）吸收利用：经肠道和门静脉吸收，能很好地被机体吸收利用。

（3）机械屏障：胃肠肠道黏膜的正常结构和功能。

（4）化学屏障：促进胃酸及胃蛋白酶的分泌。

（5）生物屏障：胃肠肠道菌群的正常生长。

（6）免疫屏障：胃肠道正常分泌 IgA。

（7）价格低廉，易于管理。

※ 记忆：符合正常生理的吸收利用，机械，化学，菌群，IgA。

＊ 只要提到符合生理过程，就是指能刺激胃肠蠕动、胆囊收缩、胰腺分泌（如胃大部切除术，毕 I 式吻合）。

15. 根据组成，肠内营养可分为四类

（1）要素制剂：由单体物质组成，既能为人体提供必需的热量和营养素，又无需消化，可直接或接近直接被消化和吸收。

（2）非要素制剂：以整蛋白为氮源，渗透压接近等渗，口感好，适用于胃肠功能较好的病人。

（3）组件制剂：仅以某种或某类营养素为主的制剂，可作为完全制剂的补充；也可两种或两种以上的组件构成组件配方，以适应病人的特殊需求。

（4）特殊治疗用制剂：根据疾病的不同特点给予病人个体化的营养支持，如肝衰竭用制剂、肾病专用制剂。

16. 大量高渗葡萄糖作为单一能源的缺点

（1）静息能量消耗增加。

（2）CO_2 产生过多。

（3）高血糖及高渗性并发症。

（4）脂肪肝综合征（因为太依赖肝脏了）。

（5）去甲肾上腺素分泌增多及其所致的神经内分泌系统反应。

（6）脂肪增多，而蛋白质持续分解消耗。

17. 脂肪乳剂代谢

（1）长链脂肪乳剂的代谢需要肉碱（卡尼汀）（高代谢状况下合成不足，所以导致代谢障碍）。

（2）中链脂肪乳剂（MCT）的代谢不需要肉碱，但缺乏必需脂肪酸（亚麻酸和亚油酸，麻油），所以常用中链脂肪酸和长链脂肪酸的 1∶1 配制。

18. 肠外营养并发症

（1）导管相关并发症：①置管并发症，包括气胸、神经血管损伤、空气栓塞。②感染并发症逐渐增多，是临床主要的问题。

（2）代谢并发症包括：糖代谢异常、电解质紊乱、酸碱失衡等。

（3）代谢性骨病（［五］中添加）。

（4）肝损害和胆汁淤积。

＊ 再喂养综合征（RFS）［五］：长期饥饿后提供再喂养（包括经口摄食、肠外肠内营养），引起与代谢功能异常相关的一组表现，包括严重水电解质酸碱失衡，糖耐量下降，维生素缺乏等。

※ 按顺序记忆：静脉导管—代谢—肝损害。

19. 肝损害和胆汁淤积的处理

（1）减少糖的供给。

（2）降低全肠外营养中非蛋白质能量（也就是减少脂肪）。

（3）给予外源性胆囊收缩素（CCK）。

（4）尽可能恢复肠道营养。

（5）有效控制感染。

20. 导管性败血症

(1) 临床表现为寒战、高热。

(2) 拔管前畏寒与发热呈持续性间歇性发作。

(3) 拔管后 8 ～ 12 h 逐渐消退。

(4) 导管尖与周围静脉血培养一致。

21. 肠内营养的并发症（图 5-2）

(1) 机械性损伤：插管时损伤咽喉部。

(2) 胃肠道反应：腹泻。

(3) 代谢性损害：血糖紊乱 *。

(4) 感染性：误吸，常见于虚弱、昏迷的病人。

* 低血糖常发生在长期应用要素饮食而突然停止
者，致低血糖。高血糖常发生在补充了过多的
葡萄糖后，未及时测定血糖水平，未及时调节
输入胰岛素的量。

※ 按顺序记忆：咽喉部—胃肠道—代谢—感染。

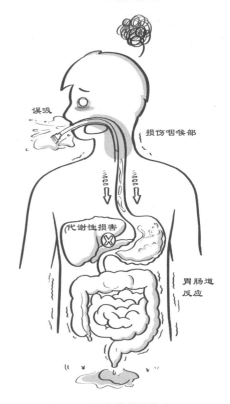

图 5-2 肠内营养并发症

22. 高糖高渗性昏迷原因

(1) 病人原有糖尿病。

(2) 胰岛素抵抗（应激所致）。

(3) 原有肝疾病。

(4) 输入糖过多。

(5) 应用肾上腺皮质激素，促进糖异生。

※ 记忆：病人原来就有糖尿病、肝疾病，还应激状态，你还输那么多糖，还用糖皮质
激素。

23. 高糖高渗性昏迷预防

(1) 注意维持水电解质的平衡。

(2) 脂肪乳制剂所供给能量在 30% ～ 50%。

(3) 注意测定血糖水平，调节输入速度和浓度。

(4) 加入适量胰岛素。

(5) 发现高糖渗透性利尿作用后，应及时停止。

24. 肠内营养发生腹泻的原因

(1) 营养液温度太低。

(2) 肠腔内渗透负荷过重。

(3) 细菌或真菌污染。

(4) 葡萄糖被肠内细菌转为乳酸。

(5) 通过时间短，胆盐不能再吸收。

(6) 小肠对脂肪不耐受。

(7) 低白蛋白血症。

※ 记忆：温度太低，负荷太重，细菌把葡萄糖转为乳酸，脂肪与胆盐，低蛋白血症。

25. 减重手术

（1）适应证：① BMI ≥ 35 kg/m²，伴或不伴代谢病及相关疾病；② BMI 27.5 ～ 34.9 kg/m²，伴有经生活方式改变及药物治疗控制不佳的 2 型糖尿病或不少于两种代谢病及相关疾病。

（2）术式：①袖状胃切除术；② Roux-en-Y 胃旁路术。

（3）评价标准：①术后减重比＞ 50%；②合并代谢病缓解；③生活质量提高。

第六章 器官功能不全与衰竭

1. 多器官功能不全综合征（MODS）：在严重创伤、感染和休克等急性危重情况下，导致两个或两个以上器官或系统同时或先后发生功能不全或衰竭，临床上称为多器官功能不全综合征。

2. 二次打击：属于 MODS 的可能发病机制之一，初始严重损伤构成第一次打击，可能并不严重，但可使全身免疫系统处于应激状态，激活免疫细胞，当第二次打击（比如手术或进一步治疗过程中的应激）促使炎症因子大量释放，对机体造成进一步的打击，称为二次打击。

3. 代偿性抗炎反应综合征（CARS）：是指抗炎症介质（IL-4/IL-10）与促炎症介质交叉网络，力求控制全身炎症反应在恰当的范围内，不至于产生破坏性，当 SIRS（全身炎症反应综合征）＞CARS 时，即容易发生 MODS。

4. 肠源性感染：在危重情况下胃肠黏膜因灌注不足产生缺氧性损伤，导致菌群移位，引起菌血症，导致肠源性感染。

   * 注意勿与二重感染（superinfection）、条件致病菌混淆：是因为广谱抗生素的大量使用，敏感菌被抑制，而耐药菌（如艰难梭菌等）大量繁殖，从而导致一系列病变，如假膜性肠炎等。

5. MODS 的三大可能机制

   （1）过度炎症反应：SIRS、二次打击。

   （2）促炎与抗炎反应失衡：CARS。

   （3）肠道动因学说：肠源性感染（gut-derived infection）。

   ※ 记忆：SIRS，CARS，GUTS。

   * SIRS 和 CARS 是相辅相成的，共同存在。

6. MODS 的特点

   （1）MODS 不包括：器官的机械性损伤、临终病人的器官功能卒中、肝肾综合征等。

   （2）MODS 最早或最常见的一般是 ARDS。

   （3）MODS 的死亡率取决于衰竭器官的数目。

   （4）血清降钙素原、IL-6（6P）测定可能有助于鉴别感染性和非感染性 SIRS。

7. MODS 的临床过程

   （1）一期速发型：原发急症在发病 24 h 内有两个或两个以上器官同时发生功能不全。

（2）二期迟发型：一个重要器官系统先发生功能不全，经过一段近似稳定的时间，继而更多的器官或系统发生功能不全（通常是由继发感染所致）。

8. MODS 的诊断标准：两者缺一不可

（1）全身炎症反应综合征（SIRS）。

（2）伴有器官功能不全（每个器官系统都有特定的表现）。

9. MODS 该认识的几点

（1）高危因素的存在。

（2）诊断标准（SIRS ＋器官功能不全）。

（3）是多个器官的功能不全，意味着两个及以上的器官，可能相隔甚远。

（4）要以动态的观点去分析，更多地关注功能不全，而不是等到衰竭。

（5）注重辅助检查的结果。

※ 记忆：高危因素—诊断—涉及器官是多个，可能相隔很远。需要更多关注功能不全，这就需要注重辅助检查。

10. MODS 的预防和治疗

（1）提高复苏质量。

（2）（早）及早治疗早期发生的器官功能不全，如 ARDS。

（3）（联）防治感染，可以联合使用抗生素。

（4）（全）改善全身情况。

（5）（免）免疫治疗。

（6）（肠）维护肠黏膜屏障功能，防止细菌和内毒素移位（谷氨酰胺、生长激素、纤维素）。

※ 记忆：提高复苏质量＋早恋（联）全免肠。

※ 结核服药的标准：早恋全是龟，早期，联合，全程，适量，规律。

* 提及小肠康复治疗的概念：在营养中加入生长激素，可促进肠黏膜的增殖；谷氨酰胺，是小肠黏膜的营养物质；纤维素，可以被大肠细菌分解为乙酸、丙酸、丁酸，其中丁酸是大肠黏膜的营养物质。

11. 急性呼吸窘迫综合征（ARDS）：是一种特殊类型的呼吸衰竭，以弥漫性肺浸润、肺顺应性下降和严重低氧血症为特征，多发生于严重创伤和感染。

12. 急性呼吸窘迫综合征的原因排序（三连击）

（1）创伤。

（2）严重感染（占总患病数的 40%）。

（3）休克（各种原因）。

（4）肺外其他器官（心搏骤停、急性胰腺炎、绞窄性肠梗阻）。

13. 急性呼吸窘迫综合征的临床表现

（1）初期表现：呼吸加快伴呼吸窘迫感，此外无异常表现。

（2）进展期表现：呼吸困难伴发绀，有特征性 X 线表现，必须予以机械通气支持。

（3）末期：深昏迷，心律失常甚至停止。

* 病理上：累及血管内皮和肺泡上皮的弥漫肺泡损伤。

14. 急性呼吸窘迫综合征的诊断标准

（1）病史：有严重感染创伤等高危因素。

（2）症状：急性起病伴呼吸窘迫。

（3）低氧血症：动脉氧分压 / 吸入氧浓度（PaO_2/FiO_2）≤200 mmHg（化验）。

（4）弥漫肺浸润：胸片示双肺弥漫浸润（影像）。

（5）除外心源性因素：肺动脉楔压（PAWP）< 18 mmHg 或临床上能除外心源性肺水肿。

15. 急性呼吸窘迫综合征的治疗（休克的治疗＋维持呼吸）

（1）有效处理原发疾病和基础疾病，控制感染。

（2）维持循环（扩容＋血管活性药物）：ARDS 常伴有循环障碍，纠正低血容量，同时防止发生肺水肿。

（3）药物治疗：GCs（糖皮质激素）；NO（一氧化氮）；肺表面活性物质。

（4）维持呼吸：①初期可使用面罩，持续气道正压通气，进展期需使用机械通气，纠正严重的低氧血症；②常使用呼气末正压通气（PEEP）和间歇指令通气（IMV），防止肺泡塌陷。

*　长时间 PEEP 致低心搏出量，又致肺气压伤，故应联合 IMV。

*　PEEP 的优点：防止肺泡塌陷，加强氧合；减轻肺间质水肿。缺点：增加肺血管阻力，降低心搏；可致肺泡破裂，融合成肺大疱。

16. 急性肾衰竭（ARF）

（1）定义：［八］各种原因引起急性肾功能损害，引起氮质血症、水与电解质失衡等一系列的病理生理改变，称为急性肾衰竭；［五］短时间内（几小时到几天）发生的肾脏功能减退，即溶质清除能力和肾小球滤过率（GFR）下降，导致以水电解质、酸碱平衡紊乱和氮质代谢产物堆积为主要特征的一组临床综合征。

（2）病因分类（三大类）：肾前性、肾性、肾后性，但最终都是肾性。

（3）两阶段病理：肾小管坏死（少尿期）和修复（多尿期）两个阶段。

*　标志：尿量突然减少。

17. （几乎不考）急性肾衰竭造成 GFR 下降的原因（肾小球内静水压）

（1）血压下降。

（2）前列腺素平衡紊乱。

（3）RAAS 紊乱。

（4）内皮素作用。

*　三大素：内皮素，前列腺素，血管紧张素。

*　其中，血压下降是最容易纠正的，后三项与肾小管结构和功能的恢复非常相关，这也是急性肾衰竭恢复需要较长时间的原因所在。

18. 非少尿性急性肾衰竭

（1）定义：急性肾衰竭时，24 h 尿量超过 800 ml，但血尿素氮、肌酐呈进行性增高，称为非少尿性急性肾衰竭。

（2）原因：因肾单位损伤的量和程度以及血流动力学变化不一致引起，有如下三种情况。①肾单位损伤不一致，致某些肾单位血流不减少，尿量正常；②肾单位损伤一致，但是肾单位中肾小管与肾小球损害程度不一致；③髓质的高渗梯度被破坏。

※ 记忆：发展缓慢，症状轻，需透析者少，及时诊断，预后好。

19. 急性肾衰竭的发病机制

（1）肾缺血。

（2）缺血-再灌注损伤（大量氧自由基，膜的脂质过氧化）。

（3）肾小管上皮细胞变性坏死。

（4）肾小管机械性堵塞。

（5）感染和药物引起间质性肾炎。

（6）非少尿型急性肾衰竭。

20. 急性肾衰竭的临床表现

（1）少尿或无尿期：①时间为 7 ~ 14 天（有时长达 1 个月）；②水电解质酸碱失衡（高钾血症）；③代谢物堆积（氮质血症和肌酐）；④出血倾向。

（2）多尿期：①时间为 14 天；②提示 400 ml 以上时开始进入多尿期；③方式为突然增加、逐步增加、缓慢增加；④症状为严重的水电解质酸碱失衡（低钾血症，各种感染）。

（3）恢复期时间：数月。

21. 少尿期 ARF 的水电解质酸碱失衡类型

（1）水中毒：水钠潴留所致，使循环负荷增大。

（2）高钾血症：最重要的电解质失衡，ARF 死亡的常见原因；90% 的钾离子从肾途径排泄。

（3）高镁血症：血钾血镁平行改变，40% 由肾排泄，60% 由粪便。

（4）低磷血症：原因未知（正常值 1.1 ~ 1.3 mmol/L）。

（5）低钙血症：磷从肾排泄受阻后转为从肠道排泄，和钙结合，减少钙的吸收。

（6）低钠血症：稀释性低钾是主要原因。

（7）低氯血症：钠和氯同比例丢失，平行改变。

（8）代谢性酸中毒：最常见的酸碱失衡（AG 增加型）。

22. 滤过钠排泄分数

（1）计算：（尿 Na^+/ 血 Na^+）×（血 Cre/ 尿 Cre）×100%。

（2）临床意义：正常值小于 1，如果明显小于 1，则为肾前性肾衰（血容量不足性少尿）；如果大于 2，则为肾性肾衰；1 ~ 2 属于灰色区域，临床意义不是很明确。

（3）是区别肾前性和肾性最敏感的指标。

※ 记忆：公式可记为 "U Need Pee"。

* 说明：计算公式的难点在于分子、分母的记忆识别，其中 "U" 代表尿（Urine）；"Need" 的首字母代表 Na^+；"Pee" 代表肾脏排泄。

23. 两个区分肾前性（血容量不足性少尿）和肾性肾衰（急性少尿性肾衰）的试验

（1）补液试验：5% 葡萄糖溶液 250 ~ 500 ml，30 min 静脉滴注。如果尿量增加，尿比重降低→血容量不足性少尿；如果没有，则考虑急性少尿性肾衰。

（2）利尿剂试验：对于血容量已补足，尿量仍少者，20% 甘露醇 50 ~ 100 ml，10 ~ 15 min 内静脉注入（渗透性利尿）。若每小时尿量增加 40 ml，一般是肾前性

ARF；若每小时尿量增加不超过 40 ml，甚至尿量不增加，则考虑肾性 ARF。

24. 肾衰指数（RFI）：用以判断肾前性 ARF 和肾性 ARF 的试验，基本同滤过钠排泄分数，＜ 1 为肾前性 ARF，＞ 1 为肾性 ARF。（除去第三象限的血 Na^+，相当于给尿 Na^+ 加了个修正指数）。

25. 所有用于判断肾前性 ARF 和肾性 ARF 的方法（后面为肾性 ARF 的特点）

（1）尿钠排出量：大于 40 mmol/L。

（2）尿比重：降低。

（3）滤过钠排泄分数：大于 2。

（4）肾衰指数：大于 1。

（5）补液试验：尿量不增加，尿比重不降低。

（6）利尿剂试验：每小时尿量增加不超过 40 ml。

* 在上面所有的方法中，滤过钠排泄分数是最为敏感的。

* 注意：尿钠和尿比重没任何关系。

26. 急性肾衰竭时采用血液净化的适应证

（1）水中毒症状和体征（如脑水肿）。

（2）严重代谢性酸中毒。

（3）血钾超过 6.5 mmol/L。

（4）血肌酐超过 442 μmol/L（88×5）。

（5）（氮质血症）尿毒症症状加重。

* 血液净化的三种方式：血液透析、腹膜透析、连续性动静脉血流滤过。

* 尿素氮正常值：2.9 ～ 7.5 mmol/L。

* 血肌酐正常值：53 ～ 106 μmol/L（男）；44 ～ 97 μmol/L（女）。

27. 少尿期 ARF 的治疗

（1）一般营养治疗：给予充分蛋白，补充分解代谢消耗。

（2）控制感染。

（3）利尿剂：主要目的是冲刷，减轻肾小管堵塞。

（4）限制水分和电解质：量入为出，每天体重减少 0.5 kg 为最佳。

（5）高钾血症治疗：少尿期最主要的死亡原因。

（6）纠正酸中毒：血液滤过是最佳方法。

（7）血液净化：其他治疗无效的有效方法；即肾脏替代治疗（RRT）。

28. 急性胃肠功能障碍（AGD）

（1）应激性溃疡：机体在严重的应激状态下发生的一种急性上消化道黏膜病变，以胃为主，表现为急性炎症、糜烂或溃疡，严重时可发生大出血或穿孔。

（2）柯林（Curling）溃疡：中、重度烧伤，可继发胃、十二指肠的急性炎症及溃疡。

（3）库欣（Cushing）溃疡：颅脑损伤、颅内手术或脑病变，可继发胃、十二指肠或食管的急性炎症溃疡。

※ 记忆：Curling（谐音：克林），七龙珠里面的人物，克林，是个光头，烧伤烧成了光头。

* AGD 以胃肠道运动障碍、黏膜损伤、屏障功能障碍为主要特点。

29. 急性胃肠功能障碍的特征

（1）常发生于胃底、胃体，一部分可累及十二指肠或食管。

（2）急性非结石性胆囊炎亦是急性胃肠功能障碍的常见表现之一。

（3）呕血和柏油便是常见的早期症状。

30. 应激性溃疡机制的三方面内容

（1）H^+浓度梯度的存在。

（2）黏膜损伤。

（3）缺血再灌注损伤。

31. 肝臭：多发生于急性肝衰竭，表现为呼出的气体中有特殊的酸甜气味（似烂水果味），可能为肝的代谢紊乱，血中硫醇增多引起。

32. 肝衰竭的临床表现：意识障碍，黄疸，出血，肝臭，并发其他器官系统功能障碍（脑、肺、肾：即肝性脑病、肝肺综合征、肝肾综合征）。

* 所有关于肝的症状，请牢记 Child-Pugh 分级。

表 6-1　肝功能储备的 Child-Pugh 分级

临床与检测项目	1分	2分	3分
肝性脑病	无	Ⅰ～Ⅱ度	Ⅲ～Ⅳ度
腹水	无	轻度	中度
胆红素（mg/dl）	< 2	2～3	> 3.1
白蛋白（g/dl）	> 3.5	2.8～3.5	< 2.8
凝血酶原时间（延长）	< 4	4～6	> 6

（1）A 级：5～6 分。

（2）B 级：7～9 分。

（3）C 级：10～15 分。

※ 记忆：1.2.3.4.（只记 2 分内容，肝性脑病 Ⅰ～Ⅱ度，胆红素 2～3 mg/dl，白蛋白 2.8～3.5 g/dl，凝血时间 4～6 s）。

* 其中有意思的地方：胆红素 1 mg/dl = 17.1 mmol/L，17.1～34.2 mmol/L 为隐性黄疸，无表现；白蛋白正常值应 > 35 g/L。

33. 肝性脑病的分度

（1）Ⅰ度（前驱期）：情绪、性格改变。

（2）Ⅱ度（昏迷前期）：瞌睡，行为不自主。

（3）Ⅲ度（浅昏迷期）：嗜睡，但尚可唤醒。

（4）Ⅳ度（昏迷期）：昏迷不醒。

34. 急性肝衰竭的特征

（1）病理：广泛肝细胞坏死和弥漫气球样变（水样变性）。

（2）影响中枢神经系统的原因：游离脂肪酸、硫醇、酚类、芳香族氨基酸。

（3）转氨酶升高：ALT/AST 升高明显。

第七章 麻 醉

（几乎不考）

1. 美国麻醉医师协会（American Society of Anesthesiologists，ASA）对体格状态评估分 5
    级，无轻重危濒（与急诊分级类似）

脏器
相关

   （1）1 级：没有全身性疾病，仅有局部病理改变。

   （2）2 级：有轻度到中度脏器（心肺肝肾和中枢神经系统）病变，功能代偿良好。

   （3）3 级：严重脏器病变，尚能代偿。

   （4）4 级：有危及生命的全身性病变。

生命
相关

   （5）5 级：存活机会少，处于濒死状态，手术是唯一的治疗措施（腹主动脉破裂）。

   （6）6 级 ［五］：确诊脑死亡，器官拟用于器官移植手术。

2. 麻醉药物

   （1）吸入麻醉药：氧化亚氮（笑气）、异氟烷、地氟烷、七氟烷。

   （2）静脉麻醉：苯二氮草、丙泊酚、右美托咪定、氯胺酮、依托咪酯。

※ 记忆：笑一地漆；苯丙右氯依。

3. 骶管是硬膜外腔的一部分。

4. 颈丛：$C_{1\sim4}$ 的前支。

5. 臂丛：$C_{5\sim8}$ ＋ T_1 的前支（麻醉方式：锁骨上 / 肌间沟 / 腋窝）。

第八章 外科重症监测治疗

（几乎不考）

适应证：主要收治经严密监测和积极治疗后可能恢复的外科危重病人。

①创伤、大手术、器官移植术后需监测器官功能。②一或多个器官功能不全。③各种原因引起循环功能失代偿，需药物或特殊设备维持。④可能出现呼吸衰竭，需监测呼吸功能或呼吸机治疗。⑤严重水电解质酸碱平衡紊乱。⑥麻醉意外、心肺复苏后病人。⑦代谢或内分泌急症（甲亢危象、高渗昏迷等）。

不接收：传染病、精神病、病因无法纠正的濒死病人；脑死亡；晚期恶性肿瘤。

1. 重症监护室（ICU）呼吸监测的主要内容
   （1）肺容量。
   （2）肺通气功能。
   （3）肺换气功能。
   （4）弥散功能（单位时间、单位压力下的转移能力，D_{LCO} 测定值占预期值的 80% 以下时考虑弥散功能障碍）。
   （5）小气道功能。
   （6）呼吸肌功能（最大吸气压和呼气压，最大跨膈压）。
   （7）呼吸力学监测（气道峰压、气道阻力、胸肺顺应性）。

2. 血氧饱和度
   （1）血液中血红蛋白实际结合的氧量与最大结合氧量的百分比。
   （2）根据解离曲线：60 ～ 100 mmHg 变化时，氧解离变化不明显，< 60 mmHg 时则迅速变化，氧饱和度比氧分压的下降更明显。
   * PaO_2：是动脉血中物理溶解的 O_2 所产生的压力。

3. 呼气末二氧化碳分压
   （1）解剖无效腔不变的情况下，接近肺泡内二氧化碳分压，而后者与血液二氧化碳分压接近。
   （2）一般呼气末二氧化碳分压较血液二氧化碳分压低 1 ～ 3 mmHg，可用来连续监测血液二氧化碳分压，可以间接替代。

4. 气体交换效率的监测指标
   （1）通气 / 血流（V/Q）比值：正常值 0.8，增加则无效腔量增加；减小则产生静脉血掺杂。
   （2）肺泡-动脉氧分压差：是判断血液从肺泡摄取氧能力的指标，10 ～ 15 mmHg。

（3）氧合指数：正常值为 430 ～ 560 mmHg。

（4）肺内分流率（Q_s/Q_t）：是指每分钟从右心排出的血中未经肺内氧合直接进入左心的量占心排量的比值，正常为 3% ～ 5%（4%）。引起肺内分流的三大原因：肺不张、肺水肿、肺实变。

5. 呼吸治疗

（1）胸部物理治疗。

（2）湿化和雾化。

（3）氧疗：鼻导管、面罩给氧、气管导管、高压氧疗。

（4）机械通气。

6. 血栓弹力图（TEG）

（1）反应时间（r）：开始形成凝血所需时间，6 ～ 8 min，表示最初纤维蛋白形成。

（2）血块形成时间（K）：血凝块达某强度所需时间，3 ～ 6 min，凝血酶形成时间。

（3）α（°）：表示凝血块形成的速率，正常值为 50° ～ 60°。

（4）最大幅度（MA）：正常值为 50 ～ 60 mm，反映血小板功能、数量、纤维蛋白原浓度，代表正在形成的血凝块最大强度。

（5）A60：正常值为 MA － 5 mm，MA 后 60 min，代表凝血块的溶解和退缩。

第九章 心肺脑复苏

1. 心搏骤停（SCA）
   （1）定义：是指心脏因各种急性原因突然停止有效排血，而致循环和呼吸停顿的"临床死亡"状态。
   （2）除外：原有严重心脏病或其他慢性疾病晚期发生的心搏停止。
2. 心搏骤停的四大类型
   （1）心搏停止（asystole）：完全持续的电活动缺失。
   （2）心室纤颤（VF）：心室呈不规则蠕动而无排血功能。
   （3）快速型心律失常：室速（VT）＋室上速（SVT）。
   （4）无脉电活动（PEA）：不包括室颤和室速的心脏有电活动而无搏出的心律失常，包括：①电-机械分离；②室性自主节律；③室性逸搏心律。
   ※ 记忆：停止—有电—快速动—颤。
3. 心搏骤停的"5H"和"5T"
   5H（实际是6H）：
   （1）低血容量 hypovolemia。
   （2）低氧 hypoxia。
   （3）酸中毒 hydrogen ion。　　　　多种紊乱时的处理顺序。
   （4）高 / 低钾 hypo-/hyperkalemia。
   （5）低温 hypothermia。
   （6）低血糖 hypoglycemia。

   5T：
   （1）中毒 toxins。
   （2）创伤 trauma。
   （3）心肌梗死 / 肺梗死 thrombosis of coronary or pulmonary。
   （4）心脏压塞 tamponade。
   （5）张力性气胸 tension pneumothorax。
4. 心肺脑复苏（CPCR）分为三个阶段（脑功能恢复是目标）
   （1）初期复苏：BLS，basic life support。
   （2）后期复苏：ALS，advanced life support。
   （3）复苏后治疗：PRT，post-resuscitation treatment。
   * 安全时限：心搏骤停后，大脑缺血缺氧尚未出现不可逆损伤的时间，一般为 4～6 min

（※ 记忆：5 min）。

5. 初期复苏的重点（心肺复苏，CPR）

（1）内容：A 指保持气道通畅；B 指进行有效的人工呼吸；C 指建立有效的人工循环；D 指使用除颤仪进行电除颤。但顺序不一定，对于明确由呼吸系统原因引起的心搏骤停，推荐 ABC＋D；而其余大多数是心源性，推荐 CAB＋D。

（2）心搏骤停最常见的原因：室颤。

（3）除颤能量：单相 360 J；双相 150～200 J；不明确时 200 J；儿童 2～4 J/kg。

（4）除颤仪选择：双相不易引起心肌损伤，尽量选择双相。

（5）胸内除颤：成人 20～100 J；儿童 5～50 J。

6. CPR 后综合征：心搏骤停后经过初期复苏和后期复苏，病人的一般情况基本稳定，但稳定是暂时的，可能进一步发生缺血缺氧损伤及再灌注损伤，如脑损伤、心功能不全和缺血再灌注损伤等。

7. 复苏后治疗（PRT）的目的：维持内环境稳定，器官功能评估与支持，脑保护（低温，脱水，糖皮质激素）。

8. 脑死亡的诊断标准

（1）意识完全丧失，无任何自主活动。

（2）自主呼吸完全停止。

（3）脑干反射消失：角膜反射、瞳孔对光反射、咳嗽反射消失。

（4）对疼痛刺激无任何体动反应，但脊髓反射仍可存在。

※ 记忆：意识完全丧失，自主呼吸完全停止，戳他眼一下无反应（角膜反射，即脑干反射消失），再掐他一下也没有反应（对疼痛刺激无任何体动）。

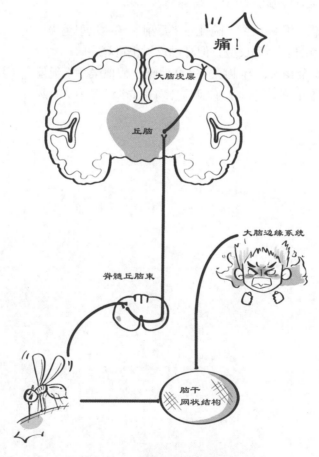

第十章　疼痛治疗

1. 疼痛的传导

（1）有髓鞘 A_δ：速度快；针尖样刺痛、温度觉（体神经）。

（2）无髓鞘 C：速度慢；钝痛、烧灼痛（内脏神经）。

* 伤害性感受器包括：感觉神经游离端；终末神经小体；末梢轴索。

2. 疼痛在中枢的传导（2条通路，图10-1）

（1）脊髓丘脑束→丘脑→大脑皮质：感知疼痛的存在及部位（被蚊子叮了）。

（2）脊髓网状系统→脑干网状结构、大脑边缘系统：情绪反应、自主神经反应（生气脸红）。

* 被蚊子叮在脸上，打了自己脸，然后没打着！！生气，脸红！

痛！

大脑皮层

丘脑

大脑边缘系统

脊髓丘脑束

脑干网状结构

图 10-1　疼痛在中枢的传导

3. 外周敏化（peripheral sensitization）

（1）定义：在组织损伤和炎症反应时，各种因素导致炎性介质大量释放，导致平时低强度的阈下刺激也可引起疼痛。

（2）具体形式表现为：①自发性疼痛（静息痛）；②触诱发痛；③原发性痛觉过敏。

4. 中枢敏化：组织损伤后，邻近部位未损伤区域对机械刺激的反应也增强，称为中枢敏化，因为疼痛发生后，中枢神经系统发生可塑性变化，脊髓背角神经元兴奋性增强，呈现"上扬"效应，即中枢敏化。

5. 疼痛的测量方法

（1）口诉言辞评分法（verbal rating scale，VRS）（自己说疼得怎么样）。

（2）视觉模拟评分法（visual analogue scale，VAS）（10 cm线，选择标注位置，4 ～ 6分为中度）。

（3）数字评价量表（numerical rating scale，NRS）0 ～ 10分，选数表示疼痛程度。

6. 疼痛按神经生理机制分类

（1）伤害感受性疼痛：躯体痛，内脏痛。

（2）非伤害感受性疼痛：神经病理性疼痛，精神心理性疼痛。

7. 病人自控镇痛（PCA）：是指病人根据自身的疼痛情况，自我控制给药，最大限度地减少血药浓度的波动，维持有效镇痛浓度，达到镇痛完全且副作用较小的目的。（术后麻醉师指导，病人身上自带的小手雷样镇痛泵）。

8. PCA的优点

（1）（病人）镇痛及时、迅速。

（2）（病人）使用方便，可携带。

（3）（病人）病人满意程度高。

（4）（护士）减少护理人员的工作量。

（5）（特点）基本消除不同病人对镇痛药剂量的个体差异性。

（6）（特点）减少剂量相关不良反应的发生。

　＊［五］常用术语：负荷剂量［迅速达到无痛所需血药浓度，即最低有效镇痛浓度（MEAC）所需药量］；单次剂量（病人因镇痛不全追加剂量）；锁定时间（间隔时间内不执行单次剂量指令）；背景剂量（设定的持续给药量）。

　＊［五］病人自控静脉镇痛（PCIA）；病人自控硬膜外镇痛（PCEA）。

9. 区域阻滞技术

（1）三种：局部浸润、外周单支神经阻滞、神经丛阻滞。

（2）药物选择：罗哌卡因、布比卡因（时间持久，因为血浆蛋白结合率高，缓慢作用）。

（3）优点：对呼吸循环及神经内分泌影响小。

10. 在疼痛治疗中，常用的神经阻滞方法

（1）星状神经节阻滞（下颈交感神经节和第一胸交感神经节；※ 记忆：联想臂丛）：同侧出现霍纳综合征和手温度升高，说明阻滞成功。

（2）腰交感神经节阻滞（L_2 交感神经节尤其重要；※ 记忆：联想腰骶丛）：下肢温度升高，血管扩张。

* 联想臂丛、腰骶丛就不会忘记两个交感神经节所在地，星状神经节和臂丛的关系紧密，所以一旦该部位压迫神经都会涉及两者；腰交感神经节阻滞，在血栓闭塞性脉管炎（TAO）处有提及。

11. WHO 推荐的癌症三阶梯疗法原则

（1）按药效的强弱依阶梯方式顺序使用。

（2）使用口服药。

（3）剂量个体化。

（4）按时服药。

（5）及时治疗不良反应。

第一阶梯：非阿片类药物。

第二阶梯：弱阿片类药物，如可待因、曲马多、羟考酮（泰勒宁）的复合制剂。

第三阶梯：强阿片类药物。

辅助用药：可减少主药的用量和副作用，如安定类药物、抗抑郁药。①弱安定药：地西泮。②强安定药：氯丙嗪，氟哌利多。③抗抑郁药：氟西汀。

* 该原则有多种版本，描述不同，但含义是一样的，记住本版本即可。

※ 记忆：按药效强弱，按时口服，注意剂量个体化，及时治疗不良反应。

12. 慢性疼痛（可联想运动系统慢性损伤性疾病章节相应内容）

（1）药物治疗。

（2）痛点注射。

（3）神经阻滞。

（4）硬膜外注射（脊柱的类固醇注射）。

第十一章 皮肤、软组织外科疾病

1. 蛇毒的分类
   （1）神经毒：作用于延髓和脊神经节细胞，引起呼吸麻痹和肌麻痹。
   （2）血液毒：有溶组织、溶血、抗凝作用，局部症状早而重。
   （3）混合毒：兼有上述两者。

2. 蛇毒的治疗
   （1）局部处理（想象动图）：①止血带于伤口近心端（5～10 cm）结扎；②浸于冷水中；③高锰酸钾、过氧化氢冲洗；④挤或吸出毒液；⑤胰蛋白酶2000 U于伤口周围作浸润注射，破坏残留的蛇毒。
   （2）全身治疗：①服用蛇药；②注射抗蛇毒血清；③注射破伤风抗毒素；④注射抗生素；⑤维持水电解质平衡；⑥呼吸机辅助呼吸；⑦保护全身脏器功能。
   * 只要受了外伤、清创的情况，就是"2素"：抗生素和破伤风抗毒素。
   * 蜜蜂，酸性，磷脂酶A，透明质酸酶；黄蜂，碱性，5-羟色胺（5-HT），缓激肽（引起全身反应，所以黄蜂蜇伤较重）。

3. 感染性疾病治疗的通用公式
   （1）全身治疗 ①一般支持、对症治疗：补充营养、退热处理。②抗生素治疗：静脉使用抗生素，可结合细菌培养＋药敏结果。
   （2）局部治疗 ①局部处理：穿刺、切开、清创等。②局部辅助治疗：包括硫酸镁湿敷、局部冷敷热敷等，局部制动固定。
   * 本公式可用于全身任何部位的感染，只要是感染性疾病就包括全身治疗和局部治疗。

4. 疖
   （1）定义：是单个毛囊及其所属皮脂腺的急性化脓性感染。
   （2）病原菌：金黄色葡萄球菌、表皮葡萄球菌。
   （3）疖病：多个疖同时或反复发生于身体各部，多见于营养不良小儿或糖尿病病人。

5. 痈
   （1）定义：多个相邻的毛囊及其所属皮脂腺或汗腺的急性化脓性感染，或由多个疖融合而成。
   （2）病原菌：金黄色葡萄球菌、凝固酶阴性葡萄球菌、链球菌。

（3）部位：颈部（对口疮）、项、背部（搭背）。

（4）唇痈：容易引起颅内化脓性海绵状静脉窦炎。

6. 急性蜂窝织炎

（1）定义：是皮下、筋膜下、肌间隙或深部蜂窝组织的急性弥漫性化脓性感染。

（2）溶血性链球菌者：链激酶、透明质酸酶→病变扩展迅速，广泛组织坏死，脓毒症。

（3）葡萄球菌者：凝固酶→局限性脓肿。

7. 急性蜂窝织炎的临床表现

（1）局部红肿、疼痛，扩散迅速，与周围组织无明显界限。

（2）口底、颌下和颈部的急性蜂窝织炎→喉头水肿，压迫气管。

8. 捻发音性蜂窝织炎

（1）定义：由产气性细菌引起的蜂窝织炎，局部可出现捻发音，称为捻发音性蜂窝织炎。

（2）好发位置：被肠道或泌尿道内容物所污染的会阴部、腹部伤口。

9. 急性蜂窝织炎的治疗

（1）全身一般治疗。

（2）抗生素：首选青霉素，严重者选用头孢菌素类±甲硝唑。

（3）局部处理：50%硫酸镁。

（4）抗生素不能控制扩散者，早期切开清创，特别是口底、颌下、产气性急性蜂窝织炎。

10. 丹毒

（1）定义：是由乙型溶血性链球菌侵入皮肤和黏膜网状淋巴管引起的急性炎症。

（2）好发位置：下肢和面部。

（3）局部表现：片状红斑，颜色鲜红，中间较淡，边界清楚，略隆起，指压时红色消退。

（4）反复发作者：常见于足癣或血丝虫感染者，可导致淋巴水肿，严重者出现象皮腿体征。

11. 急性淋巴管炎特点

（1）分类：网状淋巴管炎（丹毒）、管状淋巴管炎。

（2）治疗：①处理原发病灶，如扁桃体炎、足癣脚气。②一般处理：嘱病人休息，补充营养。③抗生素：多选用青霉素。④切开引流：脓肿形成者。⑤局部辅助：抬高患肢，复发性丹毒可用小剂量X线照射。

* 管状淋巴管炎：浅层"红线"，硬而有压痛；深层，患肢肿胀、压痛。

12. 寒性脓肿：结核分枝杆菌引起的脓肿，有病程长、发展慢，局部无红肿热等急性炎症表现，称为寒性脓肿，常继发于脊柱结核。

13. 从解剖角度描述手部感染的特殊性（图11-1）

（1）掌面皮肤皮层厚，皮下脓肿难以从表面破溃，形成哑铃状脓肿。

（2）皮下存在纤维组织束，与皮肤垂直，将掌面皮下组织分为坚韧致密的小腔，感染后难以向四周扩散，而向深部扩散，形成腱鞘炎、骨髓炎。

（3）掌面组织致密，手背组织松弛，淋巴引流多从手掌到手背，手掌感染时手背部肿胀明显。

（4）手部腱鞘、滑囊与筋膜间隙互相沟通，发生感染后蔓延全手，累及前臂。

（5）手部尤其是手指组织致密，感染后组织内张力高，神经末梢受压，疼痛明显。

14. 手术感染治疗的特殊处

（1）除极表浅的脓肿外，一般不用局部浸润麻醉，以防感染扩散，而多采用指神经阻滞，或者臂丛麻醉。

（2）指神经阻滞时：控制剂量，禁用肾上腺激素，防止末端血液循环障碍。

15. 脓性指头炎（felon）：手指末节掌面皮下组织的化脓性感染，多由金黄色葡萄球菌感染引起。

   * 乳胶片（凡士林引流）：拔除时间为 48 h 后，以便排尽脓液。

16. 脓性指头炎的病理特点

（1）（肿胀）密闭小腔使得不易向周围组织扩散，肿胀不明显。

（2）（疼痛）腔内张力高，疼痛明显。

（3）（骨髓炎）压迫滋养血管，引起指骨缺血、坏死或脓液直接侵及指骨，引起骨髓炎。

17. 脓性指头炎的治疗特点

（1）出现跳痛：应立刻切开减压，不能等待脓肿形成，否则后果严重。

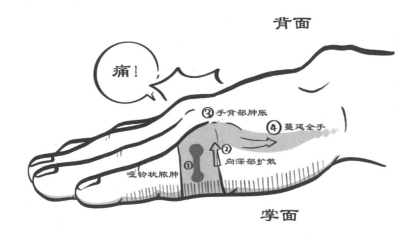

图 11-1　手部感染的特点

（2）单侧或双侧纵行切口：尽量长，但不超过远侧 1/2，可做对口引流。

（3）中央垂直切口：比侧面切口更优越→引流直接、通畅，侧方纵行切口易引起指端知觉丧失。

（4）不做鱼口形切口：以免术后形成瘢痕影响感觉。

18. 手部腱鞘和滑液囊特点（结合［八］图 12-5）

（1）小指腱鞘与尺侧滑液囊相沟通，拇指腱鞘与桡侧滑液囊相通。

（2）示指、中指和环指的腱鞘不与任何滑囊相通。

（3）尺侧滑液囊与桡侧滑液囊有时在腕部相通。

19. 手掌深部间隙的边界及构成

（1）前：肌腱和掌腱膜。

（2）后：掌骨、骨间肌表面的筋膜。

（3）内：小鱼际肌。

（4）外：鱼际肌。

20. 掌部间隙的特点

（1）尺侧：掌中间隙，与中指和环指经蚓状肌相连。

（2）桡侧：鱼际间隙，与示指腱鞘相连。

＊ 被第三掌骨和掌腱膜相连的纤维中隔分为两部分。

21. 腱鞘炎的典型体征（拿自己的手比划，加强记忆）

（1）（肿胀）除末节外，呈明显均匀性肿胀。

（2）（屈曲）轻度屈曲位，减少疼痛。

（3）（伸直）任何被动伸直手指均引起剧烈疼痛。

（4）（压痛）整个腱鞘均有压痛。

22. 急性腱鞘炎和滑囊炎的治疗

（1）化脓性腱鞘炎局限在坚韧的鞘套内，故不出现波动。

（2）长切口：手指侧面，与长轴平行。

（3）滑囊感染：大小鱼际肌处切口，切口距离腕横纹 1.5 cm，以免切断正中神经分支；
也可用两根引流管引流、冲洗。

23. 手掌深部间隙感染

（1）掌中间隙感染：多由中指和环指的腱鞘炎蔓延所致，手掌心的正常凹陷消失。

（2）鱼际间隙感染：示指腱鞘炎蔓延所致，掌心凹陷仍在，拇指不能对掌。

＊ 以下所有的切口均建议读者在自己手上用笔画出。

＊ 掌中间隙切口选择 2 个：纵行切开中指和环指指间的指蹼，切口不应超过手掌远侧
横纹，以免损伤动脉的掌浅弓；也可在环指相对位置的掌远侧横纹处做一小横切口。

＊ 鱼际间隙的切口选择 3 个：第二掌骨桡侧，虎口处，波动最明显处。

24. 皮肤基底细胞癌

（1）来源于基底细胞，老年人多见。

（2）局部溃疡为特点，可伴有色素沉着。

（3）很少有血道或淋巴道转移。

（4）好发：颜面及颈部，如鼻梁旁、眼睑处。

（5）放疗敏感。

※ 记忆：多见、局部溃疡、好发头颈、转移少、放疗敏感、预后好。

25. 鳞状细胞癌（成年男性多见）

（1）表现为具有感染征象的局部肿物（一般均为反复破溃，然后细胞恶变，类似感染）。

（2）特点：早期即可形成溃疡，经久不愈。

（3）手术：至少周围 2 cm 以上的正常组织，且足够的深度，有淋巴结转移时行淋巴结
清扫。

（4）截肢：伴下肢骨髓严重浸润者。

26. 黑痣：含色素的痣细胞构成的最常见的皮肤良性色素斑块。

27. 黑痣的分类
（1）皮内痣：最常见的类型，痣细胞位于真皮内，没有活跃的痣细胞，很少恶变（毛痣）。
（2）交界痣：在表皮和真皮交界处有活跃的痣细胞，位于基底细胞层，向表皮下延伸，在外伤或感染等激惹后恶变。
（3）混合痣：切忌做不完整切除或腐蚀治疗（同时临床诊断较困难）。
＊ 皮肤表皮分层：角质层、透明细胞层、颗粒细胞层、棘细胞层、基底细胞层（※ 记忆：jiji 在最后，即棘细胞层和基底细胞层在最后两层）。

28. 黑色素瘤的分型（以下分型按照肿瘤的体积大小排序）
（1）表浅扩散型黑色素瘤。
（2）结节型黑色素瘤。
（3）雀斑样黑色素瘤。
（4）肢端雀斑样黑色素瘤。
＊ 黑色素瘤源于黑色素细胞或其母细胞的高度恶性肿瘤。

29. 黑色素瘤恶变的征象
（1）A（asymetry）：不对称。
（2）B（border）：边界不规则。
（3）C（color change）：颜色改变。
（4）D（diameter）：直径大于 6 cm。
（5）E（elevation）：隆起。

30. 黑色素瘤特点
（1）色素多少与恶性程度无关。
（2）黑色素瘤发展迅速，妊娠时发展更快。
（3）治疗：扩大切除＋前哨淋巴结活检，一般在手术局部切除后 4～6 周再行淋巴结切除。
（4）切忌切开活检，否则易致卫星结节（即周围肿瘤的种植）及转移。
（5）晚期：高剂量干扰素治疗。

31. 皮肤乳头状瘤的分类
（1）乳头状疣。
（2）老年性色素疣。

32. 常见的纤维瘤或瘤样纤维病变
（1）黄色纤维瘤（伴有内出血，含含铁血黄素）。
（2）带状纤维瘤（常见于外伤的腹壁，非真性，类似瘢痕体质）。
（3）隆突性皮纤维肉瘤。

33. 神经纤维瘤：包括神经鞘瘤（neurinoma）和神经纤维瘤（neurofibroma）。

34. 神经鞘瘤
（1）分类：中央型和边缘型。
（2）部位：多见于四肢神经干的分布部位。
（3）边缘型容易剥离；中央型将脊髓像中分刘海一样劈开（类似河流分流），剥离时容易伤及脊髓。

35. 神经纤维瘤（多发性，常对称发病）

（1）构成：其内可有大量脂肪组织、毛细血管等。

（2）皮肤：咖啡样色素沉着（咖啡牛奶斑）。

（3）神经纤维瘤病：神经纤维瘤伴有智力低下，或原因不明的头痛、头晕，可有家族聚集倾向，这种情况称为神经纤维瘤病。

（4）特殊征象："法兰西帽""狮臀"。

36. 血管瘤的分类

（1）毛细血管瘤：多见于婴儿，大多数为错构瘤，一年内可停止生长或消退（病理基础：毛细血管变性，代之以纤维及脂肪组织）。

（2）海绵状血管瘤：一般由小静脉和脂肪组织构成，发展稳定而缓慢。

（3）蔓状血管瘤：范围较大，可侵入骨组织［较粗、迂曲，可以理解为海绵状血管瘤发生了动静脉瘘（AVF）］。

＊ 错构瘤：就是"错误构成的肿瘤"的缩写，组织均为正常组织，只是结构组成上乱七八糟，可以出现在软骨、脂肪、纤维、血管、平滑肌中。

37. 囊性肿瘤及囊肿

（1）皮样囊肿：为囊性畸胎瘤，是由偏离原位的皮肤细胞原基所形成的先天性囊肿（畸胎瘤的一种）。

（2）表皮样囊肿：亦称上皮性囊肿，是因手术、外伤等致上皮细胞植入皮下生长而成。壁为表皮，囊内为角化鳞屑。

（3）皮脂腺囊肿：亦称粉瘤，为皮脂腺排泄受阻所形成的潴留性囊肿。

（4）腱鞘或滑液囊肿：非真性肿瘤，由浅表滑囊经慢性劳损诱发所致。

＊ 皮样囊肿与畸胎瘤：机制一样，但皮样囊肿一般只含有外胚层一个胚层，而畸胎瘤含有 3 个胚层（上皮、间叶等）。

第十二章 外科感染

1. 外科感染
   （1）定义：是需要外科干预治疗的感染，包括创伤、烧伤以及手术相关的感染。
   （2）分类：非特异性感染和特异性感染，后者包括结核、破伤风、气性坏疽、念珠菌病。
   （3）病程：3 周之内为急性感染，超过 2 个月为慢性感染，两者之间为亚急性感染。

2. 全身炎症反应综合征（systemic inflammatory response syndrome，SIRS）诊断标准
   （1）体温＞ 38℃或＜ 36℃。
   （2）心率＞ 90 次 / 分钟。
   （3）呼吸＞ 20 次 / 分钟，或 $PaCO_2$ ＜ 32 mmHg。
   （4）白细胞计数＞ $12 \times 10^9/L$ 或＜ $4 \times 10^9/L$ 或未成熟粒细胞＞ 10%。
   ＊ 满足 2 条或以上时即可诊断 SIRS。
   ※ 记忆：TPR 白；联想生命体征是 TPRB。

3. SIRS 机制
   （1）局限性炎症（发生在受伤局部的红肿热痛）。
   （2）全身性炎症（瀑布样的炎症介质反应，又叫作级联反应）。
   （3）炎症反应的调控与失控（即 SIRS 与 CARS 的平衡）。

4. 几个相关的概念
   （1）SIRS：各种严重侵袭造成体内炎性介质大量释放而引起的全身反应。
   （2）菌血症：细菌侵入血液循环，血培养阳性，称为菌血症。
   （3）脓毒症（sepsis）：感染合并有全身炎症反应的表现，如体温、呼吸、循环改变时称为脓毒症。
   （4）重度脓毒症：脓毒症合并有器官灌注不足的表现，如乳酸酸中毒、少尿、急性神志改变等，称为重度脓毒症。
   （5）脓毒症休克：脓毒症合并血流动力学改变，如低血压、早期 $S\bar{v}O_2$ ＞ 70%（提示组织用氧障碍）。

   ＊ 关于概念方面：败血症的概念已经被取消；只要是符合 SIRS 4 条标准中 2 项及以上，即可诊断为 SIRS，与感染是两个概念，发生原因可理解为三连击（创伤、感染、休克），机制是炎性介质的大量释放；菌血症，只要血培养阳性即可；脓毒症，感染导致的 SIRS；合并器官灌注不足就叫作重度脓毒症；合并循环不稳定就叫作脓毒症休克。

   ＊［五］中有张脓毒症与脓毒症休克诊断流程图，提到了 SOFA 及 qSOFA 的概念，联系

2015 年的集束化建议一起复习。（两者均为添加的新内容）。

5. 脓毒症的临床表现

* 包括三个方面：原发感染病灶（局部）、全身炎症反应以及器官灌注不足。

（1）革兰氏阳性杆菌脓毒症（稽留热/弛张热，休克出现晚，且是暖休克，有转移脓肿）　①原发灶：痈、蜂窝织炎，骨关节化脓感染。②病原菌：金黄色葡萄球菌。③热型：稽留热或弛张热，寒战少见。④休克：出现晚，多为暖休克。⑤特征：常有皮疹及转移性脓肿。

（2）革兰氏阴性杆菌脓毒症（间歇热，寒战；休克早，且冷，无转移脓肿）　①原发灶：腹腔感染、胆道感染。②病原菌：大肠埃希菌、铜绿假单胞菌。③热型：间歇热，多有寒战。④休克：出现早，多为冷休克。⑤转移性脓肿：多无。

（3）厌氧菌脓毒症（寒战，休克，转移脓肿，特殊臭味）　①原发灶：腹腔脓肿、会阴部严重感染。②病原菌：脆弱杆菌、梭状杆菌。③热型：常有寒战。④转移性脓肿：多有。⑤特征：有特殊腐臭味。

（4）念珠菌脓毒症（病情一般较重，常发生在已有诱因的病人中，比如免疫缺陷、医源性器械）　①原发灶：严重基础病基础上发生；二重感染（条件性感染）。②病原菌：念珠菌。③特征：病程发展快，症状严重。

6. 条件感染：条件致病菌在正常时不引起感染，但在机体抵抗力下降或菌群失调情况下致病，称为条件感染。

※ 以下内容得反复背熟练了，抵抗力低下的情况：糖尿病，使用糖皮质激素，免疫抑制剂，或者免疫缺陷［如获得性免疫缺陷综合征（AIDS）］，癌症，放化疗病人等。

7. 真菌感染分类（类似 SSI）

（1）浅部感染：侵犯皮肤角蛋白组织。

（2）深部感染：皮肤、皮下乃至深部组织和器官（侵袭性真菌感染）。

* 病理：早期表现为化脓性改变，后期表现为肉芽肿性改变。

* 真菌分为病原性真菌（致病性）和条件性真菌（条件致病性）。

8. 在何种情况下考虑系统性真菌感染

（1）（发热）广谱抗生素治疗无效的高热。

（2）（血）原因不明的胃、胆道、气管出血。

（3）（脑）意识状态改变，如从过度兴奋转为淡漠。

（4）（眼）突发的视物模糊甚至失明。

※ 记忆：脑眼热血。

9. 真菌感染的诊断

（1）标本采集：标本加 10% 的氢氧化钾直接镜下观察。

（2）组织活检：对深部真菌确诊意义重大，可见散在灶性脓肿，内含大量中性粒细胞、假菌丝及芽孢（同时存在真假菌丝及孢子即可诊断念珠菌病）。

10. 真菌感染治疗

（1）预防用药。

（2）病因处理：停用或调整抗生素；拔除导管；减量或停用激素或免疫抑制剂。

（3）抗真菌药物：两性霉素 B（用于深部真菌，肝肾毒性）、氟康唑（广谱、半衰期长、副作用小）、制霉菌素（用于消化道感染）。

11. 破伤风

（1）定义：是破伤风杆菌经皮肤或黏膜破口进入人体，在缺氧环境中（如土壤、粪便）生长繁殖，产生毒素而引起阵发性肌肉痉挛的一种特异性感染。

（2）隐源性破伤风：在无明显伤口存在的情况下发生的破伤风。

12. 破伤风病因

（1）病原菌：革兰氏阳性厌氧性梭状芽孢杆菌。

（2）毒素：痉挛毒素和溶血毒素（可理解为神经毒和血液毒，即蛇毒分类的前两项）。

＊ 痉挛毒素：上行达脊髓前角灰质或脑干运动神经核，与突触结合，通过抑制神经中枢控制运动神经元，强化运动神经元对传入刺激的反射，引起全身横纹肌强直性收缩与阵发性痉挛。

＊ 溶血毒素：引起局部组织坏死，还可以引起心肌损害。

13. 破伤风临床表现

（1）潜伏期：通常 1 周，绝大多数在 2 周内发病。

（2）前驱症状：咬肌酸痛、张口不便。

（3）典型症状：肌肉持续收缩。

　　①面部：蹙眉与口角缩向外下方，形成苦笑面容（面肌）。

　　②躯干：颈项强直，头向后仰；腰部前凸，头足后屈形如背弓，称为"角弓反张"（颈项肌和背腹肌）。

　　③四肢：屈肘、屈膝、半握拳姿态（四肢肌群）。

（4）外界刺激：轻微的刺激，如声、光等可诱发强烈的阵发性挛缩。

（5）阵发性发作，持续数秒至数分钟，期间意识清楚。

＊ 整个过程意识都是清晰的，在强直的基础上，阵发性挛缩。

※ 记忆：发病表现为"跪地仰天难受状"。

14. 破伤风时肌肉受累的顺序：咀嚼肌—面肌—颈项肌—背腹肌—四肢肌群—膈肌与肋间肌群。

15. 破伤风并发症

（1）呼吸系统病变：是最常见的并发症，喉头挛缩引起窒息；误吸可引起肺炎、肺不张。

（2）骨骼肌肉系统损伤：肌肉撕裂、骨折或关节脱位。

（3）心力衰竭：缺氧、中毒可导致心动过速，长时间可引起心力衰竭。

※ 记忆：骨骼肌、心脏的平滑肌、喉头挛缩。

16. 破伤风的鉴别诊断

（1）狂犬病：犬、猫咬伤史；以吞咽肌痉挛为主，看见或听见水及出现咽肌痉挛，饮水无法下咽、大量流涎、牙关紧闭者很少见。

（2）脑膜炎：有颈项强直，甚至"角弓反张"，但无阵发性肌肉痉挛；有发热、头疼、喷射性呕吐等症状。

（3）士的宁中毒：用药过量中毒症状与破伤风相似，但抽搐间歇期肌肉松弛。

（4）其他：颞颌关节炎、低钙性抽搐等。

17. 破伤风主动免疫

（1）基础注射：第一次皮下注射 0.5 ml 类毒素后，间隔 6 周再注射一次，第二针后 6 个月再注射一次。

（2）强化注射：以后每隔 5～7 年（※ 记忆：6 年）再注射。

※ 记忆：666。

18. 破伤风被动免疫（预防用量，即受伤后但是尚未发病期间，预防量）

（1）破伤风抗毒素（TAT）血清最常用（临床上的马破伤风免疫球蛋白，需要做皮试）。

（2）预防剂量：1500 IU 肌注，伤口污染严重或受伤时间超过 12 h 者剂量加倍。

（3）有效维持时间：10 日。

（4）破伤风免疫球蛋白：250～500 IU 肌注，可在人体内存在 4～5 周，免疫效能 10 倍于 TAT。

* TAT 的治疗剂量为 20000～50000 IU，免疫球蛋白 Ig 治疗量为 3000～10000 IU。

※ TAT（像哭泣的表情）：先交 1500 元的定金，尾款 20000～50000 元（大城市一平方米）。Ig（球蛋白更高级）：先交 250 元定金，尾款 3000～10000 元（小城市一平方米）。

19. 破伤风处理原则

（1）伤口处理：清创。

（2）中和游离毒素：首选破伤风免疫球蛋白 Ig。

（3）抗生素治疗：甲硝唑（厌氧菌）、青霉素（革兰氏阳性菌）最为有效。

（4）控制与解除痉挛：使用肌肉松弛剂、镇痛剂等。

（5）加强护理，预防并发症（尤其是呼吸道的管理）。

* 破伤风从伤口进入—到血里—作用于靶点（各类肌肉），每一个步骤都需要干涉。

* 确诊 1 个月后应完成主动免疫。

20. 气性坏疽

（1）定义：又称梭状芽孢杆菌性肌坏死，是由梭状芽孢杆菌引起的特异性感染，病原菌产生的毒素引起严重的毒血症（全身）以及肌肉组织的广泛坏死（局部）。

（2）病原菌：梭状芽孢杆菌，包括很多类，如产气荚膜梭菌、水肿杆菌和败血杆菌。

（3）梭状芽孢杆菌的良好条件：组织肌肉损伤广泛、局部血供障碍、异物存在。

（4）性质：革兰氏阳性厌氧性杆菌。

（5）病理：炎症反应轻，以肌肉广泛性坏死为特征性表现。

* 肌酐磷酸激酶（CPK）：正常时，可除外气性坏疽。

* α 毒素（分解卵磷脂）、溶血毒素（破坏红细胞）。

21. 气性坏疽的临床表现

（1）潜伏期 1～4 天，常在伤后 3 天内发病（破伤风一半时间）。

（2）伤口肿胀、剧痛；压迫伤口周围有浆液样渗出液、轻触时有捻发音。

（3）皮肤改变的范围常较肌肉侵及的范围小。

22. 气性坏疽的三大诊断标准

　　（1）伤口周围皮肤有捻发音。

　　（2）分泌物涂片检查少见白细胞及大量革兰氏阳性粗短杆菌。

　　（3）影像学检查可见肌肉中存在气泡。

* 在急诊均会完成的三项内容，确诊后立即手术。

23. 气性坏疽的鉴别诊断

　　（1）梭状芽孢杆菌性蜂窝织炎：局限于皮下蜂窝组织，可引起皮下组织及筋膜坏死，但极少侵及肌肉，全身中毒症状轻。（类似，但只是吓一吓你）。

　　（2）厌氧性链球菌性蜂窝织炎：全身症状轻，气肿局限于皮下组织与筋膜，涂片可见革兰氏阳性链球菌。

　　（3）食管、气管破裂漏气：可出现皮下气肿、捻发音等，但不伴全身中毒症状，皮下气肿可逐渐消失。

24. 气性坏疽的治疗

　　（1）手术治疗：在积极抢救休克及严重并发症的同时，紧急手术；术中广泛多处切开确定范围，切除不出血的肌肉；术后监测 CPK，若升高，应在 24 h 内再次清创。

　　（2）抗生素治疗：大剂量青霉素钠（1000 万～ 2000 万 U/d）加甲硝唑。

　　（3）高压氧治疗：提高组织内氧分压，抑制梭状芽孢杆菌生长。

　　（4）支持治疗：能量补充、纠正水电解质紊乱和酸碱失衡。

25. HIV 的主要传播途径

　　（1）静脉注射成瘾药物者共用注射器。

　　（2）输注 HIV 感染的全血或血液制品。

　　（3）同性或异性之间的性接触。

　　（4）母婴传播。

　　※ 记忆：吸毒后性生活，血液＋垂直传播。

26. HIV 知识点

　　（1）HIV 的核心含 RNA，逆转录酶及核蛋白。

　　（2）表现方面，先有短暂的血清转化病变（如流感样症状，淋巴结肿大）。

　　（3）AIDS 诊断：HIV 抗体阳性；合并 CD4$^+$T 淋巴细胞计数＜ 200 个 / 微升即可诊断为 AIDS。

　　（4）评估 HIV 阳性病人手术风险应该考虑三个因素：血 HIV 病毒负荷量；能否接受抗逆转录病毒治疗；CD4$^+$淋巴细胞计数。

27. 医务人员被 HIV 感染血污染后

　　（1）在流水下彻底冲洗伤部。

　　（2）当天进行预防性高活性抗逆转录病毒治疗 1 个月。

　　（3）伤后立即检查 HIV 抗体，并在 12 周后复查。

　　※ 记忆：洗茶治。

28. 外科感染治疗的两个关键措施

　　（1）外科干预控制感染源（控制感染源）。

（2）合理的抗生素使用（抗生素）。

※ 记忆：2K（控制感染源的"控"和抗生素的"抗"拼音首字母均为"K"，故为"2K"）。

29. 抗生素穿透力的相关因素

（1）抗生素蛋白结合率：未结合的强。

（2）脂溶性的抗生素弥散作用强。

30. 抗菌药物的分类

（1）时间依赖型：β-内酰胺类、万古霉素类、大环内酯类。主要临床参数：浓度超过最小抑菌浓度（MIC）时间。

（2）浓度依赖型：甲硝唑类、喹诺酮类、氨基糖苷类。主要临床参数：24 h浓度时间曲线下面积与MIC比值、血浆峰浓度与MIC比值。

※ 记忆：β万大；甲喹氨。

31. 抗生素在尿、胆汁中的分布

（1）尿中浓度高者：青霉素、四环素、磺胺类、头孢、氨基糖苷类。

（2）胆汁中浓度高者：青霉素、头孢、环丙沙星、利血平。

※ 记忆：秦始皇尿头氨，青头环丙杀利胆。

32. 预防性抗生素选择原则：抗菌谱主要针对可能造成感染的病原菌，杀菌力强，副作用小。

表12-1　预防性抗生素的选择原则

感染部位	病原菌	抗生素的选择
头颈、胸腹壁、四肢	金黄色葡萄球菌	首选一代头孢
腹、盆腔空腔脏器	革兰氏阴性杆菌	首选二、三代头孢（头孢呋辛钠）
下消化道阑尾、结直肠手术、妇科手术	肠道杆菌和厌氧菌	首选二、三代头孢＋甲硝唑（头孢呋辛钠＋甲硝唑）
血管手术	金黄色葡萄球菌表皮葡萄球菌	耐酶青霉素或万古霉素（氨苄西林；万古霉素）

33. 抗生素的剂量间隔

（1）给药间隔一般是1～2个药物半衰期（手术时间≥3 h，术中出血≥1500 ml，放置假体，追加给药）；麻醉诱导时，静脉给予单剂抗生素最为适宜。

（2）半衰期短者：青霉素、头孢菌素、克林霉素，一日多次给药。

（3）半衰期长者：喹诺酮类氨基糖苷类，一日给药一次。

34. 抗生素疗程

（1）一般：5～7天。

（2）脓毒症：7～10天。

（3）心内膜炎、骨髓炎、植入物感染：6～12周。

35. 联合使用抗生素的目的及适应证

(1) 目的：①协同作用，提高疗效；②降低个别药物剂量；③减少毒性反应；④防止及延迟细菌耐药性。

(2) 适应证：①病因未明的感染；②单一药物不能有效控制的严重感染；③混合感染，如腹膜炎；④用药时间长，容易产生耐药性的感染（结核病）；⑤减少个别药物剂量，降低毒副作用。

* β- 内酰胺类与"大四"（大环内酯类、四环素类）产生拮抗作用，避免联合使用。

36. 抗菌药物不良反应

(1) 毒性反应：最常见，与剂量有关。

(2) 变态反应：与剂量、疗程无关。

(3) 二重感染：菌群失调症。

(4) 细菌耐药性：抗甲氧西林金黄色葡萄球菌（万古霉素敏感）、超广谱 β- 内酰胺酶（ESBL）（碳青霉烯类敏感）。

37. 二重感染：又称菌群失调症，是在抗菌药物治疗原发感染时发生的新感染，在广谱或联合抗菌药物治疗过程中，原有的致病菌被抑制，但耐药的真菌、肠球菌、艰难梭菌等大量繁殖，加之抵抗力低下，导致条件致病菌引起新的感染。

38. 假膜性肠炎

(1) 病原菌：艰难梭菌（clostridium difficile）过度繁殖，产生肠毒素。

(2) 临床表现：发热、米汤样稀便，并常带有肠黏膜。

(3) 治疗：停用抗生素、静脉给予甲硝唑、口服万古霉素。

39. 抗生素毒性的注意点

(1) 肾毒性的药物：氨基糖苷类、磺胺类、万古霉素、两性霉素。

(2) 孕妇易致畸胎的：氨甲磺四（氨基糖苷类、甲硝唑、磺胺类、四环素类）。

第十三章 创伤和武器伤

（考得很少，掌握概念即可）

1. 创伤的分类（按伤口是否开放分类）
   （1）开放性损伤：擦伤（abrasion）、撕裂伤（laceration）、切/砍伤（incised/cut wounds）、刺伤（puncture wounds）。
   （2）闭合性损伤：挫伤（contusion）、挤压伤（crush injury）、扭伤（sprain）、震荡伤（concussion）、闭合性内脏伤（closed visceral injury）。
2. 挤压综合征：严重挤压伤时，受伤部位严重缺血，组织细胞发生坏死，大量的细胞代谢产物（血红蛋白、肌红蛋白等）被吸收后引起急性肾衰竭，称为挤压综合征。
   ※ 记忆：坏死—细胞代谢产物—急性肾衰。
3. 挤压伤：肌肉丰富的躯干或肢体在受到外界重物数小时的挤压或固定体位的自压而造成的肌肉组织创伤。
4. 两个相似概念
   （1）多发伤：2个或2个以上解剖部位出现损伤，伴或不伴其中一处可危及生命者。
   （2）复合伤：2种或2种以上致伤因子同时或先后作用于机体造成的损伤。
   （3）战伤复合伤：战伤中，凡2种或2种以上性质不同的杀伤因素同时或相继作用于同一人体所造成的伤害称为战伤复合伤。
   * 一般急诊较重的病人多为多发伤；复合伤一般多见于烧伤或者是战争中。
5. 冻伤
   （1）分类：冻结性损伤、非冻结性损伤。
   （2）区别：发生冻结性损伤的环境温度已到达组织冰点以下，且局部组织有冻结；非冻结性损伤是长期或反复暴露于寒冷潮湿环境中导致的无组织冻结或融化过程的寒冷性损伤。
   （3）冻结性损伤分度（与烧伤一样）：Ⅰ度（表皮层，红斑），Ⅱ度（真皮层，清亮水疱），Ⅲ度（全层，血性水疱＋坏疽）。
   * 冻结性损伤对机体伤害更大，因为冻结后形成的结晶一方面会对机体组织细胞产生机械性损害，另一方面因为渗透压较高，会使细胞脱水。
6. 创伤的分类（按致伤因子进行分类）
   （1）冷兵器伤。
   （2）火器伤。

（3）烧伤。

（4）冻伤。

（5）冲击伤（blast injury）。

（6）化学伤。

（7）放射性损伤。

（8）复合伤。

电磁波（γ 线）辐射（早、中期）

粒子（α、β 和中子）辐射

7. 伤口愈合的类型（与［五］的定义不一样）

（1）一期愈合：通常指创口小、清洁、无污染、不产生或很少产生肉芽组织的愈合，如外科切口的愈合（由原来的组织细胞增生，结构和功能与原来相近，障碍较小）。

（2）二期愈合：又称间接愈合，发生于创口较大、坏死组织较多、伴有感染或未经及时而妥善外科处理的伤口，肉芽组织较多（较少由原来的组织细胞替代，较多为纤维组织细胞受损，伴有不同程度的功能障碍）。

8. 组织修复的基本过程

（1）炎症反应。

（2）组织增生和肉芽形成。

（3）伤口收缩和瘢痕形成［钱包收拢效应（purse string effect）和牵拉效应（pull effect）］。

9. 创伤严重程度评分法（ISS）（多发伤病人）

（1）ISS 将人体分为 6 个区：头颈部（含颈椎、颅骨）、面部（眼鼻耳口腔、面骨）、胸部（胸腔脏器、肋骨、膈、胸椎）、腹部和盆腔脏器（含腰椎）、四肢与骨盆（不含脊椎）、体表（任何部位的皮肤）。

（2）从 6 个分区中选 3 个最重的分区，取其三个值的平方和。

（3）最高分为 75 分，见于两种情况：①三个分区各为 5 分；②存在一个 6 分的区域。

（4）ISS ≥ 16 分为重伤，＞ 20 分死亡率明显增高，＞ 50 分存活者少，75 分难以救治。

　＊ 有兴趣可以了解下各个部位损伤分数所对应的程度，4 ～ 5 分几乎是难以修复和威胁生命的。

10. 特殊部位，如头面部，手部，外阴部作初期缝合。

11. 伤员体格检查

（1）初步检查：A（气道"听看检"）B（呼吸，如张力性气胸）C（循环，如致命性大出血，失血性休克）D（中枢神经系统损伤）E（环境评估与暴露）F（骨折）。

（2）二次评估：CRASH PLAN（心脏、呼吸、腹部、脊柱、头部、骨盆、肢体、动脉、神经）。

（3）伤口检查：大小、形状、边缘、深度、出血性状、污染情况、外露组织、异物存留、伤道位置。

12. 成批伤优先级：危重＞重症＞轻症＞死亡 / 濒死。

13. 损伤控制外科（DCS）：针对严重创伤、处于生理极限的病人，采取 DCS 策略，采用早期简化手术、复苏等待病人生理紊乱得到适当纠正、全身情况改善后，再行确定性手术。

14. DCS 的适应证：严重脏器损伤伴大血管损伤；严重多发伤；死亡三联征；以上指标处于临界值而预计手术时间超过 90 min 者。

第十四章 烧伤和冻伤

1. 烧伤的四大分期及各期治疗的重点
   （1）体液渗出期（休克期）：防治休克。
   （2）急性感染期（水肿回收期，回收的都是些毒素）：防治感染。
   （3）创面修复期：加强营养，积极修复创面和防治感染。
   （4）康复期：积极康复，减轻烧伤的后遗作用。
2. 残余创面（residual wound）：深Ⅱ度和Ⅲ度创面愈合后，常有瘙痒或疼痛、反复出现水疱，甚至破溃，并发感染，形成"残余创面"，这种现象的终止往往需要较长时间。
3. 急性感染期感染高发的原因
   （1）皮肤黏膜屏障功能受损。
   （2）机体免疫功能受抑制。
   （3）机体抵抗力下降。
   （4）易感性增加。
4. 烧伤面积估算
   （1）中国九分法：将全身体表面积划分为若干9%的等份。
   ※ 记忆口诀：头颈部＋上肢，333，5，6，7；下肢，7，13，21；躯干，13，13，1；臀部，5。
   * 特殊地方：小儿的头大，所以头面颈部为 9 ＋（12 －年龄）；下肢的表面积减少了；女性的臀部大、脚小，所以臀部和脚分别为 6、6。
   （2）手掌法：无论成人或儿童，将五指并拢，其一掌面积为体表面积的1%（手指的面积是算在内的）。
5. 烧伤深度估计：目前最常用三度四分法。

表 14-1 三度四分法

分度	损伤深度	生发层	水疱	疼痛	愈合时间	名称	瘢痕残留
Ⅰ度	表皮	健存	无	有	3～5天	红斑性烧伤	无
浅Ⅱ度	真皮浅层	部分健存	大小不一	剧烈	2周	水疱性烧伤	无
深Ⅱ度	真皮乳头层下，残留部分网状层	皮肤附件内残存生发层	较小水疱	有	3～4周	—	有
Ⅲ度	全层烧伤	无	无	无	3～4周焦痂脱落	焦痂性烧伤	有

* 注意区分：浅Ⅱ度特征为生发层健存；深Ⅱ度特征为残留附件，仍可再生上皮。
* 四度五分法：Ⅲ度中深筋膜以下的烧伤，称为Ⅳ度烧伤。

6. 烧伤严重程度

表 14-2 烧伤严重程度分度

	Ⅱ度烧伤 / 总面积	Ⅲ度	其他
轻度	（1）小于 9%	（0）	
中度	（3）10%～29%	（1）小于 10%	
重度（+三个较重）	（5）30%～49% 总面积	（2）10%～19%	（1）较重休克 （2）较重复合伤 （3）中重度吸入性损伤
特重	（↑）50% 及以上总面积	（↑）20% 及以上	

※ 表 14-2 中，标蓝处为帮助记忆的数字或符号。

* 吸入性复合伤，休克较重。

7. 烧伤的补液公式（初期救治）
   （1）第一个 24 h：烧伤总面积（%）× 体重 ×1.5 ml（胶体 0.5 ml，电解质液 1.0 ml），另加基础水分 2000 ml，伤后 8 h 输入一半，后 16 h 补入另一半。
   （2）第二个 24 h：胶体及电解质液各为第一个 24 h 实际输入量的一半，另加基础水分 2000 ml。

8. 延迟复苏：来院时未进行液体补充或补充液体量不够，伴有明显休克体征的。
   （1）第一个 24 h：补液量＝烧伤总面积（%）× 体重 ×2.6 ml（1∶1，胶体、晶体各 1.3 ml），2 h 内补充一半，剩下时间补充另一半。
   （2）第二个 24 h：补液量＝烧伤总面积（%）× 体重 ×1 ml（1∶1，晶体、胶体各 0.5 ml）。
   ※ 记忆：2.6/1、均为 1∶1；特重烧伤补液量也按 1∶1 配制。

9. 深度创面的处理方法
   （1）切痂植皮（Ⅲ度及手与关节深Ⅱ度烧伤）。
   （2）削痂植皮（深Ⅱ度，根据削痂之后组织是否健康可重复削）。

少用 { （3）药物脱痂（各种消化酶）。
      （4）蚕食脱痂（自然脱痂，伤后 3 周）。

10. 严重烧伤的常见内脏并发症
    （1）肺部并发症：最常见，多数为肺感染与肺水肿。
    （2）心功能不全：平稳度过休克和防治严重感染，是减少发生的关键。
    （3）肾功能不全：休克和全身感染是主要原因。
    （4）脑水肿：控制输液量，必要时及早使用利尿剂和脱水剂。
    （5）应激性溃疡：避免发生严重休克和脓毒症，药物预防。
    * 全身感染，伤后 1 周内，脱痂溶痂期。
    * 心功能不全中有个概念"休克心"：烧伤早期因各种原因（如血管紧张素等的分泌）出现的心肌缺血缺氧损害，以及由此诱发或使烧伤休克加重的现象称为"休克心"。治疗："容量补充"（快速扩容）联合"动力扶持"（血管活性药物）。

第十五章 整形外科和组织移植

（几乎不考）

1. 整形外科基本原则和操作技术
   （1）基本原则：治疗时间的选择；无菌；无创。
   （2）操作技术：切口的选择；缝合技术；包扎和固定。
2. 郎氏线：人体皮肤真皮内的弹性纤维的方向，在皮肤表面形成皮纹线，称为郎氏线。
3. 组织移植：是将人体或动物的组织从一个部位移植到另一个部位或另一个机体。
4. 组织移植按供体不同分类
   （1）自体组织移植。
   （2）同种异体组织移植。
   （3）异种组织移植。
5. 组织移植按移植方法分类
   （1）单纯游离移植：将组织完全和供区脱离而移植到别的部位。
   （2）吻合血管的游离移植：利用显微外科技术，将移植组织的小口径血管、神经和受区的血管神经吻合，一次完成手术。
   （3）带蒂移植：在移植早期，由蒂部血管提供暂时性血液供应，待3周后断蒂，移植组织就可以在受区成活（例如大网膜必须行带蒂移植）。
6. 皮肤移植术的分类
   （1）游离植皮。
   （2）皮瓣移植。
7. 皮肤的组织学概述
   （1）人体最大的器官，1.5～1.7 m²。
   （2）表皮：生发层（基底细胞层）、棘细胞层、颗粒细胞层、透明细胞层、角化层（有些版本没有透明细胞层，为4层）。
   （3）真皮：胶原纤维、弹性纤维和网状纤维。
8. 游离植皮的分类
   （1）刃厚皮片（表层皮片）：成活率最高，但收缩大、耐磨性差；肉芽创面，血供较差的创面。

（2）中厚皮片（断层皮片）：临床应用最多。

（3）全厚皮片（全层皮片）：效果最佳，但对血供要求最高；能够摩擦和负重，效果好。

9. 植皮手术的基本原则

（1）创面仔细止血。

（2）安放皮片，周边缝合固定。

（3）加压包扎。

（4）维持加压固定到适当时间 $\left\{\begin{array}{l}\text{刃厚皮片 } 4\sim 5 \text{ 天}\\ \text{中厚皮片 } 6\sim 8 \text{ 天（中间恰好一周）}\\ \text{全厚皮片 } 8\sim 10 \text{ 天}\end{array}\right.$

10. 皮瓣：具有血供的带蒂皮肤及其皮下组织的移植。

11. 皮瓣移植的方法

（1）带蒂移植（任意、管状、轴型皮瓣）。

（2）吻合血管的游离移植。

　＊任意皮瓣长：宽约为 1.5∶1 较为安全。

12. 皮肤组织扩张术：是将组织扩张器置入皮下，通过向扩张囊内间断注入液体，增加扩张囊的体积，进而增大局部皮肤软组织的表面积张力，使皮肤各层组织分裂增殖，达到增加皮肤面积，并获得额外的皮肤组织进行组织修复和器官再造。

13. 皮肤扩张移植术的适应证（难记，且几乎不会考）

（1）秃发：创伤、烧伤等引起的秃发。

（2）瘢痕：各种原因造成的瘢痕。

（3）组织缺损修复或体表器官再造。

（4）组织供区的预扩张。

（5）体表良性肿瘤或斑痣。

第十六章 器官移植

（几乎不考）

1. 移植术名词解释的关键要素：活的—通过手术或其他方式—自体或异体的其他部位。
2. 异体移植术按供者和受者在遗传基因的差异程度分类
   （1）同质移植（syngeneic transplantation）：基因完全相同。
   （2）同种移植（allotransplantation）：最常见。
   （3）异种移植（xenotransplantation）。
3. 新的器官来源：异种移植、生物工程器官。
4. 异体移植按植入部位分类
   （1）原位移植：移植物植入到原来的解剖部位，需要将受试者原来的器官切除，如心、肝。
   （2）旁原位移植：移植物植入到贴近受者同名器官的位置，不切除原来器官，如胰腺。
   （3）异位移植：移植物植入到另一个解剖位置，一般不必切除原来的器官，如肾、胰腺。
   * 根据移植技术的不同，方法可再加输注移植术，如输血、骨髓移植。
5. 排斥反应分类
   （1）超急性排斥反应：多发生于术后24 h内，通常是由于受者体内预先存在针对供者特异性抗原的抗体，引起移植器官血管内弥散性凝血，导致移植物衰竭，多发生于异种移植。
   （2）急性排斥反应：最常见的排斥反应，多发生于术后5～15天，主要是由细胞介导的免疫反应引起。
   （3）慢性排斥反应：常发生于急性排斥反应之后，可能在术后几周到术后几年内发生，移植物逐渐破坏而失去功能。
6. 免疫耐受：是指免疫活性细胞接触抗原物质时所表现出的一种特异性无应答状态，可以诱导受者对供者器官的特异性免疫耐受，是解决排斥反应最理想的措施。
7. 免疫抑制治疗
   （1）基础治疗：即应用免疫抑制剂有效地预防排斥反应的发生，分为诱导阶段和维持阶段。
   （2）挽救治疗：当急性排斥反应发生时，需要增加免疫抑制剂用量或调整免疫抑制方案，以逆转排斥反应。

8. 常用的免疫抑制剂
（1）皮质类固醇激素：主要用于基础治疗，大剂量冲击治疗可以作为挽救治疗手段。
（2）钙调磷酸酶抑制剂：最基本的药物，包括环孢素 A 和他克莫司（抑制 T 细胞活化和增殖）。
（3）哺乳动物西罗莫司靶点（mTOR）抑制剂：如西罗莫司（rapamycin）（使细胞周期停在 G1 和 S 期）。
（4）增殖抑制药物：硫唑嘌呤（Aza）、吗替麦考酚酯（MMF）。
（5）抗淋巴细胞制剂：多克隆抗体、单克隆抗体。
※ 记忆：皮钙西殖抗；北京有个西直门。

9. 器官来源
（1）心脏死亡供者（donor of cardiac death，DCD），我国主要的器官来源。
（2）脑死亡供者（donor of brain death，DBD），脑死亡早期最佳。
（3）活体供者（living donor），分为活体亲属供者和活体非亲属供者。

10. 热缺血与冷缺血（注意与肾脏手术中的冷、热缺血区分开）
（1）热缺血：常温下，器官从供体供血停止到冷灌注（冷保存）开始的时间段。热缺血时间应控制在 30 min 内。
（2）冷缺血：器官从冷保存开始到移植后供血开始的这段时间。
* 注意与肾脏手术中的冷、热缺血区分开。
* 肾脏手术中的冷、热缺血概念为：常温下阻断肾脏血供为热缺血，低温下（人工降温）阻断肾脏血供为冷缺血；热缺血时间限制为 20 min，冷缺血时间限制为 35 min。

11. 器官保存原则
（1）低温保存：0 ～ 4℃最合适。
（2）维持合适的渗透压：与细胞内一致。
（3）减少缺血再灌注损伤：保存液内加入抗氧自由基成分。

12. 保存液类型
（1）仿细胞内液型，UW 液。
（2）仿细胞外液型，乳酸林格白蛋白液（Hartmann 液）。
（3）非细胞内液非细胞外液型，组氨酸-色氨酸-酮戊二酸盐液（HTK 液）。

13. 保存方法
（1）单纯低温保存法。
（2）持续低温机械灌流法。
（3）深低温冷冰保存法。

14. 免疫学选择条件
（1）ABO 血型必须相同或相容。
（2）HLA 位点尽可能相符（HLA-DR 最重要）。
（3）[五] 淋巴细胞毒性试验＜ 10%。
（4）[五] 群体反应性抗体（为预存 HLA 抗体，应＜ 10%）。

* HLA 位点分为Ⅰ型（ABC），Ⅱ型（DP/DQ/DR），DQ 在中间（※记忆：DQ 冰雪皇后甜品），Ⅲ型更为复杂的补体编码。

15. 肾移植受者的选择考虑几个方面

（1）年龄。

（2）原发肾病病种（我国肾病发病率排序：肾小球肾炎；慢性肾盂肾炎；代谢性肾病）。

（3）病人的其他合并症。

* 老年人因为肾小球肾炎肾移植，常合并糖尿病。

16. 肾移植相关知识

（1）肾移植时，原肾脏不切除，移植肾放置于腹膜外髂窝。

（2）动脉与髂内动脉相接。

（3）静脉与髂外静脉相接。

17. 原位肝移植的适应证

（1）肝实质性疾病：各种肝硬化。

（2）胆汁淤积性疾病：原发性硬化性胆管炎（PSC）。

（3）先天性代谢障碍性疾病：肝豆状核变性。

（4）肝肿瘤：单发结节肿瘤直径小于 5 cm，或多发结节肿瘤数目小于 3 个，且直径小于 3 cm。

* 533 米兰标准：肝癌肝转移适应证＋没有淋巴结和远处转移。

* 终末期肝病：使用其他疗法不能治愈，预期在短期内无法避免死亡者。

18. 肝移植方法

（1）原位全肝移植：经典式、背驮式。

（2）原位部分肝移植：减体积、劈离式、活体供肝（不少于原来全肝体积的 35%）。

19. 肝移植的常见术后并发症

（1）急性排斥反应：术后 4 周内是高危期，穿刺组织病理学检查可确诊，需行挽救治疗。

（2）慢性排斥反应：发生于术后数月至数年，是众多免疫学和非免疫学因素共同作用的结果，主要表现为肝功能逐渐减退，最终发展为慢性肝功能衰竭（胆管消失综合征）。

（3）感染性并发症：肝移植术后特别容易发生感染并发症，常见死因之一。

（4）胆管并发症：胆管狭窄、胆瘘等，术后最常见的并发症之一。

（5）其他：原发性移植肝无功能等。

20. 心脏移植的适应证以非特异性心肌病和缺血性心肌病为主。

第十七章 肿 瘤

1. 肿瘤外科手术的分类

   （1）诊断性手术。

   （2）预防性手术：治疗癌前病变，防止其发生恶变。

   （3）根治性手术。

   （4）减瘤手术：单靠手术无法根治，行大部切除，术后继续予其他非手术治疗。

   （5）姑息性手术。

   （6）复发或转移灶的切除。

   （7）重建和康复手术。

   ※ 记忆：诊断性手术结果出来是高级别上皮内瘤变，则预防性手术；结果是恶性，则
      根治手术、减瘤手术、姑息性手术，之后再重建。

2. 中国常见的恶性肿瘤

   （1）男性：肺胃肝结（肺、胃、肝、结直肠），肺胃谐音"free"。

   （2）女性：乳肺结胃。

3. 肿瘤外科的原则

   （1）不切割原则：手术中不直接切割癌肿组织，而是由四周向中央解剖，一切操作都在
      正常组织中进行。

   （2）整块切除原则：将原发病灶和所属区域淋巴结做连续性整块切除，而不应该分别
      切除。

   （3）无瘤技术原则：手术中任何操作均不接触肿瘤本身（目的是防止种植转移和血行
      转移）。

   * 从四周向中间整块切除，任何操作不接触肿瘤。

4. 血清学的肿瘤标志物分类：酶，激素，糖蛋白（如 CA-199，CA-125），胚胎学（AFP
   或 CEA），肿瘤代谢产物。

5. 病理学诊断包括：临床细胞学，病理组织学，免疫组化。

6. 抗肿瘤药物的分类及举例

   （1）（毒）细胞毒素类：直接杀伤细胞，如（氮芥、烷化剂）环磷酰胺、白消安片（马
      利兰）、司汀类药物，简称环马司汀（应对选择题）。

   （2）（抗）抗代谢类：影响与阻断核酸的合成，如氟尿嘧啶、甲氨蝶呤（MTX）、阿糖
      胞苷（Ara）。

   （3）（抗）抗生素类：如丝裂霉素［A/B/D/M，多柔比星（阿霉素）、博来霉素、放线菌

素 D、丝裂霉素（MMC），有兴趣也可以记为 ABCD ］。

（4）（抗）抗激素和激素类：他莫昔芬和泼尼松。

（5）（碱）生物碱类：紫杉醇类（干扰纺锤体形成，使细胞停在有丝分裂中期）。

（6）其他：不属于以上诸类，如铂类。

（7）分子靶向药物：单分子抗体和小分子化合物 ［ 甲磺酸伊马替尼（格列卫）、吉非替尼、舒尼替尼、索拉菲尼 ］。

　※ 记忆：抗抗抗毒碱。

7. 抗肿瘤药物按照作用周期特异性分类

（1）细胞周期非特异性药物：大部分抗生素类，铂类，烷化剂。

　※ 记忆：看不完，你不是特殊的。

　* 说明：抗生素的"抗"谐音"看"；铂类的"铂"谐音"不"；烷化剂的"烷"音同"完"，故称为"看不完"；"你不是特殊的"代表"非特异性"。

（2）细胞周期特异性药物：5- 氟尿嘧啶（5-Fu）等抗代谢类。

（3）细胞周期时相特异药物：阿糖胞苷，羟基脲，作用在 S 期。

　* 非特异类药物是指增殖和非增殖都搞；特异性是指增殖期；时相特异是指增殖期内的某个特定的时相，如 M 期、S 期。

8. 化疗的分类

（1）诱导化疗：用于晚期肿瘤治疗，此时化疗是唯一可选的。

（2）辅助化疗：手术后进行；术后化疗原则为早期足量，疗程不宜过长，3 ～ 6 个月足够；疗效指标为肿瘤复发率和无瘤生存率。

（3）新辅助化疗：手术前进行 1 ～ 3 个疗程，目的是降低术后转移和复发率。

（4）转化化疗：与新辅助化疗目的稍有不同，重在降期和消灭外周微小转移灶，使不可切除的肿瘤变为可手术切除。

（5）特殊途径化疗：如介入化疗。

9. 对化疗高度敏感的恶性肿瘤：小细胞肺癌、精原细胞瘤、绒癌、大细胞淋巴瘤、急性淋巴细胞白血病、Burkitt 淋巴瘤。

　※ 记忆：小精绒，大急 B（首选化疗）。

10. 常见化疗毒副作用：毛发脱落；消化道反应；血尿；骨髓抑制；免疫抑制。

11. 对放疗敏感的恶性肿瘤

（1）高度敏感：淋巴造血系统肿瘤、性腺肿瘤、肾母细胞瘤。

（2）中度敏感：位于表浅肿瘤和位于生殖管道的肿瘤：如皮肤癌、鼻咽癌、口腔癌、宫颈癌、膀胱癌、肛门癌。

12. 免疫治疗：免疫细胞疗法（CAR-T）、免疫检查点抑制剂（PD-1/PD-L1）、肿瘤治疗性疫苗。

13. 肿瘤三大转归：临床治愈；恶化；复发。

1. 甲状腺的解剖结构

（1）被膜：内层固有被膜，外层外科被膜（假被膜），手术时两层之间行甲状腺分离。

（2）动脉：甲状腺上动脉（颈外动脉的分支）、甲状腺下动脉（锁骨下动脉的分支）。

（3）静脉：甲状腺上、中静脉（血液流入颈内静脉）、甲状腺下静脉（血液流入无名静脉）。

（4）喉上神经：内支（声门上方咽部的感觉，饮水呛咳）、外支（环甲肌运动，音调变化）。

* 因为外层被膜在外科手术时很轻易就可被剥离，所以又叫作假被膜。

2. 颈部淋巴结七大分群（记住此版本足以）

（1）下颌、颏下淋巴结。

（2）颈内静脉上群淋巴结。

（3）颈内静脉中群淋巴结（舌骨到环甲膜，［五］中不一样，较为复杂）。

（4）颈内静脉下群淋巴结。

（5）颈后三角淋巴结。

（6）上自舌骨，下至锁骨上间隙包括：颈动脉鞘内缘至气管旁、气管前淋巴结、甲状腺周围淋巴结。

（7）胸骨上凹至上纵隔淋巴结。

3. 单纯甲状腺肿的病因

（1）甲状腺素原料缺乏（碘）。

（2）甲状腺素合成和分泌障碍（久食含硫脲类的萝卜、白菜）。

（3）甲状腺需要量增加（妊娠、青春期）。

4. 单纯性甲状腺肿的手术适应证

一个意思 {
（1）巨大甲状腺肿影响生活或工作者。

（2）压迫食管、气管或喉返神经引起临床表现者。

（3）胸骨后甲状腺肿者。
}

（4）结节性甲状腺肿（结甲）继发甲亢者。

（5）结节性甲状腺肿怀疑有癌变者。

5. 单纯性甲状腺肿的治疗原则

（1）生理性甲状腺肿：如青春期和妊娠期，应多食含碘丰富的食物。

（2）弥漫性甲状腺肿：50 μg/d 甲状腺素片。

（3）手术治疗：五大手术适应证。

※ 记忆：生理、弥漫、手术治疗。

6. 手术治疗方式

（1）单发结节＜3 cm：腺叶部分切除术（结节周围1 cm的正常甲状腺组织）。

（2）单发结节＞3 cm：腺叶切除术。

（3）散在多发结节：双侧次全切除。

（4）弥漫性甲状腺肿：甲状腺次全切除术。

7. 甲状腺功能亢进分类

（1）原发性甲状腺功能亢进（85%～95%）：突眼性甲状腺肿。

（2）继发性甲状腺功能亢进：容易发生心肌损害（结甲继发）。

（3）高功能腺瘤。

* Plummer病：包括结节性甲状腺肿和高功能腺瘤，就是指有自主分泌功能的甲状腺，无需促甲状腺激素（TSH）刺激。

* Grave's病：毒性弥漫性甲状腺肿。

8. 甲状腺功能亢进的临床表现

（1）甲状腺弥漫性肿大。

（2）症状表现方面，类似于围绝经期妇女的表现：精神、月经（内分泌）。

（3）特殊：怕热、多汗、双手颤抖。

※ 记忆：晚上失眠，双手颤抖，多汗、怕热、食欲亢进。

9. 甲状腺功能亢进指标

（1）（症状＋体征）基础代谢率测定：基础代谢率＝（脉率＋脉压）－111，正常为±10%，＋20%～＋30%轻度甲亢，＋30%～＋60%中度甲亢，＋60%以上重度甲亢。

（2）（影像）甲状腺摄^{131}I率测定：2 h内超过人体总^{131}I量的25%，或24 h内超过人体总^{131}I量的50%，且吸碘高峰提前出现（正常为24 h，摄碘率为30%～40%）。

（3）（实验）T_3和T_4测定：游离T_3和T_4更准确，T_3比T_4更准确、更敏感。

* 诊断：高代谢症状和体征＋甲状腺肿大＋实验室指标。

* FT_3（游离T_3）只占总T_3的0.3%；FT_4（游离T_4）占总T_4的0.004%；T_3中97%的T_3是T_4在外周肝脏内转变而成；T_4量多，T_3活性强。

10. 甲亢的外科手术适应证

（1）继发性甲亢和高功能腺瘤。

（2）中度以上原发性甲状腺功能亢进。

（3）伴有压迫或胸骨后甲状腺肿（仅有的一条与单纯甲状腺肿的手术适应证相同）。

（4）抗甲状腺药物或^{131}I治疗后复发者。

（5）妊娠早、中期的甲亢。

※ 记忆：继中原，压药娠。

* 说明：继发性甲亢＋高功能腺瘤；中度以上原发性；压迫症状；药物或^{131}I治疗复发；妊娠早中期。

11. 甲亢的术前准备：是保证手术顺利进行的关键。

（1）一般准备：①精神紧张者予镇静安眠药；②心率过快者予普萘洛尔（心得安）；

③心衰者予洋地黄制剂。

（2）术前检查（可以再＋甲状腺功能检查＋甲状腺 B 超）：①测定基础代谢率；②心电图检查；③颈部摄片用于了解有无气管受压或移位；④喉镜检查用于确定声带功能。

（3）药物准备：①硫氧嘧啶类药物加碘剂，2～4 月的硫氧嘧啶＋2 周的碘剂（碘剂每日 3 次，开始 3 滴/次，之后每日加 1 滴，直至 16 滴/次，正好 2 周）；②单用碘剂，用药 2 周控制症状，适用于症状不重、继发性甲亢、高功能腺瘤者；③普萘洛尔，适用于甲亢症状不严重、腺体体积不太大、不存在心律失常的病人。

* 碘剂准备：采用卢戈溶液，碘剂的作用为抑制蛋白水解酶，从而抑制甲状腺素释放，使动脉缩小变硬。
* 硫氧嘧啶类药物必须加碘剂，因为硫氧嘧啶类药物能使甲状腺肿大和动脉性充血，而碘剂恰好相反。
* 碘剂用药 2 周原理：2 周最佳，因为 3 周进入不应期，故需要严格掌握时间和适应证；因为碘剂作用只是抑制甲状腺素释放，合成仍在继续，所以当停用碘剂后，会有甲状腺素的释放。

12. 甲亢术后病人呼吸困难和窒息的原因及处理措施

（1）出血及血肿压迫：紧急时行床旁操作，立即送手术室止血。

（2）喉头水肿：轻度者无需治疗；中度者嘱其不说话，皮质激素雾化吸入，静脉滴注氢化可的松；严重时行气管切开。

（3）气管塌陷：甲状腺长期压迫可引起气管软化，先行气管插管，失败时再作气管切开。

（4）双侧喉返神经损伤：先行气管插管，失败时作气管切开。

13. 如何预防喉返神经损伤

（1）术者必须熟悉喉返神经的解剖和变异。

（2）术中应暴露喉返神经，并予以保护。

（3）结扎甲状腺上、下动静脉时，应尽量靠近腺体，避免集束结扎。

（4）使用神经监测仪。

14. 喉返神经损伤的表现

（1）单侧：声音嘶哑，健侧声带过度内收代偿后症状消失。

（2）双侧：声带麻痹，引起失声或严重的呼吸困难。

（3）可分为暂时性和持久性损伤两种。

15. 喉上神经损伤的表现

（1）内支（感觉支）损伤：咽喉黏膜感觉丧失，易引起饮水呛咳。

（2）外支（运动支）损伤：声带松弛，引起音调变低。

16. 甲状旁腺功能减退的预防：若发现切除的标本中有甲状旁腺，可取下洗净后，将其切成 1 mm×1 mm 左右的小块，移植于胸锁乳突肌内。

17. 甲状腺危象的临床表现：（12 个字）高热大汗、上吐下泻、谵妄昏迷。

18. 甲状腺危象的治疗

（1）一般治疗：物理或药物降温、维持水电解质及酸碱平衡、吸氧。

（2）应用抗甲状腺药物：首选丙硫氧嘧啶。

（3）应用碘剂：一般给予抗甲状腺药物后 1 h 使用。

（4）降低周围组织对甲状腺素的反应：应用 β 受体阻滞剂，如普萘洛尔（心得安）。

（5）应用肾上腺皮质激素：一般用氢化可的松 300 mg 于 24 h 内静脉滴注。

※ 记忆：一般治疗＋术前准备药物都用上＋肾上腺皮质激素。

* 甲状腺危象的理解：实际上是肾上腺皮质激素不足而产生的危象，因为甲状腺素的过量释放，导致肾上腺皮质激素的过多分解，失代偿。

19. 亚急性甲状腺炎（又称 DeQuervain、巨细胞性甲状腺炎）：病理特征是组织切片上可见到病变滤泡周围出现巨细胞性肉芽肿，治疗以口服泼尼松＋甲状腺干制剂治疗。

※ 记忆：高代谢症状＋检验分离。

20. 甲状腺腺瘤

（1）分类：滤泡状和乳头状囊性腺瘤。

（2）治疗：有引起甲亢（发生率约为 20%）和恶变（发生率约为 10%）可能，因此应尽早手术治疗（应行患侧甲状腺大部切除术）。

21. 甲状腺超声检查

（1）良性病变的表现：若为囊性结节或多个小囊肿占 50% 以上结节体积、呈海绵状改变的结节 99.7% 为良性病变。

（2）恶性病变的表现：①实性低回声结节；②结节内血供丰富；③微小钙化、针尖弥散分布或簇状分布的钙化；④形态边缘不规则；⑤颈淋巴结呈圆形、大、边界不规则、内部回声不均、内部有钙化；⑥纵横比大于 1。

22. 甲状腺乳头状癌的病理特点（滤泡上皮细胞）

（1）约占成人甲状腺癌总数的 70%。

（2）所有的儿童甲状腺癌均是此类型。

（3）好发年龄为 21 ~ 40 岁女性；多中心性发生倾向；淋巴结倾向；低度恶性（好）。

23. 其余类型甲状腺癌的病理特点

（1）滤泡状癌：中度恶性，50 岁妇女好发，有侵犯血管倾向。

（2）髓样癌：中度恶性，起源于滤泡旁细胞。

（3）未分化癌：高度恶性。

24. 髓样癌的特征（V 字的手势，图 18-1）

（1）由滤泡旁细胞分泌。

（2）癌肿可分泌 5- 羟色胺（病人出现腹泻、心悸、面色潮红）和降钙素（病人出现血钙降低）。

（3）对合并家族史者，需除外多发性内分泌肿瘤综合征 Ⅱ 型。

※ 记忆：5-HT 的症状为腹泻、心悸、面色潮红。

* 甲状旁腺素（parathyroid hormone，PTH）是升血钙的；甲状腺峡部的滤泡旁细胞分泌降钙素。

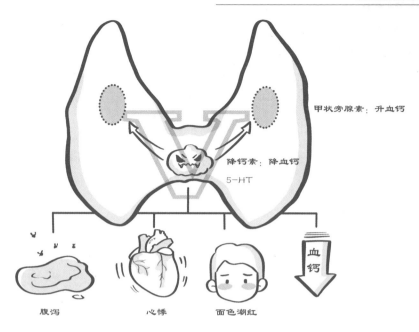

图 18-1　甲状旁腺素与降钙素的分泌

25. 分化型甲状腺癌的临床分期（AJCC 第八版）

表 18-1　分化型甲状腺癌的 TNM 分期

TNM 分期	具体分期	具体描述
T 分期	T_1	局限于甲状腺，肿瘤最大直径 ≤ 2 cm
	T_2	局限于甲状腺，肿瘤最大直径 > 2 cm 至 ≤ 4 cm
	T_3	局限于甲状腺，肿瘤最大直径 > 4 cm；或任何肿瘤伴甲状腺外浸润（如累及胸骨舌骨肌、胸骨甲状肌、甲状舌骨肌、肩甲舌骨肌）
	T_{4a}	任何肿瘤超过包膜浸润皮下软组织、喉、气管、食管、喉返神经
	T_{4b}	远处转移、肿瘤浸润椎前筋膜或包绕颈动脉或纵隔血管
N 分期	N_0	无区域淋巴结转移
	N_{1a}	Ⅵ区淋巴结转移
	N_{1b}	转移至其他区域淋巴结
M 分期	M_0	无远处转移
	M_1	有远处转移

表 18-2　分化型甲状腺癌的临床分期

分期	55 岁以下	55 岁或以上（包含）
Ⅰ期	任何 TNM_0	$T_{1\sim2}N_0M_0$
Ⅱ期	任何 TNM_1	$T_{1\sim2}N_1M_0$；T_3NM_0
Ⅲ期		$T_{4a}NM_0$,
Ⅳ期		$T_{4b}NM_0$；TNM_1

* 肿瘤最大直径≤1 cm 为微小癌。

* 髓样癌和未分化癌的分期和分化型甲状腺癌不一样。

* 未分化癌都是Ⅳ期。

26. 甲状腺腺叶＋峡部切除术的适应证（需满足所有条件）

（1）颈部无放射病史。

（2）无不良病理类型。

（3）局限一侧腺叶单发甲状腺乳头状癌，肿瘤≤ 1 cm，复发危险度低。

（4）对侧腺叶无结节。

（5）无颈部淋巴结转移。

（6）无远处转移。

27. 当满足下列任何一条时，需行甲状腺全切或近全切

（1）颈部有放射病史。

（2）不良病理类型。

（3）肿瘤直径大于 4 cm。

（4）甲状腺外侵犯。

（5）双侧癌结节。

（6）双侧颈部多发淋巴结转移。

（7）已有远处转移。

* 本条中的各知识点与 26 条中的各知识点一一对应。

28. 甲状腺不良细胞的类型

（1）高细胞型。

（2）柱状细胞型。

（3）岛状细胞的变型。

（4）分化程度低的变型。

（5）弥漫硬化型。

※ 记忆：高低硬住（柱）岛。

29. 两个因素预测颈淋巴结有无转移

（1）肿瘤缺乏包膜。

（2）甲状腺周围有肿瘤侵犯。

* 上述两个因素都有，颈淋巴结转移率为 87%；两个都没有，转移率为 38%。

30. 改良颈淋巴结清扫：指保留胸锁乳突肌、颈内静脉、副神经的颈淋巴清扫。

（1）高危组病人。

（2）年龄＞ 60 岁。

（3）肿瘤侵犯至包膜外。

（4）肉眼可见颈淋巴结转移。

※ 先放松心态，无论肿瘤的适应证多少条，无非就以下几项：肿瘤的生物学特性和病人的免疫状态；对于周围的侵犯（四周和底部）；淋巴结转移；远处转移；治疗方法方面主要考虑肿瘤是否切干净，镜下或肉眼有无残留，切缘阴阳性。

31. 中央区Ⅵ区淋巴结清扫的意义
    （1）是最小范围的淋巴结清扫。
    （2）清扫了甲状腺癌最易转移的区域。
    （3）有助于临床分期和指导治疗。
    （4）有助于预测颈侧区淋巴结转移的可能性。

32. 甲状腺癌内分泌治疗的特点
    （1）甲状腺癌术后应终身服用甲状腺素片以预防甲状腺功能减退及抑制 TSH。
    （2）分化型甲状腺癌（DTC，包括乳头状腺癌和滤泡状腺癌）细胞均有 TSH 受体，TSH 通过其受体能影响甲状腺癌的生长。对于不同复发危险度的病人，采取不同水平的 TSH 抑制治疗，并结合病人的体质和对甲状腺药物的耐受度来调整药物使用的剂量和疗程的长短，即双风险评估。
    （3）高危复发病人 TSH 需抑制在 0.1 以下，中危病人 TSH 抑制在 0.1～0.5，低危病人抑制在 0.5～2 之间即可，再根据病人具体情况进行微调。
    （4）建议中高危病人终身抑制治疗，低危病人抑制治疗时间 5～10 年，之后改为替代治疗。
    ＊ 内分泌治疗，又称 TSH 抑制治疗。
    ＊ 内分泌治疗的特点又可提问为甲状腺癌全切或者近全切后 TSH 应该维持的范围。
    ＊ 所有的低、中、高，只需要记住中就可以了。

33. 甲状腺癌放射性核素治疗的目的
    （1）灭活残留和转移灶，降低复发和转移。
    （2）有利于 DTC 术后再分期。
    （3）易于使用核素监测肿瘤复发或转移。
    （4）术后随访过程中，增加甲状腺球蛋白作为肿瘤标志物的价值。

34. 放射性核素治疗的适应证（［五］中改动较大）
    （1）术后有甲状腺残留，^{131}I 残留＞1%。
    （2）核素现象提示甲状腺床有显像。
    ＊ ^{131}I 治疗其实分为两个内容：清灶和清甲。
    ［八］＞45 岁；多发癌灶；局部侵袭性肿瘤；存在远处转移。
    ［五］分化型甲癌的病人术后有残留甲状腺组织；摄 ^{131}I 率＞1%；甲状腺显像示甲状腺床有残留甲状腺组织显影。

35. 分化型甲状腺癌的治疗方法
    （1）手术治疗：见本章第 26 和 27 条中的适应证。
    （2）内分泌治疗：适用于所有经手术治疗的甲状腺癌病人。
    （3）放射性核素治疗：见本章第 34 条中的适应证。
    ＊ 外照射治疗：适用于未分化甲状腺癌。
    ＊ 其中未分化甲状腺癌，若为早期、体积较小，可考虑手术治疗。

36. 甲状旁腺的位置
    （1）上甲状旁腺：喉返神经与甲状腺下动脉交叉上方 1 cm 处为中心、直径 2 cm 的圆形区域（占甲状旁腺的 80%）。

（2）下甲状旁腺：甲状腺下、后、侧方（占甲状旁腺的 60%）。

37. 甲状旁腺素的作用

（1）肾：抑制肾小管对磷的吸收。

（2）骨：破骨作用增强，磷酸钙溶解释放入血，血钙和血磷升高。

（3）肠道：钙离子吸收增加。

* 所以甲状旁腺素作用的结果是：高血钙、高尿钙、低血磷（血磷升高，故磷的肾排出增多，最终导致低血磷）。

38. 甲旁亢的病理特点

（1）甲状旁腺腺瘤：最常见，占所有原发性甲旁亢的 80%，一般为单个腺体发病（单发），细胞主要成分为主细胞。

（2）甲状旁腺增生：第二常见，细胞来源为清细胞和主细胞（一个以上腺体同时发病即可诊断）。

（3）甲状旁腺癌：罕见。

39. 甲旁亢的症状分类

（1）无症状型。

（2）症状型，又细分为三种类型。

40. 症状型甲旁亢的分类（血钙平均 3.3 mmol/L）

（1）Ⅰ型：骨型，①以骨病为主，最为多见；②特点为骨膜下骨质吸收；③位置为中指桡侧、锁骨外 1/3。

（2）Ⅱ型：肾型，①以肾结石为主；② 3% 的尿路结石病人可发现有甲状旁腺腺瘤。

（3）Ⅲ型：混合型，①兼有以上两型的特点；②其他症状可有神经精神症状、消化性溃疡（高钙血症和溃疡，如卓艾综合征）、腹痛等。

41. 甲旁亢的定性诊断及定位诊断

（1）定性诊断 ①（血）血钙测定：是发现甲旁亢的主要指标。②（血）血磷测定：诊断价值较血钙小。③（血）PTH 测定：最可靠的直接证据。④（尿）尿环腺苷酸（cAMP）测定：可反映甲状旁腺的活性。

（2）定位诊断 ①超声检查：对于发现腺瘤比较有价值，单发腺瘤是我国最常见的类型。②核素扫描：^{99m}Tc MIBI（甲氧基异丁基异腈）扫描的敏感性和特异性非常高，可发现远隔的腺体。

42. 原发性甲旁亢的鉴别诊断

* 需除外以下三种疾病，才能做出"原发性"甲旁亢的诊断

（1）假性甲旁亢：某些肿瘤分泌 PTH 物质引起的，一般有原发肿瘤病史，相当于异位 PTH，如肺癌。

（2）继发性甲旁亢：肾衰竭引起低钙血症，刺激甲状旁腺引起。

（3）家族性低尿钙性高血钙：①家族史；② 10 岁以下即可发病；③低尿钙，50% 伴有高血镁。

※ 记忆：假性、继发性、家族性（3 J）。

43. 甲状旁腺增生的手术原则

　　（1）次全切除：即切除 3½ 枚腺体，保留 1/2 枚腺体。

　　（2）全切：同时作甲状旁腺自体移植，并冻存部分腺体。

44. 甲状舌骨囊肿

　　（1）病理：与甲状腺发育有关的先天畸形，甲状舌管一般在胎儿 6 周时自行闭锁。

　　（2）临床表现：颈前区中线、舌骨下方有直径 1 ～ 2 cm 的圆形肿块，边界清楚，表面
　　　　光滑，有囊性感，能随伸、缩舌而上下移动。

　　（3）治疗：手术切除，向上分离至舌根部，结扎导管，以免复发，同时切除部分舌骨
　　　　以彻底清除囊壁或窦道。

45. 甲状腺异位的位置：舌根部、舌骨、胸骨后。

46. 颈部肿块：先天性畸形、炎症、肿瘤。

　　＊ 按发生顺序：慢性淋巴结炎—甲状腺疾病—转移性肿瘤。

第十九章 乳房疾病

1. 乳房的解剖特点
   （1）乳房有 15 ~ 20 个腺叶，每个腺叶分为很多腺小叶。
   （2）腺小叶是乳腺的基本单位，由小乳管和腺泡构成。
   （3）输乳管窦：乳管靠近开口的 1/3 略微膨大，称为输乳管窦，是乳管内乳头状瘤的好发位置。
   （4）Cooper 韧带（乳房悬韧带）：腺叶间与皮肤垂直的纤维束，上连浅筋膜浅层，下连浅筋膜深层。
2. 乳房的四大淋巴液输出途径
   （1）大部分乳房淋巴液：胸大肌外侧缘淋巴管→腋窝淋巴结→锁骨下淋巴结→锁骨上淋巴结部分乳房上部淋巴液：胸大、小肌间淋巴结（Rotter 淋巴结）→锁骨下淋巴结→锁骨上淋巴结。
   （2）乳房内侧淋巴液：肋间淋巴管→胸骨旁淋巴结。
   （3）乳房对侧淋巴液：两侧乳房间皮下有交通淋巴管，可以流向对侧。
   （4）乳房深部淋巴液：沿腹直肌鞘和肝镰状韧带→肝。
3. 腋窝淋巴结分组（以胸小肌为界）

表 19-1　腋窝淋巴结分组

分组	名称	包含
Ⅰ组	腋下组	（1）外侧组淋巴结（外） （2）中央组淋巴结（内） （3）肩胛下组淋巴结（后） （4）胸大、小肌间淋巴结（Rotter 淋巴结，[五]归为腋中组） （5）胸小肌外侧腋静脉旁淋巴结 重要结构：胸长神经（支配前锯肌）、胸背神经（支配背阔肌）
Ⅱ组	腋中组	胸小肌深面腋静脉旁淋巴结
Ⅲ组	腋上组	胸小肌内侧锁骨下静脉旁淋巴结

4. 副乳（属于外胚层上皮组织）：胚胎期自腋窝至腹股沟连线上存在 6 ~ 8 对乳房始基，出生时除胸前一对外均退化，如果未退化或退化不全，则形成副乳。

5. 急性乳腺炎的病因

（1）乳汁淤积：导致乳汁淤积的原因有乳汁过多、乳管堵塞、乳头发育异常。

（2）细菌入侵：导致细菌入侵的原因有乳头破损、婴儿口腔内细菌。

* 临床表现：早期表现为红肿热痛/全身；中期表现为淋巴结肿大，搏动性痛；晚期表现为脓肿。

6. 急性乳腺炎的治疗

（1）呈蜂窝织炎表现时：应用抗生素，首选青霉素。

（2）抗生素治疗后无改善：重复穿刺以证实有无脓肿形成，而后根据细菌培养结果选择抗菌药。

（3）脓肿形成后：行脓肿切开引流。

* 急性乳腺炎的治疗原则为消除感染，排空乳汁。

* 完全可以照着"2全身2局部"回答：其中一般治疗方面，描述为加强营养，排空乳汁。

7. 乳房脓肿切开引流的切口

（1）大部分：放射状切口。

（2）乳晕下脓肿：沿乳晕边缘做弧形切口。

（3）深部脓肿或乳房后脓肿：乳房下缘做弧形切口。

* 可参考［八］图 26-4。

8. 急性乳腺炎时的药物选择

（1）禁止用：氨基糖苷类、甲硝唑类、磺胺类、四环素、喹诺酮（氨甲磺四喹）。

（2）可使用：青霉素类、红霉素、大环内酯类，头孢类（青红大头）。

9. 乳腺囊性增生病（乳腺病）

（1）定义：也称慢性囊性乳腺病，常见于育龄妇女，是一种非炎症性、非肿瘤性病变，病理形态复杂，常表现为各种组织增生伴囊肿形成。

（2）病因：内分泌功能失调（雌、孕激素比例失调；受体异常）。

（3）临床意义：临床表现有时与乳腺癌混淆或与乳腺癌并存。

（4）临床表现：周期性乳房胀痛（也可为非周期性）；肿块。

（5）治疗：对症；中医中药；如果月经干净后，肿块仍存在，需考虑穿刺活检排除恶性可能。

* 乳腺病的病因都含有内分泌原因。

10. 乳腺纤维腺瘤

（1）定义：是一种乳腺结缔组织和上皮组织同时增生，形成界线清楚的良性肿瘤。

（2）最常见的乳腺良性肿瘤，占所有良性肿瘤的 75%（其中纤维腺瘤的 75% 为单发）。

（3）好发：20～40 岁。

（4）病因：纤维细胞所含雌激素受体的量或质的异常有关。

（5）治疗：手术切除。

11. 导管内乳头状瘤：由扩张的导管壁的导管上皮和血管结缔组织呈树枝状、乳头状的增生所形成的病变，常因出现血性溢液被发现，多发生于 40～50 岁女性。

12. 导管乳头状瘤的分类

（1）中央型导管乳头状瘤（central papilloma）：发生于近乳头处的大导管内（最常见，

输乳管窦）。

（2）导管乳头状瘤病（Duct papillomatosis）：发生于外周末梢导管，可能会与癌并存。

* 导管乳头状瘤病和多发性导管乳头状瘤是乳腺癌发生的危险因素。

* "-osis" 结尾的，即为病；其中呈息肉、乳头的称为息肉病（polyposis）、乳头状瘤病，即为多发的，与恶性关系密切。

13. 导管乳头状瘤的治疗

（1）手术治疗为主，切除病变的导管系统及周围的乳腺组织。

（2）定位方法：①传统指压确定溢液的导管；②乳管造影；③乳管内镜检查。

14. 分叶状肿瘤（phyllodes tumor）：是一种特殊类型的乳腺肉瘤，由良性上皮成分和富于细胞的间质成分组成，大体标本上常出现裂隙，按其间质成分、细胞分化程度可分为良性、交界性和恶性。（50 岁以上妇女多见）。

15. 乳房肉瘤：腋淋巴结转移少；以肺、纵隔、骨转移为主；放化疗欠佳；治疗方法以手术为主，行单纯乳房切除术，若有胸肌筋膜侵犯应一并切除。

16. 乳腺癌的危险因素

（1）乳腺癌家族史。

（2）自己的生活方式：营养过剩、脂肪饮食、肥胖（延长雌激素对乳腺上皮的刺激作用）。

（3）内分泌因素：比如雌、孕激素水平的紊乱及受体异常，表现为月经初潮早、绝经年龄晚、不孕、初次足月产的年龄。

* 所有恶性肿瘤的危险因素（包括即将见到的食管癌、胃癌、结直肠癌等）：均为 2 ~ 3 个方面，其中必有的 2 个方面为遗传相关的家族史（爹妈带来的）和与自己相关的癌前疾病及生活方式（比如个人不良生活、饮食习惯，抽烟喝酒之类；自己本身带的癌前疾病）。

* 第三个方面的因素在各个癌症之间稍有不同，单独记忆即可。

17. 乳腺癌的病理分型

（1）非浸润性癌：共分为三种，①非浸润性导管癌（也称导管原位癌）；②非浸润性小叶癌（也称小叶原位癌）；③乳头 Paget 病（也称乳头湿疹样癌）。

（2）微浸润性癌：在非浸润性癌的基础上，出现一个或几个镜下明确分离的微小浸润灶，浸润灶最大直径应局限于 1 mm 以内。

（3）浸润性癌：分为浸润性特殊癌和浸润性非特殊癌两大类，其中最常见的是浸润性导管癌，其次为浸润性小叶癌。

（4）其他罕见癌。

※ 浸润性特殊癌记忆口诀：年夜零点去小管吃乳猪的骨髓（黏液腺癌、鳞癌、小管癌、乳头状癌、髓样癌）。

※ 浸润性非特殊癌记忆口诀：单纯硬汉，你不是特殊的（单纯癌、硬癌）。

* 发病率顺序：非特殊浸润性导管癌最多见 80%—浸润性小叶癌—特殊性浸润性导管癌。

18. 浸润性特殊癌（少见；分化好；预后好）：之所以叫"特殊"，是因为浸润性导管癌有相对明显的分化特征，能够看出特殊的形态，故被称为浸润性特殊癌。

19. 两种特殊类型的乳腺癌

　　（1）炎性乳腺癌：局部皮肤呈炎性表现（直接 T_4），不久即扩展到乳房大部分皮肤，发展迅速，预后差。

　　（2）乳头湿疹样癌：乳头瘙痒、烧灼感，之后乳头和乳晕皮肤粗糙、糜烂，如湿疹，进而形成溃疡，发展缓慢，预后较好。

20. 乳腺癌的临床表现

　　（1）无痛性肿块：最常见的临床表现。

　　（2）乳房疼痛。

　　（3）乳房皮肤改变：出现酒窝征（肿瘤侵犯 Cooper 韧带，使其挛缩而致肿瘤表面的皮肤凹陷）、橘皮样改变（皮下淋巴管被癌细胞堵塞）、卫星结节（转移灶）。

　　（4）乳头血性溢液。

　　（5）特殊类型的表现（乳头湿疹样乳腺癌和炎性乳癌）。

　　（6）腋窝：淋巴结肿大。

　　＊ 所有实体性肿瘤的症状都类似，均为肿块＋疼痛＋其他（压迫、破裂、并发症等）。

21. 乳腺癌的淋巴转移路径（不同于乳房的淋巴流引流路径）

　　（1）癌细胞经胸大肌外侧缘淋巴管→腋窝淋巴结→锁骨下淋巴结→锁骨上淋巴结→胸导管或右淋巴管进入血液。

　　（2）癌细胞经内侧淋巴管→胸骨旁淋巴结→锁骨上淋巴结→胸导管或右淋巴导管入血。

　　（3）癌细胞逆行：通过逆行途径转移到对侧腋窝或腹股沟淋巴结。

22. 乳腺癌的转移途径（三种）

　　（1）局部扩散：侵犯 Cooper 韧带、皮肤、筋膜等。

　　（2）淋巴转移：如上所述三条淋巴转移途径。

　　（3）血运转移：乳腺癌是全身性疾病，早期即可出现血液转移，依次为：肺、骨、肝。

23. 乳腺癌的鉴别诊断

　　（1）乳腺囊性增生病：多见于育龄妇女，表现为乳房胀痛及肿块，胀痛具有周期性，与月经周期有关。可观察数个月经周期，如月经来潮后肿块无明显消退则考虑活检或手术切除。

　　（2）乳腺纤维腺瘤：多见于 20 ～ 40 岁中青年女性，多为单发病变，为圆形或椭圆形肿块，边界清楚，质地较硬，活动度大，发展缓慢，钼靶检查一般无钙化点。

　　（3）浆细胞性乳腺炎：急性起病需同炎性乳腺癌鉴别，慢性起病一般伴有肿块也类似乳腺癌，一般较难鉴别，病理活检可明确诊断。

　　（4）乳腺结核：常有结核的全身症状，如低热、盗汗，初始时多为孤立结节，后逐渐形成一个至数个肿块，需根据病理来明确诊断。

　　＊ 所有的鉴别诊断分类均很类似：先天性畸形、炎症类（包括感染，非特异性如金黄色葡萄球菌，特异性如结核）、肿瘤类（良性、恶性、转移性）、其他良性病（如乳腺病）。

24. 浆细胞性乳腺炎

　　（1）乳腺组织的无菌性炎症，炎性细胞以浆细胞为主。

（2）临床上 60% 呈急性炎症表现；40% 呈慢性炎症表现，表现为乳晕旁肿块。

（3）治疗：急性期抗炎治疗，炎症消退后如肿块仍存在则手术切除，以排除恶变。

25.乳腺癌的临床分期（AJCC 第七版）

表 19-2　乳腺癌的临床分期（AJCC 第七版）

TNM 分期	具体分期	具体描述
T	T_0	无原发肿瘤证据
	T_{is}	（1）非浸润性癌 （2）乳头湿疹样癌（无肿块）
	T_1	直径 ≤ 2 cm
	T_2	直径 > 2 cm 且 ≤ 5 cm
	T_3	直径 > 5 cm
	T_4	（1）不论直径大小，侵犯胸壁或皮肤 （2）炎性乳腺癌
N	N_1	同侧Ⅰ、Ⅱ组淋巴结转移，可活动
	N_2	（1）同侧Ⅰ、Ⅱ组淋巴结转移，融合或固定 （2）同侧内乳淋巴结转移但无腋窝转移征象（内无腋）
	N_3	（1）同侧Ⅲ组淋巴结转移（锁骨下淋巴结） （2）同侧锁骨上淋巴结转移 （3）同侧内乳淋巴结转移＋同侧腋窝Ⅰ、Ⅱ组转移。 ※ 记忆：锁骨上、下；内且腋
M	M_0	无远处转移
	M_1	有远处转移

26.乳腺癌的术式及切除范围

表 19-3　乳腺癌的术式及切除范围

术式	切除范围
保留乳房的乳腺癌切除术	（1）完整切除肿瘤，保证切缘阴性 （2）腋窝淋巴结清扫（或前哨淋巴结）
乳腺癌根治术	（1）整个乳房（皮肤切除范围距离肿瘤 3 cm） （2）胸大、小肌 （3）腋窝Ⅰ、Ⅱ、Ⅲ组淋巴结整块切除
乳腺癌改良根治术	（1）Auchincloss 手术（名字长保留得多）：保留胸大、小肌，Ⅲ组也保留 （2）Patey 手术：只保留胸大肌（简称 "P 大"，北京大学 Peking University）
乳腺癌扩大根治术	（1）乳腺癌根治术的切除组织 （2）第 2、3 肋软骨及相应的肋间肌 （3）胸廓内动静脉 （4）胸骨旁淋巴结
全乳房切除术	整个乳房（包括腋尾部及胸大肌筋膜）

27. 保乳手术的适应证

（1）$T_{1 \sim 2}$，即肿瘤直径 ≤ 5 cm，最好 < 3 cm。

（2）乳房有适当体积，术后能保持良好乳房外形。

（3）病人有保乳的意愿。

（4）无放疗禁忌。

（5）新辅助治疗后可以保乳。

* 近年来新辅助治疗兴起，所以手术适应证内必须留有一条"通过新辅助治疗缩小肿瘤体积后可采用手术方式切除"。

28. 保乳手术的手术原则

（1）原发灶切除：包括肿瘤、肿瘤周围 1 ~ 2 cm 的组织，确保标本的边缘无肿瘤细胞浸润。

（2）淋巴结：腋窝淋巴结清扫或前哨淋巴结活检。

（3）放疗：术后全乳放疗。

29. 全乳房切除术的手术适应证（不做淋巴结清扫的改良根治术）

（1）原位癌。

（2）微小癌（微浸润癌）。

（3）不能耐受根治手术者。

30. 前哨淋巴结活检：患侧腋窝中接受乳腺癌淋巴引流的第一站淋巴结为前哨淋巴结，采用联合方法（示踪剂＋染料）加以显示并切除活检，根据前哨淋巴结的病理结果决定是否行腋窝淋巴结清扫。

31. 辅助化疗的适应证

（1）浸润性乳腺癌伴腋窝淋巴结转移。

（2）T_2 及以上。

（3）组织学分化差。

（4）雌孕激素受体阴性。

（5）HER2 过度表达。

* （1）适用于腋窝淋巴结阳性者，为标准的化疗适应证；（2）~（5）适用于腋窝淋巴结阴性但有高危复发因素者。

※ 记忆：组 the。"组"为组织学分化差；"T"为 T_2 及以上；"H"为 HER2；"E"为雌孕激素，estrogen。

32. 乳腺癌化疗

（1）乳腺癌是实体肿瘤中化疗效果最好的肿瘤之一。

（2）经典方案：CMF/CAF（C：环磷酰胺，M：甲氨蝶呤，A：多柔比星，F：氟尿嘧啶，T：多西他赛）。

（3）现在常用：适用于分化差、分期晚的肿瘤，考虑用 AC-T 方案（蒽环类联合紫杉类）；肿瘤分化较好、分期较早的，考虑用 TC 方案（基于紫杉类）。

（4）周期：6 个疗程为宜。

* 蒽环类有心脏毒性：其中表柔比星的心脏毒性和骨髓抑制作用较多柔比星低。

33. 乳腺癌的内分泌治疗

（1）适应证：所有雌激素受体（ER）、孕激素受体（PR）阳性的乳腺癌病人（激素依赖性肿瘤）。

（2）他莫昔芬：抗雌激素药物，与雌激素结构相似，竞争性抑制雌激素受体。

（3）来曲唑：芳香化酶抑制剂，抑制绝经后肾上腺来源的雄激素转化为雌激素，是绝经后病人内分泌治疗的首选。

34. 乳腺癌放射治疗的适应证

（1）保乳术后。

（2）$T_{3\sim4}$。

（3）腋窝淋巴结转移 ≥ 4 枚。

（4）淋巴结转移 1 ～ 3 枚的 $T_{1\sim2}$，但腋窝清扫不彻底或淋巴结检测不彻底。

*（1）为放疗的标准适应证，（2）～（4）适用于根治术后高危复发者。

35. 乳腺癌的生物治疗

（1）针对 HER2 基因的曲妥珠单抗（赫赛汀）是主要的药物。

（2）HER2（＋）是使用靶向药物的适应证。

36. 乳腺癌的新辅助化疗，先采取穿刺活检方式，对病理行免疫组化（IHC），根据 HER2 的结果可以分为 HER2 阴性和 HER2 阳性

（1）HER2 阴性：单纯化疗即可。

（2）HER2 阳性：HER2 ＋化疗。

* 近年来，术前有采取双靶向药物治疗的，再加用帕妥珠单抗注射液（帕捷特）。

37. 乳腺癌的分子机制分型（看［八］表 26-2 所对应内容，此处为补充）

（1）Luminal A 型

病理 IHC 表达情况为：ER/PR 阳性，且 PR 高表达（≥ 20%）；HER2 阴性；Ki-67 低表达。Luminal A 型也称激素依赖型乳腺癌，50 岁以上病人多见，其特点为对内分泌治疗敏感，预后好，对化疗的敏感性较其他亚型差，是乳腺癌最常见类型。

（2）Luminal B 型

主要分为两类：一类是 Luminal B 型（HER2 阴性），称为"Luminal B 样"，病理 IHC 表达情况为 ER 阳性或 PR 阳性，而 HER2 阴性，Ki-67 高表达；另一类是 Luminal B 型（HER2 阳性），称为"Luminal B-like 样"，病理 IHC 表达情况为 ER 阳性或 PR 阳性，而 HER2 阳性，多见于高龄乳腺癌病人。Luminal B 型乳腺癌因其激素受体阳性，因此在接受内分泌治疗后无病生存率较高。

（3）HER2 过表达型

病理 IHC 表达情况为：ER、PR 阴性，HER2 阳性，Ki-67 多为高表达。此类乳腺癌亚型除高表达 HER2 蛋白外，其 $p53$ 的突变率达 40% ～ 86%。肿瘤分化较差，组织学分级通常是 Ⅲ 级。

（4）基底细胞型（Base-like 型）

病理 IHC 表达情况为：ER、PR、HER2 均阴性。预后较差。

第二十章 胸部损伤

1. 创伤是 40 岁以下人群最主要的死亡原因。

2. 急诊开胸探查手术（emergency department thoracotomy，EDT）的适应证

   （1）胸内大血管损伤。

   （2）心脏压塞。

   （3）严重肺裂伤或气管、支气管损伤。

   （4）食管破裂。

   （5）胸壁大块缺损。

   （6）胸内存留较大的异物。

   （7）胸腔内大量血凝块。

   （8）胸腔引流＞1500 ml，或每小时引流＞200 ml。

   （9）膈疝。

   ※ 记忆：气管食管、心脏大血管、三大（大块缺损、较大的异物、大量血凝块）、数字
   　　（1500，200）。

3. 连枷胸（flail chest）：多根多处肋骨骨折或胸骨与相应肋软骨骨折可使局部胸壁失去
   完整肋骨支撑而软化，出现反常呼吸运动，即吸气时软化区胸壁内陷，呼吸时外突，称
   为连枷胸。

4. 纵隔扑动：连枷胸呼吸时两侧胸腔压力不均衡致纵隔左右移动，称为纵隔扑动。

5. 肋骨骨折的治疗原则：有效镇痛；胸部物理治疗（就是理疗）；早期活动。

   ※ 记忆：镇痛，拍着病人的背（理疗）说"下地活动吧！"

6. 镇痛方法：静脉镇痛；肋间神经阻滞；胸膜内镇痛（重力作用）；硬膜外镇痛。

7. 气胸：胸膜腔内积气称为气胸

   （1）开放性气胸：自由进出，内外压力一致。

   （2）闭合性气胸：胸膜腔内压力低于大气压，积气量决定肺萎缩的程度。

   （3）张力性气胸：胸膜腔内压力大于外界。

8. 开放性气胸的病理生理

   （1）外界空气随呼吸经胸壁缺损处自由进出胸膜腔。缺损＞3 cm 时，患侧胸膜腔压力
   　　等于大气压。

   （2）伤侧胸膜腔压力＞健侧，患侧肺组织部分塌陷，纵隔向健侧移位。

   （3）两侧胸膜腔压力周期性变化，产生纵隔扑动，影响腔静脉回心血量。

9. 张力性气胸的病生理

（1）气管、支气管和肺损伤处形成活瓣，气体在胸腔中积累。

（2）患侧胸腔压力高于大气压，患侧肺明显塌陷，纵隔移向健侧，健侧肺受压，腔静脉回流障碍。

（3）胸腔内气体进入纵隔和皮下，引起纵隔气肿、皮下气肿。

10. 闭式胸腔引流的适应证

（1）中、大量气胸，开放性气胸，张力性气胸。

（2）需要使用机械通气或人工通气的气胸或血气胸者。

（3）胸腔穿刺术治疗肺无法复张者。

（4）拔除胸腔引流管后气胸或血气胸复发者。

（5）开胸手术。

＊气胸，需要机械通气；胸腔穿刺，置管引流，开胸手术各占一条。

11. 闭式胸腔引流的操作步骤

（1）位置：锁骨中线第2肋间（气胸），腋中线或腋后线第6或第7肋间（血胸）。

（2）穿刺点：下肋上缘。

（3）拔除时机：深吸气后屏气时。

12. 三种气胸的处理原则

（1）闭合性气胸：①尽早行胸膜腔穿刺术；②必要时行闭式胸腔引流。

（2）开放性气胸：①将开放性气性变为闭合性气胸（呼气末），清创、缝合胸壁伤口；②闭式胸腔引流；③预防性（给予）抗生素；④必要时开胸探查。

（3）张力性气胸：①紧急胸膜腔减压；②闭式胸腔引流；③预防性给予抗生素；④必要时开胸探查。

＊套话为"胸腔闭式引流""预防性给予抗生素""必要时开胸探查"。

＊三种气胸的处理原则为套话＋偶尔有些特征。

13. 几种血胸的概念

（1）进行性血胸：持续大量出血所致胸膜腔积血称为进行性血胸，需及时探查。

（2）迟发性血胸：受伤一段时间后，因活动致肋骨骨折断端移位刺破肋间血管或血管破裂处血凝块脱落而出现胸腔积血，称为迟发型血胸。

（3）凝固性血胸：当胸腔内迅速积累大量血液，超过肺、心包和膈肌运动所引起的去纤维蛋白作用时，胸腔内积血发生凝固，称为凝固型血胸。应尽早探查手术，清除血块，剥离纤维板。

（4）感染性血胸：血液是良好的培养基，经伤口或肺破裂口侵入的细菌，会在积血中迅速滋生繁殖，引起感染性血胸，最终导致脓血胸。

14. 根据血胸的积血量多少分类

（1）少量血胸：成人血胸量≤0.5 L。

（2）中量血胸：0.5～1.0 L。

（3）大量血胸：＞1.0 L。

15. 进行性血胸的诊断标准

（1）持续脉搏加快、血压降低，经补充血容量后血压仍不稳定。

（2）血红蛋白量、红细胞计数和血细胞比容进行性降低，引流胸腔积血的血红蛋白量和血细胞计数与周围血相近。

（3）闭式胸腔引流量每小时大于 200 ml，持续 3 h。

※ 记忆：症状体征＋实验室＋200 ×3。

16. 感染性血胸的诊断

（1）有高热、畏寒等感染的全身表现。

（2）积血涂片和培养发现致病菌。

（3）积血红细胞 / 白细胞比值接近 100∶1（正常为 500∶1）。

（4）积血 1 ml ＋ 5 ml 蒸馏水（1∶5），出现浑浊或絮状物（正常为淡红透明状）。

※ 记忆：症状＋细菌＋1∶100 ＋ 1∶5。

17. 主支气管损伤的表现

（1）纵隔内主支气管断裂而纵隔胸膜完整时：严重纵隔和皮下气肿。

（2）胸腔内主支气管断裂或纵隔胸膜破损时：张力性气胸。

（3）晚期：远端肺不张＋感染。

18. 何种情况下怀疑存在主支气管损伤（症状＋影像＋治疗）

（1）胸部损伤存在严重的纵隔和皮下气肿；张力性气胸。

（2）胸部 X 线正位片显示肺不张，肺尖降至主支气管平面以下。

（3）安置闭式胸腔引流后持续漏气且肺不能复张者。

19. 肺损伤（挫伤、裂伤、冲击伤）的治疗原则

（1）保证呼吸道通畅（Airway）。

（2）氧气吸入（Breathing）。

（3）低氧血症或呼吸衰竭病人，尽快机械通气。

（4）限制晶体液输入（Circulation）。

（5）注意处理合并伤（所有创伤病人应该都提及的一点）。

※ 记忆：ABC＋合并伤。"A" 为 "Airway"；"B" 为 "Breathing"；"C" 为 "Circulation"。

20. 心脏损伤

（1）分为钝性心脏损伤与穿透性心脏损伤。

（2）最危险：等容收缩期遭受钝性暴力打击最易致伤。

（3）最常见：心肌挫伤。

（4）致死原因：严重心律失常或心力衰竭（心脏也就这俩了，心肌和心律）。

21. 贝克（Beck）三联征

（1）静脉压升高。

（2）动脉压降低。

（3）心音遥远。

※ 记忆：心脏压塞的特殊体征"听动静"。

22. 胸腹联合伤和腹腔联合伤

    （1）胸腹联合伤：穿透性暴力同时作用伤及胸部、腹部内脏和膈肌（膈肌破裂），致伤物入口位于胸部，称为胸腹联合伤。

    （2）腹胸联合伤：致伤物入口位于腹部，称为腹胸联合伤。

    * 90% 的钝性膈肌损伤发生在左侧，因为肝的缓冲作用和座椅安全带的位置。

    * 无论是钝性还是锐性膈肌破裂，均需要立即修补，因为无论是胸腔内还是腹腔内器官疝入，结果都很糟糕，禁忌行气钡双重造影。

23. 创伤性窒息：钝性暴力作用于胸部所致上半身广泛皮肤、黏膜的末梢毛细血管淤血及出血性损害，以面部和眼眶部明显，治疗方面仅需要对症治疗即可，淤血和小出血 2～3 周后自行吸收减退。

第二十一章 胸壁胸膜疾病

（考得很少，临床上也很少遇到）

1. 五种常见的先天性胸壁畸形
   （1）凹陷畸形（漏斗胸）。
   （2）凸出畸形（鸡胸）。
   （3）肋骨畸形或缺如。
   （4）胸骨裂或缺如。
   （5）胸大肌缺损并指综合征（Poland's syndrome）。

2. 漏斗胸（pectus excavatum）：胸骨中下部凹陷畸形，同时附着于凹陷部胸骨两侧的肋软骨亦随之下降弯曲，构成畸形的两侧壁，呈漏斗状。

3. 判断漏斗胸严重程度的三种测量方法
   （1）胸脊间距：为侧位 X 线片上测量胸骨凹陷后缘最深处至脊柱前缘的间距，轻度 > 7 cm；中度 5 ~ 7 cm；重度 < 5 cm。
   （2）Haller 指数：选择胸骨 CT 凹陷最深处横断面，测量最大内横径（c）与同层胸骨后至胸椎前间距（a）之比值 > 2.5 为漏斗胸；> 3.2 为手术适应证。
   （3）漏斗胸指数：$F_2I = (a \times b \times c) / (A \times B \times C)$。①$a$、$b$、$c$ 分别为：漏斗胸凹陷部的纵径、横径和深度。②A、B、C 分别为：胸骨长度、胸廓横径和胸骨角至椎体的最短距离。③重度为 $F_2I > 0.30$；中度为 $0.21 ~ 0.30$；轻度为 < 0.20；中、重度为手术适应证。

4. 漏斗胸常用的三种手术方式
   （1）胸骨抬举术（年龄 < 15 岁，畸形范围小，凹陷浅者适用）。
   （2）胸骨翻转术（年龄大，畸形重者适用）。
   （3）Nuss 手术（简单方便，微创；使用 Nuss 胸骨支撑架）。

5. Nuss 手术：为无须裁除肋软骨和胸骨治疗漏斗胸的微创技术，通过两侧侧胸壁，在胸腔镜辅助或盲视下将预先塑形好的 Nuss 胸骨支撑架置于胸骨后并作翻转，将胸骨与前胸壁抬起至期望的形状，并将支撑架固定于两侧胸壁，两年后取出支撑架。

6. 鸡胸（pectus carinatum）
   （1）Ⅰ型：侧面呈 Z 型。
   （2）Ⅱ型：只有胸骨整体向前突出。

7. 常用的矫正鸡胸的手术方法

（1）胸骨沉降法。

（2）胸骨翻转法。

8. Tietze 病

（1）定义：即非特异性肋软骨炎，是肋软骨与胸骨交界处不明原因的非化脓性软骨炎性病变，常发生在第二肋（临床上常见，门诊、急诊均多见）。

（2）可能的病因：①胸肋关节韧带损伤；②内分泌异常；③病毒感染。

（3）临床表现：①局部肋软骨肿大、凸起；②疼痛、压痛；③自限性，多数 2～3 个月内逐渐缓解消失。

（4）治疗：对症处理；非甾体抗炎药（NSAIDs）；局部封闭；中药治疗；手术暂不考虑（治疗类似于运动系统慢性损伤性疾病的治疗）。

9. 胸壁肿瘤（深层）

（1）定义：发生在胸壁深层组织的肿瘤，如骨骼、骨膜、肌肉、神经及血管等组织肿瘤，不包括皮肤、皮下及乳腺肿瘤。

（2）两类：原发性肿瘤（5%）、继发性肿瘤（95%）。

（3）最常见的继发性肿瘤：肺癌、乳腺癌侵犯或转移。

10. 脓胸

（1）定义：胸膜腔内积有脓液称为脓胸。

（2）按病原菌分类：化脓性脓胸、结核性脓胸、特异病原性脓胸。

（3）按病程分类：急性脓胸、慢性脓胸（有些题目提示急性脓胸 6 周后转为慢性脓胸）。

（4）按病变范围分类：全脓胸、局限性脓胸（又称包裹性脓胸）。

＊ 常见致病菌：肺炎双球菌、链球菌、葡萄球菌。伴有厌氧菌感染者叫作腐败性脓胸。

11. 致病菌进入胸腔的途径

（1）肺部感染直接扩散。

（2）邻近感染灶扩散。

（3）败血症的血行转移。

（4）胸部开放伤或肺气管、食管的损伤。

（5）胸腔手术污染。

（6）其他：反复穿刺等。

12. 脓胸的病理分期

（1）渗出期。

（2）纤维脓性期。

（3）机化期。

＊ 前两期属于急性期，以壁层渗出为主要表现，解除病因后肺可再膨胀。

13. 急性脓胸的治疗原则

（1）支持治疗：给予高维生素、高蛋白饮食。

（2）控制感染：选用有效、足量抗生素。

（3）排出胸腔积脓促进肺复张：①胸腔穿刺术；②胸腔闭式引流；③早期脓胸廓清术。

　　＊ 急性脓胸的三点治疗原则可理解为由"全身"到"局部"。

14.慢性脓胸形成的原因

（1）急性脓胸引流不及时或不正确，急性转为慢性。

（2）邻近组织有慢性感染。

（3）伴有支气管胸膜瘘或食管瘘。

（4）特发性感染，如结核、真菌及寄生虫。

（5）异物存留于胸膜腔内。

　　※ 记忆：急性转慢性，邻近组织感染，支气管胸膜瘘，然后掉下来特异性细菌和异物。

15.慢性脓胸的治疗原则

（1）改善营养，提高机体抵抗力。

（2）去除造成慢性脓胸的原因、清除感染、闭合脓腔。

（3）尽可能保存和恢复肺功能（治疗原则的最终目的）。

　　＊ 与急性脓胸治疗原则相比，慢性脓胸的原则中多加了"强调营养"。

16.慢性脓胸的手术治疗方法

（1）胸膜纤维板剥脱术适用于：肺内无病变，剥离后肺能够复张的病人。

（2）胸廓成形术适用于：①肺内活动性结核病灶；②肺组织有纤维化；③支气管胸膜瘘的病人。

（3）胸膜肺切除术适用于：慢性脓性伴肺内广泛病变的病人。

17.良性胸膜纤维瘤

（1）胸膜纤维瘤：来源于胸膜间皮层下间隙的间叶细胞，有良恶性之分。

（2）多数：发生于脏胸膜（乳头状改变）。少数：源于壁胸膜。

（3）两组类肿瘤综合征：肥大性肺性骨关节病、低血糖。

（4）血性胸液：肿瘤完全切除后可消失。

（5）治疗：手术切除。

18.恶性胸膜纤维瘤

（1）临床上与良性胸膜纤维瘤难以区分，一般恶性胸膜纤维瘤病人常有胸痛、咳嗽、发热、气短。

（2）类瘤综合征：低血糖较良性者更多见，但很少发生骨关节病。

19.弥漫型恶性胸膜间皮瘤的组织学分型

（1）上皮型（最常见）。

（2）肉瘤样型。

（3）混合型。

　　＊ 肿瘤呈多发扁平结节，多见于胸腔下部。

20.弥漫型恶性胸膜间皮瘤的病因及特征

（1）病因：接触石棉（从接触到发病之间有 20 ～ 40 年甚至更长的潜伏期）。

（2）胸腔积液特征：黏稠性，可有拉丝。

21. 弥漫型恶性胸膜间皮瘤分期（Butchant 分期）

表 21-1   弥漫型恶性胸膜间皮瘤分期

分期	肿瘤累及的结构
Ⅰ期	局限于同侧胸膜和肺（可行胸膜切除或胸膜外全肺切除术）
Ⅱ期	（1）侵犯胸壁或纵隔器官（食管、心脏） （2）胸内淋巴结转移 * 还在同一侧腔内
Ⅲ期	（1）侵及腹腔 （2）侵及对侧胸膜 （3）胸外淋巴结转移
Ⅳ期	远处血行转移

第二十二章 肺部疾病

1. 两个重要的概念
   （1）肺气肿：属于慢性阻塞性肺部疾病，病理特征为终末细支气管远端气腔的永久性异常性扩张，伴有气腔壁的破坏而无明显纤维化。
   （2）肺大疱：肺泡壁破坏使肺组织内形成直径＞1 cm的充气空腔，也称大疱性肺气肿。
2. 肺气肿的分类
   （1）临床分类：①代偿性肺气肿，肺泡组织无破坏，为假性肺气肿；②弥漫性肺气肿，真性肺气肿，为常见的慢性阻塞性疾病；③大疱性肺气肿，肺组织相对正常。
   （2）按照终末细支气管与肺泡组织病理变化分类：肺泡中央型；肺泡远端型；全肺泡型；大疱性肺气肿。
3. 肺大疱的分型及病因
   （1）肺大疱分型：狭颈型；宽基底部表浅型；宽基底部深部型。
   （2）病因：吸烟；长期吸入粉尘或有害气体；大气污染；反复的支气管感染；哮喘；α_1-抗胰蛋白酶缺乏症。
4. 肺气肿的治疗
   （1）内科治疗：吸氧、控制感染、支气管解痉药物等。
   （2）肺大疱切除术：适用于大疱性肺气肿。
   （3）肺减容术：切除病变最严重的部分肺组织（一般为一侧肺容积的20%～30%），恢复剩余肺组织的弹性回缩力，减轻胸廓内压，改善呼吸功能。
   （4）肺移植术。
5. 支气管扩张的病因与病理
   （1）病因：①先天性支气管壁软骨和支持组织发育不良的病人，有发病倾向性；②后天疾病引起，也是最多见的原因，如幼儿期的百日咳、麻疹、支气管肺炎、肺结核。
   （2）好发位置：肺段第3～4级支气管支。
   （3）形态分类：柱状扩张、囊状扩张、混合型扩张。
   （4）下叶比上叶多见。
   ＊ 感染和支气管阻塞互为因果，在支气管扩张的形成与发展中形成恶性循环：支气管壁的感染—破坏—狭窄—感染（恶性循环）。
6. 支气管扩张的术前准备：术前检查；支持疗法；控制感染和减少痰量（＜50 ml/d）。
7. 支气管扩张的手术适应证
   （1）规范内科治疗6个月以上症状无减轻。

（2）症状明显，如持续咳嗽、大量咳痰、反复咯血。

（3）病变相对局限。

（4）心、肺、肝等重要脏器可以耐受手术。

8. 支气管扩张手术治疗的范围（2个单侧，3个双侧）

（1）单侧病变：局限于一叶或段，行肺段或肺叶切除术。

（2）单侧病变：病变侵犯一侧多叶甚至全肺，若对侧肺功能良好，则可行多叶甚至全肺切除。

（3）双侧病变：若一侧肺的肺叶或肺段病变显著，另一侧轻微，则可行严重侧的肺叶或肺段切除。

（4）双侧病变：若病变范围不超过总肺容量的50%，切除后不严重影响肺功能，可根据情况对双侧病变行一期或分期手术，分隔时间至少半年。

（5）双侧病变：病变广泛，不宜行手术治疗。如果情况严重，且明确出血位置，可切除出血侧肺。

9. 支气管扩张的手术禁忌证

（1）全身情况差不能耐受手术。

（2）（局部）病变广泛，切除后严重影响肺功能者。

（3）合并肺气肿、哮喘或肺源性心脏病者（可以认为是全身情况较差）。

＊ 所有的手术禁忌必备两条：全身状况不行（比如肝肾、肺功能、心脏功能不全）；疾病的局部不行，如感染活动期、肿瘤切不掉（T太大，N广泛转移，M远处转移）、病变广泛等情况。

10. 肺脓肿病因：原发性（误吸，常见）、继发性（周围组织感染）。

11. 慢性肺脓肿的手术适应证

（1）经规范内科治疗超过3个月，症状未见明显改善者。

（2）有大咯血史，为防止再次咯血窒息者。

（3）不能排除癌肿形成肺脓肿者。

12. 肺结核的两种术式

（1）肺切除术：目前应用最广泛的术式。

（2）胸廓成形术：将不同数目的肋骨节段行骨膜下切除，使该部分胸壁下陷后靠近纵隔，并使其下面的肺得到萎缩，是一种萎缩疗法（现在少见）。

＊ 胸廓成形术范围大的话需要分期手术，以避免术后发生胸壁反常呼吸造成有害的生理变化，也就是造成人为的连枷胸（一次最多3~4根）。

13. 肺结核肺切除术的手术适应证

（1）结核球：直径＞2 cm的干酪样病灶不易愈合，易液化为空洞。

（2）肺结核空洞：不易闭合的厚壁空洞、巨大空洞及支气管阻管引流不畅的张力空洞。

（3）毁损肺：肺叶或一侧全肺毁损，有广泛的干酪病变、空洞、纤维化、支气管狭窄或扩张。肺功能已基本丧失，药物治疗难以奏效；或已成为感染源。

（4）结核性支气管狭窄或扩张：反复感染或咯血。

（5）反复或持续咯血：经药物治疗无效、病情危重者，可行手术治疗。

（6）其他：诊断不明确的肺部结节或肺不张、胸廓成形术后仍有排菌者。

※ 记忆：结核球、肺结核空洞、毁损肺是连续的过程；支扩会引起咯血。

14. 肺结核肺切除术的禁忌证

（1）全身情况差不能耐受者。

（2）肺结核正处于活动期：全身症状重，红细胞沉降率（血沉）等基本指标不正常。

（3）合并肺外其他脏器结核病，经过系统的抗结核治疗，病情仍进展者。

15. 肺结核切除术的术前准备与术后处理

（1）（术前评估耐药性）详细询问病史及抗结核药物情况，有耐药性的病人，采用新的抗结核药物做术前准备（重点是耐药性）。

（2）（支气管镜）痰菌阳性者做支气管镜检查，如有支气管内膜结核则继续抗结核治疗。

（3）（术后用药）术后继续规范抗结核治疗 6 ～ 12 个月，留有病灶、空腔的，应做胸廓成形术。

16. 肺结核肺切除术的并发症

（1）支气管胸膜瘘：早期可手术修补瘘口，晚期安置闭式引流。

（2）顽固性含气残腔：大多数不产生症状，可逐渐消退。

（3）结核播散：多由术前准备不足引起。

（4）脓胸：遗留的残腔易引起感染导致脓胸。

17. 肺癌的分类

（1）中央型肺癌：起源于主支气管、肺叶支气管的肺癌，位置靠近肺门，称为中央型肺癌，如鳞癌、小细胞癌、大细胞癌。

（2）周围型肺癌：起源于肺段支气管开口以下的肺癌，位置靠近周围，称为周围型肺癌，如腺癌。

* 肺癌来源于支气管黏膜上皮。

18. 根据 2004 年 WHO 对于肺癌的分类，肺癌的病理类型有 8 种

（1）小细胞癌。

（2）大细胞癌。

（3）腺癌。

（4）鳞状细胞癌。

（5）腺鳞癌。

（6）唾液型腺癌。

（7）肉瘤样癌。

（8）类癌。

※ 后三个可用"唾肉类"进行记忆。

* 将不典型腺瘤样增生（AAH）和原位癌，统称为侵袭前病变。

19. 临床上常见的肺癌

（1）小细胞肺癌（small cell lung cancer，SCLC）。

（2）非小细胞肺癌（non-small cell lung cancer，NSCLC）：鳞癌、腺癌、大细胞癌。

20. 肺癌的几个名称概念

（1）细支气管肺泡癌：是肺腺癌的一个类型，起源于细支气管黏膜上皮或肺泡上皮，分化程度高，生长缓慢，多沿细支气管、肺泡管及肺泡上皮生长，较少浸润肺间质，可分为结节型和弥漫型。

（2）燕麦细胞癌：小细胞肺癌的癌细胞形态与小淋巴细胞相似，形如燕麦穗粒，称为燕麦细胞癌，多起源于大支气管，大多为中心型肺癌。

（3）混合型肺癌：少数肺癌病例同时存在不同类型的肿瘤组织，如腺癌内有鳞癌组织，鳞癌内有腺癌组织，这类肿瘤称为混合型肺癌。

21. 肺癌的转移方式有一种较为特殊：气腔内播散。

22. 肺癌的临床表现

表 22-1　肺癌的临床表现

情况	临床表现
早期	（1）咳嗽：常为刺激性干咳 （2）咳痰：浓痰或血痰 （3）阻塞性肺炎、肺不张
局部晚期（压迫、侵犯邻近器官和组织）	（1）膈神经：同侧膈肌麻痹，呃逆，呼吸障碍 （2）喉返神经：声音嘶哑 （3）颈交感神经：霍纳综合征 （4）上腔静脉：上腔静脉梗阻综合征 （5）食管：吞咽困难 （6）胸膜：恶性胸腔积液
远处转移	（1）脑转移：剧烈头痛 （2）骨转移：骨痛 （3）肝转移：右上腹痛
副肿瘤综合征	（1）骨关节病综合征 （2）兰伯特-伊顿肌无力综合征 （3）多发性神经肌肉痛 （4）库欣综合征 （5）男性乳腺增大

※ 压迫症状记忆方法如下。

神经方面：膈神经（位于中间）；交感神经；副交感神经（喉返神经，为迷走神经的分支）。

血管方面：上腔静脉及其余大血管。

其余管道：气管，食管。

23. 兰伯特-伊顿肌无力综合征：（与重症肌无力恰恰相反）是一种累及神经-肌肉接头突触前膜的自身免疫性疾病，该病特征是肢体近端肌群无力和易疲劳，患肌短暂用力收缩后肌力反而增强，持续收缩后呈病态疲劳。

* 辅助检查（注意与重症肌无力区别开，都是相反的）：肌电图重复电刺激可见低频（2～5 Hz）刺激时动作电位波幅降低，高频（10 Hz）刺激时波幅增高；腾喜龙试验不敏感；抗胆碱酯酶药物不敏感。

24. Pancoast 肿瘤：也称肺上沟瘤，与周围组织关系密切，常侵入纵隔或压迫位于胸廓入口的器官和组织，如第一肋骨、锁骨下动脉和静脉、臂丛神经、颈交感神经。

25. 肺癌的病理学诊断方法（8 种）

（1）痰细胞学检查：中央型肺癌阳性概率高，应连续送检 3 次或 3 次以上痰细胞学检查。

（2）胸腔积液检查：对怀疑肺癌转移所致的胸腔积液，可在积液中寻找癌细胞。

（3）经胸壁针吸细胞学或组织学检查：CT 引导或 B 超引导。

（4）支气管镜检查：对被怀疑患肺癌的病人常规行支气管镜检查，可以在获取病理的同时评估手术切除范围。

（5）支气管内超声引导针吸活检术（EBUS-TBNA）：可对肺门或纵隔淋巴结进行细针穿刺活检，用于病理获取及淋巴结分期。

（6）纵隔镜检查：可直接观察气管周围及隆突下淋巴结情况，但属于有创操作。

（7）胸腔镜检查：其他检查未取得病理但临床高度怀疑时可行胸腔镜检查。

（8）转移灶活检：对怀疑转移的体表淋巴结进行活检。

26. 肺癌的临床分期（AJCC 第八版，与第七版相比变动较大）

* 肺癌的分期中考虑的因素为肿瘤大小。

（1）$T_1 \leq 3$ cm；有 T_{1a}、T_{1b}、T_{1c}（※ 可简记为 "abc"），分别对应 ≤ 1 cm、$1 \sim 2$ cm、$2 \sim 3$ cm（※ 简记为 "1.2.3"）。

（2）3 cm $< T_2 \leq 5$ cm；T_{2a}、T_{2b} 分别对应 4 cm、5 cm（※ 记忆：4.5）＋脏主不张（侵犯脏层胸膜、主支气管、有部分肺不张/阻塞性肺炎）。

（3）$T_3 > 5$ cm；直接侵犯胸壁、膈神经、心包（恰好是外侧、内侧、底侧）；同一肺叶出现孤立性癌结节（建议上网找图片，自己联系 TNM 分期）。

（4）$T_4 > 7$ cm；或无论大小，侵及以下任何一个器官，包括纵隔、喉返神经、心脏大血管、食管气管隆突、椎体、膈肌；同侧不同肺叶内出现孤立癌结节。

* N1：同侧支气管周围或同侧肺门淋巴结以及肺内淋巴结有转移（就是 10 ～ 14 组，见本章第 27 条）。

N2：同侧纵隔内或隆突下淋巴结转移。

N3：对侧纵隔、对侧肺门、同侧或对侧前斜角肌及锁骨上淋巴结转移。

27. 肺癌的淋巴结分组（建议有条件的同学可以跟几台胸腔镜肺相关的手术，了解手术流程以及胸腔镜的使用技术后，会对此淋巴结分组有更深的了解；此内容属于考试中较难内容）

（1）1 组：上纵隔或最上纵隔淋巴结。

（2）2 组：上气管旁淋巴结。

（3）3 组：气管前淋巴结。

（4）4 组：下气管旁淋巴结。

（5）5 组：主肺动脉窗内淋巴结（※ 类似于没有管道的动脉导管，血流穿过的声音像 "555" 火车经过一样）。

（6）6 组：升主动脉旁淋巴结（※ 主动脉弓的形状像 "6"）。

（7）7 组：隆突下淋巴结（※ 隆突形成的夹角类似 "7"）。

（8）8 组：食管旁淋巴结。

（9）9组：肺韧带淋巴结。

（10）10组：肺门淋巴结。

（11）11组：叶间淋巴结。

（12）12组：叶淋巴结。

（13）13组：段淋巴结。

（14）14组：亚段淋巴结。

28. 肺癌的手术适应证：Ⅰ、Ⅱ、ⅢA期病人均可以考虑手术治疗，部分淋巴结转移的ⅢA、ⅢB期病人，可以考虑新辅助化疗后重新评估，而后可考虑行手术治疗。

29. NSCLC 分期治疗原则

（1）ⅠA：手术治疗。$T_1N_0M_0$。

（2）ⅠB：手术治疗 ± 辅助化疗。$T_{2a}N_0M_0$。

（3）Ⅱ：手术治疗 ± 辅助化疗。$T_{2b\sim3}N_0M_0$，$T_{1\sim2}N_1M_0$。

（4）ⅢA：多学科综合治疗（放化疗 ± 手术治疗）。$T_{1\sim2}N_2M_0$，$T_3N_{1\sim2}M_0$。

（5）ⅢB：多学科综合治疗（放化疗）。$T_4N_{0\sim2}M_0$。

（6）Ⅳ：综合治疗；根据基因突变情况行靶向治疗、化疗、免疫治疗。TNM_1。

30. 肺癌的手术治疗方法

（1）肺叶切除术（lobes）＋淋巴结清扫：最常用的术式，也是标准术式。

（2）肺段切除术（segment）：手术风险低，但局部复发率高，适用于早期肺癌。

（3）楔形切除术（wedge）：手术风险低，但局部复发率高，适用于早期肺癌。

（4）袖状切除术（sleeve resection）：避免切除多余的正常肺组织。

（5）扩大切除术（extensive）：多用于可切除的 T_3、T_4 期病人＋心包/胸壁部分切除术。此外一般都需要附加肺门及纵隔淋巴结清扫（N_1/N_2）。

31. 支气管袖状肺叶切除术：肿瘤局限于一侧肺叶内，但已侵犯局部主支气管或中间支气管，为保留邻近正常的肺组织，避免做一侧肺全切，可将病变肺叶及受累的一段气管切除，然后吻合支气管的上下端。

32. 肺癌的手术禁忌证

（1）（全身）全身状况差，难以耐受手术者。

（2）（T）严重侵犯周围组织和器官，估计难以切除者。

（3）（N）胸外淋巴结转移，如锁骨上淋巴结转移。

（4）（N）广泛肺门、纵隔淋巴结转移，无法清除者。

（5）（M）远处转移的病人。

33. 小细胞肺癌的治疗原则

（1）除早期的病人（$T_{1\sim2}N_0M_0$）适合手术治疗外，其余均以非手术治疗为主。

（2）三种方案（前后均有化疗）：①化疗—手术—化疗；②化疗—放疗—化疗；③化疗—放疗—手术—化疗。

（3）可附加预防性全脑照射。

34. 肺癌的非手术治疗选择

（1）放射治疗：是局部治疗手段之一，小细胞肺癌敏感性较高，鳞癌敏感性其次，单独治疗效果较差，常作为辅助治疗。

（2）化学治疗：是以手术为主的综合治疗中的重要组成部分，临床广泛使用 GP 方案（吉西他滨＋铂类）。

属于生物治疗

（3）靶向治疗：主要的靶点有表皮生长因子受体（吉非替尼等）、血管内皮生长因子（EGFR、VEGF）。

（4）免疫治疗：PD-1（纳武利尤单抗）/PD-L1（O 药、K 药）（近年热点，改变自身与肿瘤之间识别的靶点，不让自身免疫系统被蒙蔽）。

（5）中医中药治疗。

35. 支气管腺体肿瘤相关知识点

（1）支气管腺体肿瘤的五种类型：①支气管类癌；②支气管囊性腺样癌；③支气管黏液表皮样癌；④支气管黏液腺腺瘤；⑤多形性混合瘤。

（2）支气管检查应避免做活检，因为肿瘤血供丰富，以免大量咯血。

（3）明确诊断后行手术治疗：①局限性肿瘤，可切开取出后再修复；②侵犯肺叶支气管，可考虑行肺叶切除术；③侵犯主支气管，也可考虑行袖状切除术。

36. 肺错构瘤特点

（1）支气管壁各种正常组织杂乱组合而形成的良性肿瘤。

（2）以软骨为主，此外还可有腺体、纤维组织、平滑肌和脂肪等。

（3）肿瘤呈圆形、椭圆形，边界清楚，可有爆米花样钙化点（特征性）。

（4）治疗以楔形切除为主。

37. 肺转移癌手术治疗的四个条件

（1）全身情况可以耐受相应的手术。

（2）原发肿瘤已得到比较彻底的治疗或控制。

（3）肺部转移灶能够被全部切除且不严重影响正常的肺功能。

（4）身体其他部位没有转移灶，或有转移灶也能分期或同期手术切除。

* 能够手术切除的原发灶外转移，如肺转移、肝转移等，必须包括四个手术条件：全身情况可耐受手术；原发肿瘤被彻底控制；转移灶能切除；其他部位没有转移灶或有转移灶也能清除。本书中肿瘤转移灶主要考虑手术治疗的就是肺转移灶和肝转移灶两种。

* 肺转移癌的特点：多发性、大小不一、密度均匀、轮廓清楚。

38. 肺棘球蚴病

（1）定义：是由细粒棘球绦虫的蚴虫侵入肺所致，在肺组织中形成棘球蚴囊肿，并造成各种并发症的疾病，又称为肺包虫病。

（2）蚴虫先锚定于肠壁上，然后释放蚴虫，蚴虫随着门静脉进入血液，多数滞留在肝，少数进入肺组织（10% ～ 15%）。

（3）人是细粒棘球绦虫的中间宿主，狗是终宿主。

（4）肺包虫囊肿的两层囊壁：内囊和外囊，内外囊之间是潜在的间隙。

（5）禁止行穿刺检查。

* 由于人是中间宿主，狗为终缩主，可简单理解为"狗屎被人吃了"。

39. 肺棘球蚴病的临床表现

（1）压迫：咳嗽、胸痛、气急等。

（2）破裂：囊肿穿破入支气管、胸膜腔。

（3）继发感染：症状类似肺脓肿。

（4）过敏：皮疹、支气管痉挛和休克等。

　＊ 部分良性占位疾病的症状、并发症、手术适应证均包括：三连（压迫、破裂、继发感染）＋特殊的（比如过敏、癌变、其他根据肿瘤特点出现的症状等）。

40. 肺棘球蚴的四点诊断依据

（1）居住史：居住或到过棘球蚴病流行区，有牧羊接触史。

（2）影像：X 线或 CT 表现为边界清楚、密度均匀的圆形或椭圆形阴影。

（3）B 超显示肺内有囊性病变。

（4）实验室化验：嗜酸性粒细胞比例增高（血常规）；棘球蚴补体结合试验阳性（间接）；棘球蚴液皮内试验阳性（Casoni 试验，直接）。

41. 囊肿破裂后的四种征象

（1）囊肿顶部呈新月形透亮区。

（2）囊内呈液平面。

（3）类似肺大疱，呈囊状透亮影。

（4）如水上浮莲，液平面上呈不规则的内囊阴影。

42. 水上浮莲征：肺棘球蚴病的 X 线表现之一，当内外囊都破裂时，内囊陷落漂浮于液平面上，犹如水上浮莲。

43. 肺棘球蚴的手术方法（外科手术是唯一有效办法）

（1）内囊摘除术（适用于无并发症者）。

（2）囊肿摘除术（适用于位于肺组织深部者）。

（3）肺叶或肺段切除（适用于部分感染，造成实变者）。

　＊ 只要是该病，治疗方法就这三种（到肝脏即为，肝段或肝叶部分切除）。

44. 肺功能检查指导手术治疗

（1）$FEV_1\% > 70\%$。

（2）肺一氧化碳弥散量（D_{LCO}）正常为测定值占预期值的 80% 及以上；轻度功能障碍为 60% ～ 80%；中度 40% ～ 60%；重度 < 40%。

（3）最大自主通气量（MVV）：以最快速度、最大用力深呼、吸气（坚持至少 12 s），换算为 1 min 的通气量。MVV > 70% 手术安全；50% ～ 69% 可以考虑手术；30% ～ 49% 尽量避免手术；< 30% 手术禁忌。

45. 常染色体隐性纤毛运动不良综合征（Kartagener 综合征）：内脏转位，鼻窦炎，支气管扩张三联征。

第二十三章 食管疾病

1. 食管的解剖

    （1）食管长度 25～30 cm，门齿距食管入口 15 cm。

    （2）三个生理狭窄：咽部、食管与左主支气管交叉处、膈肌食管裂孔处。这三个生理狭窄是异物停留以及腐蚀伤最严重的位置。

    （3）食管结构：黏膜、黏膜下、肌层、外膜（没有浆膜层）。

    （4）食管有个上、下括约肌：①上括约肌，亦称咽括约肌、环咽肌，静息压 35 mmHg；②下括约肌，属于功能括约肌，存在一个高压区，防止反流，静息压 13～30 mmHg。

    （5）食管功能：将食物迅速输送入胃内。

    * 外膜和浆膜的区别：外膜（adventitia）是由薄层结缔组织构成，称纤维膜（fibrosa），食管和大肠末段与周围组织无明显界限；浆膜（serosa）是由薄层结缔组织与间皮细胞共同构成，而腹膜同样是由间皮细胞及其之间的紧密连接构成，所以浆膜层被认为是脏腹膜的一部分。

2. 食管分段方法（AJCC 第八版）

    （1）颈段：食管入口（环状软骨水平）→胸骨上切迹，距门齿约 20 cm。

    （2）胸上段：胸骨上切迹→奇静脉弓下缘水平，距门齿约 25 cm。

    （3）胸中段：奇静脉弓下缘水平→下肺静脉水平，距门齿约 30 cm。

    （4）胸下段：下肺静脉水平→胃食管连接部，距门齿约 40 cm。

    * 食管恶性肿瘤最常见于胸中段，其次是下段；如果题目中提及"在主动脉弓压迹水平"，则考虑还未到下段，属于中段。

    * 了解食管分段的方法以指导手术治疗。

3. 食管的淋巴引流方向（上段向上、中段向两旁、下段向下）

    （1）颈段及胸上段：颈部淋巴结，部分注入锁骨上淋巴结。

    （2）胸段：注入气管旁、纵隔淋巴结。

    （3）胸下段：注入腹腔淋巴结。

    * 食管各段的血供来源均不同，血供呈节段性。

    * 病变部位由上缘决定。

4. 贲门失弛缓症：是最常见的功能性食管疾病，是由于在吞咽时食管体缺乏蠕动，食管末端括约肌不松弛，造成间断的吞咽困难，原因是食管肌层内 Auerbach 神经节缺如或副交感神经分布缺陷。

5. 贲门失弛缓症的诊断

（1）典型症状：好发于 20 ～ 50 岁青壮年，表现为吞咽困难、时轻时重，与精神因素及进食生冷食物有关。

（2）钡剂造影：食管扩张、食管末端呈鸟嘴状狭窄、狭窄部黏膜光滑、食管蠕动减弱。

（3）食管镜：仅在不能排除器质性狭窄或肿瘤时进行，可见食管扩张，有食物潴留，贲门部闭合，但食管镜可通过。

（4）动力学检查：食管蠕动波无规律、振幅小，食管末端括约肌不松弛或松弛不完全，压力在正常范围（压力测定是金标准）。

* 无论是上消化道还是下消化道，诊断及鉴别诊断的检查均包括：钡剂造影、纤维镜、腔内超声、CT/MRI 等。

6. 贲门失迟缓症的治疗

（1）药物治疗：解痉剂或镇静剂。

（2）机械扩张治疗：气囊、水囊等。

（3）肉毒杆菌素注射疗法（有效率 75% ～ 90%，疗效维持 1.5 年左右）。

（4）手术治疗：Heller 手术（经胸或经腹贲门肌层切开，有时附加胃底折叠术）。

* Heller 手术：纵行切开 6 ～ 7 cm，胃端≤ 1 cm，黏膜膨出＞周径 1/2，避免切破黏膜。远期并发症为反流性食管炎。

7. 贲门失弛缓症食管扩张的分级（由 Henderson 等分级）

（1）轻度：食管直径小于 4 cm。

（2）中度：食管直径 4 ～ 6 cm（※ 记忆："4""6"谐音为"饲料"）。

（3）重度：食管直径大于 6 cm。

8. 食管腐蚀伤分度

（1）Ⅰ度：伤及黏膜及黏膜下层，有黏膜充血、水肿，无瘢痕形成。

（2）Ⅱ度：伤及肌层，除出血、水肿外，食管蠕动差，大多形成瘢痕狭窄。

（3）Ⅲ度：累及食管全层及周围组织。

※ 记忆：食管镜下，2 肌。

* 说明：食管腐蚀伤分度在食管镜下分级；"2 肌"是指 Ⅱ度为伤及肌层；其他层可根据此分级反推。

9. 食管腐蚀伤后预防食管狭窄的方法

（1）糖皮质激素，同时使用抗生素。

（2）食管扩张（与尿路相似，伤后 10 ～ 14 天开始扩张；若为食管腐蚀伤，应在伤后 6 个月瘢痕稳定后手术）。

（3）腔内置管支撑。

10. 食管瘢痕狭窄的手术治疗

（1）结肠代食管术。

（2）食管胃吻合术（类似于胃代食管）。

11. 食管憩室

（1）定义：食管壁的一层或全层向外突出，内壁覆盖有完整上皮的盲袋称为食管憩室。

（2）机制分类：内压性憩室、牵引性憩室。

（3）部位分类：咽食管憩室（内压性）、食管中段憩室（牵引性）、膈上憩室（内压性）。

（4）平卧或夜里憩室内容物反流至口内，为憩室特征性症状。

12. 咽食管憩室（Zenker 憩室）

（1）部位：发生于咽食管连接处后壁，环咽肌上方，即咽下缩肌和环咽肌之间的薄弱小三角区，又叫作 Killian 三角。

（2）机制：吞咽时咽下缩肌收缩和环咽肌松弛不协调，使得咽部食管腔内压力增高，食管黏膜经薄弱处突出形成憩室，左侧多见，常见于老年。

（3）治疗：①憩室较小而基底较宽者→单纯环咽肌切开术；②憩室较大→憩室切除＋环咽肌切开。

13. 食管中段憩室的发生机制（牵引性）：气管或支气管旁淋巴结急性或慢性炎症后瘢痕形成，引起粘连收缩，将局部食管壁向外牵拉，形成憩室。

14. 大多数膈上食管憩室需手术治疗，除憩室切除外，若合并裂孔疝、贲门松弛应一并处理。

15. 食管良性肿瘤

（1）形态学分类：腔内型（息肉状、乳头状）、黏膜下型（颗粒细胞瘤、血管瘤）、壁间型（平滑肌瘤）。

（2）最常见：食管平滑肌瘤（壁间型），90% 位于食管中下段。

（3）禁行活检，以免因黏膜损伤给手术摘除肿瘤带来困难，且术中应避免损伤黏膜，损伤后立即修补。

16. 食管癌的病因（死亡率首位）

（1）遗传因素。

（2）饮食习惯：进食粗糙食物、进食过快、过热等。

（3）亚硝胺和真菌。

（4）营养不良及微量元素缺乏（维生素 ABC）。

（5）其他因素：食管慢性炎症、黏膜损伤，Barrett 食管（癌前）。

　＊饮食习惯：进食过快、过热；食物中含有真菌或亚硝胺，分解了营养元素或微量元素，导致营养或微量元素缺乏。

　＊维生素 A 与 B_2 缺乏与上皮增生有关；维生素 C 可阻断亚硝胺作用。

17. Barrett 食管：食管末端黏膜上皮柱状细胞化生，多由长期胃食管反流引起。

18. 食管癌早期形态分类

（1）隐伏型。

（2）斑块型。

（3）乳头型。

（4）糜烂型。

　＊食管癌的四种早期形态都类似于晚期形态中的某一型：隐伏型类似于髓质型；斑块型类似于缩窄型；乳头型类似于蕈伞型或腔内型；糜烂型类似于溃疡型。

19. 中晚期食管癌的大体病理形态分类

（1）髓质型：最常见，侵犯食管全层，向食管腔内外生长，引起中重度狭窄。

（2）缩窄型：环形缩窄。

（3）蕈伞型：肿瘤向管腔内突出，呈蘑菇状。

（4）溃疡型：可见溃疡龛影。

（5）腔内型：最少见，呈息肉状向管腔内突出。

20. 食管癌的扩散及转移途径

（1）食管壁内扩散（特殊）：黏膜及黏膜下层有大量的淋巴引流管，显微扩散范围大于肉眼所见，所以手术应切取足够长度（6 cm）。

（2）直接扩散：侵犯周围组织器官。

（3）淋巴转移：食管癌最主要的转移途径，上段食管癌可转移至锁骨上及颈部淋巴结，中下段多转移至贲门及胃左淋巴结。

（4）血行转移：晚期发生。

21. 食管癌的临床表现

（1）早期症状：多不明显，偶有吞咽食物哽噎、停滞或异物感，或胸骨后疼痛。

（2）中晚期症状：进行性吞咽困难。

（3）晚期症状：严重胸背部疼痛（外侵表现）；刺激性咳嗽（累及气管）；声音嘶哑（侵及喉返神经）；呕血（穿透大血管）。一旦出现这些症状，表明已无手术机会。

＊ 有人描述早期症状为 5 感：烧灼感、咽下哽咽感、异物感、停滞感、摩擦感。

22. 食管癌的检查方法

（1）钡剂造影：一般对判断食管的整体情况有帮助。

（2）内镜及超声内镜：活检病理，同时可以判断侵犯范围及淋巴结转移。

（3）胸、腹 CT 检查：可显示食管癌的侵犯范围及淋巴结转移。

（4）放射性核素检查：可判断侵犯范围及淋巴结转移。

（5）支气管镜：明确有无食管侵犯。

＊ 总之，在食管癌的检查中，重要的是判断食管癌的侵犯长度、外侵范围及局部淋巴结转移情况，但由于肿瘤与周围组织关系非常密切，所以食管癌对任何检查的敏感性及特异性都不高。

23. 食管癌的钡剂造影表现

（1）不规则充盈缺损、龛影。

（2）食管黏膜皱襞增粗、中断。

（3）局限性食管管壁僵硬。

（4）局部管腔狭窄，近端扩张。

（5）肿块较大时可见软组织影。

＊ 所有消化道腔内恶性肿瘤的钡剂造影描述均可按照这样描述，背熟他！

24. 早期食管癌的色素内镜检查

（1）Lugol（卢戈）碘液染色：肿瘤组织不被碘染色而鲜亮，正常食管黏膜染成黑色或棕绿色。正常细胞内含糖原，因此糖原与碘起反应，肿瘤细胞内糖原耗竭，所以不与碘起反应，肿瘤组织不上色。

（2）甲苯胺蓝染色：正常组织不着色，而肿瘤组织呈蓝色。

25. 食管癌的区域淋巴结定义

（1）颈段：①颈部淋巴结；②锁骨上淋巴结。

（2）胸段：①纵隔淋巴结；②胃周淋巴结（不包括腹腔干旁淋巴结）。

26. 食管癌的 TNM 分期（AJCC 第八版，2 肌 3 膜）

表 23-1 食管癌的 TNM 分期

TNM 分期	具体分期	具体描述
T	T_{is}	原位癌、重度不典型增生
	T_1	T_{1a}：肿瘤侵及黏膜固有层 T_{1b}：肿瘤侵及黏膜下层
	T_2	肿瘤侵及食管肌层
	T_3	肿瘤侵及食管纤维膜（外膜）
	T_4	T_{4a}：肿瘤侵及胸膜、心包、膈肌（可切除） T_{4b}：肿瘤侵及主动脉、椎体、气管（不可切除）
N	N_0	无区域淋巴结转移
	N_1	1～2 枚区域淋巴结转移
	N_2	3～6 枚区域淋巴结转移
	N_3	≥ 7 枚区域淋巴结转移
M	M_0	无远处转移
	M_1	远处转移
G	腺癌	按照腺体分化
	鳞癌	按照组织学分化，如角化珠、癌巢等结构

* 腺癌的 G 分期：G_1 > 95% 的肿瘤组织显示腺体形成；G_2 50%～95%；G_3 < 50%；只要是消化道腺癌分化，就按这个指标，包括结直肠腺癌的组织学分级。

* 鳞癌的 G 分期：G_1 有明显角化珠结构；G_2 不同程度的角化结构消失；G_3 基底样细胞组成癌巢。

※ 淋巴结转移里的分界为 2 和 6，可以记忆为 "26"，"26" ＝ "河流"（谐音），可以把食管想成河流通过的管道以便记忆。

27. 食管癌的鉴别诊断

表 23-2　食管癌的鉴别诊断

鉴别疾病	鉴别依据
早期鉴别 反流性食管炎	（1）症状类似早期食管癌，如刺痛及灼痛 （2）X线吞钡检查食管黏膜正常 （3）必要时行内镜检查以排除食管癌的可能
食管静脉曲张	（1）有肝硬化、门脉高压的其他症状体征 （2）X线吞钡检查显示食管黏膜呈串珠状改变
食管憩室	（1）较大的憩室有不同程度的胸痛及吞咽困难 （2）X线钡剂检查可明确诊断
晚期鉴别 贲门失弛缓症	（1）多见于年轻人，症状时轻时重 （2）X线吞钡检查末端狭窄呈鸟嘴状，黏膜光滑完整 （3）必要时行食管动力学检查
食管瘢痕狭窄	（1）有吞服腐蚀剂病史 （2）X线吞钡显示不规则的广泛性狭窄
食管良性肿瘤	（1）症状类似早期食管癌 （2）X线吞钡检查示食管腔外压迫，黏膜光滑完整

* 前三种疾病在诊断时要注意与早期食管癌进行区别，后三种疾病在诊断时要注意与晚期食管癌进行区分。

28. 食管癌的手术适应证

（1）全身情况好，各主要脏器能耐受手术。

（2）局部病变估计可切除、无顽固性背痛（椎体）、声音嘶哑（喉返神经）、刺激性咳嗽（气管）。

（3）无远处转移。

* Ⅰ、Ⅱ、ⅢA期，部分下段食管癌长度较长，可采取新辅助治疗方式。治疗后重新评估可切除性（与肺癌的手术适应证几乎一样，Ⅰ／Ⅱ／ⅢA＋新辅助）。

29. 手术切除的可能性估计

（1）病变越早的切除率＞病变晚期。

（2）下段的切除率＞中段＞上段。

（3）髓质型、蕈伞型＞缩窄型、溃疡型。

（4）无软组织肿块＞有软组织肿块。

（5）食管轴无改变＞有改变。

※ 记忆：下段的早期蕈伞型，食管轴无改变，周围无软组织肿块。

30. 食管癌的手术方法

（1）不开胸手术：①内镜下黏膜切除术（EMR）、内镜下黏膜剥离术（ESD）：用于原位癌或早期食管癌的治疗（T_{1a}：肿瘤侵及黏膜固有层）；②食管内翻拔脱术、经食管裂孔切除术：无法清扫淋巴结；属于非直视操作；仅适用于不能耐受开胸手术的早期食管癌病人。

（2）左侧开胸：①胸中下段食管癌及食管贲门交界癌显露好，有时可进行全胃切除；②主动脉显露好，肿瘤与主动脉关系密切时方便操作，可避免操作时损伤主动脉；③缺点为不便于清扫上纵隔淋巴结。

（3）右侧开胸：①没有主动脉遮挡，可在直视下解剖某些结构（隆突、奇静脉、喉返神经、胸导管）；②清扫上纵隔淋巴结比在左胸开口下清扫容易得多；③对于胸上段病变，可行左颈＋右后外侧开胸＋上腹正中切口开腹的右侧三切口，如怀疑有颈部淋巴结转移则行彻底的颈、胸、腹三野清扫，基于本术式在上纵隔淋巴结清扫方面的独特优势，对于胸段食管癌，右胸二切口或三切口，并行完全二野（胸、腹野）或三野（胸、腹、颈）清扫是目前最推崇的方式。

* 自 1940 年我国开展第一例食管癌手术治疗以来，衍生出了各种各样的手术方式，但总体来说分为三类：左侧开胸、右侧开胸和不开胸，每一类根据有无颈部、腹部切口、联合切口等出现很多术式，每类的特点如上所述。

* 无论是食管癌、胃癌、结直肠癌、泌尿系统癌症等体腔内癌症，手术方式无非是缩小手术切口（又称微创，比如内镜下切除，如 ESD/EMR，局部经肛门切除等）、标准的根治术、扩大根治术（周围组织一起切除，比如胃癌切除胰体、胰尾及脾等）、联合脏器切除、姑息手术（比如短路手术、造口术等，目的就两个：减轻病人的癌负荷和解除病人的症状，即减瘤和减状）。

* 术式可分为 Sweet 单切口，Ivor-Lewis 二切口、Akiyama 三切口（右后外侧开胸）、McKeown 三切口（通过胸腔镜完成）。

31. 中段以上食管癌常用的术式

（1）三切口：右后外侧开胸、颈部切口、腹部正中切口。

（2）三野清扫：颈部、胸部、腹部淋巴结清扫。

32. 食管癌重建术选择（主要为胃和结肠）

（1）胃：血供丰富，愈合力强；只有一个吻合口，操作简单，一般选用管状胃（全胃对呼吸影响较大）；但长度不够、缺乏蠕动，存在反流问题，且对心肺功能影响较大。

（2）游离结肠：蠕动良好，长度足够；在已行胃切除术时使用该方法（如存在胃大部切除史）；但操作复杂，需要三个吻合口，且血运不好。

（3）游离空肠：较少使用。

（4）肌皮瓣：较少使用。

33. 食管癌的姑息手术

（1）食管腔内置管术。

（2）食管分流术。

（3）胃或空肠造口术。

34. 食管癌术后吻合口瘘的诊断及处理

（1）诊断：①呼吸困难及胸痛，引流出浑浊液体。②X 线：可见液气胸。③造影：口服碘剂食管造影可见造影剂外溢。④可服用亚甲蓝，观察胸腔引流液的颜色变化

（引流液或穿刺抽出液呈蓝色，即可诊断）。

（2）处理方法：①禁食、营养支持；②放置胸腔闭式引流；③使用有效抗生素；④早期瘘病人可试行手术修复（肋间肌肌瓣、大网膜）。

35. 食管癌术后常见并发症

（1）吻合口瘘：颈部吻合口瘘影响较小；胸部吻合口影响较大，死亡率较高。

（2）乳糜漏：术中胸导管或其主要分支损伤所致，乳糜试验阳性，根据引流量多少来决定治疗方法（多发生于术后 2～10 天）。

（3）呼吸或循环不稳定。

（4）远期并发症包括：吻合口狭窄，吞咽困难等。

36. 放疗 X 射线技术的适应证

（1）术前放疗：增加切除率，提高远期生存率，放疗结束 2～3 周后手术。

（2）术后放疗：术中切除不完全，术后 3～6 周开始术后治疗。

（3）根治性放疗：多用于颈段、胸上段食管癌；可用于有手术禁忌证但能耐受放疗的病人。

37. 食管癌的化疗

（1）对化疗药物敏感性差（胃癌：低至中度敏感）。

（2）方案：（※ 记忆：尿脖子）氟尿嘧啶＋铂类 ± 第三种药物（如紫杉醇）的三药方案，其实 GP 方案（吉西他滨＋顺铂）也属于这类（吉西他滨本身在体内代谢产物即为氟尿嘧啶类）。

38. 光动力治疗：将光敏剂（血卟啉衍生物，即 HpD）输入人体后，其在肿瘤组织中高度集聚，经过一段时间后再用特定波长的光照使肿瘤细胞内积聚的光敏剂激发，产生光化反应杀伤肿瘤细胞。

39. 食管癌的治疗方法选择

（1）手术治疗。

（2）放射治疗。

（3）化学治疗。

（4）免疫治疗。

（5）光动力治疗。

（6）中医中药治疗。

第二十四章 纵隔疾病

1. 纵隔的四分区法
   （1）上纵隔：胸骨角至第四胸椎下缘以上。
   （2）前纵隔：第四胸椎下缘以下，心包前方。
   （3）中纵隔：第四胸椎下缘以下，心包区。
   （4）后纵隔：第四胸椎下缘以下，心包后方。

2. 纵隔的三分区法
   （1）前纵隔：胸骨-气管心包前方。
   （2）中纵隔：前后纵隔之间。
   （3）后纵隔：气管心包后方（食管和椎体旁）。

3. 纵隔的好发肿瘤类型
   （1）前纵隔：胸腺瘤、胸内甲状腺瘤、畸胎瘤。
   （2）中纵隔：气管囊肿、食管囊肿、心包囊肿、淋巴瘤。
   （3）后纵隔：神经源性肿瘤、气管囊肿、食管囊肿、心包囊肿。

4. 纵隔畸胎瘤的特点
   （1）纵隔肿瘤最常见的类型。
   （2）大多为良性，10% 为恶性。
   （3）症状主要为压迫及侵犯邻近组织。
   （4）若肿瘤内发现牙齿或成熟的骨组织则可确诊。
   （5）早期行手术治疗（恶性需术后行放化疗）。

5. 神经源性肿瘤的特点
   （1）大多数为良性，但儿童恶性率较高（50%）。
   （2）常见的三种良性神经源性肿瘤：神经鞘瘤、神经节细胞瘤、神经纤维瘤。
   （3）常见的两种恶性神经源性肿瘤：神经母细胞瘤、神经纤维肉瘤。

6. 胸腺瘤的 Masaoka 分期
   （1）Ⅰ期：有完整包膜，镜下包膜无肿瘤细胞浸润。
   （2）Ⅱ期：肿瘤浸润包膜、纵隔脂肪或纵隔胸膜。
   （3）Ⅲ期：侵及心包、大血管和肺。
   （4）ⅣA 期：胸膜和心包转移。
   （5）ⅣB 期：远处转移。
   * Ⅰ期为良性，其余为恶性，良恶性的判断：组织学检查（1999 年 WHO 将胸腺瘤分为

ABC 三型）＋术中所见（Masaoka 分期）。

* 1999 WHO 组织学分型：A 髓质型 / 梭形细胞胸腺瘤；AB 混合型胸腺瘤；B_1 富含淋巴细胞型，B_2 皮质型，B_3 上皮型。

* 胸腺瘤由胸腺上皮细胞和淋巴细胞组成。

* 治疗：手术时切除肿瘤、胸腺组织、纵隔内脂肪。

7. 胸腺瘤常见的伴随疾病

（1）重症肌无力（MG）。

（2）系统性红斑狼疮（SLE）。

（3）单纯红细胞再生障碍性贫血。

（4）免疫球蛋白缺乏。

8. 胸内甲状腺肿

（1）大多数为单纯性甲状腺肿，少数为甲状腺腺瘤。

（2）来源一：颈部甲状腺延伸。

（3）来源二：胚胎发育期遗留的迷走甲状腺组织。

9. 心包囊肿的特点

（1）胚胎胸膜的不正常折叠或胚胎时期心包腔未能融合所致，大部分与心包腔不相通。

（2）囊壁薄而透明。

（3）囊壁为一层间皮细胞（胸膜）。

（4）囊内含清澈透明液体。

* 心包囊肿 70% 位于右侧心膈角，22% 位于左侧心隔角。

* 支气管、气管囊肿起源胚胎期支气管副芽的变异。

10. 重症肌无力：是累及神经肌肉接头处突触后膜乙酰胆碱受体，主要由乙酰胆碱受体抗体介导，细胞免疫依赖，补体参与的自身免疫性疾病。

11. 美国重症肌无力基金会临床分型（MGFA1998）

（1）Ⅰ型：任何程度的眼肌无力。

（2）Ⅱ型：轻度全身肌无力。

（3）Ⅲ型：中度全身肌无力。

（4）Ⅳ型：重度全身肌无力。

（5）Ⅴ型：气管内插管（无论是否应用机械通气）。

* 其中三个全身肌无力（即Ⅱ、Ⅲ、Ⅳ型）根据受累肌群的不同分为：①主要累及四肢肌或躯干肌；②主要累及吞咽肌及呼吸肌。

※ 美国重症肌无力基金会分型：眼＋轻中重＋气管内插管。

※ Osserman 分型：单全急晚萎（Ⅰ单纯眼肌、Ⅱa/b 全身肌肉、Ⅲ急性进展、Ⅳ晚发型、Ⅴ肌肉萎缩型）。

12. 重症肌无力病人胸腺切除的手术适应证

（1）采用抗胆碱酯酶药物治疗效果不佳或剂量不断增加。

（2）反复发生肺部感染导致 1 次以上肌无力危象或胆碱能神经中毒危象。

（3）育龄期妇女要求妊娠。

（4）伴有胸腺瘤者。

　※ 记忆：药物治疗无效＋症状＋育龄期妇女胸腺瘤。

13. 重症肌无力的治疗

（1）药物治疗：抗胆碱酯酶药物、激素、免疫抑制剂。 ｝所有自身免疫病治疗

（2）血浆置换治疗：作为严重病人的术前准备及脱机前治疗。 ｝必有的两项

（3）胸腺切除。

14. 重症肌无力的危象及其处理

（1）用药量不足可能发生"肌无力危象"。

（2）用药量偏多可能引起"胆碱能危象"。

（3）以上两种危象难以区分时的处理：在呼吸机支持下，停用抗胆碱酯酶药物，待体
　　　内药物排尽后再重新调整药量。

＊ 胆碱能危象：是指胆碱酯酶抑制剂药物过量，所致的毒蕈碱样反应（M 样反应）。

第二十五章 心脏疾病

（考得非常少，知识点罗列较全，已用蓝色标出重点）

1. 体外循环（CPB）：是将回心的静脉血引出体外，经氧合器进行氧合并排出二氧化碳，再经离心泵泵入体内动脉的血液循环过程，此技术是心脏手术最基本和必要的条件。
   * 装置叫作人工心肺机：血泵、氧合器、变温器、微栓过滤器、血液超滤器。
   * 现在体外循环已发展为一系列体外生命支持技术：体外膜肺氧合（extracorporeal membrane oxygenation，ECMO），静脉-动脉 ECMO（VA-ECMO，循环不行的时候使用），静脉-静脉 ECMO（VV-ECMO，肺功能不行的时候使用）。

2. 血液超滤的模式
   （1）常规超滤：滤出水分，提高血细胞比容。
   （2）平衡超滤：边超滤，边添加平衡盐溶液；除滤水外，更能滤出各种炎性介质。
   （3）改良超滤：在停机后、肝素中和前使用，滤出血管和组织间水分，浓缩血液，主要用于小体重的婴幼儿病人。

3. 体外循环中的测温部位
   （1）鼻咽部：代表血流丰富部位的温度，更能反映血液的温度，临床常用。
   （2）食管。
   （3）直肠：代表体内深部组织的核心温度（请参照［八］相关内容理解。"深低温""中低温""浅低温""常温"的具体数值，可记忆为：18-25-28-35）。

4. 小的知识点
   （1）离心泵比滚压泵好在减少了血液成分的破坏。
   （2）预充液使血液中度稀释：Hct 20% ～ 25%，Hb 7 ～ 8 g/dl。
   （3）肝素用量：400 U/kg，活化凝血时间延长至 480 s 以上。

5. 石头样心：心肌缺血引起心肌细胞膜功能障碍，使得细胞内钙离子超载，心肌发生持续性收缩。当 ATP 减少到不足以使肌动-肌球蛋白横桥分离，心肌僵直挛缩，即"石头样心"。

6. 心肌缺血再灌注损伤的机制
   （1）钙离子超载。
   （2）氧自由基损伤。
   （3）线粒体通透性持续增加。
   （4）能量耗竭。
   * 心肌缺血缺氧后的能量供需失衡是心肌缺血再灌注的根本原因。

7. 动脉导管未闭（PDA）的机制

（1）肺血管阻力下降。

（2）血液氧分压增高。

（3）前列腺素水平下降。

* 以上三因素导致平滑肌收缩，内膜增厚并突向管腔，10 ～ 20 h 导管功能性关闭，4 周左右内膜弥漫增生，成动脉韧带。

* PDA：联想孩子的第一声哭声，肺血增加，氧分压提高。

8. 动脉导管的形态分类（图 25-1）

（1）动脉瘤型。

（2）哑铃型。

（3）管型。

（4）漏斗型。

（5）窗型。

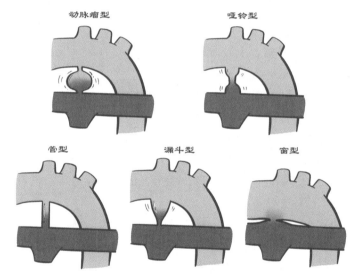

图 25-1 动脉导管的形态分类

9. 动脉导管未闭的特点

（1）通常位于主动脉峡部和左肺动脉起始部。

（2）分流量大小取决于：主动脉和肺动脉之间的压力阶差和导管粗细。

（3）分离性发绀：下半身重于上半身。

10. 动脉导管未闭的体征及检查

（1）体征：①胸骨左缘第 2 肋间可闻及连续性机器样杂音；②舒张压降低，脉压增大（四肢末端动脉和股动脉分别出现水冲脉、枪击音）。

（2）确诊：右心导管检查、逆行主动脉造影。

* 连续性机器样是指舒张期和收缩期不是分开的，而是连在一起的，这是特征性的，注意与双期杂音区分开。

* 心脏外科的特殊检查：右心导管检查（可以测定血流和压力）、动脉造影。

11. 动脉导管未闭的手术适应证

（1）及时手术：婴幼儿反复发生肺炎、呼吸窘迫和心力衰竭，药物难以控制者。

（2）尽早手术：检查提示左心容量负荷增多、肺血增多。

（3）限期手术：无症状，不影响发育者，主张 4～5 岁手术。

12. 动脉导管未闭的手术方法

（1）结扎法。

（2）切断缝合法。

（3）体外循环下缝闭法。

13. 主动脉缩窄的病理解剖

（1）好发部位：左锁骨下动脉远端、动脉导管或动脉韧带连接处。

（2）导管前型（婴儿型）。

14. 主动脉缩窄的分型

（1）婴儿型：又称导管前型，常合并心内畸形。

（2）成人型（占临床病例的 90%）：包括近导管型和导管后型，很少合并心内畸形。

15. 主动脉狭窄的检查

（1）体征：上下肢血压异常，上肢血压可较高。

（2）X 线：主动脉呈"3"字形影像。

（3）影像：磁共振成像（MRI）是最为理想的确诊手段，3D 成像。

16. 主动脉缩窄的手术适应证

（1）远近两端的压力阶差 ≥ 30 mmHg。

（2）尽早手术：心力衰竭不能控制或反复发作者。

（3）限期手术：心力衰竭能内科控制者，手术可推迟到合适年龄进行。

17. 主动脉缩窄的手术治疗方法

（1）缩窄楔形切除术（Walker 术）：缩窄段短，且偏向一侧。

（2）缩窄段切除，对端吻合术（Crafoord 术）：缩窄段局限者，常用。

（3）左锁骨下动脉血管片主动脉成形术。

（4）主动脉旁路或替换术。

（5）补片成形术。

（6）锁骨下动脉和缩窄动脉端吻合

18. 房间隔缺损的分类

（1）原发孔缺损。

（2）继发孔缺损：占房间隔缺损的 90%，位于冠状静脉窦后上方。

19. 继发孔缺损的分型

（1）中央型（卵圆孔型）：最常见。

（2）下腔型。

（3）上腔型（静脉窦型）。

（4）混合型。

20. **房间隔缺损的特点**

（1）症状：易并发呼吸道感染和右心衰竭，晚期可出现阻塞性肺动脉高压。

（2）体征：肺动脉瓣第二音（P₂）分裂，肺动脉高压时 P₂ 亢进。

（3）X 线：呈典型梨形心，透视下可见肺门"舞蹈"征（肺动脉高压影像）。

（4）超声心动图：最主要的诊断方法。

* 合并二狭叫作卢滕巴赫综合征（Lutembacher syndrome）。

* 只要是肺血增多，就是易并发呼吸道感染和右心衰竭；体循环血少，就是发育不良。

21. **房间隔缺损的手术适应证（从年龄、肺动脉高压方面考虑）**

（1）已有右心负荷增加者：2～5 岁择期手术治疗，原发性的应尽早治疗。

（2）轻-中度肺动脉高压者及成年人：及时手术。

（3）重度肺动脉高压以及 50 岁以上仍为左向右分流者：内科改善后积极手术。

* 禁忌证：肺动脉高压已成双向分流，出现紫绀和右心衰竭。

* 手术方式：经皮导管伞堵治疗，对上、下腔型，缺损太大的继发孔房间隔缺损以及原发孔房间隔缺损仍需在直视下修补。

22. **室间隔缺损分型**

（1）膜部缺损：最常见的类型。

（2）漏斗部缺损：第二常见的类型。

（3）肌部缺损：相对少见。

23. **室间隔缺损的特征**

（1）最常见的先天性心脏疾病，占先天性心脏病的 30%。

（2）约半数室间隔缺损 3 岁以前有可能自然闭合。

（3）三尖瓣隔瓣是闭合的材料，其他可用包括自体心包或涤纶片。

（4）房间隔缺损时右心室容量负荷增加，但室间隔缺损时左心室容量增加明显。这是因为房间隔缺损的时候血液是直接流入右心房的，而未经射血；室间隔缺损时因为缺口较小，需左心室做功射入。

24. **室间隔缺损的临床表现**

（1）反复呼吸道感染、左心衰竭。

（2）胸骨左缘 3～4 肋间全收缩期杂音。

（3）晚期室肺动脉高压时室间隔杂音减弱。

25. **室间隔缺损的手术适应证**

（1）缺损小：房室无扩大时可长期观察。

（2）缺损小：肺血多、房室扩大时择期手术（2 岁左右或学龄前）。

（3）缺损大：肺动脉高压者应尽早手术。

（4）肺动脉瓣下缺损，易并发主动脉瓣病变，即使分流量不大，也应尽早手术。

* 禁忌证：肺动脉压力高，心内出现右向左分流，临床出现紫绀者。

26. **肺动脉口狭窄的类型**

（1）右心室漏斗部狭窄。

（2）肺动脉瓣膜狭窄（最常见）。

（3）肺动脉主干及其分支狭窄。

* 肺动脉口狭窄的压力阶差：中度为 40～100 mmHg，＞50 mmHg 为手术适应证。

27. 法洛四联症的特点

（1）最常见的发绀型先天性心脏病。

（2）胚胎学基础：圆锥动脉干发育异常。

28. 法洛四联症的四种基本病变

（1）肺动脉狭窄。

（2）室间隔缺损（嵴下型、肺动脉瓣下型）。

（3）主动脉骑跨。

（4）右心室肥厚。

* （1）和（2）是本病最主要的畸形。

* 若伴有其他畸形，如肺动脉闭锁、肺动脉瓣缺如、完全性房室间隔缺损，则为复杂四联症。

29. 法洛四联症的特征性表现

（1）发绀。

（2）缺氧发作。

（3）喜蹲踞：蹲踞姿态可以增加躯干上部血流量和体循环阻力，提高肺循环血流量，以改善中枢神经系统缺氧状况。

30. 法洛四联症的检查方法

（1）X 线：呈"靴状心"（肺动脉段凹陷，心尖圆钝）。

（2）化验：红细胞和血细胞比容升高（因为缺氧导致促红细胞生成素生成增多）。

（3）诊断：为选择适宜的手术方案除上述检查外，仍需右心导管、选择性心血管造影检查。

31. 法洛四联症的死亡原因（缺氧和心衰）

（1）婴儿：急性心力衰竭、急性缺氧发作。

（2）成人：慢性心力衰竭、低氧血症。

32. 法洛四联症手术适应证

（1）伴有肺动脉闭锁，应尽早手术。

（2）肺动脉发育良好，多主张 1 岁以内一期矫治手术。

（3）无症状或症状轻的，1～2 岁时择期手术。

* 判断肺动脉发育是否良好的指标为 McGoon 比值（左右肺动脉直径之和与膈肌平面降主动脉直径之比）：＜1.2 为发育不良，＞1.5 为良好。

33. 法洛四联症的手术治疗

（1）姑息手术：①锁骨下动脉-动脉分流术；②中心分流术（升主动脉-肺动脉干的分流术）；③右室流出道补片扩宽术。

（2）矫治手术。

* 术后最严重并发症及主要死因：低心排（低心排出量综合征）。

34. 大动脉转位（基本不会考）

（1）定义：以房室连接正常、心室与大动脉关系连接异常为特征的先天性心脏病，其主动脉自心脏前方起于右心室，而肺动脉从主动脉后方起自左心室。

（2）心内动静脉混合血液混合的存在是患儿存活的基础，一般是左向右分流（肺动脉-主动脉）。

（3）卵圆形心影是大动脉转位的特征性 X 线改变。

35. 大动脉转位的手术治疗（最关键是手术时机的把握）

（1）根治手术：动脉调转术。

（2）手术时机：出生后 2 周内，即在左室还未失去承担体循环后负荷的泵血功能之前。

（3）左室"锻炼"：出生 2 周后再行手术治疗的话必须行左室"锻炼"，如肺动脉环缩术、主肺动脉分流术。

36. 主动脉窦瘤破裂（Valsalva 窦瘤破裂）：（左、右、无冠窦）近半数合并室间隔缺损（有点 PDA 的感觉，3 ～ 4 肋间＋室缺），胸骨左缘 2 ～ 4 肋间可闻及Ⅱ～Ⅲ级喷射性收缩期杂音。

37. 慢性缩窄性心包炎的病因

（1）化脓性心包炎、结核性心包炎（国内）。

（2）病毒感染、放射治疗、恶性肿瘤侵犯、心脏手术（国外）。

38. 心包压塞的病因（内科书上）：特发性、肿瘤、肾衰竭。

39. 慢性缩窄性心包炎的体征

（1）静脉压增高：颈静脉怒张、肝大、腹水、双下肢水肿。

（2）血压降低：动脉收缩压降低，脉压缩小。

（3）奇脉：深吸气时左室每搏量进一步减少，收缩压降低甚至消失，出现奇脉。

（4）触诊：心尖搏动减弱或消失。

 * 与充血性心力衰竭不同的是，心包缩窄时出现肝大与腹水较出现双下肢水肿早而明显。

40. 慢性缩窄性心包炎的诊断要点

（1）颈静脉怒张，肝大、腹水；脉压小而静脉压高。

（2）心电图：QRS 波群低电压，Ⅰ、Ⅱ导联 T 波平坦或倒置。

（3）X 线检查发现大小正常而心缘僵直的心脏。

（4）CT、MRI 示心包增厚、缩窄或钙化。

41. 慢性缩窄性心包炎与其他疾病的鉴别诊断

（1）限制性心肌病（最难以区分了）。

（2）内膜心肌纤维化。

（3）充血性心力衰竭。

（4）肝硬化门脉高压。

42. 心包剥离术

（1）上至主、肺动脉根部，两侧达膈神经，下至膈肌与下腔静脉入口处的心包。

（2）首先从左心室开始剥离心包。

（3）剥离不够可能导致复发。

43. 二尖瓣狭窄的病因

（1）链球菌感染：最常见的原因，常见受累瓣膜为二尖瓣＞主动脉瓣＞三尖瓣＞肺动脉瓣（引起的变态反应累及心脏瓣膜）。

（2）畸形或发育异常。

44. 二尖瓣病变程度分类

（1）隔膜型：粘连和纤维增厚主要位于瓣膜交界处，瓣叶活动限制少。

（2）隔膜漏斗型：瓣膜广泛受累，瓣叶活动受到限制。

（3）漏斗型：瓣膜明显纤维化、钙化，瓣叶活动严重受限，呈漏斗状。

45. 瓣口的面积

（1）正常：$4.0 \sim 6.0 \text{ cm}^2$。

（2）出现心脏体征：$< 2.5 \text{ cm}^2$。

（3）出现临床症状：$< 1.5 \text{ cm}^2$（手术适应证）。

（4）临床症状严重：$< 1.0 \text{ cm}^2$。

46. 二尖瓣狭窄的体征

（1）二尖瓣面容。

（2）触诊：心尖区舒张期震颤、右心抬举样搏动。

（3）听诊：第一心音亢进，舒张中期滚筒样杂音，早期可在胸骨左缘 3 ～ 4 肋间闻及开放拍击音（opening snap）。

（4）晚期：肺动脉高压和右心衰竭的体征。

47. 二尖瓣狭窄的检查

（1）X 线检查："梨形心"，右心缘见双心房影。

（2）心电图：右心肥大、心房颤动、电轴右偏、P 波增宽。

（3）超声心动图：心动曲线呈城墙样改变，二尖瓣前后叶活动异常，失去 E、A 双峰。

* Kerley B 线：（肺淤血）肺小叶间隔积液所致双肺下部及肋膈处水平细线。

48. 二尖瓣狭窄的常见死亡原因

（1）充血性心力衰竭。

（2）体循环栓塞。

（3）细菌性心内膜炎。

49. 二尖瓣狭窄的手术治疗方式

成形术 {（1）闭式二尖瓣交界分离术：适用于隔膜型、隔膜漏斗型，目前经皮二尖瓣球囊成形术（PBMV）逐渐取代了闭式二尖瓣交界分离术。

（2）直视二尖瓣成形术：适用于隔膜漏斗型、房颤、左心房血栓。

（3）二尖瓣置换术：机械瓣（没有衰退，但需要终身抗凝，推荐年轻人使用）和生物瓣（存在生物性衰退，10 ～ 15 年需再次手术但对血流干扰较小，适用于 65 岁以上或有抗凝禁忌的人）。适用于漏斗型或无法直视成形的隔膜漏斗型。

50. 二尖瓣置换（主动脉瓣置换）后晚期并发症：出血、感染、瓣周漏、溶血性贫血、感染性心内膜炎、抗凝并发症（出血和血栓）。

51. 二尖瓣关闭不全的病因

（1）风湿性瓣膜病。

（2）感染性心内膜炎。

（3）二尖瓣脱垂（黏液样变性）。

（4）缺血性心脏病（缺血断裂）。

52. 二尖瓣关闭不全的病理生理（左心室—左心房—右心）

（1）左心室代偿性增大，以维持心搏量。

（2）左心房代偿扩大，避免了早期的肺循环压力升高。

（3）一旦左室舒张末直径＞6 cm，则会影响到左室收缩力。

（4）出现左心功能不全和肺淤血，进而肺动脉高压，右心功能不全的临床表现。

（5）急性二尖瓣反流时，左室、左房来不及代偿，导致心源性休克和急性肺水肿。

＊关闭不全（无论是二尖瓣还是主动脉瓣）均需分为两种情况考虑：急性和慢性。

＊疾病的严重程度与杂音强度无关，与杂音持续时间有关（越严重，杂音时间越长）。

53. 二尖瓣关闭不全的手术适应证

（1）急性二尖瓣关闭不全。

（2）无症状，但左室舒张末径＞7 cm，左室收缩末径＞5 cm，或射血分数（EF）＜0.55。

（3）有症状。

（4）最近有房颤发作。

（5）静息状态下出现肺动脉高压。

※ 记忆：急无有颤肺高压。

54. 二尖瓣关闭不全的手术方式

（1）二尖瓣成形术。

（2）二尖瓣置换术。

＊成形术常见死因：低心排血量和心律失常。

55. 主动脉狭窄病因

（1）变性钙化为第一因素。

（2）风湿热。

56. 主动脉狭窄的临床表现

（1）劳累性呼吸困难。

（2）三大特征：运动时心绞痛、晕厥、猝死。

57. 根据主动脉瓣跨瓣压分类

（1）轻度狭窄：20 ～ 25 mmHg。

（2）中度狭窄：25 ～ 50 mmHg。

（3）重度狭窄：50 mmHg 以上。

58. 主动脉瓣狭窄的手术适应证

（1）出现严重症状：劳累性呼吸困难、心绞痛、晕厥或充血性心力衰竭等临床表现。

（2）无症状：主动脉瓣口面积小于 0.7 cm²，收缩期峰值跨瓣压力阶差大于 50 mmHg（重度）。

※ 记忆：无有。

59. 主动脉瓣狭窄的手术治疗

（1）主动脉瓣切开术：瓣膜钙化、关闭不全者禁忌使用（基本不用，因为哪个病人没有钙化）。

（2）主动脉瓣置换术。

60. 主动脉关闭不全的手术适应证

（1）急性主动脉瓣关闭不全。

（2）有症状。

（3）无明显症状，但出现以下情况：①左室舒张末径＞8 cm；②左室收缩末径
＞5.5 cm；③射血分数＜50%；④左室收缩末容量＞300 ml。

※ 记忆：急无有。

61. 心脏黏液瘤

（1）心脏肿瘤只有25%是恶性的，75%的良性肿瘤中有50%为黏液瘤。

（2）来源：心内膜下层具有多向分化潜能的间质细胞（房间隔卵圆窝区内）。

（3）位置：大多位于左心房，少数位于右心房或心室。

（4）症状、体征可随体位变动而改变是其特征。

（5）超声心动图：云雾状光团回声波，随心脏收缩舒张而移动。

（6）手术时需彻底切除并探查四个腔。

62. 心脏黏液瘤死亡的主要原因

（1）瘤体嵌顿瓣膜口所致猝死。
（2）主要脏器栓塞（嵌顿远侧动脉）。 ｝ 堵住不同的口

（3）急性心力衰竭。

（4）慢性心力衰竭。

* 左心黏液瘤栓塞好发位置：脑、肾、下肢。

63. 冠状动脉粥样硬化性心脏病（冠心病）明确的危险因素

（1）糖尿病。

（2）高血压。

（3）高脂血症。

（4）吸烟。

※ 记忆：三高＋吸烟，与喝酒没关系。

64. 射血分数：40%～60%为左心室功能轻度下降；30%～40%为中度下降。

65. 冠状动脉旁路移植术（CABG）的手术风险：高龄＞EF＞高血压（HT）＞糖尿病（DM）。

66. 决定冠心病预后的是：受累血管的数目和左心室的功能。

67. 冠心病的手术适应证

（1）药物治疗不能缓解或频繁发作的心绞痛，三支冠脉主要分支中至少有一支近端血
管腔狭窄＞70%，远端血管直径≥1.0 mm。

（2）左冠状动脉主干狭窄＞50%（相当于两支，前降支和回旋支）。

（3）3 支管腔狭窄＞50%，EF≥0.3。

（4）经皮冠脉介入术（PCI）后狭窄复发者。

※ 记忆：123 复发。

68. 手术主要并发症：卒中、心梗、肾衰、切口感染（脑心肾 SSI）。

第二十六章 胸主动脉瘤

（考得相当少）

1. 动脉瘤的主要病因
   （1）（先天）主动脉中层囊性坏死：如马方综合征。
   （2）（后天）动脉硬化：病人年龄多在 40 岁以上（降主动脉）。
   （3）（创伤）创伤性主动脉瘤：胸主动脉的破裂部位常发生在较固定的主动脉弓与活动较大的降主动脉近端之间。
   （4）（感染）细菌性感染。
   （5）梅毒。
   ※ 本章节以及血管外科动脉相关疾病的病因均可这么记忆：先天中层囊性，后天钙化，创伤—感染。

2. **按照主动脉壁病变层次和范围**
   （1）真性动脉瘤。
   （2）假性动脉瘤（无主动脉壁的全层结构，仅有内膜面的覆盖的纤维结缔组织）。
   （3）夹层动脉瘤。

3. **按照动脉瘤病理形态分类**（图 26-1）
   （1）囊性动脉瘤。
   （2）梭形动脉瘤。
   （3）夹层动脉瘤。

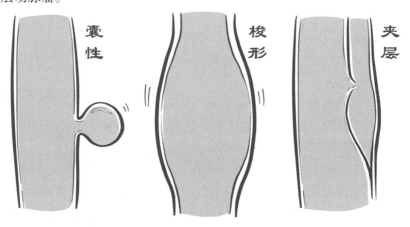

图 26-1 动脉瘤的病理形态分类

第二十七章 腹外疝

1. 几个重要的概念
   （1）疝：体内某个脏器或组织离开其正常解剖位置，通过先天或后天形成的薄弱点、缺损或孔隙进入另一部位。
   （2）腹外疝：腹腔内的脏器或组织连同腹膜壁层，经腹壁的薄弱点或孔隙向体表突出称为腹外疝。
   （3）真性腹外疝：疝内容物必须位于由腹膜壁层所组成的疝囊内，借此可与内脏脱出相鉴别。
   （4）腹内疝：腹腔内脏器或组织进入腹腔内的间隙囊内而形成。
2. 腹外疝发生的两个重要病因（图 27-1）
   （1）腹壁强度较低（解剖走行的部位如精索、子宫圆韧带；中间的白线；手术切口）。
   （2）腹内压力增高。
3. 腹外疝的病理解剖
   （1）构成：疝囊、疝内容物、疝外被盖。
   （2）疝囊：是单纯壁腹膜的憩室样突出部，由疝囊颈和疝囊体组成。
   （3）疝内容物：小肠最多见，大网膜次之。
   （4）疝外被盖：疝囊以外的各层组织，如皮下脂肪和皮肤。
4. 腹外疝的临床类型
   （1）易复性疝：疝内容物容易回纳入腹腔者，称为易复性疝。

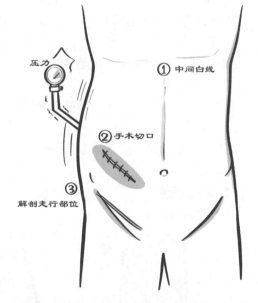

图 27-1　腹外疝发生的原因

   （2）难复性疝：疝内容物不能回纳或不能完全回纳入腹腔内，但并不引起严重症状者。滑动性疝属于此类（因为是慢性病程所以产生粘连）。
   （3）嵌顿性疝：疝门较小而腹内压突然增高时，疝内容物可强行扩张囊颈而进入疝囊，随后因囊颈的弹性回缩，将内容物卡住使其不能回纳，这种情况称为嵌顿性疝。包括 Richter 疝、Littre 疝、Amyand 疝、逆行性嵌顿疝等，此时静脉回流已受阻。
   （4）绞窄性疝：肠内容物嵌顿如不能及时解除，肠管及其系膜受压情况不断加重可使动脉血流减少，最后完全阻断，称为绞窄性疝。

5. 滑动疝

（1）定义：部分病程较长的疝，因内容物不断进入疝囊时产生的下坠力量将囊颈上方的腹膜逐渐推向疝囊，尤其是髂窝区后腹膜与后腹壁的结合极为松弛，更容易被推移，以至于盲肠、乙状结肠和膀胱随之下移而成为囊壁的一部分。

（2）好发位置：右侧腹股沟。

（3）性质：难复性疝。

* 腹股沟疝都是右侧发生较多，因为右侧睾丸下降较晚、鞘状突闭锁较迟，所以右侧腹股沟疝较多。

6. 肠管壁疝（Richter 疝）：少数嵌顿性疝的内容物为部分肠壁（系膜对侧肠壁），系膜侧肠壁及其系膜并未进入疝囊，属于不完全性肠梗阻，这种疝称为肠管壁疝。

7. 逆行性嵌顿：有些嵌顿的肠管包含几个肠袢，或呈"W"形，疝囊内各嵌顿肠袢之间的肠管可隐藏在腹腔内，称为逆行性嵌顿（Maydl 疝）。

8. 腹股沟区：下界为腹股沟韧带，内界为腹直肌外侧缘，上界为髂前上棘至腹直肌外侧缘的一条水平线。

* 画图理解：

9. 两种腹股沟疝

（1）腹股沟斜疝：疝囊经腹壁下动脉外侧的腹股沟管深环突出，向下、向内、向前突出，再穿出腹股沟管浅环，并可进入阴囊，称为腹股沟斜疝。

（2）腹股沟直疝：疝囊经腹壁下动脉内侧的直疝三角区直接由后向前突出，不经过腹股沟管深环，也不进入阴囊，称为腹股沟直疝。

10. 腹股沟区的结构

（1）皮肤、皮下组织和浅筋膜。

（2）腹外斜肌。

（3）腹内斜肌和腹横肌。

（4）腹横筋膜。

（5）腹膜外脂肪和壁腹膜。

* 腹横筋膜组成的结构：深环、精索内筋膜、髂耻束、凹间韧带、股鞘。

11. 腹股沟区的几条韧带

（1）腹股沟韧带：是腹外斜肌腱膜下缘在髂前上棘至耻骨结节之间向后、向上反折并增厚形成的韧带。

（2）腔隙韧带：又称陷窝韧带，是腹股沟韧带内侧端一小部分纤维又向后、向下转折而形成的韧带。

（3）耻骨梳韧带：腔隙韧带向外侧延伸的部分附着于耻骨梳，称为耻骨梳韧带。

（4）凹间韧带：腹横筋膜于内环深侧的腹横筋膜组织增厚。

12. 髂腹下神经和髂腹股沟神经位于哪两层结构之间
    （1）腹外斜肌。
    （2）腹内斜肌。

13. 联合腱：又称腹股沟镰，是腹内斜肌（起于腹股沟韧带外侧 1/2）和腹横肌（起于腹股沟韧带外侧 1/3）融合形成的结构，止于耻骨结节。

14. 髂耻束：腹横筋膜至腹股沟韧带向后的游离缘处加厚形成髂耻束。

15. 精索的各层结构来源
    （1）精索内筋膜：腹横筋膜。
    （2）提睾肌：腹内斜肌和腹横肌（联合腱）。
    （3）精索外筋膜：腹外斜肌腱膜。

16. Bogros 间隙：是指位于壁腹膜和腹横筋膜间的腹膜前间隙，该间隙内没有任何神经和血管等实质性结构，只有少量疏松的脂肪组织散在其中，腹膜前无张力疝修补术的补片就放置于该处，外侧为髂筋膜，前方为腹横筋膜，后方为壁腹膜。
    * Retzius 间隙，又称耻骨后间隙，与 Bogros 间隙只有纤维韧带隔开。Retzius 间隙位于中央，而 Bogros 间隙是位于两侧。

17. 腹股沟管的四壁
    （1）前壁：有皮肤、皮下组织和腹外斜肌腱膜，外侧 1/3 有腹内斜肌覆盖。
    （2）后壁：为腹横筋膜和腹膜，内侧 1/3 有腹股沟镰。
    （3）上壁：为腹内斜肌、腹横肌的弓状下缘。
    （4）下壁：为腹股沟韧带和腔隙韧带。

18. 直疝三角（Hesselbach 三角）：是腹股沟区的一块特殊区域，外侧边是腹壁下动脉，内侧边为腹直肌外侧缘，底边是腹股沟韧带。此处腹壁缺乏完整的腹肌覆盖，且腹横筋膜又比周围薄弱，故容易发生腹股沟直疝。
    * 画图理解：

19. 嵌顿性疝的临床表现
    （1）疝块突然增大，并伴有明显疼痛。
    （2）肿块紧张发硬，且有明显触痛。
    （3）平卧或用手推送不能使肿块回纳。
    （4）逐渐出现机械性肠梗阻的表现。

20. 腹股沟斜疝和直疝区别（下面的描述中"；"前为斜疝的内容，"；"后为直疝的内容。）
    （1）年龄：多见于儿童及成年人；仅见于老年。
    （2）突出途径：经腹股沟管突出；经直疝三角突出。
    （3）疝块外形：带蒂柄的梨形或椭圆形；半球形，基底较宽。
    （4）深环试验：疝块不再突出；疝块仍可突出。
    （5）精索与疝囊的关系：精索在疝囊后方；精索在疝囊前外方。

（6）疝囊颈与腹壁下动脉关系：疝囊颈在腹壁下动脉外侧；疝囊颈在腹壁下动脉内侧。

（7）嵌顿机会：较多；极少。

* 如果仍不能鉴别：行疝囊造影检查。方法为下腹部注入造影剂并变换体位，2 ～ 4 min
后俯卧位摄片。

※ 记忆：龄途形压精动嵌。

21. 腹股沟疝的鉴别诊断

（1）交通性鞘膜积液。

（2）睾丸鞘膜积液。

（3）精索鞘膜积液。

（4）子宫圆韧带囊肿或精索囊肿。

（5）隐睾：挤压会有特有的胀痛。

（6）急性肠梗阻：嵌顿疝应与其他类型的急性肠梗阻鉴别。

* 只要遇到肠梗阻，就需要排除下疝的存在，如膈疝、腹股沟疝。

* 具体内容请配合［八］相关内容学习。

22. 疝非手术治疗的适应证（或手术治疗的禁忌证）

（1）1 岁以内的婴幼儿。

（2）伴有其他严重疾病不能耐受手术者。

23. 腹股沟疝术前需要纠正的高危复发因素：慢性咳嗽；排尿困难；便秘；腹水；妊娠；
糖尿病。

24. 腹股沟疝的手术类型分类

（1）传统的疝修补术：两重点是疝囊高位结扎、加强或修补腹股沟管管壁。

（2）无张力疝修补术。

（3）腹腔镜疝修补术。

25. 传统疝修补术的五种术式

（1）Bassini 法：在精索后方将上下壁（弓状下缘和腹股沟韧带）缝在一起。

（2）Halsted 法：使用 Bassini 法缝完了以后，再将腹外斜肌腱膜也在精索后方缝合，
然后将精索置于腹壁皮下层与腹外斜肌腱膜间。

（3）Ferguson 法：在精索前方将上下壁缝在一起。

（4）Shouldice 法：切开腹横筋膜后，重叠缝合腹横筋膜，紧缩后壁的同时重建深环，
之后＋ Bassini。

（5）McVay 法：将弓状下缘与耻骨疏韧带缝在一起，彻底关闭肌耻骨孔，消除了直疝、
斜疝和股疝的通道。

※ 记忆：Bassini，"behind"；Halsted，"Hòu"；Ferguson，"front"。

26. 无张力疝修补术的特点

（1）术后疼痛不适感觉明显减轻。

（2）位置：腹股沟管后壁或腹膜前间隙（Bogros 间隙）。

（3）嵌顿疝：有感染风险时不建议使用。

（4）儿童：腹股沟管尚未发育完全也不建议使用。

27. 常用的无张力疝修补术

（1）Lichtenstein 手术：平片无张力疝修补术，补片置于腹股沟管后壁。

（2）疝环充填式无张力疝修补术（Rutkow）：锥形网塞置入已还纳疝囊的疝环中并固定，再用补片加强腹股沟管后壁。

（3）Stoppa 手术：巨大补片加强内囊手术（GPRVS），属于腹膜前修补术，巨大补片置于腹膜和腹横筋膜之间。

（4）Kugel 手术：改变腹膜前修补术，使用带聚丙烯弹力记忆环的补片。

（5）PHS 手术："工"字形补片装置，下层置于腹膜前间隙，上层用于加强腹股沟管后壁（prolene hernia system）。

28. 腹腔镜疝修补术的四种类型

（1）经腹腔的腹膜前修补术（TAPP，transabdominal preperitoneal prosthesis）。

（2）全腹膜外修补术（TEP，totally extraperitoneal prosthesis）。

（3）腹腔内补片修补术（IPOM，intraperitoneal onlay mesh）。

（4）单纯疝环缝合术。

＊ 前三种从内部使用合成纤维网片修补腹壁的缺损，最后一种仅是使疝环缩小。

29. 嵌顿疝手法复位的适应证

（1）嵌顿时间在 3 ～ 4 h 以内，局部压痛不明显，无腹膜刺激征。

（2）伴有严重疾病而估计肠祥尚未坏死者。

30. 手法复位的流程

（1）头低脚高，止痛镇静。

（2）右手托阴囊，缓慢推向腹腔。

（3）左手按摩浅环和深环协助复位。

31. 在解除疝环压迫的前提下，嵌顿疝时判断肠管坏死的依据

（1）肠管呈紫黑色，失去光泽。

（2）失去弹性，肠管塌陷。

（3）刺激后无蠕动。

（4）相应肠系膜内动脉无搏动。

32. 无法确认肠管活性时如何处理

（1）肠系膜根部注射 0.5% 普鲁卡因 60 ～ 80 ml，温热盐水纱布覆盖。

（2）暂时放回腹腔 10 ～ 20 min。

（3）如肠壁转为红色，肠蠕动和血管搏动恢复则返回腹腔。

（4）如无变化则按坏死处理，如果病人情况不允许切除吻合，应外置肠管，近端切一小口，插入肛管，以期解除梗阻。

33. 嵌顿绞窄疝手术处理中应注意

（1）（切开没有内容）因麻醉作用疝内容物自行还纳，手术时切开疝囊未见肠祥→仔细探查全腹。

（2）（切开内容太多）嵌顿内容较多→警惕逆行性嵌顿可能。

（3）切忌将活力可疑的肠祥送回腹腔。

（4）肠管切除吻合的病人不宜行疝修补术。

34. 复发性腹股沟疝

（1）真性复发疝：由于技术原因或病人本身原因，在疝手术的部位再次发生疝。

（2）遗留疝：初次手术时，除了手术处理的疝，还遗留有另外的疝。

（3）新发疝：手术若干时间后在不同的部位再发生疝。

35. 股疝：疝囊通过股环，经股管向卵圆窝突出的疝。多见于＞40岁的女性，女性骨盆较宽广，联合腱和腔隙韧带较薄弱，同时妊娠是腹内压增高的主要原因。

36. 股管的结构

（1）上口：股环。

（2）下口：卵圆窝（阔筋膜薄弱区，外有很多脂肪组织堆积）。

（3）前界：腹股沟韧带。

（4）后界：耻骨梳韧带。｝都是腹外斜肌腱膜的反折

（5）内界：陷窝韧带。

（6）外界：股静脉。

37. 股疝的鉴别诊断

（1）腹股沟斜疝：①（位置）腹股沟疝位于腹股沟韧带上内方，股疝位于腹股沟韧带下方；②（外环）手指探查外环，股疝的外环不扩大，腹股沟疝的外环扩大。

（2）脂肪瘤：股疝疝囊外常带有一增厚的脂肪组织层，在疝内容物回纳后，局部肿块不一定完全消失。（活动度）脂肪瘤的基底部不固定，容易推动；而股疝基底是固定而不能被推动。

（3）结核性脓肿：脊柱或骶髂关节结核所致寒性脓肿有可能沿腰大肌流至腹股沟区，并表现为一肿块，咳嗽有冲击感，平卧可暂时缩小，容易误诊为股疝。①（位置）常位于腹股沟的外侧部，偏髂窝处；②（波动）常有波动感；③（脊柱）查体可发现脊柱有相应的体征。

（4）肿大的淋巴结：嵌顿性疝常被误诊为腹股沟区淋巴结炎。B超可用于两者的鉴别。

（5）大隐静脉曲张结节样膨大：卵圆窝处结节样膨大的大隐静脉在站立或咳嗽时增大，平卧时消失。①（近端）按压股静脉近心端可使结节样膨胀增大；②（远端）肢体远端有静脉曲张的其他体征。

38. 60%股疝容易嵌顿的原因

（1）股管是垂直的，且疝囊颈也呈锐角疝出。

（2）口小（股环本身较小）。

（3）周围韧带坚韧。

39. 股疝的治疗

（1）原则：尽早手术治疗。

（2）McVay修补术，既可加强腹股沟管后壁而用于修补腹股沟疝，又可以堵住股环而用于修补股疝。

（3）在腹股沟韧带下方把腹股沟韧带、腔隙韧带和耻骨肌筋膜缝合在一起，借以关闭股环。

（4）其余也可考虑无张力疝修补术或腹腔镜修补术，都是可以的。

40. 切口疝：发生于腹壁手术切口处的疝，占腹外疝的第3位
   （1）一期愈合者切口疝的发病率：1%。
   （2）伤口感染者切口疝的发病率：10%。
   （3）伤口裂开者切口疝的发病率：30%。
   ＊腹外疝的排名由多到少分别为：斜疝、直疝、切口疝。

41. 容易发生切口疝的切口的顺序
   （1）经腹直肌切口。
   （2）正中切口。
   （3）旁正中切口。
   ＊请画图并标注顺序：

   ＊多数切口疝无完整疝囊，由于长期摩擦，疝内容物可与腹膜外腹壁组织粘连而成难复性疝。

42. 腹部纵行切口易发生切口疝的解剖因素
   （1）除腹直肌外之外多数组织的纤维是横向走行的，手术时要切断。
   （2）肋间神经被切断。
   （3）缝合时，缝线容易在纤维间滑脱。
   （4）缝合后容易受肌肉横向牵拉而易发生切口哆裂。

43. 手术操作不当可造成切口疝
   （1）切口过长导致肋间神经切断过多。
   （2）术中（缝合时）麻醉效果不佳。
   （3）切口缝合不严密

44. 可能造成切口疝的术后因素
   （1）术后腹胀严重或剧烈咳嗽。
   （2）引流留置过久。
   （3）术后切口感染。
   （4）创口愈合不良：原因有血肿形成、肥胖、老年、营养不良。
   ＊肋间神经损伤后腹肌薄弱。

45. 切口疝的手术步骤
   （1）切除疝表面原手术切口瘢痕。
   （2）显露疝环，沿其边缘清楚地解剖出腹壁各层组织。
   （3）回纳疝内容物。
   （4）在无张力情况下逐层缝合各层健康的腹壁组织。
   ＊较大的切口疝补片修补时，补片需超过缺损边缘 3～4 cm。

46. 因为白线疝通常发生在上腹部，所以白线疝又称为上腹疝。

47. 脐疝
   （1）定义：疝囊通过脐环突出的疝称为脐疝。

（2）分类：小儿脐疝、成人脐疝。

48. 小儿脐疝的特点

（1）病因：脐环闭锁不全、脐部瘢痕组织不够坚韧。

（2）腹内压增高原因：啼哭、便秘。

（3）嵌顿：很少发生嵌顿。

49. 小儿脐疝的治疗原则

（1）嵌顿疝：急诊手术治疗。

（2）小于 2 岁：保守治疗。

（3）满 2 岁但脐环直径仍大于 1.5 cm：手术治疗。

（4）5 岁以上：积极手术治疗。

第二十八章 腹部损伤

（必有大题）

1. 腹部损伤的分类
   （1）闭合性损伤：具有更为重要的临床意义。
   （2）开放性损伤：穿透伤（腹膜破损者）、非穿透伤。

2. 穿透伤的分类
   （1）贯通伤：投射物有入口、出口者为贯通伤。
   （2）盲管伤：投射物有入口、无出口者为盲管伤。

3. 内脏损伤的受累次序
   （1）开放性损伤：肝、小肠、胃、结肠、大血管等。
   （2）闭合性损伤：脾、肾、小肠、肝等。
   （3）发生率较低的器官：十二指肠、胰腺、膈肌、直肠（均是在深处的组织）。
   ※ 记忆：开放肝小胃结血；闭合脾肾小肠肝。

4. 腹部损伤的临床表现
   （1）主要病理变化：腹腔内出血（实质）和腹膜炎（空腔）。
   （2）实质器官损伤伴有严重腹痛的情况：肝损伤＋肝内胆管断裂，胰腺损伤＋胰管断裂。
   （3）腹膜刺激征强度：胃液、胆汁、胰液＞肠液＞血液。

5. 腹部闭合性损伤何时考虑腹内脏器损伤
   （1）有持续性甚至进行性腹部剧痛伴恶心、呕吐等消化道症状者。
   （2）有呕血、便血或血尿者（带血）。
   （3）早期出现休克征象者。
   （4）有明显腹膜刺激征者。
   （5）有气腹征象者。
   （6）腹部移动性浊音者。
   （7）直肠指检发现前壁有压痛或波动感。
   ＊ 此问题也可简化为"被车撞了啥时候考虑腹内脏器损伤"。电视剧里受伤了，一定会有症状＋带血；＋体征；＋气腹、液腹（移动性浊音）。
   ※ 可按此顺序记忆：考虑腹内脏器损伤—何时剖腹探查—绞窄性肠梗阻特点。

6. 穿透伤诊断需要考虑的几点
   （1）入口或出口可能不在腹部，而在胸、肩、腰、臀或会阴。

（2）入口和出口不一定呈直线。

（3）切线伤可能存在脏器的损伤。

（4）入口和出口的大小与脏器损伤的严重程度不成正比。

7. 多发损伤的定义：（一个器官）多处；多个器官；腹部＋其他损伤；其他损伤累及腹部。

8. 诊断性腹腔穿刺

（1）常用穿刺点（4处）：脐与髂前上棘中、外连线 1/3 处（左右），经脐水平线与腋前线相交处（左右）。

（2）骨盆骨折者：脐平面以上水平穿刺以免刺入腹膜后血肿而误诊为腹腔内出血。

＊ 不凝血：腹腔内积血。血液迅速凝固：误刺血管或血肿。

9. 诊断性腹腔灌洗术（少量出血）

（1）向腹内缓慢灌入 500 ～ 1000 ml 无菌生理盐水。

（2）借虹吸作用使腹内灌洗液流回输液瓶中。

（3）取瓶中液体进行肉眼或显微镜下观察。

（4）对于少量出血者的诊断价值更高。

10. 诊断性腹腔灌洗术的阳性结果

（1）灌洗液含肉眼可见的血液、胆汁、胃肠内容物或证明是尿液。

（2）（涂片）灌洗液中发现细菌。

（3）（灌洗液常规）红细胞计数超过 100×10^9/L 或白细胞计数超过 0.5×10^9/L。

（4）（灌洗液淀粉酶）淀粉酶超过 100 Somogyi 单位。

※ 记忆：100、0.5。

11. 诊断性腹腔穿刺的禁忌证

（1）躁动不能合作者。

（2）大月份妊娠者。

（3）严重腹胀者。

（4）腹腔内广泛粘连者。

12. 腹腔损伤的 X 线检查

（1）腹腔游离气体（膈下新月形阴影）：胃或肠管破裂。

（2）腹膜后积气（典型花瓣状阴影）：腹膜后十二指肠或结直肠穿孔。

（3）腹腔内大量积血时，小肠多浮动到腹部中央（仰卧位），肠间隙增大。

（4）腹膜后血肿，腰大肌影消失。

（5）脾破裂征象：胃右移、横结肠下移、胃大弯有锯齿形压迹。

（6）肝破裂征象：右膈升高，肝正常外形消失及右下胸肋骨骨折。

（7）左侧膈疝：多能见到胃泡或肠管突入胸腔。

※ 记忆：气体 ×2，积血 ×2，脾破裂，肝破裂、左侧膈疝。

＊ 腹腔损伤 X 线检查的结果有很多，捡几个说就行，实用价值并不高，CT 都能看到。

13. 腹部损伤后的"三查"

（1）严密观察：①每 15 min 看一次生命体征；②每 30 min 查看一次腹部体征；③每 30 ～ 60 min 抽血查一次 Hb、Hct 等；④必要时可重复做腹腔穿刺。

（2）辅助检查。

（3）剖腹探查。

14. 腹部损伤剖腹探查的适应证（参考本章第 5 点）

（1）全身情况有恶化趋势，积极抢救休克而情况不见好转者。

（2）胃肠出血。

（3）血压由稳定变为不稳定甚至下降。

（4）腹痛和腹膜刺激征有进行性加重或扩大。

（5）肠蠕动音逐渐减弱或消失。

（6）膈下有游离气体。

（7）腹腔穿刺抽出气体、不凝血、胆汁或胃肠内容物者。

（8）红细胞计数进行性下降。

15. "五步"快速分拣法：问、看、触、超、穿的顺序进行，通过前三步选出可疑腹部损伤者进行深入排查，然后通过 B 超检查明确有无实质脏器损伤，对于发现腹腔积液者行穿刺检查明确损伤器官。

16. 腹部损伤的处理

（1）不要强行回纳脱出的器官，有可能会加重腹腔污染。

（2）不要通过扩大伤口去探查腹腔，以免引起伤口愈合不良。

（3）探查腹腔时通常选用腹部正中切口。

17. 腹部损伤探查的顺序（没有腹腔大出血、明确穿孔的情况下）

（1）探查肝、脾等实质性脏器，同时探查膈肌。

（2）从胃开始，逐段探查十二指肠球部、空肠、回肠、大肠及其系膜等空腔脏器。

（3）探查盆腔脏器。

（4）切开胃结肠韧带显露网膜囊，探查胃后壁和胰腺。

（5）如有必要，应切开后腹膜探查十二指肠二、三、四部。

※ 记忆：时空盆（实质性脏器，空腔脏器，盆腔脏器）＋ 2 切开。

18. 损伤控制外科（DCS）的三个阶段

（1）简洁复苏后快速止血和控制腹腔感染（第一次手术）。

（2）对病人进行重症监护和复苏（收入 ICU），纠正生理紊乱。

（3）实施确定性手术。

＊ 损伤控制外科理念是基于对严重损伤后机体病理生理改变的认识而发展起来的，根据伤者全身情况、手术者的技术、后续治疗条件等，为伤者设计包括手术在内的最佳治疗方案，将伤者的存活率放在首位，而不仅仅是追求手术成功率。包括三个阶段：简短的剖腹手术；ICU 科综合治疗；确定性手术。

19. 应放置引流的情况

（1）大量坏死组织未清除或无法清除。

（2）空腔脏器修补后可能发生溢漏。

（3）创面继续渗出。

（4）形成了局部脓肿。

20. 脾破裂的解剖分类
    （1）中央型破裂：破在脾实质深部。
    （2）被膜下破裂：破在脾实质周边。
    （3）真性破裂：破损累及被膜，约占所有病例的 85%。

21. 脾损伤的Ⅳ级分级

表 28-1　脾损伤的Ⅳ级分级（第六届全国脾脏外科学术研讨会）

分级	被膜下破裂	脾裂伤	血管损伤
Ⅰ级	被膜下破裂	脾裂伤≤ 5 cm，深度≤ 1 cm	
Ⅱ级		脾裂伤＞ 5 cm，深度＞ 1 cm，但未累及脾门	脾段血管受累
Ⅲ级		脾裂伤累及脾门，或脾脏部分离断	脾叶血管受累
Ⅳ级		脾广泛破裂	脾蒂、脾动静脉主干受累

※ 记忆：5.1 劳动节。

22. 脾损伤保守治疗的适应证
    （1）暴力较轻的单纯性脾破裂。
    （2）脾损伤分级为Ⅰ、Ⅱ级者。
    （3）无休克或轻度休克者经快速输液 1000 ml 后血流动力学稳定者。
    （4）腹腔内没有其他脏器严重损伤。
    （5）神志清醒有利于观察病情变化及腹膜炎体征者。

23. 切脾适应证：[八]脾中心部碎裂、脾门撕裂、有大量失活组织、病人高龄、多发伤情况。[五]还包括野战、病理性脾破裂、迟发型脾破裂等。

24. 脾切除后凶险性感染
    （1）小儿发病率高于成年人（成人发病率＜ 1%）。
    （2）预防：1/3 脾组织切成薄片或小块埋入网膜囊内进行自体移植。

25. 延迟性脾破裂
    （1）定义：脾被膜下破裂形成的血肿和少数脾真性破裂后被网膜等周围组织包裹形成的局限性血肿，可在 36 ～ 48 h 冲破被膜或血凝块而出现典型的出血和腹膜刺激症状，称为延迟性脾破裂。
    （2）时间：再次破裂一般在 2 周之内发生。

26. 肝破裂的特征（胆汁、出血）
    （1）因胆汁的存在，腹膜刺激征较脾破裂更为明显。
    （2）出血后血液有时可进入胆管，引起黑便或呕血。
    （3）肝脓肿：中央型破裂更易发展为肝脓肿。

27. 肝外伤分级（黄志强分型）
    （1）Ⅰ级：裂伤深度不超过 3 cm。
    （2）Ⅱ级：伤及肝动脉、门静脉或肝胆管的 2 ～ 3 级分支。
    （3）Ⅲ级：伤及肝动脉、门静脉、肝总管或其 1 级分支。

※ 可记忆为"331分型"：裂伤不超过3 cm；3级分支；1级分支。

28. 肝外伤分级（美国创伤外科协会分型）

表 28-2　肝外伤分级（美国创伤外科协会分型）

分级	血肿	裂伤	血管伤
Ⅰ级	被膜下，占肝表面积< 10%	< 1 cm	
Ⅱ级	被膜下，占肝表面积10% ～ 50%；肝内< 10 cm	1 ～ 3 cm	
Ⅲ级	被膜下，占肝表面积> 50%；肝内> 10 cm	> 3 cm	
Ⅳ级	25% ～ 75% 的肝叶、或在单一肝叶内有1 ～ 3个Couinaud 肝段受累		
Ⅴ级	> 75% 的肝叶、或在单一肝叶内有超过3个Couinaud 肝段受累		肝后下腔 / 肝静脉主干
Ⅵ级	肝撕脱		

* 以上分级如为多发性肝损伤，其损伤程度则增加1级。

29. 肝破裂手术治疗基本要求：彻底清创、确切止血、消除胆汁溢漏和建立通畅引流（基本上所有的清创类手术都是这样，再做些改动，比如消除胰液溢漏、消除感染、彻底清除感染源、解除梗阻等）。

　　* 方法包括：控制出血、缝合、肝动脉结扎、肝切除术、纱布填塞、肝破裂累及肝静脉主干或肝后段下腔静脉的处理。

30. 肝破裂累及肝静脉主干或肝后段下腔静脉破裂的处理

（1）警惕：阻断肝门后出血不减、搬动肝脏出血加重。

（2）风险：死亡率高（80%），易并发空气栓塞。

（3）禁止：翻动肝脏试图显露出血部位进行止血。

（4）手术：在全肝血流阻断下（腹主动脉＋第一肝门＋肝上下腔静脉＋肝下下腔静脉），直视下缝补静脉破裂口。

31. 十二指肠损伤

（1）好发于十二指肠2、3段（较为固定，降段和水平段）。

（2）早期死亡原因：严重合并伤（治疗：抗休克、及时手术处理）。

（3）后期死亡原因：十二指肠瘘致感染、出血和脏器衰竭。

32. 腹膜后十二指肠损伤的特殊表现

（1）疼痛可向右肩、右睾丸放射。

（2）腹膜后呈花斑状改变并逐渐扩大。

（3）平片见腰大肌轮廓模糊。

（4）直肠指检（DRE）时触及骶前捻发音。

（5）CT 示右肾前间隙气泡更加清晰。

　　* 有时可以出现睾丸疼痛、阴囊血肿和阴茎的异常勃起。

　　* ［八］中有9点表现，其他包括固定压痛、症状重体征轻、血性呕吐物等。

33. 十二指肠损伤的分型

（1）Ⅰ型：单发的十二指肠壁内血肿或十二指肠肠壁部分破裂，肠壁未穿孔。

（2）Ⅱ型：多发肠壁血肿或小于周径 50% 的肠管破裂。

（3）Ⅲ型：十二指肠第 2 部破裂介于肠管周径的 50% ～ 75%，或第 1、3、4 部破裂介于肠管周径的 50% ～ 100%。

（4）Ⅳ型：十二指肠第 2 部破裂超过肠管周径的 75% 或发生 Vater 壶腹及远端胆总管损伤。

（5）Ⅴ型：胰头十二指肠结构的广泛损伤或十二指肠供应血管的严重毁损。

※ 记忆：单多 50 ～ 75，Vater 壶腹-胰头十二指肠损伤。

34. 十二指肠损伤的 6 种手术方法

（1）浆膜切开血肿清除术。

（2）单纯修补术。

（3）带蒂肠片修补术。

（4）损伤肠段切除吻合术。

（5）胰头十二指肠切除术。

（6）十二指肠憩室化。

* 针对特殊类型：十二指肠壁内血肿，表现为高位肠梗阻，非手术治疗 2 周，无效则考虑手术。

* 十二指肠憩室化：适用于十二指肠 1、2 段严重损伤或同时伴胰腺损伤者，手术方法类似 Billroth Ⅱ，胃窦切除、迷走神经切断、胃空肠吻合、十二指肠残端与胆总管造瘘。

35. 肠破裂的特点

（1）小肠：只有少数病人有气腹。

（2）结肠：结肠内容物液体成分少而细菌含量多，因此腹膜炎出现得较晚，但较严重。

* 结肠特点：结肠壁薄、血液供应差、含菌量大，因此治疗原则不同于小肠。

36. 结肠破裂一期修复的禁忌证

（1）腹腔严重感染。

（2）伴有其他严重疾病：如肝硬化及糖尿病等。

（3）全身严重多发伤，须尽快结束手术。

※ 记忆：乌托邦，污多伴。

37. 腹膜后血肿突出的表现：内出血征象（如休克）；腰背痛；肠麻痹。

38. ［五］腹膜后血肿的治疗

（1）除积极防治休克和感染外，多数需行剖腹探查，因腹膜后血肿常伴大血管或内脏损伤。

（2）若后腹膜未破损，且血肿稳定，可暂时不打开后腹膜，继续观察；若血肿范围有所扩展，应切开后腹膜，寻找破损血管并结扎。

（3）若血肿位置在两侧腰大肌外缘、膈脚和骶岬之间，血肿可来自腹主动脉、下腔静脉等，此范围的血肿，无论是否扩展，原则上均应切开后腹膜予以探查并做处理。

（4）若后腹膜已经破损，则应探查。

（5）探查时，应尽力找到并控制出血点；无法控制时，可用纱条填塞，术后 4 ～ 7 日内逐渐取出，以免引起感染。

第二十九章 外科急腹症

1. 急腹症：是指以急性腹痛为主要临床表现，需要早期诊断和及时治疗的腹部疾病的总称，具有发病急、进展快、病情重和病因复杂的共同特点。

2. 腹部的疼痛分类
   （1）躯体痛：定位准确，痛觉敏锐（肋间神经、腰神经）。
   （2）内脏痛：对张力变化（如缺血）、痛觉敏感（内脏神经）。
   （3）牵涉痛：是指内脏痛到达一定程度后，可牵涉相应的浅表部位产生疼痛，病变器官与牵涉痛部位具有同一脊髓节段的神经纤维分布。
   ＊ 内脏神经、植物神经、自主神经是同一种神经的不同说法，同时含有交感神经和副交感神经。
   ＊ 刀割样疼痛是因为化学性腹膜炎。
   ＊ 炎症性疼痛表现为持续性疼痛、空腔脏器梗阻性表现为阵发性疼痛。

3. 急腹症的常见病因分类
   （1）炎症性疾病。
   （2）消化道穿孔性疾病。
   （3）梗阻或绞窄性疾病。
   （4）腹腔脏器破裂出血性疾病。
   （5）腹腔血管性病变：动脉栓塞、血栓或静脉血栓形成。
   （6）其他疾病。

4. 急腹症的疼痛部位
   （1）前肠：（胃、十二指肠、肝、胆囊、胰腺）上腹部。
   （2）中肠：（小肠、升结肠、横结肠的右半部分、睾丸、肾）脐周。
   （3）后肠：（降结肠和直肠）耻骨上。

5. 急腹症的辅助检查
   （1）中性粒细胞减少：（极重度感染）急性血行播散性肺结核（粟粒性肺结核）、败血症。
   （2）脓血便伴腹痛：细菌性痢疾或阿米巴痢疾。
   （3）血便伴腹痛：肠套叠、绞窄性肠梗阻、肠系膜缺血、出血坏死性肠炎。
   （4）血性腹水：急性重症胰腺炎、绞窄性肠梗阻、肠系膜血管病变。
   （5）腹膜后积气：十二指肠、升降结肠后壁穿孔。
   （6）钡剂灌肠：肠套叠、乙状结肠扭转。
   （7）穿刺引流出恶臭浑浊液体：大肠穿孔或者合并产气荚膜梭菌感染。

6. 急腹症的治疗原则

（1）注重病人全身情况的改善，严密观察病情变化的同时，尽快明确诊断。

（2）诊断尚未明确时，禁用强效镇痛剂，以免掩盖病情发展，延误诊断。

（3）诊断尚未明确时，下列情况需行急诊手术探查：①炎症扩散；②脏器血运障碍、坏死；③腹腔活动性出血；④非手术治疗病情无改善或恶化。

（4）诊断明确需行手术治疗时，应完善术前检查和术前准备。

（5）手术原则是：救命放在首位、根治疾病次之，全身情况允许的条件下，尽可能一次性根治病灶；病情危重者，可先控制病情，待平稳后再行根治性手术。

* 画流程图理解：

7. 腹间隔综合征（ACS）：是各种原因造成的腹腔内压力（IAP）急剧升高，影响腹腔内器官组织的血液循环，进而引起一系列病理生理改变，导致多器官功能障碍或衰竭的综合征。

8. 世界腹间隔综合征协会对于 ACS 的定义（正常情况下 IAP 为 0 ~ 5 mmHg）

（1）腹腔内压力稳定升高并 > 20 mmHg。

（2）伴或不伴腹腔灌注压 ≤ 60 mmHg。

（3）合并新的器官功能障碍或衰竭。

9. ACS 的常见病因分类

（1）自发性（如炎症）。

（2）创伤后。

（3）手术后。

（4）医源性。

* 病理生理会引起脏器功能不全 6 个（可两两一组进行记忆）：心肺、肝肾、肠道中枢。

10. IAP 的测量方法

（1）直接法：有创，较少使用。

（2）间接法：通过测定下腔静脉压、胃内压和膀胱内压间接反映腹腔内压力，其中膀胱内压使用最多。

* 膀胱内压：平卧，将测压计与 Foley 导管相连，排空膀胱，向膀胱内注入 50 ml 生理盐水，以耻骨联合平面为零平面测量读数，连续监测，水柱高度即为 IAP（1 mmHg = 13.6 mmH$_2$O）。

11. ACS 的诊断标准

（1）有严重腹部创伤或手术史。

（2）IAP 大于 20 mmHg。

（3）有相应的影像学检查结果（下腔静脉受压变窄，腹腔前后径 / 左右径的比值 ≥ 0.8）。

（4）出现多器官功能障碍或衰竭（MODS）

* 其实都是倒推的，发现多器官功能障碍或衰竭后判断病人是否满足上述三条标准。

12. 腹腔内高压的分级

（1）Ⅰ级：12～15 mmHg（这是腹腔镜气腹的压力）。

（2）Ⅱ级：15～20 mmHg。

（3）Ⅲ级：21～25 mmHg。

（4）Ⅳ级：大于 25 mmHg。

13. ACS 治疗的基本原则（对于腹腔内高压者）

（1）Ⅰ级：维持有效血容量。

（2）Ⅱ级：积极的液体复苏以维持心排血量。

（3）Ⅲ级：腹腔穿刺引流、腹腔镜减压、促进肠蠕动等各种腹腔减压措施。

（4）Ⅳ级：标准的开腹减压术。

* 目的：治疗病因、控制 IAP、缓解并纠正 MODS。

14. 急性化脓性腹膜炎解剖

（1）腹膜腔（是人体最大的体腔）：腹腔＋网膜囊，两者之间以网膜孔（Winslow 孔）相连。

（2）吸收能力：膈面腹膜吸收最强，而盆腔腹膜吸收最弱（所以采取半卧位，让炎性液体留在盆腔）。

15. 原发性腹膜炎

（1）定义：又称自发性腹膜炎，是指腹腔内无原发病灶的腹膜炎。

（2）传播途径：①血行播散：婴儿和儿童的腹膜炎多属于这一类，致病菌多为肺炎链球菌、溶血性链球菌；②淋巴途径；③直接扩散；④上行性感染（来自女性生殖道的细菌）；⑤肠道细菌移位（透壁性感染）。

* 相比于继发性化脓性腹膜炎的混合感染，原发性腹膜炎多是单一细菌感染。

16. 急性弥漫性化脓性腹膜炎的手术适应证

（1）保守治疗 6～8 h 后症状及体征不缓解甚至加重者。

（2）腹腔内炎症较重：出现严重的中毒或肠麻痹症状，大量渗液。

（3）腹腔内原发病严重：穿孔、梗阻、脏器损伤等（原发病必须处理）。

（4）腹膜炎病因不明，无局限趋势者。

17. 腹腔脓肿的分类

（1）膈下脓肿。

（2）肠间隙脓肿。

（3）盆腔脓肿。

* 70% 急性腹膜炎病人经治疗后，脓液可被完全吸收；30% 病人发生局限性脓肿。

* 脓液＜10 ml/d 即可拔管。

18. 膈下脓肿的特点

（1）膈下部位是平卧时最低的位置。

（2）治疗理念：以往多是切开引流，目前多是经皮穿刺置管引流术。

（3）切开引流的 2 种方法：经前腹壁肋缘下切口、经后腰部切口。

19. 膈下脓肿的转归

（1）小的脓肿经非手术治疗可被吸收。

（2）较大的脓肿，长期感染消耗身体致衰竭死亡。

（3）反应性胸腔积液。

（4）淋巴途径蔓延到胸腔引起胸膜炎。

（5）血行感染，比如脓毒血症。

（6）直接传入胸腔引起脓胸。

（7）其他：腐蚀消化道致内瘘等。

第三十章 胃十二指肠疾病

1. 胃分为哪三部分
   （1）胃底部：贲门平面以上，向左上方膨出的部分。
   （2）胃体部：介于胃底部与胃窦部之间，是最大的部分。
   （3）胃窦部：胃角切迹向右的部分。
2. 胃腺细胞分类及作用

   胃底、胃体 {
   （1）主细胞：分泌胃蛋白酶原、凝乳酶原。
   （2）壁细胞：分泌盐酸、内因子。

   胃窦 {
   （3）黏液细胞：分泌碱性黏液。
   （4）胃泌素细胞：分泌胃泌素（G细胞）。
3. 胃壁的三层肌肉走行
   （1）内斜：与食管环行纤维相连，贲门处最厚。
   （2）中环：环行，幽门最厚形成了幽门括约肌。
   （3）外纵：胃大小弯侧最厚，形成了胃道。
4. 四组胃周淋巴结（根据引流方向分类）

表 30-1　胃周淋巴结

分组	引流淋巴结
腹腔淋巴结	沿胃左动脉分布，收集胃小弯上部淋巴液
幽门上淋巴结	沿胃右动脉分布，收集胃小弯下部淋巴液
幽门下淋巴结	沿胃网膜右动脉分布，收集胃大弯右侧的淋巴液
胰脾淋巴结	沿脾动脉分布，收集胃大弯上部淋巴液

* 画图理解：

5. 胃的迷走神经分支
   （1）左迷走神经干（迷走神经前干）：肝支，胃前支。

（2）右迷走神经干（迷走神经后干）：腹腔支，胃后支。

（3）鸦爪支：胃前、后支在角切迹附近发出 3～4 支分支，调控幽门的排空功能（与高选择性胃迷走神经切断术密切相关）。

※ 记忆：将你的左手的示指和中指交叉，中指在前，代表左迷走神经干（前支），看它的走行；同理，示指代表右迷走干。

6. 胃液的分泌

（1）基础分泌（消化间期分泌）。

（2）餐后分泌（消化期分泌）：又分为头相、胃相和肠相。

* 其中胃相是主要部分，分为长、短反射（机械/化学性）。

7. 胃液的生理功能

（1）消化功能。

（2）灭菌作用。

（3）保护胃黏膜功能。

（4）钙和铁的吸收作用。

（5）血液再生作用：壁细胞分泌内因子。

8. 胃的两种运动方式

（1）紧张性收缩：是消化道平滑肌共有的运动形式，使胃腔内具有一定压力，目的是使胃液渗透进食物，促进化学消化；同时胃保持一定形态，不致出现胃下垂。

（2）蠕动：从胃底开始往幽门方向进行。

9. 消化性溃疡的病因

（1）十二指肠溃疡：迷走神经张力过高引起胃酸分泌增加。

（2）胃溃疡：胃黏膜屏障功能减弱、氢离子逆向扩散、胃潴留。

（3）幽门螺杆菌（Hp）感染：与胃溃疡和十二指肠溃疡的形成都有一定的关系。

10. 胃酸分泌增加的机制：迷走神经张力过高（释放乙酰胆碱）；胃泌素分泌增加（作用于 H_2 受体）；壁细胞数量增加，敏感性提高。

11. 十二指肠溃疡

（1）餐前痛：进食或抑酸药物可缓解。

（2）饥饿痛、夜间痛：基础胃酸分泌量过高（2.2/1.6：十二指肠溃疡病人的基础与最大胃酸分泌分别是正常人的 2.2 倍和 1.6 倍）。

（3）周期性、季节性：秋冬、冬春季节好发（比胃溃疡疼痛多出的一点）。

12. 十二指肠溃疡外科治疗的适应证（五条）

（1）顽固性溃疡：即规范内科治疗 3 个月，胃镜复查仍未愈合者。

（2）非单纯性十二指肠溃疡：并发急性穿孔、大出血或瘢痕性幽门梗阻者。

（3）胃镜结果严重者：溃疡深大、球部变性严重、球后溃疡。

（4）病史长、症状逐渐加重、发作频繁、疼痛剧烈。

（5）曾有穿孔或大出血病史，而溃疡仍活动者。

* 手术方式：首先胃大部切除术，高选择性迷走神经切断术现已较少应用。

* 溃疡与穿孔不一样的是，穿孔的时候多行修补，因为溃疡现在多数是可以通过内科

治疗治愈的，如果 3 个疗程后溃疡依然存在，则考虑行手术治疗。

13. 胃溃疡

（1）发病年龄：50 岁左右，年龄较十二指肠溃疡病人高。

（2）好发部位：胃窦部，特别是胃窦小弯侧、近幽门前方。

（3）无规律性：进食不能缓解疼痛，甚至会加重疼痛。

14. 胃溃疡外科治疗的适应证

（1）顽固性胃溃疡：规范内科治疗 3 个月，胃镜复查仍未愈合者。

（2）非单纯性胃溃疡：并发急性穿孔、急性大出血、瘢痕性幽门梗阻者。

（3）特殊溃疡：高位溃疡、胃十二指肠复合溃疡。

（4）癌变可能：溃疡直径较大，超过 2.5 cm，不能除外或已经癌变者。

* 手术方式：首选胃大部切除术，切除范围达胃的 50% 左右即可。

15. 胃十二指肠溃疡急性穿孔

（1）好发部位：急性十二指肠溃疡穿孔多见于十二指肠球部前壁，急性胃溃疡穿孔多见于近幽门的胃前壁（都是前壁）。

（2）后壁穿孔时症状不明显。

（3）特殊疼痛部位：若消化液沿右结肠旁沟流入右下腹，可引起右下腹疼痛。

16. 急性穿孔的鉴别诊断

（1）急性阑尾炎：沿右结肠旁沟进入右下腹。

（2）急性胆囊炎。

（3）急性胰腺炎。

（4）胃癌穿孔：鉴别较难，对于既往无溃疡病史，消瘦的老年人。

* 急腹症当中的鉴别诊断其实就是"内外妇儿"。内科：肺炎、心绞痛、克罗恩、溃结等。外科：（普外）阑尾炎、胆囊炎、胰腺炎等，（泌尿）输尿管结石。妇科（永远都是破破扭）：异位妊娠破裂、黄体破裂、卵巢囊肿蒂扭转。儿科：肠系膜淋巴结炎。

* 所有的穿孔、梗阻性及出血性疾病均需要考虑与各类癌症之间的鉴别，如胃癌、结直肠癌。

17. 胃十二指肠溃疡穿孔保守治疗的适应证（单纯性溃疡的空腹穿孔，症状轻）

（1）全身条件差，难以耐受手术者。

（2）不属于顽固性溃疡者：不伴有出血、幽门梗阻、可疑癌变。

（3）空腹穿孔。

（4）临床表现轻，腹膜炎体征趋于局限者。

18. 溃疡穿孔的保守治疗

（1）禁食、胃肠减压。

（2）维持水电解质和酸碱平衡。

（3）使用有效抗生素。

（4）使用抑酸制剂。

（5）严密观察，如 6～8 h 无好转甚至加重，则需手术治疗。

* 这种急腹症保守治疗期间必须要严密观察、辅助检查、剖腹探查。

※ 保守治疗套路记忆：禁食、胃肠减压＋维持水电、营养等；抑酸抑酶抗感染（质子泵抑制剂类、生长抑素类、抗生素类）；解痉镇痛（病因明确的情况下）。

19. 溃疡穿孔的手术治疗
 （1）穿孔修补术：开腹修补（横向间断缝 2～3 针，再用大网膜覆盖）、腹腔镜修补（气腹压力＜ 11 mmHg 为宜，以免出现细菌易位和内毒素血症）。
 （2）根治性手术：胃大部切除术（12 h 内手术）、迷走神经切断术。

20. 胃十二指肠溃疡大出血
 （1）大量呕血或黑便，且伴有明显休克前期或休克体征。
 （2）病因：溃疡基底血管受侵蚀所致，大多数为动脉出血。
 （3）部位：胃小弯或十二指肠后壁。

21. 胃十二指肠溃疡出血的鉴别诊断
 （1）食管胃底静脉曲张出血。
 （2）应激性溃疡、糜烂型胃炎。
 （3）胃癌。
 （4）胆道出血。

22. 胃十二指肠溃疡出血的保守治疗原则
 （1）补充血容量：出血量较大时，考虑 CRBC 或全血输入，并保持 Hct ≥ 30%，输入液体中晶体：胶体＝ 3：1。
 （2）胃管插入，可用冰盐水 200 ml ＋去甲肾上腺素 8 mg 冲洗胃肠。
 （3）药物治疗：质子泵抑制剂、生长抑素。
 （4）急诊胃镜。
 （5）动脉造影找到出血点后予以栓塞处理。
 ＊ 没有三腔二囊管：因为溃疡的位置与静脉曲张发生位置不一样，所以没有用。

23. 消化性溃疡出血手术治疗的适应证
 （1）（老年）年龄在 60 岁以上伴有动脉硬化的病人：出血多不易停止。
 （2）（内科）内科治疗期间的出血：表明溃疡侵蚀性强。
 （3）（休克）出血后短时间内出现休克：说明出血来自较大的动脉。
 （4）（输血）在 6～8 h 内输入 600～800 ml 血后，血压及全身情况不见好转。
 （5）（近期）近期曾发生过大出血：这种病人出血不容易自行停止。
 （6）（并发）并存瘢痕性幽门狭窄、急性穿孔。
 （7）（胃镜）溃疡位于胃小弯或十二指肠后壁：其出血来自大动脉可能性大。
 ＊ 相比于溃疡穿孔的高手术率，溃疡大出血需要手术治疗的仅占 5%～10%。

24. 溃疡引起幽门梗阻的原因
 （1）痉挛性幽门梗阻。
 （2）水肿性幽门梗阻。
 （3）瘢痕性幽门梗阻：十二指肠溃疡，尤其是十二指肠球后溃疡较胃溃疡更容易引起瘢痕性幽门梗阻。
 ＊ 可用高渗生理盐水冲洗几天来鉴别。

25. 瘢痕性幽门梗阻的特征性诊断

（1）长期胃溃疡病史。

（2）典型的胃潴留表现。

（3）胃肠减压时引出大量酸臭液体和不含胆汁的宿食。

（4）上消化道造影检查发现胃排空障碍。

＊正常 4 h 排空，胃潴留时 6 h 仍保存 1/4 以上，瘢痕性幽门梗阻时 24 h 以上仍有钡剂残留。

26. 瘢痕性幽门梗阻的鉴别诊断

（1）水肿性和痉挛性幽门梗阻：幽门梗阻为间歇性梗阻，呕吐剧烈但无明显胃扩张；瘢痕性梗阻具有持续性、明显胃扩张特点。

（2）十二指肠以下的梗阻性病变：十二指肠肿瘤、胰腺肿瘤、肠系膜上动脉压迫综合征等，其呕吐物含胆汁；瘢痕性梗阻呕吐物为宿食，无胆汁。

（3）胃癌：幽门部胃癌可能引起幽门梗阻，胃镜可明确诊断。

27. 胃大部切除术治疗胃十二指肠溃疡的理论基础

（1）切除胃窦部：减少胃泌素引起的体液性胃酸分泌。

（2）切除大部分胃体：减少壁细胞数量，进而减少神经性胃酸分泌。

（3）切除胃溃疡的好发部位：胃窦部和十二指肠球部。

（4）切除溃疡：非手术必须。

＊胃大部切除术包括切除远端胃的 2/3 ～ 3/4 和部分十二指肠球部。

28. 胃大部切除术

（1）60% 胃切除的标志：胃小弯胃左动脉第一分支的右侧至胃大弯胃网膜左动脉第一垂直分支左侧的连线。

（2）吻合口的直径：3 ～ 4 cm 即可，过大易造成倾倒综合征，过小可能引起胃排空障碍。

（3）输入袢长度：吻合口至 Treitz 韧带（屈氏韧带）距离结肠后术式 6～8 cm，结肠前术式 8～10 cm。

29. 胃空肠 Roux-en-Y 吻合术

（1）Treitz 韧带下方 10～15 cm 处切断空肠。

（2）远端空肠经结肠前或结肠后与残胃吻合。

（3）吻合口下方 50 cm 处远、近端空肠端侧吻合或侧侧吻合。

※ 以上数字：6—8—10—15—50 cm。

30. 胃大部切除术三种术式吻合的优缺点

表 30-2　胃大部切除术三种术式吻合的优缺点

术式	优点	缺点
Billroth Ⅰ式 （毕Ⅰ式）	（1）方法简单，符合生理 （2）术后食物经过十二指肠，促进胆囊收缩释放，降低胆囊炎发生 （3）减少胆汁、胰液反流	（1）吻合口张力较大 （2）切除范围不够引起溃疡复发

术式	优点	缺点
Billroth Ⅱ式（毕Ⅱ式）	（1）术后吻合口溃疡发生率低 （2）可对难以切除的十二指肠溃疡行 Bancroft 溃疡旷置术，不用担心张力问题	术后并发症较多
Roux-en-Y 式	预防胆汁、胰液反流	（1）术后吻合口溃疡发生率高 （2）术后并发症并未减少

31. 迷走神经切断术分类

（1）迷走神经干切断术：食管膈肌裂孔附近切断迷走神经前干、后干。

（2）选择性迷走神经切断术：只切断胃前支、胃后支。

（3）超选择性迷走神经切断术：仅切断支配胃底、胃体的迷走神经，保留鸦爪支。

32. Visick 标准评定手术疗效

（1）Ⅰ级：无明显症状。

（2）Ⅱ级：偶有一些轻微症状，可通过改变饮食解决。

（3）Ⅲ级：轻度–中等程度倾倒综合征、碱性反流性胃炎，虽需药物治疗，但可维持正常生活与工作。

（4）Ⅳ级：中度–重度的症状，明显的并发症，不能维持正常的生活和工作。

※ 记忆（谐音）：胃 Sick，无偶轻重。

33. 胃大部切除术后出血的可能情况

（1）腹腔内出血：非手术治疗难以奏效，多需再手术止血。

（2）胃出血：术后时间不同，则出血的原因不同。①术后 24 h 内：手术技巧问题。②术后 4～6 天：吻合口处黏膜坏死脱落。③术后 10～20 天：缝线处感染、黏膜下脓肿侵蚀血管。

34. 十二指肠残端破裂

（1）时间：术后 24～48 h 内。

（2）原因：残端处理不当、空肠输入襻梗阻。

（3）处理：立即手术治疗，行破裂口缝合修补、十二指肠造口术及腹腔引流术。

＊ 题目中出现以下描述时，答案可能与十二指肠残端破裂相关内容有关：术后 2 天，右上腹痛，向右侧肩部放射，引流液引流出胃内容物之类的。

35. 吻合口破裂或瘘的原因

（1）缝合技术不良。

（2）吻合口有张力。

（3）组织水肿。

（4）低蛋白血症。

36. 吻合口破裂或瘘的处理

（1）手术治疗：弥漫性腹膜炎表现，须立即手术。

（2）非手术治疗：无明显腹膜炎表现，经非手术治疗后，一般 4～6 周左右可愈合。

37. 术后梗阻的三种类型
    （1）输入袢梗阻：慢性不完全性输入袢梗阻、急性完全性输入袢梗阻。
    （2）吻合口梗阻。
    （3）输出袢梗阻。

38. 慢性不完全性输入袢梗阻
    （1）好发：毕Ⅱ式输入袢对胃小弯。
    （2）原因：①吻合时胃组织翻入过多；②输入袢过短牵拉呈锐角；③输入袢过长致扭曲、粘连。
    （3）临床表现：进食后 30 min，感上腹部疼痛，随即喷射呕吐出大量不含食物的胆汁样液，呕吐后症状立即消失（因为是不完全梗阻，胆汁还是能喷出来的，像不完全肠梗阻一样）。
    （4）治疗：输入袢、输出袢之间侧侧吻合或 Roux-en-Y 术式。

39. 急性完全性输入袢梗阻
    （1）好发：毕Ⅱ式输入袢对胃小弯。
    （2）原因：主要有 2 种（交叉致内疝）。①输入袢、输出袢空肠呈交叉状，输出袢在前，压迫输入袢，即可造成急性完全性输入袢梗阻。②内疝：输入袢过长，穿过输出袢和横结肠系膜之间的间隙形成内疝。
    （3）临床表现：突发性右上腹疼痛，呕吐频繁但量不大，呕吐物不含胆汁，呕吐后症状不缓解。病情进展快，有可能出现休克，但没有弥漫性腹膜炎体征（类似绞窄性肠梗阻）。
    （4）治疗：病因不同，则治疗方法不同。①解除梗阻，复位内疝；②若输入袢空肠已坏死，则切除；③缝合输出袢和横结肠系膜之间的间隙；④输入袢、输出袢之间行侧侧吻合或 Roux-en-Y 术式。
    ＊ 需要立即手术处理的是：十二指肠残端破裂，急性输入袢梗阻（类似闭袢性梗阻，容易绞窄）。

40. 吻合口梗阻
    （1）时间：术后流食变为半流食时。
    （2）临床表现：上腹部膨胀感；溢出性呕吐；胃肠减压可引出大量液体，减压后症状随之缓解。
    （3）原因：①胃肠吻合口较小；②吻合时胃肠壁翻入过多；③逆行套叠堵塞吻合口。
    （4）治疗：原因不同，则治疗方法不同。①吻合口口径小：多需再次手术。②其余：常规保守治疗，胃内局部应用高渗盐水＋肌内注射甲氧氯普胺或静脉滴注红霉素。
    ＊ 甲氧氯普胺（胃复安）：是多巴胺受体拮抗剂。红霉素的应用原理：红霉素的副作用是促进胃肠蠕动。

41. 胃排空障碍（也称胃瘫）
    （1）原因：可能与术后抑制性交感神经激活、迷走神经切断等有关。
    （2）时间：术后 4 ～ 10 日。
    （3）临床表现：上腹部饱胀；呕吐物含胆汁胃内容物；上消化道造影检查可见胃扩张、

　　　　无明显蠕动。

　　（4）治疗：禁食、胃肠减压、维持电解质平衡、3% 温生理盐水洗胃、应用促胃肠动
　　　　力剂。病人一般 2 周左右治愈。

42. 早期倾倒综合征（高渗食物刺激内分泌细胞）

　　（1）病理：胃大部切除术后大量高渗食物快速进入十二指肠或空肠，刺激肠道内分泌
　　　　细胞分泌大量 5- 羟色胺、缓激肽、血管活性肽等，使大量细胞外液渗入肠腔，循
　　　　环血容量骤减，进而引起胃肠功能和血管舒张功能紊乱。

　　（2）时间：进餐后 30 min 内。

　　（3）临床表现：腹泻、心悸、手抖、面色苍白、头晕等低血容量表现。

　　（4）治疗：少食多餐，吃低糖、高脂高蛋白饮食，进餐后立刻平躺 20 min。

43. 晚期倾倒综合征（也称低血糖综合征，与胰岛素相关）

　　（1）病理：胃大部切除术切除了胃窦，含糖食物迅速进入空肠后被过快吸收使血糖快速
　　　　升高，导致胰岛素被大量分泌。当血糖降低后，胰岛素并没有相应减少，因而引起
　　　　低血糖表现。

　　（2）时间：餐后 2 ～ 4 h。

　　（3）临床表现：低血糖表现。

　　（4）治疗：发作时及时进食，症状明显者可用奥曲肽（或思他宁，即注射用生长抑素，
　　　　抑制胰岛素的分泌）0.1 mg 皮下注射每日 3 次。

44. 碱性反流性胃炎

　　（1）好发：毕Ⅱ式术后数月至数年。

　　（2）临床表现：上腹部及胸骨后烧灼样疼痛，同时呕吐胆汁样液，呕吐后不缓解，体
　　　　重减轻。

　　（3）治疗：少食多餐、餐后勿平躺、口服胃黏膜保护剂及胃动力促进剂。

45. 吻合口溃疡

　　（1）位置：吻合口附近的空肠侧。

　　（2）原因：根本原因为术后胃液仍处于高酸状态，导致胃液高酸状态的原因为①胃切
　　　　除范围不够；②胃窦部黏膜残留；③胃迷走神经切断不完全；④输入袢空肠过长
　　　　（越近端的空肠抗酸能力越强）；⑤胰源性（相当于异位胃泌素分泌）。

　　（3）治疗：先内科抑酸，无效则再次手术治疗。

46. 残胃癌

　　（1）定义：胃良性疾病行胃大部切除术 5 年以后残胃发生的癌称为残胃癌。

　　（2）发生率：2% 左右。

　　（3）时间：多数在 20 ～ 25 年发生。

　　（4）病因：①术后低酸；②胆汁反流；③肠道细菌逆流入残胃。

47. 胃大部切除术后的营养性并发症（背熟）

　　（1）体重减轻。

　　（2）贫血。

　　（3）腹泻和脂肪泻。

（4）骨病：骨软化和骨质疏松（因为钙在十二指肠内被吸收）。

48.胃大部切除术后并发症

（1）术后出血。

（2）术后梗阻。

（3）吻合口瘘。

（4）十二指肠残端破裂。

（5）胃瘫。

（6）倾倒综合征。

（7）碱性反流性胃炎。

（8）吻合口（复发性）溃疡。

（9）营养并发症。

（10）残胃癌。

＊ 前五个为早期，后五个为晚期：倾营反复癌［倾倒综合征、营养并发症、反流性胃炎、吻合口（复发性）溃疡、残胃癌］。

49.癌前疾病：是指使胃癌危险性明显增加的临床情况。

（1）胃息肉。

（2）胃溃疡。

（3）慢性萎缩性胃炎。

（4）胃黏膜巨大皱襞症（Ménétrier，谐音 many trier，许多皱襞症）。

（5）残胃。

50.癌前病变：是指容易发生癌变的胃黏膜病理组织学变化，但其本身尚不具备恶性改变，现阶段得到公认的是不典型增生。

51.胃癌发生的病因

（1）地域环境：日本胃癌发病率最高。

（2）饮食因素：最主要原因。

（3）化学因素：比如亚硝胺类。

（4）Hp 感染：特别是儿童期感染 Hp。

（5）癌前疾病和癌前病变：两个不同的概念，见本章第49、50条。

※ 记忆：所有癌症发生的病因无外乎以下几方面：遗传（家族史）＋个人生活习惯［东北人（地域）爱吃烧烤（饮食、化学）＋个人癌前疾病］＋特殊的（Hp 感染）。

52.如何描述初发胃癌的位置（临床与考试均很少用，几乎不用）

（1）胃大小弯各等分3份，连接其对应点。

（2）分为上 1/3（U）、中 1/3（M）、下 1/3（L）。

（3）如果一个以上的分区受累，则每个受累分区的受累程度均需分别记录，肿瘤主体所在的部位置于最前面。

（4）胃癌以 L 区最常见，约占一半，其次为 U 区。

53.残胃癌的位置表示

（1）A：肿瘤在吻合口处 anastomosis。

（2）S：胃缝合线处 suture。

（3）O：其他位置 others。

（4）T：整个残胃 total。

（5）E：扩散至食管 esophagus。

（6）D：扩散至十二指肠 duodenum。

（7）J：扩散至空肠 jejunum。

＊残胃癌这种疾病在临床上少见。

54. 几个重要的概念

（1）早期胃癌：病变局限于黏膜及黏膜下层，而不论病变的范围和有无淋巴结转移。

（2）小胃癌：癌灶直径在 10 mm 以下称小胃癌。

（3）微小胃癌：胃癌直径在 5 mm 以下称微小胃癌。

＊胃的核心词汇：叫作威武，即"胃5"，这儿第一个用到的地方，微小胃癌 5 mm。

55. 早期胃癌的大体类型

（1）Ⅰ型（隆起型）：病变厚度超过正常黏膜的 2 倍。

（2）Ⅱ型（表浅型）：表浅隆起型、表浅平坦型（记住它一个词就够了）、表浅凹陷型。

（3）Ⅲ型（凹陷型）。

56. 进展期胃癌的大体类型（Bormann 分型）

（1）Ⅰ型：肿块型（息肉型）。

（2）Ⅱ型：无浸润溃疡型。

（3）Ⅲ型：有浸润溃疡型。

（4）Ⅳ型：弥漫浸润型（皮革胃）。

57. 胃周淋巴结有 23 组，胃癌的区域淋巴结有 16 组

表 30-3　胃周淋巴结分组

分组	具体名称		
1组	贲门右区		
2组	贲门左区		
3组	沿胃小弯		
4组	4sa：胃短血管旁	4sb：胃网膜左血管旁	4d：胃网膜右血管旁
5组	幽门上区		
6组	幽门下区		
7组	胃左动脉旁		
8组	8a：肝总动脉前	8p：肝总动脉后	
9组	腹腔动脉旁		
10组	脾门		
11组	11p：近端脾动脉旁	11d：远端脾动脉旁	
12组	12a：肝动脉旁	12p：门静脉后	12b：胆总管旁

续表

分组	具体名称
13 组	胰头后
14 组	14v：肠系膜上静脉旁　　　　14a：肠系膜上动脉旁
15 组	结肠中动脉旁
16 组	腹主动脉旁
17 组	胰头前
18 组	胰下缘
19 组	膈下
20 组	食管裂孔
110 组	胸下部食管旁
111 组	膈上
112 组	后纵隔

* 表 30-3 中内容请配合［八］相关内容学习。

* 除了表 30-3 中所示的胃周淋巴结，还应该注意的两组淋巴结：

左锁骨上淋巴结（Virchow lymph node），如触及肿大为癌细胞沿胸导管转移所致；脐周淋巴结（Sister Mary Joseph node），如肿大为癌细胞通过肝圆韧带淋巴结转移所致。

※ 记忆：前六个画图记忆；7 ～ 9 是动脉分支，脾动脉的走形很长，类似筷子"11"倒过来的样子；12 恰好为肝十二指肠韧带内的东西，即动、静脉和胆总管；13 胰头后（因为恰好胰头占位会将十二指肠形成倒 3 征）；14 ～ 16 就都是血管了；其余的可以不用记忆，不会考。

58. 胃癌的种植转移

（1）定义：当胃癌浸透浆膜后，癌细胞可自浆膜脱落并种植于腹膜、大网膜或其他脏器，形成转移性结节。

（2）种类：黏液腺癌种植转移最为常见。

（3）胃癌卵巢转移占全部卵巢转移癌的 50% 左右。

* 黏液腺癌的癌细胞因为产生大量黏液而将胞核挤向一侧，形成戒指状，所以又叫印戒细胞癌。

59. 胃癌的转移途径

（1）直接浸润。

（2）淋巴转移：最常见，早期胃癌的淋巴结转移率约 20%，进展期胃癌约 70%。

（3）血行转移。

（4）种植转移。

60. 胃癌的 TNM 分期

表 30-4 胃癌的 TNM 分期

TNM 分期	具体分期	具体描述
T 分期	T_1	肿瘤侵犯黏膜及黏膜下层
	T_2	肿瘤侵犯固有肌层
	T_3	穿透浆膜下结缔组织而未侵犯腹膜或邻近结构
	T_{4a}	侵犯浆膜
	T_{4b}	侵犯周围组织或器官
N 分期	N_0	无淋巴结转移
	N_1	$1\sim2$ 枚区域淋巴结
	N_2	$3\sim6$ 枚区域淋巴结
	N_3	$\geqslant7$ 枚区域淋巴结
M 分期	M_0	无远处转移
	M_1	远处转移

※ 淋巴结转移的记忆方法和食管的一样（见第二十三章第 26 条）：2.6（河流）。

61. 胃癌的 TNM 的具体分期总结

（1）Ⅰ期：T 和 N 的分期之和为 1 或 2，即 T_1N_0、T_1N_1、T_2N_0。

（2）Ⅱ期：T 和 N 的分期之和为 3 或 4（除了 4b 以外，4b 均为Ⅲ期），即 T_3N_0、T_3N_1、$T_{4a}N_0$。

（3）Ⅲ期：除了Ⅰ/Ⅱ/Ⅳ期。

（4）Ⅳ期：M_1。

62. 不同部位的区域淋巴结站（结合［八］相关内容学习）

（1）胃窦、累及十二指肠

D_1：1、3、4、5、6、7（※记忆：不 2）。

D_2：8、9、11、12 （※记忆：不 10）。

（2）贲门部

D_1：1、2、3、4、7 （※记忆：不 5、6）。

D_2：8、9、10、11 （※记忆：不 12）。

63. 胃癌的阳性体征

（1）早期病人：上腹部深压痛。

（2）晚期病人：①左锁骨上淋巴结肿大；②上腹部包块；③DRE 在直肠前凹触到肿块。

64. 胃癌的诊断

（1）X 线钡餐：常见的三种表现充盈缺损、龛影、胃壁僵硬，使用气钡双重对比造影更容易发现早期胃癌。

（2）胃镜：能直视且能进行活检，是最常用的方法。

（3）超声内镜：将胃壁分为 5 层，可判断肿瘤浸润胃壁深度和胃周淋巴结的转移情况。

（4）CT 和 MRI：主要判断周围浸润及有无远处转移。

* 超声内镜将胃壁分为 5 层：黏膜层、黏膜肌层、黏膜下层、固有肌层、浆膜层（黏膜肌层和固有肌层在超声上是弱回声，所以分隔开了其他层，最后形成了 5 层）。

65. **胃癌的鉴别诊断**

（1）消化性溃疡：胃溃疡病程较长，有典型溃疡疼痛反复发作史，抗酸治疗有效，无腹部包块、左锁骨上淋巴结肿大等，X 线钡餐检查可见溃疡常小于 2.5 cm，圆形或椭圆形，边缘整齐，龛影未达到胃壁外，胃镜检查可见溃疡周围黏膜水肿，无明显浸润表现，可通过活体组织检查排除消化性溃疡的可能性。

（2）胃良性肿瘤：如脂肪瘤、平滑肌瘤等，多无明显症状，X 线钡餐是充盈缺损，胃黏膜表面光滑，胃镜检查可见胃黏膜正常，表现为黏膜下包块。

（3）胃肠道间质瘤：可表现为消化道出血，X 线钡餐检查可见充盈缺损，黏膜表面可见脐样溃疡；胃镜检查可见黏膜基本正常，表现为黏膜下肿块，必要时活检可见 CD117 阳性。

（4）胃淋巴瘤：常表现为上腹痛，胃镜检查可见肿块、溃疡等类似胃癌的表现，有时与胃癌较难区分，必要时行内镜超声检查（EUS）及活体组织检查排除胃淋巴瘤的可能性。

※ 记忆：良性疾病、良性肿瘤、其他恶性肿瘤。

66. **胃癌根治术的三点要求**

（1）充分切除原发病灶。

（2）彻底清除胃周淋巴结。

（3）完全消灭腹腔游离癌细胞和微小转移灶。

67. **胃癌的根治度**

（1）R_0：显微镜下无残留

（2）R_1：显微镜下有残留

（3）R_2：肉眼可见有肿瘤残留。

* A、B、C 根治度分级（A 为 D ＞ N，切缘 1 cm 内无肿瘤残余；B 为 D ＝ N，切缘 1 cm 镜下有肿瘤残余；C 为肿瘤有残余或仅切除部分转移灶，为非根治术。其中 D 代表切除范围，N 代表淋巴结转移范围）。

* 胃癌标准根治术曾经的定义为：胃大部切除术＋D_2 淋巴结清扫，小于这一范围不列入根治术。

68. **胃癌 ESD/EMR 手术的适应证**

（1）黏膜内的分化型癌。

（2）病变小于 2 cm。

（3）表面无溃疡。

* 术后如出现以下情况则需要追加手术：病变切缘阳性；肿瘤侵及黏膜下层。

69. **胃癌的手术治疗方式**

（1）缩小手术（早期胃癌）：EMR/ESD；D_1 手术；保留幽门的胃切除术；保留迷走神经的胃部分切除术。

（2）标准手术：D_2 手术。

（3）扩大手术：胰体尾＋脾。

（4）标准手术＋联合脏器切除。

（5）姑息手术：解除病人的症状和减轻病人的癌负荷（即减状和减瘤）。

* D_2 手术适应证（比 EMR/ESD 宽一些）：黏膜内癌＞2 cm 以及侵及黏膜下层胃癌；
一旦出现淋巴结转移立即施行 D_2 手术。

70. 胃癌根治术的分类

（1）根治性远端胃大部切除术：幽门下 3 ～ 4 cm 切断十二指肠。

（2）根治性近端胃大部切除术：贲门上 3 ～ 4 cm 切断食管。

（3）根治性全胃切除术：幽门下 3 ～ 4 cm 切断十二指肠且贲门上 3 ～ 4 cm 切断食管。

* 切缘距肿瘤的距离：分化型至少 3 cm，低分化或未分化至少 5 cm。

※ 记忆：贲门上、幽门下都是 3 ～ 4 cm（可用"不三不四"记忆）；胃内距离切缘 5 cm，
第二次用到威武（胃 5）。

71. L 区胃癌行 D_2 根治术的切除范围

（1）远切缘：幽门下 3 ～ 4 cm 处切断十二指肠。

（2）近切缘：距癌边缘 5 cm 处切断胃。

（3）清扫 N_1 淋巴结：3，4d，5，6 组。

（4）清扫 N_2 淋巴结：1，7，8a，9，11p，12a 组。

（5）大、小网膜。

（6）横结肠系膜前叶。

（7）胰腺背膜。

* 近端胃根治术：远侧胃需保留全胃 1/2 以上，否则反流性食管炎将很严重。

72. 根治性全胃切除术后消化道重建

（1）食管空肠 Roux-en-Y 法。

（2）食管空肠袢式吻合术。

73. 根治性全胃切除术后主要并发症

（1）食管空肠吻合口狭窄。

（2）食管空肠吻合口瘘。

（3）Roux-Y 潴留综合征。

（4）反流性食管炎。

（5）营养性并发症。

74. 扩大胃癌根治术：是指包括胰体、胰尾及脾在内的根治性胃大部切除术或全胃切除术。

75. 胃癌姑息手术的目的

（1）减轻病人的癌负荷。

（2）解除病人的症状。

※ 记忆：减瘤和减状。

* 术式包括：姑息性切除；旁路手术（胃空肠吻合术）；造口术。

76. 腹腔游离癌细胞、微小转移灶的处理

（1）腹腔内化疗。

（2）腹腔内高温灌洗。

77. 腹腔内高温灌注

（1）定义：在完成胃癌根治术后应用封闭的循环系统，以 42 ~ 45℃的蒸馏水恒温行腹腔内高温灌注，蒸馏水内可添加各种抗癌药物。

（2）适应证：T_2、T_3、T_4（即进展期胃癌），一般早期胃癌是不需要的。

  * 腹腔内高温灌注和术后辅助化疗的适应证都是进展期胃癌。

78. 术中放疗的优点

（1）术中放疗效果明显优于相同剂量的术前或术后放疗。

（2）能更准确地照射到复发风险较大的地方。

（3）能减少对于周边正常组织的副作用。

79. 胃癌的治疗方法选择

（1）手术治疗：最有效，推荐胃癌根治术。

（2）化学治疗：敏感性较差，常用化疗方案与结直肠癌类似，如 FOLFOX、FOLFIRI、XELOX。

（3）放射治疗：术中放射效果较好。

（4）免疫治疗：应用前景巨大。

（5）基因治疗：HER2 治疗（曲妥珠单抗）。

（6）中医中药：减轻化疗副作用。

  * 几乎所有的癌症的治疗都会包含以上 6 种治疗选择。

80. 胃恶性淋巴瘤主要包含哪两类（几乎不考）

（1）黏膜相关淋巴样组织（MALT）淋巴瘤：低度恶性的 B 细胞淋巴瘤。

（2）弥漫大 B 细胞淋巴瘤（DLBCL）：高度恶性。

81. MALT 淋巴瘤的病理

（1）位置：胃体中部小弯侧和后壁。

（2）起源：胃黏膜相关淋巴样组织。

（3）晚期：黏膜表面可形成溃疡、出血或浸透胃壁全层引起穿孔。

82. 胃恶性淋巴瘤的诊断需要满足哪些条件

（1）无浅表淋巴结肿大。

（2）胸片无纵隔淋巴结肿大。

（3）肝、脾正常。

（4）手术时除胃周有淋巴结肿大外，无肠系膜淋巴结等其他组织受累。

（5）血白细胞总数和分数正常。

83. 胃恶性淋巴瘤的诊断

（1）X 线钡餐检查：分为肿块、溃疡和浸润三种类型，其中肿块型最常见。

（2）胃镜：类似早期胃癌的表现，因病变源于黏膜下，活检病理正确率不高。

（3）超声内镜：可用于诊断及评估浸润深度。

（4）CT 检查：胃壁局部或弥漫性增厚，强化时胃壁仅轻度增强，不同于胃癌的明显增强；常见肾蒂和腹主动脉旁淋巴结肿大。

84. 胃恶性淋巴瘤的治疗（极其特殊）

（1）抗幽门螺杆菌治疗：首选的方法（一半以上的病人病灶迅速消退）。

（2）化疗：对于幽门螺杆菌阴性者，首选 CHOP 方案。

（3）放疗：对于幽门螺杆菌阴性者。

（4）手术治疗：目前仅作为辅助手段（全胃切除术，最后一步了）。

85. 胃间质瘤（过去称为胃平滑肌肉瘤）

（1）起源：胃肠道未定向分化的间质细胞。

（2）突变：*c-kit* 基因，原癌基因（4q12 ～ 13）产物酪氨酸激酶。

（3）蛋白：CD117（kit 蛋白）高表达。

（4）部位：近端胃多见（和胃癌相反），体积可较大。

（5）转移途径：血行转移和种植转移，而淋巴转移少见。

（6）诊断指标：CD117，DOG-1，CD34。

86. 胃肠道间质瘤危险度分级的依据

（1）部位。

（2）大小。

（3）核分裂象。

（4）是否破裂。

* 根据以上四点可分为极低、低危、中危和高危四个级别。

87. 胃肠道间质瘤的危险度分级

表 30-5　胃肠道间质瘤的危险度分级

危险度分级	瘤体直径	核分裂象（50 高倍视野）	原发位置
极低危	$\leqslant 2$ cm	$\leqslant 5$	任何部位
低危	$2 \sim 5$ cm	$\leqslant 5$	任何部位
中危	除此之外的即为中危		
高危	（1）肿瘤破裂		
	（2）> 10 cm		
	（3）> 5 cm	> 5	
	（4）> 2 cm	> 5	非胃原发
	（5）> 5 cm	$\leqslant 5$	非胃原发

※ 其实挺好记忆：有个极低危是 2.5；直径上一个档次就是低危；高危记住标蓝的两个，每一个指标退一步，就再加个非胃原发。

88. 胃间质瘤的三种 X 线钡餐特殊征象

（1）桥状皱襞：肿瘤附近胃黏膜皱襞部分爬上肿瘤表面，但未到达顶点时即消失。

（2）脐样溃疡：肿瘤顶端可见边缘整齐的充盈缺损。

（3）吻触现象：肿瘤较大时可与对侧胃壁发生部分接触。

89. **胃间质瘤的手术治疗**

（1）根据肿瘤部位确定手术方法：局部切除、近端或远端胃大部切除术及全胃切除术。

（2）边缘：现主张只要切缘阴性即可。

（3）淋巴结清扫：不主张系统性淋巴结清扫。

（4）方式：因存在肿瘤破裂腹腔种植的风险，腹腔镜手术应慎重。

90. **胃间质瘤伊马替尼治疗的适应证**

（1）难以耐受手术的病人。

（2）难以获得阴性切缘。

（3）需要联合脏器切除。

（4）除需要牺牲脏器功能，如全胃切除、腹会阴联合切除。

（5）中高风险的术后病人。

（6）复发、转移的病人。

* 剂量：400 mg/d。

91. **胃良性肿瘤**

（1）最常见：平滑肌瘤，间叶组织来源；息肉、腺瘤，黏膜上皮来源。

（2）治疗：因难以除外胃癌，且部分有恶变可能，应早期行手术治疗。

92. **十二指肠憩室的分类**

（1）原发性憩室（假性憩室）：临床常见，与先天性十二指肠壁局限性肌层缺陷有关，多发生于十二指肠降部。

（2）继发性憩室（真性憩室）：憩室壁为肠壁全层，与邻近组织粘连、牵拉有关。

* Lemmel syndrome：十二指肠憩室压迫胆总管，引起梗阻性黄疸的综合征。

93. **十二指肠憩室的手术方法**

（1）憩室内翻缝合术。

（2）憩室切除术。

（3）各种转流术：常用的是胃大部切除术。

94. **良性十二指肠淤积症**：是因肠系膜上动脉压迫十二指肠水平部而引起梗阻，导致十二指肠近端淤滞、扩张，临床上出现上腹部饱胀、腹痛、恶心呕吐等一系列症状。

95. **良性十二指肠淤积症病因**

（1）肠系膜上动脉发出位置过低。

（2）肠系膜上动脉与主动脉之间夹角过小。

（3）十二指肠悬韧带过短牵拉。

（4）腹腔内粘连牵拉肠系膜。

（5）环状胰腺。

* 好发人群：体重偏轻、高分解代谢的病人（大面积烧伤）。

96. **良性十二指肠淤积症的 X 线钡餐表现**

（1）近端十二指肠扩张。

（2）钡剂在十二指肠水平部远侧脊柱中线处中断。

（3）十二指肠逆蠕动。

（4）十二指肠排空障碍，钡剂通过延迟。

（5）部分病人出现体位性缓解：俯卧或左侧卧位时钡剂通过迅速。

97. 良性十二指肠淤积症的常用手术治疗方法

（1）十二指肠空肠悬韧带切断松解术。

（2）十二指肠空肠吻合术。

98. 十二指肠癌的特征

（1）位置：十二指肠降部最多，特别是十二指肠乳头癌。

（2）临床表现与壶腹部癌类似：腹痛、黄疸、出血、消化道症状。

（3）病理分型：息肉型、溃疡型、环状溃疡型和弥漫浸润型（前两者常见）。

（4）镜下分型：乳头状腺癌、管状腺癌。

＊ 乳头状腺癌、管状腺癌：胃癌和结、直肠癌都是，像个棒棒糖一样。

第三十一章 小肠疾病

1. 小肠的解剖特点
   （1）三部分：十二指肠（25 cm）、空肠（占空、回肠全长的近段 2/5）、回肠（占空、回肠全长的远端 3/5）。
   （2）空肠特点：肠腔较宽、肠壁较厚、环状皱襞较多，动脉弓较少（宽厚多，弓较少）。
   （3）肠系膜上动脉的分支：胰十二指肠下动脉、12 ~ 16 支空肠回肠动脉、回结肠动脉、右结肠动脉、中结肠动脉。
   （4）肠上皮细胞：3 ~ 7 天为一更新周期，包括柱状细胞（吸收）、杯状细胞（分泌黏液）、内分泌细胞。
   （5）柱状细胞：是主要的肠上皮功能细胞，占肠上皮细胞总数的 90%，又称吸收细胞。
   （6）回肠末端有淋巴集结（Peyer patch）。

2. 小肠的运动分为两类
   （1）蠕动：产生前进推动力，依靠肠系膜上完整的神经丛控制。
   （2）使乳糜混合并使之与肠黏膜密切接触：又分为有节律的分节运动、来回的摆动运动。

3. 克罗恩病的病理：肠壁全层受累的、跳跃性分布的非特异性肉芽肿性炎，末端回肠是最常见的发病部位。

4. 克罗恩病的临床表现
   （1）间歇性腹痛：最突出的症状，由不完全性肠梗阻引起。
   （2）腹泻：不成形稀便。
   （3）全身症状：低热、乏力、食欲减退、消瘦。

5. 炎症性肠病（IBD）的肠外表现：虹膜炎、葡萄膜炎，结节性红斑，坏疽性脓皮病，口腔溃疡，游走性关节炎。
   * 几乎都是发生在黏膜和皮肤，因为这类位置免疫细胞较多，是身体的免疫屏障，故多表现在皮肤和黏膜上。

6. 克罗恩病的并发症
   （1）消化道出血：大便潜血阳性，结肠病变者便血较多。
   （2）肠梗阻：多为不完全性肠梗阻。
   （3）肠穿孔：90% 发生在末端回肠肠系膜对侧缘（可分为急性致弥漫性腹膜炎，慢性致内外瘘、脓肿）。
   （4）潜在恶变：小肠和结肠的恶性肿瘤发生率明显增加。

7. 克罗恩病的鉴别诊断

（1）溃疡性结肠炎：病变局限于结肠者需要进行鉴别诊断。

（2）肠结核：很难鉴别，有时病理也无法确诊。

（3）伤寒。

（4）急性阑尾炎：发病较急时需要进行鉴别诊断。

8. 克罗恩病手术治疗的适应证

（1）消化道大出血。

（2）急性肠梗阻。

穿孔 ⎰（3）急性弥漫性腹膜炎。

（4）慢性肠穿孔后形成腹腔脓肿。

⎱（5）慢性肠穿孔后肠内瘘或外瘘。

（6）难以排除癌肿者。

※ 其实就四条：出血，梗阻，穿孔，癌肿。

* 类似肠结核＋癌肿。

* 克罗恩病手术时，切除端应距肉眼观察到的病变边缘 10 cm，因为真实的病变范围比肉眼看到的要更大，若不将切除范围扩大，则极易复发。但同时，手术应以解除并发症为原则，再次发作时再次手术，以免引起短肠综合征。

9. 急性出血性肠炎（痛吐胀泻）

（1）病理：可能与 C 型 Welch 杆菌 β 毒素（WB）有关。

（2）临床表现：血水样或果酱样腥臭血便是本病最主要的症状。

（3）部位：空肠或回肠最常见。

（4）节段性：病变之间有正常肠管，类似克罗恩病。

* 诊断时需与几个疾病相互鉴别：肠套叠，克罗恩病，肠梗阻，中毒性菌痢等。

10. 急性出血性肠炎的手术适应证

（1）消化道大出血。

（2）急性肠梗阻。

（3）肠穿孔所致的急性弥漫性腹膜炎。

（4）经保守治疗全身中毒症状无好转者。

（5）诊断未能明确者。

※ 记忆：3＋2。3：出血，梗阻，穿孔。2：保守无效＋诊断未明。

11. 肠结核的病因和病理

（1）继发性肠结核：多见，常继发于肺结核（可由吞咽或者血行播散引起）。

（2）部位：85% 的肠结核病变位于回盲部。

（3）病理形态：溃疡型和增生型，其中前者容易引起肠管环形狭窄。

（4）溃疡性病变开始于肠壁淋巴集结。

（5）溃疡型肠结核症状上的特点：腹部疼痛进食后加剧，排便后减轻。

12. 肠结核的诊断标准：满足下列条件之一

（1）病变组织病理检查证实有结核结节。

（2）病变组织中找到结核分枝杆菌。

（3）术中肠系膜淋巴结活检证实有结核病变。

13. 肠结核的手术适应证

（1）（出血）消化道大出血。

（2）（梗阻）急性肠梗阻。

（3）（急性）急性弥漫性腹膜炎。

（4）（慢性）肠穿孔形成局限性脓肿。

（5）（慢性）肠穿孔形成内外瘘。

　※　其实就三条：出血，梗阻，穿孔。

14. 肠伤寒穿孔

（1）部位：回肠末端好发，80% 发生于距回盲瓣 50 cm 以内。

（2）特征：极少引起粘连，故穿孔后表现为急性弥漫性腹膜炎（没有慢性穿孔的那些疾病，即肠穿孔形成局限性脓肿或内外瘘）。

（3）逍遥型伤寒病：没有明确伤寒病史，容易误诊为急性阑尾炎。

（4）临床表现：伤寒病人脉缓，白细胞降低，体温高→穿孔后脉率升高，白细胞升高，体温下降。

（5）手术：原则上选择穿孔缝合或者肠造口术，而不考虑切除吻合术，因为病人伤寒已经太虚弱了，身体不能耐受。

15. 肠梗阻的定义：任何原因引起肠内容物通过障碍，并伴有腹痛、腹胀等临床表现时称为肠梗阻。根据发生原因可分为四类：机械性、动力性、血运性、假性肠梗阻。

16. 机械性肠梗阻的病因

（1）肠外因素：粘连性、疝嵌顿。

（2）肠壁因素：肠套叠、肠扭转、肿瘤性。

（3）肠内因素：异物或胆结石堵塞。

17. 动力性肠梗阻

（1）定义：由于神经抑制或毒素刺激引起肠壁肌运动紊乱所致的肠梗阻，肠腔本身无器质性狭窄。

（2）常见的类型：麻痹性肠梗阻（常见于弥漫性腹膜炎的病人）；痉挛性肠梗阻（可在急性肠炎，肠道功能紊乱或慢性铅中毒病人中发生）。

18. 血运性肠梗阻：是由于肠系膜血管栓塞或血栓形成，使肠管血运障碍，肠失去蠕动能力，虽然无肠管堵塞，但肠内容物停止运行，故可属于动力性肠梗阻，但由于可迅速引起肠管坏死，在处理上与肠麻痹截然不同。

19. 假性肠梗阻：是一种无明确病因的慢性疾病或遗传性疾病，临床表现为反复发作的肠梗阻症状，病人有腹痛、腹胀、呕吐等症状，但十二指肠与结肠蠕动可能正常。

20. 肠梗阻的另外三种分类方式

（1）梗阻部位：高位小肠梗阻、低位小肠梗阻、结肠梗阻。

（2）梗阻程度：完全性肠梗阻、不完全性肠梗阻。

（3）血运有无障碍：单纯性肠梗阻、绞窄性肠梗阻。

　※　牢记一个顺序 12212（字的个数）的顺序：急性单纯机械性高位小肠的完全性梗阻。

21. 急性肠梗阻的病理生理改变

（1）局部变化：①蠕动增强，梗阻以上部位蠕动增强，并产生阵发性绞痛；②腹胀，肠腔内液体和气体集聚；③肠管血运障碍，刚开始是静脉受阻，晚期动脉受阻；④肠管通透性增加，细菌异位，甚至发生肠坏死。

*描述顺序：症状出现机制—肠管血运—细菌异位。

（2）全身变化：①水电解质紊乱和酸碱失衡；②血容量下降；③毒素吸收，致低血容量性休克和感染性休克；④呼吸和心脏功能障碍。

*描述顺序：低血容量—毒素吸收—全身。

22. 急性肠梗阻的临床表现

（1）腹痛：不同病因，疼痛的性质不同，机械性肠梗阻初期为阵发性绞痛。

（2）腹胀：高位小肠梗阻腹胀不明显；低位小肠梗阻腹胀显著。

（3）呕吐：高位肠梗阻呕吐较早，呕吐物为胃及十二指肠内容物；低位小肠梗阻和结肠梗阻出现较晚，且为粪便样肠内容物。

（4）停止排气排便：完全性肠梗阻的表现，不完全性肠梗阻不会出现此症状。

*肠型和蠕动波是因为气体窜行，如果肠内不是气体是粪便的话，那就不算肠型、蠕动波。

23. 急性肠梗阻的特殊临床表现

（1）腹部隆起不均匀对称，且不随时间改变：是肠扭转等闭袢性肠梗阻的特点。

（2）血性粪便：肠套叠、肠系膜血管栓塞或血栓形成、绞窄性肠梗阻。

24. 肠梗阻的 X 线检查特点

（1）时间：梗阻发生 4～6 h 后，肠腔内可出现气体。

（2）（鱼刺）空肠：空肠黏膜的环状皱襞在肠腔充气时呈鱼骨刺状。

（3）（气液平）回肠：扩张的肠袢较多，可见阶梯状的气液平。

（4）（结肠袋）结肠：结肠胀气位于腹部周边，显示结肠袋形。

*钡剂灌肠可用于疑有结肠梗阻的病人，小肠梗阻忌用。

25. 急性肠梗阻的诊断流程（与本章第 20 点的顺序是一致的）

表 31-1　急性肠梗阻的诊断流程

诊断流程	诊断依据
是否有肠梗阻	（1）四大典型症状（腹痛、呕吐、腹胀、停止排气排便） （2）体征 （3）X 线检查
单纯性还是绞窄性	根据七条指标来进行判断
机械性还是动力性	（1）有无阵发性绞痛 （2）肠鸣音是否减弱或消失 （3）X 线是否显示大小肠全部扩张
高位还是低位	根据呕吐、腹胀及 X 线检查情况来明确
完全还是不完全性	（1）是否呕吐剧烈，完全停止排气排便 （2）X 线梗阻部位以下有无气体
梗阻的原因	根据年龄及影像学特点明确

*请配合［八］相关内容学习，箭头代表记忆顺序。

26. 不同部位梗阻的特点

表 31-2　不同部位小肠梗阻的特点

梗阻位置	梗阻特点
高位小肠	（1）呕吐早而频繁 （2）腹胀不明显 （3）X 线可见鱼刺样的环状皱襞，或是弹簧圈样
低位小肠	（1）呕吐晚且次数少，可吐出粪样物 （2）腹胀明显 （3）扩张的肠袢在腹中部，多个气液平，呈"阶梯状"排列
结肠	（1）腹胀明显 （2）呕吐较晚，可伴粪臭 （3）扩张的肠袢在腹周围，可见结肠袋

27. 不同年龄段肠梗阻的常见病因
   （1）新生儿：先天性肠道畸形。
   （2）2 岁以内小儿：肠套叠。
   （3）成年人：粘连性肠梗阻、腹外疝。
   （4）老年人：肿瘤、粪块堵塞。

28. 何种情况应该考虑绞窄性肠梗阻的可能
   （1）休克出现早，且抗休克治疗后改善不明显。
   （2）初始即为持续性腹痛。
   （3）呕吐出现早而频繁，呕吐物、肛门排出物为血性。
   （4）腹胀不均匀，有孤立扩大的肠袢。
   （5）经积极的非手术治疗，症状、体征无明显改善。
   （6）有腹膜炎的体征，体温升高、脉率增快。
   （7）X 线检查见孤立扩大的肠袢。
   ※ 记忆顺序：全身症状＋痛吐胀；体征；X 线。

29. 急性肠梗阻的手术适应证
   （1）绞窄性肠梗阻：不容易明确，但只要怀疑，就积极地行手术治疗。
   （2）完全性肠梗阻：这部分肠梗阻基本都会发展为绞窄性肠梗阻，但也可以保守治疗
       12 ～ 24 h，有些因为水肿造成的完全性肠梗阻可能会缓解，且不会明显增加绞窄
       的可能性。

30. 急性肠梗阻的基础治疗
   ※ 保守治疗套路记忆：禁食、胃肠减压＋维持水电、营养等；抑酸抑酶抗感染（PPI
       类、生长抑素类、抗生素类）；解痉镇痛（病因明确的情况下）。

31. 急性肠梗阻的手术方式选择
   （1）单纯解除梗阻的手术：肠粘连松解术、肠扭转或肠套叠复位术，去除粪块等。

（2）肠部分切除术：肠管肿瘤、肠坏死等。

（3）肠短路吻合术：梗阻的部位切除有困难时。

（4）肠造口术：病人情况差，不允许行复杂手术时。

32. 粘连性肠梗阻的类型

（1）肠管的一部分与腹壁粘连固定。

（2）粘连带压迫肠管形成梗阻。

（3）粘连带的两端固定形成环孔，肠管从环中通过形成内疝。

（4）肠管以黏着点为支点发生扭转。

（5）肠管粘连在远处，受肠系膜的限制和牵拉形成锐角。

（6）较长的一段肠祥粘连成团，致使部分肠腔狭窄。

＊ 以上 6 种类型中，粘连带压迫、内疝和扭转（2、3、4）容易造成绞窄性肠梗阻。

33. 如何预防粘连性肠梗阻

（1）及时治疗腹腔内炎性病变。

（2）清除手套上的粉末，不遗留线头等异物。

（3）注意无菌操作技术，减少炎性渗出。

（4）保护肠浆膜面，防止损伤。

（5）不做大块组织结扎，减少缺血组织。

（6）清除腹腔内积液、积血，必要时放置引流。

（7）术后早期活动。

＊ 箭头代表预防手段的先后顺序。

34. 肠扭转：是一段肠管甚至全部小肠及其系膜沿其系膜轴旋转360°～720°，进而导致机械性肠梗阻和肠系膜血液循环中断，属于肠梗阻中非常凶险的类型。

35. 肠扭转发生需要的三个因素

（1）解剖因素：如术后粘连、梅克尔憩室、乙状结肠冗长。

（2）物理因素：肠管肿瘤、乙状结肠内粪便、饱餐后。

（3）动力因素：体位的突然改变导致肠祥产生不同步的运动。

　※ 记忆：年轻人术后粘连（解剖因素），吃完饭之后（物理因素）运动了一下（动力因素）。

36. 肠扭转的好发位置

（1）小肠。

（2）盲肠。

（3）乙状结肠。

37. 乙状结肠扭转

（1）多发生于乙状结肠冗长、有便秘的老年人。

（2）左下腹明显膨胀，可见肠型。

（3）X 线检查可见马蹄状巨大的双腔充气肠祥，立位可见两个气液平。

（4）钡剂灌肠 X 线检查可见钡剂尖端呈"鸟嘴"形。

（5）治疗方面：早期扭转，可置肛管通过扭转部位进行减压，并保留 2～3 日。

38. 肠套叠

(1) 定义：一段肠管套入其相连的肠管腔内称为肠套叠。

(2) 好发年龄：2 岁以下。

(3) 病因分类：原发性肠套叠（婴幼儿）、继发性肠套叠（成人）。

(4) 部位分类：小肠-小肠型，小肠-结肠型，结肠-结肠型。

(5) 套叠结构：鞘部、套入部（进入层＋回返层）。

39. 肠套叠的三大典型症状

(1) 腹痛：阵发性腹痛，有安静如常的间歇期。

(2) 血便：果酱样血便。

(3) 腹部包块：腊肠形、表面光滑、稍可活动的肿块，脐的右上方多见。

40. 肠套叠钡剂灌肠表现

(1) 钡剂在结肠受阻。

(2) 钡剂造影呈"杯口"状或"弹簧"状。

41. 肠套叠的治疗选择

(1) 空气或钡剂灌肠：空气 60 mmHg 加到 80 mmHg 至肛管复位。

(2) 必要时行手术治疗。

42. 肠套叠的手术适应证

(1) 病程已超过 48 h。

(2) 灌肠不能复位。

(3) 灌肠复位后出现腹膜刺激征或全身情况恶化，怀疑有肠坏死。

43. 肠系膜血管缺血性疾病病因

(1) 肠系膜上动脉栓塞：多为心血管源性。

(2) 肠系膜上动脉血栓形成：大多数在动脉粥样硬化的基础上形成。

(3) 肠系膜上静脉血栓形成：可继发于腹腔感染、肝硬化门脉高压。

* 早期有症状重、体征轻的分离现象，后期肠管坏死，出现弥漫性腹膜炎的表现。

44. 短肠综合征

(1) 定义：大段小肠切除后，残存肠管不能维持病人营养需要的吸收不良综合征。

(2) 常见病因：肠扭转、肠系膜血管栓塞、肠系膜血管血栓形成。

(3) 极限长度：若残余小肠小于 75 cm（有完整结肠），或丧失回盲瓣、残余小肠小于 100 cm，病人可产生严重的症状。

(4) 关键部位：十二指肠、近端空肠、远端回肠，三者是小肠消化吸收的主要场所。

(5) 超短肠综合征：除了小肠近端还保留 20 ～ 50 cm 肠管外，其余小肠全部被切除，病人靠经口进食难以存活。

(6) 小肠代偿变化：肠管增粗、伸长，肠壁肥厚，皱襞增多，肠黏膜高度增生，绒毛肥大变长。（宽厚多）。

45. 短肠综合征的临床表现

(1) 腹泻：导致严重的水电解质紊乱和酸碱失衡。

(2) 电解质缺乏：钙、镁缺乏引起肌肉兴奋性增强和手足抽搐。

（3）营养不良：体重下降、贫血和低蛋白血症。

（4）泌尿系结石：草酸盐不能与钙结合而从尿中排出，形成结石。

（5）胆盐吸收障碍：影响肝肠循环，影响脂肪酸吸收。

* 短肠综合征的病理生理类似于肠外营养并发症：脂肪酸吸收障碍——游离脂肪酸与钙结合（致使钙吸收减少，形成代谢性骨病）——草酸盐缺少与钙的结合，吸收入血尿中排出，形成草酸钙结石。

46. 短肠综合征的三阶段治疗原则

（1）第一阶段：病人有大量腹泻，易发生水电解质紊乱，应在严密监护下补充水、电解质，大约需要 2 个月的时间。

（2）第二阶段：随着腹泻的减少，逐渐增加经口的摄食量，但应缓慢进行，一般需要 1～2 年。

（3）第三阶段：腹泻基本控制，营养和代谢趋于稳定，病人在 2 年以后能获得代偿。

* 在这期间，一旦腹泻再次出现，可能意味着前功尽弃，过程十分艰难。

※ 记忆：2 个月，2 年，2 年以后。

47. 短肠综合征的手术治疗方法

（1）减缓肠道运行技术：施行逆蠕动肠段。

（2）增加肠表面积：小肠移植。

48. 小肠肿瘤发生率低的原因

（1）小肠内容物通过快。

（2）小肠黏膜细胞更新快。

（3）小肠内细菌含量低。

（4）肠壁内含有较高的 IgA。

49. 几个关于瘘的概念

（1）肠瘘：肠与其他器官或肠与腹腔或腹壁外有不正常的通道，称为肠瘘。

（2）唇状瘘：严重的肠外瘘可直接在创面观察到破裂的肠管和外翻的肠黏膜，称之为唇状瘘。

（3）管状瘘：肠外瘘时不能直接见到肠管，但有大量肠内容物流出。

50. 肠外瘘

（1）病理生理：①水电解质失衡；②蛋白质流失（70 g/d）营养障碍；③消化酶使瘘口周围皮肤发生严重的炎性反应。

（2）临床表现：①膈下脓肿；②肠袢间脓肿；③瘘口周围脓肿。

（3）诊断方法：①亚甲蓝鼻胃管注入；②胃肠道造影；③瘘管造影。

（4）治疗：①营养支持；②控制腹腔感染，及时引流；③手术治疗：a. 如果肠瘘范围小、病人情况好、腹腔感染轻，可考虑 2 周手术；b. 如果肠瘘范围大、腹腔感染重，则先保守治疗 3 个月；c. 遇到下列情况可考虑积极手术治疗（因为保守治疗无效）：远端梗阻、异物残留、瘘管纤维化、恶性肿瘤、放疗、唇状瘘。

※ 记忆：肠外瘘有 3 个病理生理特征、3 种临床表现、发展期可出现 3 种脓肿、3 个诊断方法、3 条治疗措施。

第三十二章 阑尾疾病

1. 阑尾的解剖特点
   （1）位置：三条结肠带的汇集处。
   （2）阑尾尖端：决定了病人腹痛和压痛的位置。
   （3）阑尾的脊髓节段：10 ～ 11 节段。
   （4）阑尾黏膜由结肠上皮构成，深部有嗜银细胞，是阑尾类癌发生的组织学基础。

2. 阑尾是个很 2 的器官
   （1）每天分泌 0.2 ～ 2 ml 的黏液。
   （2）阑尾腔近端开口在回盲部下 2 ～ 3 cm。
   （3）B 淋巴细胞在出生后 2 周开始出现、12 ～ 20 岁达到高峰，有 200 多个滤泡。
   （4）20 ～ 30 岁青壮年阑尾炎发病率最高。

3. 阑尾的先天性畸形分类
   （1）阑尾缺如。
   （2）阑尾全部或部分重复或多阑尾。
   （3）阑尾腔节段闭锁。

4. 阑尾尖端指向的六种类型
   （1）回肠前位。
   （2）回肠后位。
   （3）盆位：可引起直肠、膀胱刺激症状，最常见类型。
   （4）盲肠下位：位于右侧髂窝。
   （5）盲肠外侧位。
   （6）盲肠后位：位于髂肌前、腹膜后，显露及切除均有难度，此种阑尾炎临床体征轻，易误诊。

5. 急性阑尾炎的两大病因
   （1）阑尾管腔堵塞（淋巴滤泡、粪石、结石）。
   （2）细菌入侵。

6. 急性阑尾炎的临床病理分期

表 32-1　急性阑尾炎的临床病理分期

分期	病理特征
急性单纯性阑尾炎	（1）累及黏膜及黏膜下层 （2）阑尾轻度肿胀 （3）浆膜轻度充血 （4）表面少量纤维素渗出
急性化脓性阑尾炎	（1）病变累及阑尾壁全层 （2）阑尾明显肿胀 （3）浆膜高度充血 （4）表面覆以脓性渗出物
坏疽性及穿孔性阑尾	（1）阑尾腔内积脓，压力升高，阑尾壁血液循环障碍 （2）阑尾管壁坏死 （3）阑尾穿孔：阑尾根部、近端系膜对侧缘
阑尾周围脓肿	穿孔时如果进展较慢，穿孔的阑尾则被大网膜和周围的肠管包裹

7. 急性阑尾炎的三种转归

（1）炎症消退。

（2）炎症局限。

（3）炎症扩散。

8. 急性阑尾炎的症状

（1）转移性右下腹痛：70% ～ 80% 的病人可出现此症状，快则 2 h，慢可 1 天，也可于发病初始即出现右下腹痛。

（2）胃肠道症状：腹泻常见，厌食、恶心、呕吐等。

（3）全身症状：可出现中毒症状，体温升高，心率增快。

（4）直肠和膀胱刺激症状：盆位阑尾炎时发生，可出现尿急尿频、里急后重等情况。

（5）黄疸、寒战：细菌栓子引起门静脉炎时发生。

*（4）、（5）属于特殊症状。

9. 急性阑尾炎的体征

（1）右下腹固定性压痛：最常见和最重要的体征，在右下腹痛之前即可出现固定压痛。

（2）腹膜刺激征：可为局限性或弥漫性。

（3）右下腹肿块：阑尾周围脓肿所致。

10. 急性阑尾炎的诊断性试验

（1）结肠充气试验（rovsing sign）。

（2）腰大肌试验（psoas sign）：左侧卧位，右大腿后伸。

（3）闭孔内肌试验（obturator sign）：右侧髋膝关节屈曲 90°，然后内旋大腿。

（4）直肠指检（digital rectal examination，DRE）：直肠右前方压痛。

* 三个压痛点：麦氏点、Morris 点（这两者都在髂前上棘和脐的连线上）、Lanz 点（左右髂前上棘的连线与腹直肌外侧缘的交点）。

* 有的书里提及反跳痛又叫作 blumberg sign。

11. 急性阑尾炎的鉴别诊断（内外妇儿中的各类急腹症）

表 32-2　急性阑尾炎的鉴别诊断

鉴别疾病	鉴别依据
胃十二指肠溃疡穿孔	（1）穿孔溢液沿升结肠旁沟流至右下腹，类似急性阑尾炎的转移性右下腹痛 （2）病人存在溃疡病史及近期溃疡加重表现 （3）立位腹平片检查可见膈下游离气体
急性肠系膜淋巴结炎	（1）儿童得该病时容易与急性阑尾炎混淆 （2）病人一般有近期上呼吸道感染病史 （3）腹部压痛偏内侧，且不太固定，可随体位变化 （4）超声检查见肠系膜淋巴结肿大，阑尾无明显肿胀
梅克尔憩室炎	（1）症状和体征非常类似急性阑尾炎 （2）腹部 CT 有时可见到正常的阑尾 （3）诊断不明确时行腹腔镜探查
回盲部肿瘤	（1）老年病人回盲部肿瘤可能导致急性阑尾炎 （2）腹部 CT 可见回盲部肿块 （3）诊断不明确时行腹腔镜探查
右侧输尿管结石	（1）表现为右下腹痛，但发病急骤，为阵发性绞痛，可放射至会阴部外生殖器，病人坐立不安 （2）可伴血尿 （3）查体麦氏点压痛不明显 （4）尿常规检查可见大量红细胞 （5）超声检查可见输尿管内结石，可伴肾盂积水
妇科疾病（破破扭）	**异位妊娠破裂：** （1）多有停经史 （2）伴失血性休克表现 （3）体检可有宫颈举痛 （4）化验结果是人绒毛膜促性腺激素（HCG）阳性 （5）后穹隆穿刺有血性液体 **黄体破裂：** （1）症状体征类似异位妊娠，但症状较轻 （2）无停经史，一般距上次月经 3 周左右 **卵巢囊肿蒂扭转：** （1）突发右下腹疼痛，为持续性疼痛 （2）右下腹可触及明显肿块 （3）腹部 B 超可见附件区肿块

12. 急性阑尾炎非手术治疗的适应证

（1）急性阑尾炎的诊断尚未确定。

（2）诊断确定了，但客观条件不容许手术的急性单纯性阑尾炎。

（3）发病已超过 72 h 者或已形成炎性肿块者。

13. 何种情况下腹腔镜治疗更合适
　　（1）术前诊断不明确，需腔镜探查。
　　（2）体形硕大或肥胖者。

14. 腹腔镜辅助下阑尾切除术：腹腔镜下急性阑尾炎诊断明确后，如腹腔镜操作困难，可将腹腔镜镜头置于阑尾上方并解除气腹，透过腹壁在灯光的引导下可以使术者以更小的腹壁切口来完成阑尾切除术，称为腹腔镜辅助下阑尾切除术。

15. 阑尾术中
　　（1）阑尾炎术中发现脓液：应用湿纱布沾净，吸引器（sucker）尽量吸净，不宜冲洗以防感染扩散，除非发生弥漫性腹膜炎或存在局限性脓腔难以处理。
　　（2）如果探查阑尾正常，应直视下探查盲肠（排除结肠癌）、至少 60 cm 的回肠（排除梅克尔憩室炎和伤寒）、小肠系膜（排除肠系膜病变），以及盆腔（排除妇科疾病）。

16. 急性阑尾炎术后引流
　　（1）适应证：局部有脓腔、阑尾残端处理困难、阑尾残端包埋不满意。
　　（2）目的：如果有肠瘘形成，可以将肠液引流出（目的是为了预防瘘，而不是引流渗液之类）。
　　（3）术后 1 周内拔除。

17. 急性阑尾炎所致腹腔脓肿
　　（1）阑尾周围脓肿：最常见。
　　（2）盆腔脓肿。
　　（3）膈下脓肿。
　　（4）肠间隙脓肿。

18. 腹腔脓肿的治疗原则
　　（1）脓肿较小和无明显症状病人：保守治疗，抗生素治疗即可。
　　（2）直径超过 4～6 cm 的脓肿，特别是合并高热的病人：可在超声引导下穿刺抽脓、冲洗或置管引流，必要时手术切开引流。
　　（3）脓肿治愈后 3 个月左右择期行阑尾切除术。

19. 急性阑尾炎所致门静脉炎
　　（1）临床表现：寒战、高热、轻度黄疸、肝大、剑突下压痛。
　　（2）治疗：大剂量抗生素＋手术处理原发病灶。

20. 急性阑尾炎的三大并发症
　　（1）腹腔脓肿。
　　（2）内外瘘形成。
　　（3）门静脉炎。

21. 阑尾切除术后并发症
　　（1）出血：由系膜结扎线脱落引起，应立即手术治疗。
　　（2）切口感染：最常见的术后并发症，充分引流、定期换药。
　　（3）阑尾残株炎：阑尾残端＞1 cm 时容易发生，钡剂灌肠可明确诊断。

（4）粘连性肠梗阻：常见的远期术后并发症（术后左侧卧位可适当预防此并发症）。

（5）粪瘘：多发生于坏疽性阑尾炎、阑尾根部穿孔或盲肠病变严重者。

22. 五种特殊类型的阑尾炎

表 32-3　特殊类型的阑尾炎

类型	特殊点	临床处理
新生儿急性阑尾炎（少见）	（1）新生儿阑尾呈漏斗状，发生率较低 （2）病人无法提供病史，容易延迟诊断，穿孔率高	（1）重点关注查体结果 （2）早期手术治疗
小儿急性阑尾炎	（1）小儿大网膜发育不全，不能提供足够的保护作用 （2）病情快，穿孔率高、发生早	早期手术治疗
妊娠期急性阑尾炎	（1）阑尾位置较高 （2）腹壁抬高，腹膜刺激征不明显，体征不典型 （3）大网膜不容易包裹病变 （4）可能引起流产或早产	（1）超声有助于诊断 （2）早期手术治疗 （3）围术期加用黄体酮 （4）手术切口位置偏高 （5）术后使用青霉素类抗生素
老年人急性阑尾炎	（1）症状体征不明显，延误诊断 （2）多伴动脉硬化，阑尾易缺血坏死	（1）早期手术治疗 （2）治疗伴发的内科疾病
AIDS/HIV 感染病人急性阑尾炎	（1）症状体征不典型 （2）白细胞不高	（1）超声或 CT 协助诊断 （2）早期手术治疗

23. 慢性阑尾炎的病理

（1）多数由急性阑尾炎转变而来。

（2）阑尾壁不同程度的纤维化和慢性炎症细胞浸润。

（3）黏膜层和浆肌层可见淋巴细胞和嗜酸性粒细胞。

24. 慢性阑尾炎的诊断依据

（1）既往有急性阑尾炎发作病史，反复发作右下腹疼痛。

（2）查体右下腹有局限性深压痛。

（3）钡剂灌肠可见：①阑尾不显影或充盈不全、管腔不规则有狭窄；②阑尾走行扭曲，管壁僵硬；③ 72 h 后管腔仍有钡剂残留。

25. 阑尾的三类原发性肿瘤

（1）阑尾类癌。

（2）阑尾腺癌。

（3）阑尾囊性肿瘤。

26. 阑尾类癌

（1）阑尾原发肿瘤中最多见的一类，占阑尾肿瘤的 90%。

（2）阑尾是消化道类癌最常见的部位，占胃肠道类癌的 45%。

（3）单纯阑尾切除术的适应证：类癌无转移、肿瘤直径小于 2 cm。

（4）恶性表现者：右半结肠切除术（肿瘤直径＞2 cm，有肿瘤浸润或有淋巴结转移）。

27. 阑尾腺癌

（1）类型：结肠型（与结肠癌很像）、黏液型。

（2）治疗：右半结肠切除术。

（3）预后：黏液型优于结肠型。

28. 阑尾囊性肿瘤

（1）阑尾黏液囊肿。

（2）假性黏液瘤：是阑尾分泌黏液的细胞在腹腔内种植形成，具有恶性肿瘤的特性，但不发生淋巴结转移和肝转移，主张尽量切除，可反复多次手术。

＊ 阑尾是腹腔内黏液聚积最常见的部位。

第三十三章 结、直肠及肛管疾病

1. 结肠的解剖特点

   （1）三个解剖标志：结肠带、结肠袋、肠脂垂。

   （2）回盲瓣：结肠梗阻容易发展为闭襻性肠梗阻。

   （3）腹膜内位：盲肠、横结肠、乙状结肠。

   （4）腹膜间位：升结肠、降结肠。

   （5）腹膜外位：直肠中下段。

   （6）直径变化：7.5 cm（盲肠）→ 2.5 cm（乙状结肠）。

2. 直肠的重要结构

   （1）Douglas 窝：即直肠子宫陷凹或直肠膀胱陷凹，是由直肠前面的腹膜返折形成的，是腹腔的最低点。

   （2）肛柱：直肠下端与口径较小呈闭缩状态的肛管相连，直肠黏膜呈现 8～10 个隆起的纵行皱襞，称为肛柱。

   （3）肛瓣：肛柱基底之间有半月形皱襞，称为肛瓣。

   （4）肛窦：肛柱基底与肛瓣共同构成的小隐窝称为肛窦。

   （5）齿状线：肛柱基底和肛瓣边缘在直肠与肛管交界处形成一锯齿状的环形线，称齿状线，是内外胚层的交界。

   （6）直肠系膜：是指由盆腔筋膜脏层包裹的直肠周围的血管、淋巴及脂肪结缔组织。上达第 3 骶椎前方，下达盆膈。

   （7）肛垫：是指位于直肠、肛管交界处的一环形海绵状组织带，纵长约 1.5 cm，富含血管、结缔组织、纤维肌性组织（Treitz 肌）等，协助括约肌封闭肛门。

   （8）直肠膀胱隔：Denonvilliers 筋膜。

3. 肛管的结构

   （1）解剖学肛管：上自齿状线，下至肛门缘，长 1.5～2 cm。

   （2）外科肛管：上自肛管直肠环上缘（齿状线上约 1.5 cm），下至肛门缘，长度也就 3～3.5 cm，不到手指的近端指间关节处。

4. 直肠肛管肌的重要结构

   （1）肛管内括约肌：直肠下端的环行肌增厚形成，包绕肛管上 2/3，属不随意肌，无括约肛门功能。

（2）肛管外括约肌：围绕肛管的下 1/3，属于随意肌，分为皮下部、浅部、深部三部分，起括约肛管的作用。

（3）肛提肌的三部分：髂骨耻骨肌、耻骨直肠肌、耻骨尾骨肌。

（4）肛提肌的作用：承托盆腔内脏、协助排便、括约肛管。

（5）肛管直肠环：是由肛管内括约肌、直肠壁纵肌的下部、肛管外括约肌的深部、耻骨直肠肌纤维共同构成的肌环，此环是括约肛管的重要结构。

※ 记忆：肛管内括约肌也就是直肠环肌，肛管外括约肌的深部和耻骨直肠肌纤维是合并的，附着耻骨联合；所以最后组成可以看成，环肌、纵肌、两个合并的肌肉。

5. 直肠肛管周围间隙

（1）骨盆直肠间隙：位于盆腔筋膜之下，肛提肌之上。

（2）直肠后间隙：又称骶前间隙，与两侧骨盆直肠间隙相通，肛提肌之上。

（3）坐骨肛管间隙：位于坐骨肛管横隔以上，肛提肌以下。

（4）肛管周围间隙：位于坐骨肛管横隔与皮肤之间，肛提肌以下。

* 前两者位于肛提肌之上，后两者位于肛提肌之下。

6. 结肠四组淋巴结

（1）结肠上淋巴结（沿肠脂垂分布，贴在结肠上）。

（2）结肠旁淋巴结。

（3）中间淋巴结。

（4）中央淋巴结。

7. 齿状线附近的血管、神经和淋巴

表 33-1　齿状线附近的血管、神经和淋巴

	齿状线上	齿状线下
动脉（动脉最多）	（1）直肠上动脉（肠系膜下动脉） （2）直肠中动脉（髂内动脉） （3）直肠下动脉（髂内动脉） （4）骶正中动脉（髂内动脉）	肛管动脉（阴部内动脉）
静脉	上静脉丛 直肠上静脉丛→直肠上静脉→肠系膜下静脉→门静脉	下静脉丛 （1）直肠下静脉丛→直肠下静脉→髂内静脉→下腔静脉 （2）直肠下静脉丛→肛管静脉→阴部内静脉→下腔静脉
淋巴	上组淋巴结（三个方向） （1）向上：沿直肠上血管—肠系膜下血管根部淋巴结 （2）两侧：沿直肠中动脉—髂内淋巴结 （3）向下：沿肛管动脉—髂内淋巴结	下组淋巴结（两个方向） （1）向下外：经会阴及大腿内侧皮下—腹股沟淋巴结—经髂外淋巴结—髂总淋巴结 （2）向周围：沿闭孔动脉—髂内淋巴结
神经	（1）交感神经 （2）副交感神经	阴部神经

* 直肠中动脉仅存在于 22% 的人群。

* 腹下神经支配射精，盆神经丛支配排尿和勃起；既往有题目问与排尿有关的三组神经，即腹下神经、盆神经、会阴神经。

* 副交感神经对直肠功能的调控起主要作用，直肠壁内便意感受器多位于直肠下段，通过副交感达到盆神经丛。所以直肠下段是排便反射的始发部位，保肛时应予以重视。

8. 五种检查体位

（1）左侧卧位：直肠指检、结肠镜检查常用体位。

（2）膝胸位：直肠、肛管检查最常用的体位。

（3）截石位：直肠、肛管手术的常用体位。

（4）蹲位：检查内痔、脱肛的体位（该体位直肠下降 1 ～ 2 cm）。

（5）弯腰前俯位：肛门视诊的常用体位。

* 指检的时候内痔是触摸不到的，是柔软的，不易扪及。

9. 结直肠息肉：是结、直肠黏膜上所有的隆起性病变，包括肿瘤性和非肿瘤性病变，在未确定病理性质前统称为息肉，明确病理性质后按部位直接冠以病理诊断名称。

10. 结、直肠息肉分类

（1）肿瘤性息肉：管状腺瘤、绒毛状腺瘤、管状绒毛状腺瘤。

（2）错构瘤性息肉：幼年性息肉、Peutz-Jeghers 综合征（又称黑斑息肉综合征）。

（3）炎症性息肉：炎性息肉、血吸虫性息肉。

（4）化生性息肉：即增生性息肉。

* 绒毛越多，越容易癌变（Villus ＝ Vicious）。

* ＞2 cm 的广基绒毛（3 点：＞2 cm、广基、绒毛）容易癌变。

11. 结直肠息肉的几个概念

（1）幼年性息肉：常见于幼儿，多在 10 岁以下，多发生于距肛门 10 cm 的直肠内，呈圆球形的单发息肉，病理特征为大小不等的潴留性囊腔，是一种错构瘤。

（2）家族性腺瘤性息肉病（FAP）：是一种常染色体显性遗传病，APC 基因（5q）突变所致，常在青春发育期即出现结直肠息肉，逐渐增多，甚至布满所有的结、直肠黏膜，如不及时治疗则终将发生癌变。

（3）色素沉着息肉综合征（Peutz-Jeghers 综合征，简记为 PS）：是一种常染色体显性遗传病，表现为消化道多发息肉，可出现在全部消化道，但以小肠最为多见，可发生癌变，同时伴口唇、口腔黏膜及手掌部位的色素沉着。PS 范围广泛，无法手术根治，仅在存在并发症时，可予以部分切除。（PS 技术 P 黑了 P 在了小肠上）。

（4）Gardner 综合征：即肠息肉病合并多发性骨瘤和多发性软组织瘤，息肉癌变倾向明显，需早期切除病变肠段。

（5）HNPCC 综合征：即遗传性非息肉病性结肠癌综合征，是由错配修复（MMR）基因突变致基因不稳定引起的遗传性结肠癌，占所有结肠癌的 3% 左右。（早，多，好：发病年龄较早，消化道内多发病灶，预后较好）。

12. 中国人结、直肠癌的特点

（1）直肠癌比结肠癌发病率高：约是（1.2～1.5）：1。

（2）中低位直肠癌所占直肠癌比例高：约是70%，因此多数直肠癌在指诊时可触及。

（3）青年人（＜30岁）直肠癌比例高：占12%～15%。

13. 直肠癌预后

（1）上段直肠癌：生物学行为与结肠癌相似，根治术后5年生存率接近结肠癌，约在60%～80%之间。

（2）中低位直肠癌：预后较差，5年生存率约40%。

14. 结肠癌的高危因素

（1）过多的动物脂肪及动物蛋白饮食。

（2）缺乏新鲜蔬菜及纤维素摄入。

（3）缺乏适度的体力活动。

（4）遗传易感性：如MMR基因突变携带者。

15. 癌的发展是：多步骤、多阶段、多基因的

（1）原癌基因：*K-ras*、*c-myc*、*c-kit*、*EGFR*。

（2）抑癌基因：*APC*、*P53*、*DCC*。

（3）MMR基因：包括*MLH-1*、*MSH-2/6*、*PMS-2*（与HNPCC和结直肠癌密切相关，近几年火热）。

（4）基因过度表达：*COX-2*。

16. 结、直肠癌的大体分型

（1）隆起型：好发于右侧结肠，特别是盲肠。

（2）浸润型：多发生于左侧结肠，易致肠腔狭窄和梗阻。

（3）溃疡型：最为常见。

17. 结、直肠癌的组织学分类

（1）腺癌：最为常见的类型。

（2）腺鳞癌。

（3）未分化癌。

＊ 结、直肠癌可以在一个肿瘤中出现2种或2种以上的组织类型，且分化程度并非完全一致，这是结、直肠癌的组织学特征。

18. 结、直肠癌腺癌的亚分类（胃癌亦如此分类）

（1）管状腺癌：最为常见的组织学类型。

（2）乳头状腺癌：排列成粗细不等的乳头状结构。

（3）黏液腺癌：癌组织中有大量黏液为其特征，恶性程度高。

（4）印戒细胞癌：由弥漫成片的印戒细胞构成，恶性程度高。

19. 结、直肠癌的扩散和转移途径

表 33-2　结、直肠癌的扩散和转移途径

扩散和转移		临床特征
直接浸润	（1）肠壁深层：下端直肠癌没有浆膜限制更容易侵犯周围组织	
	（2）环状浸润：浸润肠壁一圈需要 1～2 年时间	
	（3）纵轴浸润：结肠癌纵轴浸润一般局限在 5～8 cm 内，直肠癌纵轴浸润发生得很少	
淋巴转移	（1）结肠癌	结肠上淋巴结→结肠旁淋巴结→中间组淋巴结→中央组淋巴结（肠系膜血管根部淋巴结）
	（2）上段直肠癌	向上：直肠上动脉—肠系膜下动脉—腹主动脉周围淋巴结
	（3）下段直肠癌	向上：直肠上动脉—肠系膜下动脉—腹主动脉周围淋巴结
		两侧：直肠中动脉—髂内动脉—髂内淋巴结
	（4）齿状线周围	向上：直肠上动脉—肠系膜下动脉—腹主动脉周围淋巴结
		两侧：直肠中动脉—髂内动脉—髂内淋巴结
		向下：肛管动脉—髂内淋巴结 / 腹股沟淋巴结
血行转移	结、直肠癌手术时已有 10%～20% 的病例发生肝转移	
种植转移	（1）最常见的是大网膜的结节和肿瘤周围壁腹膜的散在砂粒状结节	
	（2）Krukenberg 肿瘤：在卵巢种植生长的继发性肿瘤	

* 直肠癌纵向浸润发生少，这是低位保肛的依据。

20. 结、直肠癌的 TNM 分期

表 33-3　结、直肠癌的 TNM 分期

TNM 分期	具体分期	具体描述
T 分期	T_{is}	原位癌：局限于上皮内或侵犯黏膜固有层（与其他部位的原位癌不一致，通常原位癌仅提及上皮内）
	T_1	肿瘤侵犯黏膜、黏膜下层
	T_2	肿瘤侵犯固有肌层
	T_3	肿瘤到达浆膜下层，或侵犯无腹膜覆盖的结直肠周围组织
	T_4	肿瘤直接侵犯其他器官或组织结构和穿透脏腹膜
	T_{4a}	肿瘤穿透脏腹膜
	T_{4b}	肿瘤侵犯周围组织或器官
N 分期	N_0	无区域淋巴结转移
	N_1	有 1～3 枚区域淋巴结转移
	N_{1a}	有 1 枚区域淋巴结转移
	N_{1b}	有 2～3 枚区域淋巴结转移
	N_{1c}	无区域淋巴结转移，但浆膜下、肠系膜内有肿瘤种植
	N_2	≥4 枚区域淋巴结转移
	N_{2a}	4～6 枚区域淋巴结转移
	N_{2b}	≥7 枚区域淋巴结转移

TNM 分期	具体分期	具体描述
M 分期	M_0	无远处转移
	M_1	有远处转移
	M_{1a}	单个器官或组织远处转移
	M_{1b}	多个器官或组织远处转移，或腹膜转移

※ 记忆淋巴结：结 4 即可（≥4）。

21.结、直肠癌 Duke 分期

（1）A 期：肿瘤局限于肠壁内，未超过肌层。

（2）B 期：肿瘤超过肌层，浸润了浆膜层，未发生转移。

（3）C 期：肿瘤超过了浆膜层，伴有淋巴结转移（※ C1 前两站：结肠上、结肠旁。C2：中间和中央）。

（4）D 期：伴有远处转移。

* 结直肠癌 TNM 的具体 Ⅰ、Ⅱ、Ⅲ、Ⅳ 分期与 Duke 分期的 A、B、C、D 一一对应。

22.结、直肠癌的临床表现

表 33-4　结、直肠癌的临床表现

癌肿部位	临床表现
右半结肠癌	（1）腹痛：多为隐痛 （2）腹部包块：但引起梗阻的情况并不多见 （3）贫血：缺铁性贫血
左半结肠癌	（1）腹痛：早期为隐痛，出现梗阻症状时为绞痛 （2）腹部包块 （3）便血：或黏液血便
直肠癌	（1）直肠刺激症状：便意频繁、排便习惯改变 （2）直肠狭窄症状：大便变细，严重时出现梗阻 （3）癌肿破溃感染症状：大便表面带黏液，甚至脓血便 简称：便频、便细、便血

23.右半结肠癌和左半结肠癌的不同点

（1）右半结肠癌：多为全身中毒症状和贫血；癌多为隆起型，管腔大，粪便液体状。

（2）左半结肠癌：多为便细等肠腔狭窄梗阻症状；癌多为浸润型，管腔小，粪便干燥。

24.结、直肠癌高危人群

（1）Ⅰ级亲属有结、直肠癌史者。

（2）个人有癌症史或肠道息肉史。

（3）大便潜血试验（fecal occult blood test，FOBT）阳性者。

（4）下列五种表现具有两项以上症状者：黏液血便、慢性腹泻、慢性便秘、慢性阑尾炎史、精神创伤史。

25. 直肠癌的诊断性检查（由简单到复杂）

（1）直肠指检：是诊断直肠癌最重要的方法。

（2）大便潜血试验：常作为筛查。

（3）肿瘤标志物：最有价值的是癌胚抗原（CEA）和CA19-9。

（4）内镜检查：需行全结肠镜检查。

（5）腹部CT：判断肿瘤侵犯周围组织的情况。

（6）MRI：中低位直肠癌推荐，评估肿瘤在肠壁内的浸润深度。

（7）直肠内超声：直肠癌推荐，评估T分期（优于MRI）、有无侵犯邻近脏器及周围淋巴结。

（8）腹部彩超：判断有无肝脏转移。

（9）胸部CT：下段直肠癌有可能发生肺转移。

26. 结肠癌的缩小（微创）手术的（EMR、ESD、套圈切除术）适应证

（1）高、中分化的黏膜内癌。

（2）直径小于3 cm。

（3）活动，不固定。

（4）无脉管浸润。

27. 结肠癌的标准根治手术治疗

表33-5　结肠癌的标准根治手术治疗

术式	适应证	切除范围	淋巴结清扫
右半结肠切除术	（1）盲肠癌 （2）升结肠癌 （3）结肠肝曲部癌	（1）末端回肠10 cm （2）盲肠 （3）升结肠 （4）横结肠右半部 （5）大网膜	（1）结扎血管根部的淋巴结 （2）切除区域系膜的淋巴结
横结肠切除术	横结肠中部癌	（1）包括肝曲或脾曲的整个横结肠 （2）非居中的肿瘤需要切除部分升结肠或降结肠 （3）大网膜	（1）结扎血管根部的淋巴结 （2）切除区域系膜的淋巴结 （3）胃结肠韧带内淋巴结
左半结肠切除术	（1）结肠脾曲部癌 （2）降结肠癌 （3）乙状结肠癌	（1）横结肠左半部 （2）降结肠 （3）乙状结肠 （4）相应区域系膜 （5）大网膜	（1）结扎血管根部的淋巴结 （2）切除区域系膜的淋巴结

* 部分乙状结肠癌如癌肿小、位于乙状结肠中部而且乙状结肠较长，也可行单纯乙状结肠切除术。

* 切除肠管距肿瘤边缘至少 10 cm，结石，结 10。

28. 结肠癌并急性肠梗阻的手术

（1）改善病人全身状况：胃肠减压、纠正水电解质紊乱和酸碱失衡。

（2）右半结肠癌合并梗阻可同时行右半结肠切除术和一期回结肠吻合术；若病人情况不允许，可行盲肠造口解除梗阻或支架置入，二期手术行根治性切除；若癌肿不能切除，可行回肠横结肠侧侧吻合或造口，术后行辅助治疗，再次评估可切除性。

（3）左半结肠癌合并梗阻，如果冲洗干净，可行左半结肠切除术＋一期横结肠直肠吻合；若病人情况不允许，梗阻近端横结肠造口解除梗阻；若肿瘤不能切除，梗阻近端横结肠造口，术后辅助治疗，待肿瘤缩小降期后，再次评估可切除性。

（4）若完整切除术后不能一起吻合（肠管扩张、水肿明显等），则行近端造口、远端封闭，二期还纳。

29. 直肠癌手术的切除范围

（1）癌肿在内的足够长度肠管：低位直肠癌下切缘距肿瘤至少 2 cm（※ 记忆：侄儿，直 2）。

（2）受浸润的周围组织。

（3）全部直肠系膜：或至少包括癌肿下缘下 5 cm 的直肠系膜。

（4）区域淋巴结。

30. TME 原则（仅用于中低位直肠癌的切除）

（1）直视下锐性解剖直肠系膜周围盆筋膜脏层和壁层之间的无血管界面。

（2）切除标本的直肠系膜完整无撕裂，或在肿瘤下缘 5 cm 切断直肠系膜。

31. 直肠癌局部切除的适应证

（1）高、中分化的直肠癌。

（2）黏膜内癌。

（3）活动不固定（类似无溃疡）。

（4）小于 3 cm。

（5）无脉管浸润、无神经浸润。

（6）无淋巴结肿大。

（7）切缘大于 3 mm。

（8）距肛门距离小于 8 cm。

※ 记忆：前四项是所有微创都有的（高中分化的小于 3 cm 的黏膜内，非溃疡型），再记住 338 就可以了。

32. 直肠癌的手术治疗。

表 33-6　直肠癌的手术治疗

术式	适应证	切除范围
腹会阴联合直肠癌切除术（APR、Miles）	腹膜反折以下的直肠癌（NCCN 指南：低位直肠癌）	（1）乙状结肠远端 （2）全部直肠 （3）全部肛管 （4）肛门周围直径 5 cm 的皮肤及皮下组织 （5）肛提肌 （6）坐骨肛门窝内脂肪 （7）肠系膜下动脉及区域淋巴结 （8）全部肛管括约肌 （9）直肠系膜
直肠低位前切除术（LAR、Dixon） * 目前最常用的手术	距齿状线 5 cm 以上的直肠癌（中高位直肠癌）	推荐低位、超低位吻合后行临时性横结肠造口或回肠造口
经腹直肠癌切除、近端造口、远端封闭术	（1）全身一般情况差，不能耐受 Miles 手术者 （2）急性肠梗阻不宜行 Dixon 手术者	

* 后盆腔清扫术：直肠癌侵犯子宫时，可将子宫一并切除。
* 全盆腔清扫术：直肠癌侵犯膀胱，行直肠和膀胱（男性）或直肠、子宫和膀胱（女性）切除术。
* 许多学者将 Dixon 手术改良成其他术式，例如各种拖出式吻合，比如 Parks 手术、Bacon 手术等，但由于吻合器可以完成任何部位的吻合，所以各种改良术式在临床上较少采用。
* 近几年出现的术式，比如 taTME、ELAPE，有兴趣可以了解。

33. 新辅助化疗在直肠癌中的应用（要求距肛缘 ≤ 12 cm）

表 33-7　新辅助化疗在直肠癌中的应用

程度	临床分期
不推荐	I 期直肠癌（$T_{1\sim2}N_0M_0$）
推荐	（1）T_3 直肠癌 （2）区域淋巴结阳性
必须	（1）T_4 直肠癌 （2）局部晚期不可切除（部分 T_{4b}）
方案	（1）首选持续滴注 5- 氟尿嘧啶（5-Fu）或 5-Fu ＋亚叶酸钙（单药方案，即 FOLFOX） （2）新辅助化疗时间 2 ～ 3 个月

* 新辅助化疗治疗直肠癌的首选方案为持续滴注 5-Fu 或 5-Fu ＋亚叶酸钙，治疗时间为 2 ～ 3 个月。

* 对于大部分的直肠癌来说，都是推荐或必须行新辅助化疗的。

* 亚叶酸钙是一种辅助药物，可增强 5-Fu 的疗效。

34. 结直肠癌辅助放疗的适应证

（1）如果新辅助治疗中包括了放疗，则术后无需辅助放疗。

（2）如果术前未行放疗，则辅助放疗适应证为：高危Ⅰ期和Ⅱ期及以上病人。

35. 结直肠癌辅助化疗的适应证

（1）高危Ⅱ期病人。

（2）根治性切除术后的Ⅲ期病人。

36. 结直肠癌的高危Ⅱ期病人

（1）组织分化差。

（2）T_4 期。

（3）血管淋巴管浸润。

（4）术前肠梗阻或肠穿孔。

（5）取出淋巴结数＜ 12 枚。

* 前三个老套路（分化、大小、脉管侵犯）＋术前肠梗或穿孔、术后淋巴结不足。

37. 结、直肠癌常用的三个化疗方案

（1）FOLFOX 方案：①奥沙利铂 100 mg/m²，亚叶酸钙 200 mg/m²，第一天静脉滴注；②氟尿嘧啶 2.4 ～ 3.6 g/m² 持续 48 h 滴注；③两周方案，每两周重复；④ 10 ～ 12 个疗程。

（2）XELOX 方案：为奥沙利铂（如乐沙定）和卡培他滨（如希罗达）的联合用药，为三周方案，第一天滴注奥沙利铂，之后口服卡培他滨，一日两次，共服用 2 周，停一周之后重复。

（3）FOLFIRI 方案：5-Fu ＋亚叶酸钙＋伊立替康（拓扑异构酶抑制剂，引起 DNA 单链断裂）。

38. 现在推荐任何结直肠癌病人均行 dMMR 监测，是否为微卫星不稳定，如果是 dMMR/MSI-H，提示以氟尿嘧啶为主的化疗疗效较差，但是好消息是该型的病人预后较好。（有利有弊）。

39. 溃疡性结肠炎

（1）深度：黏膜层和黏膜下层。

（2）部位：直肠和乙状结肠最好发。

（3）症状：血性腹泻最常见、脓血便、腹痛。

（4）倒流性回肠炎：溃疡性结肠炎也可累及其他部位，少数情况可累及回肠末端，称为倒流性回肠炎。

40. 溃疡型结肠炎的外科适应证

（1）急性结肠穿孔。

（2）消化道大出血。

（3）癌变。

（4）中毒性巨结肠。

（5）难以忍受的结肠外症状。

41. 溃疡型结肠炎的结肠外表现

（1）结节性红斑。

（2）坏疽性脓皮病。

（3）关节炎。

（4）肝功能损害。

（5）眼的并发症。

　＊ 与克罗恩病的肠外表现一样，黏膜＋皮肤。（见本书第三十一章第 5 条）

42. 溃疡型结肠炎的三种术式（发展过程）

（1）结肠切除、回直肠吻合术。

（2）全结直肠切除、回肠造口术。

（3）全结直肠切除、回肠贮袋肛管吻合术（IPAA 术）。

43. IPAA 术的优点

（1）切除了所有患病的黏膜，理论上彻底消除了复发和癌变的风险。

（2）避免了永久性回肠造瘘。

（3）保留了肛管括约肌的功能。

（4）保留了术后排尿和性功能（保留了对膀胱和生殖器的副交感神经支配）。

　＊ IPAA（ileal pouch-anal anastomosis）：经腹结肠切除、直肠上中段切除、直肠下段黏膜剥除。

44. 直肠脱垂的定义

（1）定义：直肠壁部分或全层向下移位，称为直肠脱垂。

（2）不完全脱垂：部分直肠壁脱垂，即直肠黏膜脱垂。

（3）完全脱垂：直肠壁全层向下移位。

（4）内脱垂：脱垂的直肠壁在直肠肛管内。

（5）外脱垂：脱垂的直肠壁在肛门外。

45. 直肠脱垂的临床表现

（1）早期：肛门不适和排便不尽感，早期肛门肿物可自行还纳，随病情的发展逐渐需要用手辅助还纳。

（2）典型：直肠黏膜自肛门脱出。

（3）肛门失禁：常有黏液流出，致使肛周皮肤湿疹、瘙痒。

46. 直肠脱垂的查体

（1）部分脱垂：①可见圆形、红色、表面光滑的肿物；②黏膜皱襞呈"放射状"；③脱出长度较短，一般不超过 3 cm；④指检感觉直肠内充满黏膜，无正常空虚感；⑤肛门括约肌松弛。

　＊ 画图理解：

（2）完全脱垂：①可见圆形、红色、表面光滑的肿物；②黏膜皱襞呈"同心圆形"；③脱出长度较长；④肛门括约肌松弛无力。

* 画图理解：

47. 直肠脱垂的治疗
   （1）幼儿：保守治疗为主（残暴的方式）。
   （2）成人：黏膜脱垂采用硬化剂注射治疗（注射至黏膜下层，使黏膜和肌层产生无菌性炎症）。
   （3）成人：完全脱垂以手术治疗为主。

48. 完全性直肠脱垂的手术治疗原则（按步骤）
   （1）切除脱垂的多余肠段。
   （2）经腹部对脱垂的肠段进行悬吊和固定。
   （3）加强重建和盆底成形。
   （4）修补会阴滑疝。
   （5）缩小肛门。

49. 直肠脱出的四种手术途径
   （1）经腹部。
   （2）经会阴。
   （3）经腹会阴。
   （4）经骶部。
   * 前两者应用较多。

50. 直肠肛管周围脓肿分类
   （1）骨盆直肠间隙脓肿。
   （2）直肠后间隙脓肿。
   （3）高位肌间脓肿。
   （4）坐骨肛管间隙脓肿。
   （5）肛周脓肿。
   * 前三者属于肛提肌上部脓肿，后两者属于肛提肌下部脓肿。还有两种脓肿：肛管括约肌间隙脓肿（高位肌间往下走一点）、直肠壁内脓肿。

51. 直肠肛管周围间隙脓肿的临床表现

表 33-8　直肠肛管周围间隙脓肿的临床表现

脓肿分类	临床表现
肛周脓肿	（1）最常见的直肠肛管周围脓肿 （2）肛周持续性跳动性疼痛 （3）全身感染症状不明显

续表

脓肿分类	临床表现
坐骨肛管间隙脓肿	（1）容积较大，因此脓肿一般较大（容量约为 60 ～ 90 ml） （2）持续性胀痛或跳痛 （3）全身症状明显（全身和局部都占了）
骨盆直肠间隙脓肿	（1）多由于坐骨直肠间隙脓肿穿破肛提肌所致 （2）全身症状明显 （3）局部症状不明显

52. 诊断上需明确两点
（1）脓肿与肛门括约肌的关系。
（2）有无感染内口及内口至脓肿的通道（一个外、一个内）。
53. 直肠肛管间隙周围脓肿的切开引流方式

表 33-9   直肠肛管间隙周围脓肿的切开引流方式

脓肿分类	切开引流方式
肛周脓肿	波动最明显处作与肛门呈放射状切口
坐骨肛管间隙脓肿	（1）先穿刺，确定脓肿部位 （2）平行于肛缘的弧形切口 （3）切口距肛缘 3 ～ 5 cm，以免损伤括约肌
骨盆直肠间隙脓肿	（1）源于括约肌间的感染：肛门镜下行直肠壁切开引流 （2）源于经括约肌肛瘘的感染：经会阴引流
其他部位的脓肿	（1）若位置较低：肛周皮肤切开引流 （2）若位置较高：肛门镜下切开直肠壁引流

＊肛周脓肿切开引流后，绝大多数形成肛瘘。
54. 肛瘘：是肛管或直肠与会阴皮肤之间的肉芽肿性管道，由内口、瘘管、外口三部分组成。
55. 按瘘管位置高低进行分类
（1）低位肛瘘：瘘管位于外括约肌深部以下，进一步细分为低位单纯性肛瘘、低位复杂性肛瘘。
（2）高位肛瘘：瘘管位于外括约肌深部以上，进一步细分为高位单纯性肛瘘、高位复杂性肛瘘。
＊外口数目越多，距肛缘越远，肛瘘越复杂。
56. 按瘘管与括约肌的关系分类
（1）肛管括约肌间型：占 70%，均为低位肛瘘（内口齿状线、外口肛缘）。
（2）经肛管括约肌型：占 25%，可为低位或高位肛瘘。
（3）肛管括约肌上型：占 4%，均为高位肛瘘。
（4）肛管括约肌外型：占 1%，常因外伤、肠道恶性肿瘤、克罗恩病引起。

57. 肛瘘的临床表现

（1）瘘口流出脓性血性、黏液性、分泌物。

（2）较大的高位肛瘘不受括约肌控制，有粪便及气体流出。

（3）以下症状反复发作：外口愈合，瘘管内有脓肿形成，疼痛并伴有全身感染症状；
脓肿穿破或切开后，症状缓解，再次循环。

58. Goodsall 规律：在肛门中间画一条横线，若外口在线后方，则瘘管常是弯型，且内口
常在肛管后正中处；若外口在线前方，则瘘管常是直型，内口常在附近的肛窦上。

＊ 类似狗：狗前面的鼻子是直的，后面的尾巴是弯的。

59. 肛瘘时如何确定内口的位置

（1）直肠指检：内口处有轻度压痛，有时可扪及硬结样内口。

（2）肛门镜：可发现内口。

（3）软质探针：自外口探查瘘管及内口。

（4）注入亚甲蓝：自外口注入亚甲蓝溶液，观察填入肛管及直肠下端白纱布条的染色位置。

（5）碘油瘘管造影：能明确内口及瘘管。

（6）MRI 检查：能清楚显示瘘管位置及与括约肌的关系。

＊ 只要想看到是否有瘘管是否存在吻合口瘘都用此类方法：亚甲蓝、消化道造影、瘘
管造影、CT/MRI 等。

60. 肛瘘的治疗

表 33-10　肛瘘的治疗

治疗方法	适应证	操作
瘘管切除术	低位单纯性肛瘘	将瘘管切除至健康组织
瘘管切开术	低位肛瘘	将瘘管全部切开开放，靠肉芽组织愈合
挂线疗法 Seton therapy	（1）单纯性肛瘘（低位或高位） （2）复杂性肛瘘的辅助治疗	（1）利用橡皮筋或有腐蚀作用的药线的机械性压迫作用，缓慢切开肛瘘的方法 （2）最大优点是不会造成肛门失禁 （3）每 3 ～ 5 天勒紧一次，一般术后 10 ～ 14 天被结扎组织断裂

＊ 挂线疗法：利用橡皮筋或有腐蚀作用的药线的机械性压迫作用缓慢切开肛瘘的方法，
慢性炎症反应使得被切断的肌肉与周围组织发生粘连而不至于回缩得厉害，能够最
大限度地减少术后肛门失禁的发生。

61. 肛裂相关几个重要的概念

（1）肛裂：齿状线以下肛管皮肤层裂伤后形成的小溃疡。

（2）前哨痔：肛裂下端皮肤因炎症、水肿、静脉及淋巴回流障碍，形成袋状皮垂向下
突出于肛门外，称为前哨痔。

（3）肛裂三联征：肛裂、前哨痔和乳头肥大。

62. 肛裂

（1）绝大多数肛裂位于后正中线上（长度约为 0.5 ～ 1 cm），当位于侧方时应该考虑肠

道炎性疾病及肿瘤的可能。

（2）肛裂方向与肛管纵轴平行。

* 反复的肛瘘、不在常见位置的肛裂，别忘了可能是溃疡性结肠炎、克罗恩病、结核或其他结肠病变的一种表现。

63. 肛裂多位于后正中线的原因

（1）肛管外括约肌浅部在后方形成的肛尾韧带坚硬、伸缩性差。

（2）直肠与肛管成角延续，排便时肛管后壁承受压力最大。

（3）肛管后正中线处血供较差。

* 画图理解：

64. 肛裂疼痛周期

（1）排便时疼痛：排便时肛裂内神经末梢受到刺激，感肛门烧灼样或刀割样疼痛。

（2）间歇期：便后数分钟可缓解。

（3）括约肌挛缩痛：随后肛管括约肌痉挛，肛管内括约肌痉挛最为主要，再次出现剧痛，可持续半到数小时。

（4）缓解期：直至括约肌疲劳、松弛后疼痛缓解。

65. 肛裂的典型临床表现

（1）疼痛：有典型的周期性。

（2）便秘：因害怕疼痛而不愿排便，逐渐形成便秘。

（3）出血：粪便表面可见少量血迹，大量出血少见。

66. 肛裂的治疗（上面喝着香油润便，下面坐浴扩肛—手术治疗）

表 33-11　肛裂的治疗

治疗选择	具体措施
保守治疗	（1）润便 （2）温水坐浴（1∶5000 高锰酸钾） （3）扩肛（局麻下，两指维持 5 min）
手术治疗	（1）肛管内括约肌切断术：内括约肌痉挛是肛裂疼痛的主要原因，可切断内括约肌，但是可能造成肛门失禁 （2）肛裂切除术：除切除肛裂组织外，还可切除外括约肌皮下部和内括约肌，但是术后愈合较慢

67. 痔的概念

（1）内痔：肛垫的支持结构、静脉丛以及动静脉吻合支发生病理性改变及移位。

（2）外痔：齿状线远侧皮下静脉丛的病理性扩张或血栓形成。

（3）环形痔：当痔块脱出在肛门外直肠黏膜呈梅花状时称为环形痔。

* 内痔是与肛垫（Treitz 肌将静脉丛贴在了肛垫上）有关；外痔就是单纯的静脉丛问题

（所以痔的病因有：肛垫下移学说、静脉曲张学说）。

* 直肠脱垂有放射状和同心圆、环形痔呈梅花状。

68. 内痔的分度

（1）Ⅰ度：排便时出血，痔不脱出于肛门外。

（2）Ⅱ度：排便时痔脱出肛门外，排便后自行还纳。

（3）Ⅲ度：痔脱出于肛门外需要用手辅助还纳。

（4）Ⅳ度：痔长期脱出于肛门外，不能还纳或还纳后又立即脱出。

* 内痔发展到Ⅲ度及以上时多形成混合痔。

69. 外痔的分类

（1）血栓性外痔（肛周暗紫色椭圆形肿物）。

（2）静脉曲张性外痔。

（3）结缔组织性外痔（皮赘）。

70. 痔的临床表现

表 33-12　痔的临床表现

临床表现	临床特征
便血	（1）无痛性间歇性便后出鲜血是内痔的早期症状 （2）长时间便血可能导致缺铁性贫血
痔脱出	内痔除Ⅰ度外都可能会脱出
瘙痒	黏液分泌物刺激周围皮肤引起瘙痒
疼痛	单纯性痔很少疼痛，仅在合并血栓、嵌顿、感染时疼痛

71. 痔的三个治疗原则

（1）以保守治疗为主。

（2）无症状的痔无需治疗。

（3）有症状的痔重在减轻或消除症状，而非根治。

72. 痔的三大鉴别诊断

表 33-13　痔的三大鉴别诊断

鉴别疾病	鉴别依据
直肠癌	（1）直肠癌在指检时可扪及高低不平的硬块，而痔为柔软的血管团 （2）必要时行直肠镜病理检查明确
直肠息肉	（1）低位带蒂息肉脱出时类似痔脱出 （2）直肠息肉多见于儿童 （3）直肠息肉为圆形、有蒂、可活动 （4）必要时行直肠镜病理检查明确
直肠脱垂	（1）直肠脱垂一般没有便后间断性血便。 （2）直肠脱垂黏膜为环形，表面光滑，括约肌松弛；而环形痔的黏膜为梅花状，肛门括约肌不松弛

73. 痔的治疗方法

表 33-14　痔的治疗方法

治疗方法	临床特征
一般治疗	（1）增加纤维性食物、保持大便通畅 （2）热水坐浴（上吃下坐） （3）改变不良大便习惯
注射治疗	（1）适用于Ⅱ、Ⅲ度出血性内痔 （2）机制：使痔和周围组织产生无菌性炎症，黏膜下组织纤维化，进而将肛垫固定于周围组织 （3）注意：避免将硬化剂注入黏膜层，防止产生黏膜坏死
胶圈套扎治疗	（1）适用于Ⅱ、Ⅲ度出血性内痔 （2）机制：利用胶圈的弹性阻断痔的血运，使痔缺血、坏死，发生无菌性炎症，从而使肛垫固定
手术治疗	（1）血栓性外痔剥离术：用于治疗血栓性外痔 （2）痔切除术：基底部两侧皮肤作"V"形切口 （3）吻合器痔上黏膜环形切除术（PPH）：适用于部分Ⅱ，Ⅲ、Ⅳ度内痔和环状痔

74. 吻合器痔上黏膜环形切除术（PPH）：用痔吻合器环形切除齿状线上方 2 cm 以上的直肠黏膜 2 ～ 4 cm，使下移的肛垫上移固定，具有手术时间短、疼痛轻微及术后恢复快的优点。

　　＊ 切除部位画图理解：

75. 肛管及肛周恶性肿瘤

表 33-15　肛管及肛周恶性肿瘤

分类	临床特征
肛管癌 （外科肛管）	（1）定义：发生在齿状线上方 1.5 cm 处至肛缘的恶性肿瘤。若为腺癌，治疗同低位直肠癌；若为鳞癌，首选放化疗 （2）类型：鳞状细胞癌、基底细胞癌、恶性黑色素瘤、一穴肛原癌 （3）症状：肛门疼痛，便后加重
肛周癌	（1）定义：以肛门为中心，直径约为 6 cm 范围内的恶性肿瘤 （2）类型：鳞状细胞癌、基底细胞癌、Bowen's 病、Paget 病

　　＊ 鳞癌和基底细胞癌是皮肤最常见的两种恶性肿瘤，再加另外两种特殊的。

76. 一穴肛原癌：是指发生于齿状线附近移行上皮的恶性肿瘤，是肛管癌的一种类型，恶性程度高，预后不良。

77. 慢性便秘的分型

表 33-16 慢性便秘的分型

类型	临床特征
慢传输型便秘（STC）	即肠道运输能力减弱引起的便秘（结肠切除术）
出口梗阻型便秘（OOC）	（1）直肠前突（修补术） （2）直肠黏膜脱垂（PPH、固定术） （3）耻骨直肠肌综合征 （4）盆底痉挛综合征
混合型（MC）	上述两种因素共同存在

* 耻骨直肠肌综合征：是耻骨直肠肌痉挛性肥厚所致的长期、进行性严重的排便困难。

* 盆底痉挛综合征：正常排便时，耻骨直肠肌和肛门外括约肌松弛，使直肠肛管角增加，肛管松弛，便于粪便排出；若排便时以上两肌肉不松弛，则会发生排便困难。

第三十四章 肝疾病

1. 肝的分叶
   （1）四叶分法：左叶、右叶（镰状韧带）、方叶、尾叶。
   （2）以血管、胆管走向分叶：5 叶（左外叶、左内叶、右前叶、右后叶、尾状叶）、6 段（左外叶和右后叶分上下共 4 段、尾状叶分左右 2 段）。
   （3）Couinaud 根据肝静脉和门静脉的走向，将肝分为 8 段。
2. 三个肝门
   （1）第一肝门：肝动脉、门静脉和胆管进出肝的位置，称为第一肝门。
   （2）第二肝门：肝静脉的三支主肝静脉，即肝左静脉、肝中静脉和肝右静脉，它们于肝后上缘汇入下腔静脉，此处称为第二肝门。
   （3）第三肝门：肝短静脉汇入下腔静脉的位置称为第三肝门。
   ＊ 第一、二肝门的血液回流了 90%。
3. 肝内的两个管道系统
   （1）Glisson 系统：包含门静脉、肝动脉和肝胆管，三者包在一结缔组织鞘内，称 Glisson 鞘，经第一肝门进入肝实质，无论在肝内还是肝门附近，三者都走行在一起。
   （2）肝静脉系统：是肝内血液流出道，单独构成一个系统。
   ※ 回流套路：小叶间动静脉—肝血窦—中央静脉注入肝静脉（可根据"肝脏汇管区"图片记忆）。
4. 肝脏的血液供应
   （1）肝动脉：供血 25% ～ 30%，供氧量 50%。
   （2）门静脉：供血 70% ～ 75%，供氧量 50%。
5. 肝的六大生理功能
   （1）分泌胆汁：每日 600 ～ 1000 ml，促进脂肪消化和脂溶性维生素吸收（维生素 K、A、D、E）。
   （2）代谢功能：糖类、蛋白质、脂肪以及激素（雌激素、ADH、醛固酮）等的代谢。
   （3）解毒功能：在代谢过程中产生的毒物或外来的毒物在肝内分解并被排出体外。
   （4）凝血功能：各种凝血因子的产生。
   （5）免疫和吞噬功能。
   （6）造血和调节血液循环。
   ※ 前面三个就是分泌胆汁、代谢解毒，后面三个与脾脏功能是一致的，可联系起来一起记忆。
6. 几个小的知识点
   （1）肝小叶是肝显微结构的基本单位，成人肝有百万个。

（2）肝血窦实际为肝的毛细血管，窦壁上附有 Kupffer 细胞。

（3）胆管分为胆小管和毛细胆管。

（4）狄氏间隙：Disse space，肝细胞膜与肝窦壁之间的间隙。

（5）毛细胆管：两个肝细胞接触面之间的间隙即为毛细胆管，其壁为肝细胞膜构成，不是一个单独管道。

7. 肝囊肿

（1）寄生虫性肝囊肿。

（2）非寄生虫性肝囊肿：①先天性囊肿；②创伤性囊肿；③炎症性囊肿；④肿瘤性囊肿。

8. 肝棘球蚴病

（1）囊型棘球蚴病–细粒棘球绦虫（较常见）。

（2）肝泡型棘球蚴病–多房棘球绦虫（仅在肝）。

9. 囊型肝棘球蚴病特点（与肺棘球蚴病性质一样）

（1）终末宿主：狗。

（2）中间宿主：牛、羊、马、人。

（3）细粒棘球绦虫 70% 寄生于肝，20% 寄生于肺，10% 寄生于全身其他脏器。

（4）形态结构：由内囊（生发层＋角质层）、外囊（纤维包膜）两部分构成。

＊ 肝泡性棘球蚴病：100% 寄生在肝，终末宿主是狐、狼。

10. 寄生虫性肝癌：肝泡型棘球蚴病由众多约 1 mm 大小的囊泡组成，囊内充满透明胶冻状液体，呈外生浸润性生长，可直接侵犯邻近组织，并可向肺、脑转移，故称为寄生虫性肝癌。

＊ 所有恶性肿瘤的特点就是生长方式、侵犯性、转移性。

11. 肝棘球蚴病的破裂并发症

（1）破入腹腔：最为常见，病人突发腹部疼痛，类似溃疡穿孔的表现，但数分钟后疼痛缓解。囊肿破入腹腔后可形成的腹膜炎类型为单纯囊液性腹膜炎、胆汁性腹膜炎和化脓性腹膜炎。

（2）破入胸腔：肝膈面的棘球蚴囊肿在继发感染后破入胸腔。

（3）破入胆道：病人会突发胆绞痛，甚至胆道梗阻症状。

（4）破入血管：一般是穿破至下腔静脉可能性最大。

12. 肝棘球蚴病过敏并发症

（1）类型：IgE 介导的 I 型超敏反应。

（2）诱因：毒白蛋白是引起过敏性休克的重要成分。

（3）程度：轻至皮肤红斑，重则过敏性休克。过敏性休克是棘球蚴破裂早期病人死亡主要原因。

13. 囊型肝棘球蚴病的主要并发症（与肺棘球蚴病一样）

（1）压迫并发症。

（2）破裂并发症。

（3）感染并发症。

（4）过敏并发症。

（5）继发性门静脉高压（就是压迫并发症一种，可与压迫并发症一起记忆）。

（6）膜性肾小球肾炎。

14. 囊型肝棘球蚴病根据影像学特点分类（WHO 五型）

（1）单囊型。

（2）多子囊型。

（3）内囊塌陷型。

（4）钙化型。

（5）实变型。

* 箭头代表记忆顺序。

15. 囊型肝棘球蚴病的诊断要点

（1）（超声）超声可显示囊肿的形态结构：典型者有"双层壁"囊肿结构，内囊塌陷可有"水上浮莲征"，多子囊可有"蜂窝征"。

（2）（免疫）免疫学检测：如酶联免疫吸附试验等，传统棘球蚴皮内试验（Casoni 试验）缺点较多，不建议临床使用。

16. 囊型肝棘球蚴的手术治疗方法（大部分与肺棘球蚴病一样，多了个腹腔镜，但很少用）

（1）肝棘球蚴囊肿内囊摘除术：最常用。

（2）肝棘球蚴囊肿外囊完整剥除术。

（3）肝部分切除术。

（4）腹腔镜棘球蚴摘除术。

* 针对寄生虫的常用药物（同吸血虫）：阿苯达唑、甲苯咪唑。

17. 肝泡型棘球蚴病的诊断与治疗

（1）典型影像学特征：不规则坏死液化腔及片状钙化灶。

（2）晚期：可出现肺转移、脑转移。

（3）免疫检测：Em2 和 Em18 特异性诊断抗原 ELISA 法、免疫印渍法或金标渗滤法。

（4）治疗：肝部分切除术是治疗肝泡型棘球蚴病的有效方法。

18. 肝脓肿的感染途径（第一肝门）

（1）胆道系统：最为多见，以大肠埃希菌为主。

（2）门静脉：以大肠埃希菌为主。

（3）肝动脉：以金黄色葡萄球菌为主。

（4）其他：如肝邻近脏器感染。

* 原因不明的肝脓肿称之为"隐源性"肝脓肿。

19. 细菌性肝脓肿的临床表现

（1）寒战、高热：热型为弛张热（最常见）。

（2）肝区疼痛。

（3）全身症状。

* 稽留热是指一直处于高热状态；弛张热指体温偶尔会有波动（39 ～ 40℃），但最低体温也高于正常体温；间歇热的体温波动中，最低体温是正常的，可以记忆为正常间歇热。

20. 细菌性肝脓肿的辅助检查

　　（1）实验室：白细胞数目增多，肝功能血清转氨酶升高。

　　（2）影像学：超声首选，表现为"黑洞征"，CT 检查可见脓肿壁呈环形强化。

　　（3）诊断性穿刺：必要时可行穿刺以确诊。

21. 肝脓肿的治疗

　　（1）保守治疗：最主要的治疗方式，使用抗厌氧＋广谱抗 G^+ G^- 的抗生素。

　　（2）穿刺治疗。

　　（3）手术治疗：切开引流术（经腹腔、腹膜外引流），肝叶、段切除术。

22. 肝脓肿切开引流的适应证

　　（1）慢性肝脓肿保守治疗难以奏效者。

　　（2）脓肿较大有穿破可能或已穿破者。

　　（3）胆源性肝脓肿需同时处理胆道疾病者。

　　＊　肝脓肿切开的两种引流方式：①经腹腔切开引流，适用于多数病人；②经腹膜外切开引流的使用较少，主要适用于肝右后叶脓肿。

　　※ 记忆：保破胆。

23. 肝叶、段切除术的适应证

　　（1）慢性厚壁肝脓肿。

　　（2）脓肿切开引流后脓肿壁不塌陷。

　　（3）留有死腔或窦道长期不愈。

　　（4）有其他疾病（如肝内结石，需同时处理）。

24. 肝良性肿瘤的特点

　　（1）多无明显的症状和体征。

　　（2）肝海绵状血管瘤为最常见的肝脏良性肿瘤，其余类型的肝良性肿瘤发生率很低。

　　（3）MRI 的 T_2 加权像可见"灯泡征"。

　　（4）明确诊断困难：只有肝海绵状血管瘤可作出较准确的临床诊断，其余类型的肝良性肿瘤多需经皮肝穿刺活检或手术切除病理检查明确诊断。

25. 肝海绵状血管瘤分类（分类及数值肝癌相同）

　　（1）小海绵状血管瘤：直径小于 5 cm 者。

　　（2）大海绵状血管瘤：直径为 5～10 cm 者。

　　（3）巨大海绵状血管瘤：直径大于 10 cm 者。

26. 肝海绵状血管瘤的四种罕见并发症

　　（1）压迫导致的黄疸：肿瘤压迫肝内主要胆管，引起梗阻性黄疸。

　　（2）破裂：肿瘤破裂，导致腹腔大出血。

　　（3）动静脉瘘：动静脉瘘的形成可导致回心血量增加，产生心力衰竭。

　　（4）凝血障碍：肿瘤内大量血栓形成，消耗血小板和凝血因子，引起凝血障碍。

27. 肝腺瘤的特征

　　（1）病因：与服用避孕药有关。

　　（2）分类：先天性肝腺瘤、后天性肝腺瘤。

（3）明确诊断：容易与肝癌混淆，明确诊断需要依赖于肝穿刺活检或外科切除后的病理学检查。

28. 肝腺瘤的处理

（1）肿瘤直径＞5 cm 者：积极手术治疗（有恶变、破裂出血的风险）。

（2）肿瘤直径＜5 cm 者：病人无明显症状时，先停用避孕药并定期复查，如有增大趋势，则手术切除。

29. 肝脏局灶性结节增生（FNH）：是一种少见的肝脏良性病变，目前认为是局部肝细胞在炎症、创伤等因素的作用下发生局限性血供减少或血管畸形，最终引起肝细胞萎缩和肝组织的代偿性增生。

30. FNH 的影像学表现（只记住关键词就行）

（1）B 超：病灶中央可见线性星形回声。

（2）CT：病灶中央可见裂隙状透光影；增强后消失。

（3）MRI：病灶中央可见星形瘢痕组织。

* FNH 是一种组织损伤 / 反应后的代偿修复。

31. 原发性肝癌的病因

（1）病毒性肝炎：主要是 HBV、HCV、HDV 三种（非粪口途径型）。

（2）肝硬化：胆管细胞癌一般不合并肝硬化。

（3）黄曲霉毒素：主要是黄曲霉毒素 B_1。

（4）其他：如亚硝胺类。

* 转移性肝癌较原发性肝癌多见。

※ 记忆：三部曲＋黄 B_1 ＋亚硝胺类。

32. 肝癌的五种分类方式

表 34-1　肝癌的五种分类方式

分类依据	具体特征
肿瘤大小	（1）肿瘤直径≤2 cm：微小肝癌 （2）肿瘤直径在 2～5 cm（包括 5cm）：小肝癌 （3）肿瘤直径在 5～10 cm（包括 10cm）：大肝癌 （4）肿瘤直径＞10 cm：巨大肝癌
病理形态	（1）巨块型 （2）结节型 （3）弥漫型
生长方式	（1）膨胀型 （2）浸润型 （3）浸润膨胀混合型 （4）弥漫型
组织学类型	（1）肝细胞型 （2）胆管细胞型 （3）混合型

续表

分类依据	具体特征
根据癌细胞的分化程度	分为4级：Ⅰ、Ⅱ、Ⅲ、Ⅳ，其中Ⅰ级为高分化，Ⅱ、Ⅲ为中分化，Ⅳ级为低分化

33. 肝癌的转移方式

（1）肝内转移：侵犯门静脉分支，形成门静脉癌栓，进而发生肝内转移，此种转移方式最为常见。

（2）肝外转移：可通过直接侵犯邻近组织、淋巴途径、血液途径及癌细胞脱落种植等方式发生肝外转移。

34. 中、晚期肝癌的临床表现

（1）肝区疼痛：肿瘤迅速生长使肝包膜紧张所致。

（2）消化道症状：如食欲减退、恶心、呕吐、腹泻。

（3）发热：为弛张热，内服吲哚美辛可退热，抗生素治疗无效。

（4）癌旁表现：主要为低血糖和异位激素综合征，其他均为套路（如高血压、高脂血症、高血钙、红细胞增多症）。

* 癌旁表现与类癌综合征不是一回事，癌旁表现可以包括类癌综合征。

35. 肝癌的体征（根据 Child-Pugh 评分里面的项目记忆）

（1）肝大：中、晚期肝癌最常见的体征。

（2）黄疸：多见于弥漫型肝癌和胆管细胞癌。

（3）腹水：呈草黄色或血性。

（4）肝硬化体征：多种多样。

36. 肝癌的影像学检查

表 34-2　肝癌的影像学检查

影像学	特点
超声 （筛查）	（1）首选的影像学检查 （2）超声造影可进一步提高肝癌诊断率
CT	（1）明确肿瘤与周围脏器或血管的关系 （2）测量肝脏剩余体积（即去除肿瘤体积后的肝脏的体积）
MRI（如弥散加权成像） （术前评估：判断可切除性）	（1）对良恶性肿瘤的鉴别特别有价值（特别是血管瘤） （2）明确血管内有无癌栓
肝动脉造影	准确率最高的诊断方法（准确率可达95%）
穿刺活组织检查 （明确病理）	（1）对诊断困难或不宜手术者，为指导进一步治疗时，可作此检查 （2）必须除外肝血管瘤后才能采用
腹腔镜	对肝表面的肿瘤有诊断价值

* 一线检查方法是：超声＋AFP。

37. AFP 在肝癌诊断中的作用

　　（1）诊断标准：≥ 400 ng/ml。

　　（2）需要除外的疾病：①妊娠；②睾丸或卵巢胚胎性肿瘤；③慢性肝炎、肝硬化（活动性肝病）。

38. 肝癌的诊断

　　（1）具有肝炎病史。

　　（2）影像学提示"快进快出"的典型肝癌表现，①肿瘤直径小于 2 cm；②肿瘤直径大于 2 cm。

　　（3）AFP 增高。

　　＊ 诊断：1 ＋ 2② （CT 和 MRI 均提示明显影像特征）或 1 ＋ 2① ＋ 3。

39. 原发性肝癌的鉴别诊断

表 34-3　原发性肝癌的鉴别诊断

鉴别诊断	诊断依据
转移性肝癌	（1）有其他脏器原发肿瘤的病史 （2）无肝炎及肝硬化病史及表现 （3）AFP 检测大多为阴性 （4）癌胚抗原（CEA）检测可能升高 （5）一般是多发圆形或类圆形结节，超声表现为"牛眼征"
肝海绵状血管瘤	（1）病人一般状况良好，多无明显临床表现 （2）AFP 检测多为阴性 （3）增强 CT 表现为典型的"快进慢出"表现
肝局灶性结节性增生症	（1）表现为肝脏占位，有时同原发性肝癌类似 （2）病人一般状况好，多无明显临床表现，无肝硬化病史 （3）AFP 检测多为阴性 （4）CT 平扫可见低密度病灶，中央可见裂隙状透光影，增强后中心低密度区消失
肝硬化	（1）大的肝硬化结节可类似占位性病变，同时可伴 AFP 升高 （2）但超声、CT 等检查并不具备肝癌的典型影像学表现 （3）必要时可行肝动脉造影或穿刺活检明确诊断

　　＊ 基本是从病史（肝硬化）、AFP 及影像学检查三方面来进行鉴别诊断。

40. 原发性肝癌的常见并发症

　　（1）肝癌结节破裂出血：发生率比较高，有报道称为 14%。

　　（2）肝衰竭：终末肝癌的表现。

　　（3）上消化道出血：肝癌合并肝硬化或门静脉癌栓引起门静脉高压导致。

　　（4）继发各种感染：恶病质及抵抗力下降容易引起各种感染。

41. 肝癌的分期：国际常用为巴塞罗那分期（请结合相关内容学习）。

　　※ 记忆：A 米兰 B 多个 C 转移。

42. 肝切除的适应证

（1）全身状况好，无重要脏器器质性病变。

（2）肝功能正常，肝功能分级为 A 级，或虽属于 B 级，但经短期护肝治疗后肝功能可恢复到 A 级。

（3）肝外无广泛转移肿瘤。

* 上述三条是行肝切除的前提条件，但如果要行根治性肝切除术（而不是姑息性肝切除），还需要具备别的条件。

43. 根治性肝切除的手术适应证

表 34-4　根治性肝切除的手术适应证

适应证	具体特征
单发	（1）微小肝癌 （2）小肝癌 （3）向肝外生长的大肝癌或巨大肝癌：周围界限清楚，受肿瘤破坏的肝组织小于 30%
多发	肿瘤结节少于 3 个，且局限于一叶或一段内

44. 肝癌行肝移植的适应证

（1）肿瘤 ≤ 5 cm，或多发肿瘤少于 3 个，最大直径小于 3 cm（533 米兰标准）。

（2）无远处转移和血管侵犯。

（3）肝功能属于 C 级，或长期为 B 级，经护肝治疗不能改善。

45. 转移性肝癌的治疗另看相应章节或查询指南，近几年变动较大，出现了很多新的概念，如 NED，LAT，以前单纯的手术切除的概念，现在已经由局部毁损治疗替代，包括手术治疗和其他局部治疗工具箱，如射频消融、微波消融。

46. 肿瘤转移到肝脏的四种途径

（1）门静脉转移：主要转移途径，消化道肿瘤及盆腔肿瘤多为此类。

（2）肝动脉转移：肺癌、乳腺癌等。

（3）淋巴回流转移：胆囊癌。

（4）直接蔓延：胃癌、胆囊癌等。

47. 根据转移的时间早晚，转移癌的分类

（1）早发型：未发现原发癌，先发现转移癌，预后较差。

（2）同步型：原发癌与转移同时被发现。

（3）迟发型：原发癌手术数月或数年后发现肝转移癌。

48. 肝转移癌的特点

（1）多能找到原发癌灶（为关键）。

（2）AFP 多为阴性。

（3）胃肠道肝癌转移者 CEA 阳性率为 50%。

（4）超声检查可发现"牛眼征"。

第三十五章 门静脉高压症

1. 门静脉高压症：门静脉系统血流受阻、发生淤滞时，引起门静脉及其分支内的压力升高，并在临床上出现脾大、脾功能亢进、食管胃底曲张静脉破裂出血等表现，称为门静脉高压症。

   * 门静脉压力平均为 18 cmH$_2$O（正常为 13～24 cmH$_2$O）。

2. 门体系统的四个交通支

表 35-1　门体系统的四个交通支

交通支	临床特征
胃底和食管下段交通支	（1）临床上最重要的交通支 （2）胃冠状静脉–胃短静脉通过食管静脉丛与奇静脉相吻合
肛管和直肠下端交通支	直肠上静脉与直肠下静脉、肛管静脉相吻合
前腹壁交通支	脐旁静脉与腹上、下深静脉相吻合
腹膜后交通支	Retzius 静脉丛：即肠系膜上、下静脉分支与下腔静脉分支相吻合

※ 肝硬化的原因，中国为乙肝和血吸虫（乙血），西方国家为酒精和丙型肝炎（酒丙，可记忆为麻将的九饼）。

3. 交通支扩张特点

   （1）最重要：胃冠状静脉、胃短静脉与奇静脉间的交通支。

   （2）静脉曲张性外痔：直肠上、下静脉丛的曲张引起。

   （3）前腹壁静脉：海蛇头征。

4. 海蛇头征（caput medusae）：门静脉高压症时，脐旁静脉与腹壁上、下深静脉的吻合支扩张，可引起腹壁脐周静脉曲张，即海蛇头征。

5. 门静脉高压症时发生腹水的原因

   （1）静水压增高：门静脉系毛细血管床的滤过压（静水压）增高，组织液产生增加。

   （2）低蛋白血症：肝功能损害导致低蛋白血症，胶体渗透压降低。

   （3）淋巴液增多：肝窦和窦后阻塞时，肝内淋巴液产生增多，从包膜漏入腹腔。

   （4）激素不减少：肝功能异常导致抗利尿激素和醛固酮激素的肝内分解减少。

6. 门静脉高压症的三大病理

   （1）脾大、脾功能亢进。

（2）交通支扩张。

（3）腹水

* 各种门静脉高压症的并发症基本是在以上病理中形成的。

7. 血吸虫性肝硬化和肝炎性肝硬化的不同

（1）堵塞位置：血吸虫性肝硬化是窦前阻塞，而后者是肝窦和窦后阻塞。

（2）临床表现：血吸虫性肝硬化肝功能尚好（有肝动脉供血），而主要表现为脾大和脾功能亢进，肝炎性肝硬化则主要是肝功能较差，脾大和脾功能亢进不明显。

8. 肝功能储备的 Child-Pugh 分级

表 35-2 肝功能储备的 Child-Pugh 分级

临床与检测项目	1分	2分	3分
肝性脑病	无	1 或 2	3 或 4
腹水	无	轻度	中度
胆红素（mg/dl）	1～2	2.1～3	≥3.1
白蛋白（g/dl）	≥3.5	2.8～3.4	≤2.7
凝血酶原时间（延长 s）	1～4	4.1～6	≥6.1

（1）A 级：5～6 分。

（2）B 级：7～9 分。

（3）C 级：10～15 分。

9. 治疗方面的小知识点

（1）生长抑素能选择性减少内脏血流量，减少门脉血流。

（2）内镜下硬化剂的注射可在急性出血期或出血停止后 2～3 天内进行，容易再次出血。

（3）硬化剂和套扎对胃底曲张静脉治疗破裂无效。

10. 大出血手术适应证

（1）肝功能 A、B 级的病人发生大出血，可积极手术。

（2）非手术治疗 24～48 h 无效，即考虑手术治疗。

11. 治疗食管胃底大出血的分流手术术式

（1）脾肾静脉分流术：切除脾，将脾静脉断端和左肾静脉做吻合。

（2）肠系膜上、下腔静脉间桥式 H 形分流术。

（3）"限制性"侧侧门腔静脉分流术。

（4）选择性远端脾肾静脉分流术（Warren 手术）。

（5）冠腔静脉分流术（胃左静脉-下腔静脉）。

*（1）（2）（3）是较常用的术式，（4）（5）为"选择性分流术"，很少使用。

12. TIPS：即经颈内静脉肝内门体分流术，通过介入的方式在肝内建立门体分流，能显著地降低门静脉压力，控制出血。其适应证为：①肝功能差的病人；②保守治疗都无效的病人；③作为肝移植前的准备。

13. 断流术优于分流术的原因
   （1）门静脉血流对于肝功能的维持至关重要，含有营养因子，如胰岛素、胰高血糖素，利于肝细胞再生改善功能。
   （2）门静脉系统在功能上分为"肠系膜区"和"胃脾区"，前者对于食管胃底出血的作用不大，而冠状静脉食管支（胃左静脉）是造成出血的根本原因，因此通过断流术既可以预防出血，还能增加肝脏的血供（胃支、食管支、高位食管支）。

14. 贲门周围血管离断术的手术要点

表 35-3　贲门周围血管离断术的手术要点

步骤	临床意义
切除脾脏	也同时离断了所有的胃短静脉
结扎冠状静脉	最多四支：即胃支、食管支、高位食管支和异位高位食管支，特别是后两者，对于手术的成功至关重要，至少分离食管下段 5 cm
结扎胃后静脉	胃后静脉是造成胃底黏膜下静脉曲张的侧支之一
结扎左膈下静脉	

※ 记忆：割断喉管（左膈下、短、后、冠）。

15. 贲门周围血管离断术后上消化道再出血的原因及处理原则

表 35-4　贲门周围血管离断术后上消化道再出血的原因及处理原则

再出血原因	处理
门静脉高压性胃病致出血性胃黏膜糜烂	保守治疗为主
遗漏高位食管支或异位高位食管支	尽早手术治疗，再次离断血管

16. 门静脉海绵样变：门静脉闭塞或血栓形成后，在肝门区形成大量侧支循环血管丛，加之门静脉主干内的血栓机化、再通，状如海绵，称为门静脉海绵状变。

17. 区域性门静脉高压症：脾静脉栓塞或受压可引起脾胃区门静脉高压症，又称为区域性门静脉高压症，常见于胰腺肿瘤或胰腺炎病人。

18. 肝前型门静脉高压的常见原因
   （1）先天性畸形：如门静脉主干闭锁。
   （2）肝动脉与门静脉系统之间动-静脉瘘形成。
   （3）新生儿脐静脉炎。
   （4）腹腔内感染：可引起门静脉血栓。
   （5）脾静脉栓塞或受压：亦称区域性门静脉高压症。
   ※ 记忆：畸形 AVF -脐静脉炎-感染-脾静脉栓塞。

19. 肝前型门静脉高压症的特点

　　（1）小儿多见，成人较少。

　　（2）肝功能多正常。

　　（3）治疗一般多选择分流术（因为肝功能本来就是好的）。

20. 巴德-吉亚利（Budd-Chiari）综合征：即肝后型门静脉高压症，是由先天性或后天性原因引起的肝静脉和（或）其开口以上的下腔静脉狭窄或阻塞所致，亚洲多因下腔静脉发育异常所致，欧美多因血液高凝所致。

21. 巴德-吉亚利综合征的分型

　　（1）Ⅰ型：以下腔静脉隔膜为主的局限性狭窄或阻塞，约占 57%。

　　（2）Ⅱ型：下腔静脉弥漫性狭窄或阻塞，约占 38%。

　　（3）Ⅲ型：肝静脉阻塞，仅占 5%。

22. 巴德-吉亚利综合征的手术治疗选择（［五］和［八］稍有不同，整理如下）

　　（1）主张首选介入治疗，Ⅰ型破膜，如果有困难考虑上下联合破膜。

　　（2）手术治疗：各类转流术，右心房与下腔静脉之间的转流等。

　　（3）针对门脉高压的治疗：贲门血管断流术等。

　　（4）如果门静脉高压和下腔静脉阻塞同时存在，原则上应同时解决。当两者不能兼顾时，则优先门静脉高压症。

第三十六章 胆道疾病

1. 肝内胆管分级（有几个形容词就几级，如"左肝管"，即一级，"左内叶"，即二级）
   （1）三级支：肝段胆管。
   （2）二级支：左内叶、左外叶、右前叶、右后叶胆管。
   （3）一级支：左、右肝管。
2. 各胆管的直径
   （1）左、右肝管：3.3～3.5 mm。
   （2）肝总管：5 mm。
   （3）胆总管：6～8 mm。
3. Hartmann 囊：胆囊颈起始部膨大的地方称为 Hartmann 囊，胆囊结石常滞留于此处或引起胆囊梗阻。
   * 胆囊管内壁有 4～10 个螺旋状黏膜皱襞：叫作 Heister 瓣。
4. 胆囊三角：由肝总管、胆囊管和肝下缘围成的三角形间隙，称为胆囊三角（Calot 三角）。
5. 胆囊壁：由黏膜固有层、固有肌层、浆膜层构成（无黏膜下层和黏膜肌层）。
   * 胆囊静脉不与胆囊动脉伴行，经胆囊床直接进入肝实质，注入肝静脉。
   * 淋巴引流：部分经胆囊床入肝，也可引流至胆囊淋巴结。
6. 胆囊三角内常经过四个重要结构
   （1）胆囊动脉。
   （2）肝右动脉。
   （3）胆囊淋巴结（术中寻找胆囊管和胆囊动脉的解剖标志）。
   （4）副右肝管。
7. 胆总管的四分段
   （1）十二指肠上段。
   （2）十二指肠后段。
   （3）胰腺段：是胰头癌造成梗阻性黄疸的好发位置。
   （4）十二指肠壁内段。
8. Vater 壶腹：胆总管斜穿十二指肠壁内时，与胰管汇合，形成胆胰管壶腹，又称 Vater 壶腹。
9. Oddi 括约肌的三个构成部分
   （1）胆总管括约肌。
   （2）胰管括约肌。
   （3）壶腹括约肌。

10. 肝十二指肠韧带内的结构及相对位置
    （1）右前方：肝总管和胆总管。
    （2）左前方：肝固有动脉。
    （3）后方：门静脉。
    * 上述三个结构在肝十二指肠韧带内呈倒"品"字排列。

11. Winslow 孔：位于肝十二指肠韧带后方，连通腹腔和小网膜囊的孔道，经该孔置入阻断带可控制入肝血流，该技术叫作 Pringle 操作。

12. 肝门板
    （1）定义：由包绕胆管和血管 Glisson 鞘的结缔组织融合而成，它将胆管汇合部与 4b 肝段分开。
    （2）意义：由于此间隙无血管穿行，可将其打开并向上拉肝方叶，以便显露胆管汇合部及左肝管，此项操作称为降低肝门板。

13. 胆囊和肝外胆管的解剖变异
    （1）胆囊变异：最常见的为肝内胆囊。
    （2）胆囊管与肝总管汇合异常：最常见的为胆囊管与肝总管伴行一段距离。
    （3）副肝管：是指从某叶肝实质独立发出较细的肝管，直接汇入肝外胆管。
    （4）先天性胆道闭锁和先天性胆管囊状扩张。

14. 胆汁
    （1）作用：①清除代谢产物；②中和胃酸；③乳化脂肪；④促进肠蠕动；⑤抑制肠内致病菌繁殖。
    （2）是由肝细胞和毛细胆管细胞分泌，成人每日分泌 1 L 左右，比重 1.011，pH 6.0 ～ 8.8；为等渗液，蛋白质含量低。
    （3）内含三种主要脂类物质：胆汁酸盐、胆固醇、磷脂（40% 的磷脂为卵磷脂）。
    （4）胆汁中的微胶粒和泡：胆固醇＋胆汁酸＋磷脂＝微胶粒，胆固醇＋磷脂＝泡，胆汁中胆盐浓度高时，组成微胶粒；胆汁中胆固醇浓度高时，形成泡；当磷脂和胆汁酸都用完了，胆固醇无法被溶解运输了，就析出了，即过饱和胆固醇。

15. 胆囊积水：胆囊管梗阻后，胆汁中的胆红素被吸收，黏液分泌增多，形成白胆汁，积存白胆汁的胆囊又称为胆囊积水。

16. 胆道疾病的 B 超表现
    （1）胆囊结石：强回声，后方伴声影，可随体位改变。
    （2）胆囊息肉或肿瘤：强回声，后方不伴声影，不随体位改变。

17. 先天性胆管囊状扩张症：又称为先天性胆总管囊肿，是肝内和（或）肝外胆管的先天性囊状扩张。

18. 先天性胆管囊状扩张症的病因
    （1）先天性胰胆管合流异常（APBDJ）。
    （2）共同通道过长。
    （3）慢性胰液胆管反流。
    （4）胆管黏膜损伤。
    （5）胆管慢性炎症。
    （6）胆管壁变薄。

19. 先天性胆管囊状扩张症的五大分类

（1）Ⅰ型：囊性扩张。

（2）Ⅱ型：憩室样扩张。

（3）Ⅲ型：胆总管十二指肠开口部囊性突出。

（4）Ⅳ型：肝内外胆管扩张。

（5）Ⅴ型：肝内胆管囊性扩张（Caroli 病）。

20. 先天性胆管囊状扩张症的常见并发症

（1）胆结石。

（2）胆管炎。

（3）胆汁性肝硬化。

（4）癌变。

（5）囊肿破裂。

21. 先天性胆管囊状扩张症的典型临床表现

（1）黄疸。

（2）腹痛。

（3）腹部包块。

22. 胆管囊性扩张与梗阻性胆道扩张的鉴别

（1）前者扩张的胆管上端胆管内径正常，囊内胆汁测定淀粉酶增多。

（2）后者扩张段以上胆管均扩张，扩张端胆汁内淀粉酶水平正常。

23. 胆总管囊肿

（1）治疗原则：早期手术，以减轻症状并预防远期并发症。

（2）切除的技术要点：①彻底切除胆管囊肿及其内膜；②处理囊肿下端时注意保护主胰管；③不要用吻合器行肝总管空肠吻合；④行肝门胆管与空肠 Roux-en-Y 吻合时，应行黏膜对黏膜缝合。

24. 胆道蛔虫病的临床表现

（1）突发剑突下钻顶样疼痛，可伴肩部放射痛。

（2）疼痛无规律，可突然平息，又猛然再发。

（3）合并感染时出现寒战、高热等表现。

（4）可合并急性胰腺炎的临床表现。

（5）体征轻微，即"症征不符"。

* 几种症征不符的疾病：肠系膜血栓、蛔虫病、腰椎管狭窄、肠扭转早期（机制与肠系膜血栓一样）

* 治疗以非手术治疗为主：解痉镇痛、利胆驱虫、控制感染。出现并发症时考虑外科干预。

25. 胆石病的特征

（1）我国的胆石病已由胆管胆色素结石为主逐渐变为胆囊胆固醇结石为主。

（2）胆固醇结石：球形，黄色，表面光滑，胆固醇含量＞90%（类似黄色佛珠）。

（3）胆色素结石：黑褐色，块状或泥沙状，胆固醇含量＜45%（类似黑色沙子）。

（4）位置：肝左叶的肝内胆管结石较为多见，均为胆色素混合结石。

26. 胆固醇结石形成所必须具备的条件

（1）胆汁中胆固醇过饱和，即成石胆汁。

（2）胆汁中的胆固醇成核过程异常：最初阶段，析出单水结晶。

（3）胆囊功能异常：对水和电解质的吸收功能增加，胆汁浓缩；胆囊收缩运动减弱；
成石性胆汁刺激黏膜分泌黏糖蛋白。

* 好发胆囊结石的 4 "F"：Forty/Female/Fertility/Fatty，40 岁体胖的、拥有生育能力的
女性，雌激素会促进胆汁中的胆固醇过饱和。

27. 胆色素结石形成的机制

（1）未结合胆红素＋钙离子＝胆红素钙。

（2）胆道感染和胆汁淤积是导致胆色素结石的主要因素：①胆汁中的细菌能产生
β-葡萄糖苷酸酶，此酶可将水溶性结合胆红素水解为不溶于水的未结合胆红素，
未结合胆红素与胆汁中的钙离子结合形成胆红素钙，胆红素钙过饱和沉淀就会形
成结石；②胆道感染可以使胆道黏膜分泌大量糖蛋白，糖蛋白是把各种沉淀成分
凝集在一起形成结石的基质；③其他，如胆道感染致胆道狭窄、胆汁黏稠度增加、
胆流受阻等。

28. 胆囊结石的手术适应证

（1）胆绞痛反复发作（症状）。

（2）有并发症的胆囊结石。

29. 对于无症状的胆囊结石，出现以下条件时也应行手术治疗

（1）伴有胆囊息肉＞ 1 cm。

（2）结石数量多及结石直径≥ 2 cm。

（3）胆囊壁增厚（＞ 3 mm），即伴有慢性胆囊炎。

（4）胆囊壁钙化或瓷样胆囊。

（5）胆囊无功能。

（6）合并糖尿病（因为糖尿病使胆囊收缩运动减弱，易形成结石）。

30. 胆囊切除术后常见并发症

（1）肝外胆管损伤：最可怕的并发症。

（2）胆瘘。

（3）胆管残留结石。

31. 胆囊切除术后综合征：极少数病人在胆囊切除术后仍有右上腹绞痛、恶心呕吐、饱胀
不适等临床症状，统称为胆囊切除术后综合征。

32. 胆囊切除术后综合征的原因

（1）胆总管内残余结石。

（2）胆囊管残留过长。

（3）胆道功能紊乱：与 Oddi 括约肌痉挛有关。

（4）Oddi 括约肌狭窄。

33. 间歇性黄疸：肝外胆管结石时，部分病人结石嵌顿不重，阻塞的胆管近端扩张，胆结
石可漂浮上移，或者小的结石通过壶腹部排入十二指肠，黄疸消失，称为间歇性黄疸。

34. 梗阻性黄疸出现的顺序：结石嵌顿 1～2 日后，病人出现黄疸，先有尿黄、巩膜黄染，再有皮肤黄染和瘙痒，最后出现陶土便。

35. 肝外胆管结石的治疗原则

（1）解除胆道梗阻。

（2）取尽结石。

（3）通畅引流胆道，预防结石复发。

（4）合理应用抗生素。

* 肝外胆管结石即使无黄疸发生也可能导致胆汁性肝硬化，因此应及时治疗。

※ 记忆：解除梗阻，取尽结石，通畅引流，合理使用抗生素。

36. 肝外胆管结石的手术方法

（1）（下）内镜逆行胰胆管造影术（ERCP）＋内镜下乳头括约肌切开术（EST）（短段狭窄＜1.5 cm，嵌顿结石，11 点位置切开 Oddi 括约肌）。

（2）（上）胆总管切开取石术（T 管引流）。

（3）（吻合）胆总管、空肠 Roux-en-Y 吻合术（狭窄段＞2 cm，同时切除胆囊）。

* 现在胆总管结石的治疗，都是这样，先行 ERCP，微创做 EST、放置架等操作，不行就继续切开下段狭窄段，再不行则行手术切开，同时处理结石和其他并存疾病（比如狭窄、甚至是肿瘤）。

37. 何种情况下拔除 T 管引流

（1）术后 2 周左右，病人无发热，黄疸消退（全身情况）。

（2）引流胆汁清亮，且量也正常。

（3）T 管造影显示胆管无残余结石，胆总管下端通畅。

（4）再连续夹闭 1～2 天无不适，即可拔除。

（5）如果造影提示存在残留结石，可在术后第 6 周经 T 管窦道胆道镜取石。

38. 肝内胆管结石：是指左右肝管汇合部以上的胆管结石，表现为胆管炎、肝脓肿、胆道出血。

39. 肝内胆管结石的好发部位（2 级分支）

（1）左外叶。

（2）右后叶。

40. 肝内胆管结石的治疗

（1）无症状、无局限性胆管扩张的三级胆管以上的结石：一般不做治疗。

（2）反复发作胆管炎者：建议手术治疗。

41. 肝内胆管结石肝切除术的手术适应证（图 36-1）

（1）不易修复的高位胆管狭窄伴有近端胆管结石。

（2）难以取净的肝叶、肝段结石合并胆管扩张。

（3）局限于一侧的结石合并肝内胆管囊性扩张。

（4）结石合并胆管癌。

（5）肝区域性结石合并肝萎缩、肝脓肿等。

（6）局限性的结石合并胆道出血。

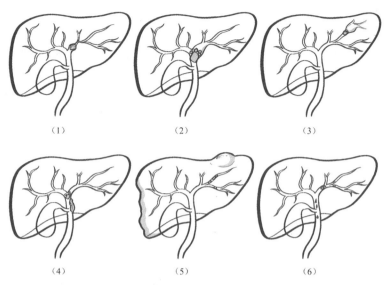

（1）　　　　　　　　（2）　　　　　　　　（3）

（4）　　　　　　　　（5）　　　　　　　　（6）

图 36-1　肝内胆管结石肝切除的手术适应证

※　记忆：前两个难以修复（看图片理解），后四个只要是胆管囊性扩张，就要考虑胆
　　管癌症；只要是肝脓肿的地方，就要考虑并发症可能会有胆道出血。

42. 肝内胆管结石的手术治疗选择

表 36-1　肝内胆管结石的手术治疗

手术方法	特点
肝切除术	（1）是最有效的手术方法 （2）左外叶切除术是最常用的术式
胆管切开取石	单纯切除取石很难完全取净
胆肠吻合术	（1）为以往常用的方法，现在很少使用 （2）可导致 Oddi 括约肌废弃
肝移植术	终末期肝病的首选方法

43. 术后残石的原因
（1）病人：①结石位于三级胆管以上；②急诊不允许彻底取尽。
（2）术者：①术前未认真分析病人的病情；②术中对于胆管的解剖变异认识不足，操作
　　　时误将胆囊内结石挤入胆管，处理时缺乏器械；③术后没有合理的辅助治疗措施。

44. 胆管结石术后残石的治疗
（1）无症状，则继续观察。
（2）有症状则考虑手术：①胆囊切除后肝外胆管残余的结石，采用 ERCP ＋ EST；②术
　　　后经 T 管胆道镜取石；③肝内三级胆管残余结石，且有症状，则考虑行肝段或肝

叶切除；④若因术前未发现存在狭窄等病情，采取了不合理的手术方式而未去除狭窄，则考虑再次手术。

※ 记忆：胆管下部行 EST，中段行 T 管取石，上段行肝部分切除术，＋因手术不合理的。

45. 急性非结石性胆囊炎：是一种较少见的胆囊炎，多发生于老年重症病人，如创伤、烧伤、长期肠外营养，胆囊胆汁淤滞和缺血可能是发病的原因，此种胆囊炎容易发生胆囊坏死和穿孔。

46. 急性胆囊炎的分期
（1）急性单纯性胆囊炎。
（2）急性化脓性胆囊炎。
（3）急性坏疽性胆囊炎。
（4）胆囊周围脓肿：穿孔多发生于底部和颈部。

* 急性胆囊炎的四个阶段跟急性阑尾炎是一样的，不同之处在于胆囊炎多局限于第一个阶段，而阑尾炎多呈进行性发展。

47. Mirizzi 综合征：嵌顿于胆囊颈或胆囊管的结石压迫邻近的肝总管，导致反复发作的胆囊炎、胆管炎及梗阻性黄疸等症状称为 Mirizzi 综合征。

48. Mirizzi 综合征的分型
（1）Ⅰ型：结石嵌顿于胆囊管，同时压迫肝总管，引起肝总管梗阻。
（2）Ⅱ型：结石嵌入肝总管，产生胆囊胆管瘘，引起胆管炎或黄疸。

* 有些书内根据瘘口的大小将Ⅱ型拆分为Ⅱ、Ⅲ、Ⅳ型。

49. 急性胆囊炎的 B 超表现
（1）胆囊增大。
（2）胆囊壁增厚。
（3）胆囊周围有渗出液。
（4）胆囊内可见结石影。

50. 急性胆囊炎的治疗选择

表 36-2　急性胆囊炎的治疗

治疗选择	适应证	治疗
保守治疗（老套路）	急性单纯性胆囊炎病情有缓解趋势者	禁食、补液、抗生素、解痉、择期行腹腔镜胆囊切除术
手术治疗	（1）急性单纯性胆囊炎无缓解趋势 （2）急性化脓性胆囊炎 （3）急性坏疽或穿孔性胆囊炎	（1）胆囊切除术 （2）胆囊造口术 （3）经皮经肝胆囊穿刺置管引流术（PTGD）

51. Pribram 技术：急性胆囊炎胆囊切除困难时，可先切开胆囊、吸去脓性胆汁、取出胆结石、切除大部分胆囊壁，胆囊床残留的胆囊黏膜用氩气刀喷凝处理，胆囊管常规结扎。

52. 慢性胆囊炎的 B 超表现

  （1）胆囊缩小。

  （2）胆囊壁增厚。

  （3）胆囊内可有结石。

  （4）胆囊收缩功能差。

53. 慢性胆囊炎的鉴别诊断

  （1）胆囊胆固醇沉积症（草莓样胆囊）。

  （2）胆囊腺肌增生症。

  （3）胆囊神经瘤病（神经纤维增生）。

54. 草莓样胆囊：胆固醇沉积症的胆囊黏膜外观酷似草莓，临床上称为"草莓样胆囊"。

55. 几个重要的胆管概念

  （1）急性胆管炎：是胆管不同程度的梗阻合并不同程度的感染而表现出的临床综合征。

  （2）急性梗阻性化脓性胆管炎（AOSC）：亦称急性重症胆管炎，是因急性胆管梗阻并
继发化脓性感染所致。

  （3）Charcot 三联征：腹痛、寒战高热和黄疸，是急性胆管炎的典型临床表现。

  （4）Reynolds 五联征：在 Charcot 三联征的基础上再出现低血压和神志改变，称为
Reynolds 五联征，是诊断 AOSC 不可缺少的诊断依据。

  （5）肝胆管炎。

  （6）单纯肝内胆管感染。

  * 几个英文别混淆：Reynolds 五联征，Raynaud 现象（雷诺现象），Couinaud。

56. AOSC 的三大治疗原则

  （1）解除胆道梗阻，取尽结石。

  （2）通畅引流胆道。

  （3）控制感染性休克（合理使用抗生素）。

57. AOSC 的手术治疗选择

表 36-3　**AOSC 的手术治疗**

治疗选择	临床特征
胆总管切开减压，T 管引流术	是最经典和有效的方式，术中不必强求取净结石，重在解除梗阻
PTCD	对于肝内胆管扩张的病人有较好的疗效
EST ＋ ENBD	（1）可用于胆总管下端嵌顿结石 （2）EST 后放置鼻胆管引流

  * PTCD 和 ENBD 为微创手术，若引流不充分，病人休克改善较慢或休克不缓解的话
需考虑中转手术治疗。

58. 原发性硬化性胆管炎（PSC）

  （1）定义：是一种原因不明的肝内、外胆管慢性炎症、纤维化、管壁增厚以致胆管狭
窄或闭塞的疾病；疾病呈进行性发展，最终将导致胆汁性肝硬化、门静脉高压症

和肝衰竭；此疾病属于癌前疾病，70% ～ 80% 的 PSC 病人合并有慢性炎性肠病，其中以溃疡性结肠炎为主。

（2）临床表现：无痛性黄疸、皮肤瘙痒。

（3）治疗：肝移植是最好的治疗方法，主要死因是肝衰竭及其并发症。

* UC 病人查出胆汁淤积和肝酶升高时，应考虑 PSC 的可能。

59. 原发性硬化性胆管炎的典型 X 线表现

（1）肝内、外胆管呈弥漫性、不规则的多发性狭窄。

（2）胆管分支交替出现僵硬变细和轻度扩张，呈"串珠状"。

（3）胆管类似"枯树枝"样。

（4）30% ～ 40% 的病人可能出现胆管黏膜不规整、毛糙或结节。

60. 胆道疾病的常见并发症

（1）胆源性细菌性肝脓肿。

（2）胆道出血。

（3）胆囊或胆管穿孔。

（4）胆管炎性狭窄。

61. 胆道出血（位居上消化道出血病因的第五位）：由于损伤或感染等原因导致肝内、外胆管与毗邻的血管之间形成病理性内瘘，血液经胆管流入十二指肠，称为胆道出血（所以肝脓肿发生时常会形成病理性内瘘）。

62. 胆道出血的常见原因

（1）胆道梗阻和感染。

（2）医源性。

（3）外伤性。

* 肝内胆管与肝动脉和门静脉分支紧密伴行是造成胆道出血的解剖基础。

63. 胆道出血的典型临床表现

（1）消化道出血。

（2）胆绞痛。

（3）黄疸。

* 血凝块阻塞胆管时引起胆绞痛和黄疸；周期性发作是胆道出血的特点。

64. 胆道出血的诊断

（1）内镜检查：排除其他原因的消化道出血。

（2）超声检查：明确胆道出血的原因。

（3）影像学检查：明确胆道出血的原因。

（4）选择性动脉造影：选择性肝动脉造影和（或）肠系膜上动脉造影是最有价值的诊断和定位方法。

（5）胆道探查：诊断胆道出血最直接的方法。

* 所有消化道出血都是按这个诊断顺序。

65. 胆道出血的手术适应证

（1）非手术治疗无效。

（2）大量出血引起休克。

（3）反复出血。

（4）病灶明确。

66. 胆道出血的手术治疗方法

表 36-4　胆道出血的手术治疗方法

手术方法	特点
肝动脉栓塞或结扎术	（1）通过肝动脉造影明确出血部位，然后予以止血 （2）对门静脉来源的出血无效
肝病灶或肝叶切除术	出血多来源于门静脉
胆总管探查 T 管引流术	（1）清除血块，明确出血来源 （2）引流胆道，防止胆道感染

67. 胆囊息肉：是指来源于胆囊壁并向胆囊内突出或隆起的病变，属于术前形态学诊断。

* 影像学上提示有息肉样改变，命名为胆囊息肉样病变。

68. 胆囊息肉样病变的病理学分类

（1）胆囊息肉：其中胆固醇息肉最为常见（直径＜1 cm、多发、带蒂、有强回声）。

（2）胆囊腺肌增生症（直径＞1 cm、无蒂的局部增厚，伴特征性微囊）。

（3）胆囊腺瘤（癌前病变）。

* 蒂短而粗者容易恶变。

69. 胆囊息肉的手术适应证

（1）有明显症状者。

（2）胆囊颈部息肉引起胆囊管梗阻者。

（3）年龄大于 50 岁者。

（4）单发息肉直径超过 1 cm 者。

（5）合并胆囊结石者。

* 如果怀疑恶变或直径≥2 cm 应行开腹手术。

70. 胆囊癌的病因及病理

（1）病理分型：肿块型、浸润型，其中前者占大多数。

（2）组织学：腺癌占绝大多数。

（3）转移方式：直接浸润为最主要的转移方式。

* 胆囊癌是胆道系统最常见恶性肿瘤，70%～90% 伴有胆囊结石。

* 胆囊癌和胆管癌预后都很差，因为往往发现时已经是晚期了，这部分内容很少考，仅会考的就是胆管下段癌所引发的无痛性黄疸和无痛性胆囊肿大的体征，及其与其他疾病之间的鉴别，觉得难记忆的同学适当性背下口诀即可，无需费太多工夫。

71. 胆囊癌的 Nevin 分期

表 36-5　胆囊癌的 Nevin 分期

分期	具体描述	治疗
I 期	黏膜内原位癌	单纯胆囊切除术
II 期	侵犯黏膜和肌层	胆囊癌根治性切除术
III 期	侵犯胆囊壁全层	胆囊癌根治性切除术
IV 期	侵犯胆囊壁全层发生周围淋巴结转移	胆囊癌根治性切除术
V 期	侵及肝和（或）转移到其他脏器	胆囊癌扩大根治术

* Nevin 分期简单，同时适用于临床治疗方法的选择。

※ 记忆：三全四淋（III 期是全层；IV 期是淋巴结转移）。

72. 胆囊癌的 TNM 分期

表 36-6　胆囊癌 T 分期的具体分期及特征

T 分期	详细特征
T_1	侵犯黏膜和肌层
T_2	侵犯肌层周围结缔组织但未超出浆膜
T_3	（1）穿透浆膜 （2）直接侵入肝脏 （3）侵犯一个邻近器官或组织：胃、十二指肠、胰腺、肝外胆管等
T_4	（1）侵及门静脉 （2）侵及肝动脉 （3）两个或更多的肝外器官或组织

※ 记忆：三浆肝，四 AV（T_3 为"浆膜"和"肝脏"；T_4 为"动脉"和"静脉"）。

表 36-7　胆囊癌 TNM 分期（AJCC 第七版，几乎不考）

分期	具体 TNM	治疗选择
I 期	T_1	胆囊癌根治性切除术
II 期	T_2	胆囊癌根治性切除术
III A 期	T_3	胆囊癌扩大根治术
III B 期	N_1	胆囊癌扩大根治术
IV A 期	T_4	胆囊癌扩大根治术
IV B 期	M_1	姑息治疗

73. 胆囊癌的手术治疗方法

表 36-8 胆囊癌的手术治疗

手术方法	适应证	治疗原则
单纯胆囊切除术	病变局限于黏膜层	单纯切除胆囊即可
胆囊癌根治性切除术	（1）侵犯肌层时 （2）侵犯全层时 （3）区域性淋巴结转移时 即：非局限黏膜层	（1）切除胆囊 （2）淋巴结廓清 （3）肝部分切除术：同时切除 S_{4b}/S_5 肝段或近肿块至少 2 cm 的肝组织 （4）联合肝外胆管部分切除术
胆囊癌扩大根治术	侵犯周围组织时	如肝右三叶切除术
姑息治疗	（1）局部不可切除 （2）远处转移	（1）减除黄疸 （2）止痛

74. 胆囊癌时淋巴结廓清的范围
   （1）肝十二指肠韧带内淋巴结。
   （2）肝总动脉淋巴结。
   （3）腹腔干淋巴结。
   （4）胰头后方淋巴结。
   ※ 记忆：8.9.12.13。

75. 胆管癌按部位分类
   （1）肝内胆管癌：属于原发性肝癌中的胆管细胞癌。
   （2）肝门胆管癌：Klatskin 瘤，是指发生在左、右肝管及肝总管的恶性肿瘤，占胆管癌的 60% ～ 80%。
   （3）胆总管癌：是指胆囊管以下的胆管癌。

76. 胆管癌发生的四大危险因素
   （1）胆总管囊肿。
   （2）肝胆管结石。
   （3）硬化性胆管炎。
   （4）溃疡性结肠炎。
   * 画图理解：

77. 沿肝内、外胆管及其淋巴转移，并沿肝十二指肠韧带内神经鞘浸润是其转移的特点。

78. 肝门胆管癌的 Bismuth 分型

表 36-9　肝门胆管癌的 Bismuth 分型

分型	具体描述
Ⅰ 型	位于肝总管，未侵犯左、右肝管及汇合部
Ⅱ 型	侵犯汇合部，未侵犯左、右肝管
Ⅲ A 型	侵犯右肝管
Ⅲ B 型	侵犯左肝管
Ⅳ 型	同时侵犯左、右肝管

* Bismuth 分型虽然不能估计预后，但是能指导手术选择。

79. 肝门胆管癌的手术禁忌证

（1）两侧二级胆管均受累。

（2）肿瘤广泛侵犯门静脉或肝动脉。

（3）肿瘤已有远处器官转移。

80. 小的知识点

（1）肝门胆管癌根治切除术，即使是 R_0 切除，复发仍高达 50% ～ 70%。

（2）中段胆管癌：手术可保留肝总管。

（3）下段胆管癌治疗原则同壶腹部癌，行胰头十二指肠切除术，预后优于肝门胆管癌。

81. 何时考虑医源性胆管损伤，即胆管损伤征象

（1）术中发现胆汁漏出。

（2）术中胆道造影显示胆管中断、狭窄或造影剂外溢。

（3）胆囊切除标本剖开后，发现胆囊管处 2 个开口或喇叭形开口（剖标本）。

（4）术后病人高热、黄疸，腹腔引流有胆汁。

第三十七章　胰腺疾病

1. 胰腺的解剖生理（仅次于肝脏的第二大消化腺）

   （1）分为：头、颈、体、尾部。

   （2）（W.S）胰管：Wirsung 管（主胰管）、Santorini 管（副胰管，圣托里尼）。

   （3）胰头血液供应：胰十二指肠上、下动脉。

   （4）胰体和胰尾血液供应：胰背动脉、胰大动脉、胰尾动脉（背后有大尾巴）。

   （5）胰岛：是胰腺内分泌结构的基本单位。

2. 胰腺的内分泌细胞及分泌的激素

   （1）A 细胞：胰高血糖素。

   （2）B 细胞：胰岛素。

   （3）D 细胞：生长抑素。

   （4）D_2 细胞：VIP，即血管活性肠肽。

   （5）PP 细胞：胰多肽。

3. 胰液分泌的激素

   （1）负反馈抑制胰液分泌的激素：胰高血糖素、生长抑素、胰多肽。

   （2）正反馈刺激胰液分泌的激素：胰岛素、促胃液素、VIP（有意思的是，分泌这些激素的胰腺神经内分泌素瘤，恰好是最常见的两种，即胰岛素瘤和胃泌素瘤）。

4. 胰腺假性囊肿：各种原因引起的主胰管或分支胰管断裂，产生有完整非上皮性包裹的液体积聚，内容物不含有固体物质，称为胰腺假性囊肿，常见于急性胰腺炎或胰腺损伤，一般多发于急性胰腺炎或胰腺损伤起病 4 周后。

5. 急性胰腺炎（AP）的病因和发病机制

   （1）早期始动病因：①胆汁反流；②十二指肠液反流；③酒精中毒因素；④高脂血症；⑤其他：饮食（如暴饮暴食）、感染等。

   （2）后期病情加重：①血液循环障碍，尤其是微循环障碍；②白细胞过度激活和全身性炎症反应（可用"SIRS"进行记忆）；③感染：胰腺坏死感染和全身脓毒症。

   ※ 记忆：早期病因的③和④可总结为"喝酒吃肉"；后期可记忆为"休克—SIRS—感染"。

   * 正常情况下胰管与胆总管的共同通道内是存在压力梯度的，不会反流。

   * Oddi 括约肌和胰管括约肌均可防止反流。

   * 保持酶原的不活化是胰腺维持正常功能的关键。

   * 高脂血症的机制：可能是三酰甘油在胰脂酶作用下生成的游离脂肪酸，对腺泡的直接损害作用所致。

6. 急性胰腺炎的局部并发症

  （1）急性液体积聚。

  （2）胰腺假性囊肿。

  （3）急性坏死物积聚。

  （4）包裹性坏死。

  （5）胰腺脓肿。

7. 急性胰腺炎的全身并发症（后期病情加重的原因）

  （1）全身炎症反应综合征（SIRS）。

  （2）全身感染。

  （3）器官功能衰竭（分轻、中、重度急性胰腺炎的指标之一）。

  （4）胰性脑病。

  （5）腹腔间室综合征（有器官功能衰竭才能确诊）。

8. Grey-Turner 征：急性胰腺炎后期，病人腰部水肿，皮肤呈片状青紫色改变，称为 Grey-Turner 征，这是由于胰液外溢至皮下组织间隙，溶解皮下脂肪，引起毛细血管破裂出血所致。

9. Cullen 征（C 这个字母的形态就像是肚脐）：急性胰腺炎后期，病人脐周皮肤呈青紫色改变称为 Cullen 征，这是由于胰液外溢至皮下组织间隙，溶解皮下脂肪，引起毛细血管破裂出血所致。

10. 急性胰腺炎的实验室检查（检查指标此起彼伏）

表 37-1　急性胰腺炎的实验室检查

实验室检查	临床特点
血淀粉酶	（1）发病 2 h 后开始升高 （2）24 h 达到高峰 （3）可维持 4 ～ 5 天
尿淀粉酶	（1）发病 24 h 后开始升高 （2）48 h 达到高峰 （3）可维持 1 ～ 2 周
血脂肪酶	（1）持续时间长，淀粉酶的值降至阴性时脂肪酶的值仍升高 （2）特异性更高，可排除其他急腹症的影响
血清 CRP	发病 72 h 后大于 150 mg/L，提示胰腺坏死
血钙	若低于 2 mmol/L 提示病情严重

　＊ 血淀粉酶的值越高，诊断 AP 的价值就越高，但与严重程度不成正比。

11. 淀粉酶升高的其他情况

  （1）胃十二指肠穿孔。

  （2）小肠穿孔。

  （3）急性肠系膜血管血栓形成。

（4）病毒性肝炎。

（5）异位妊娠。

12. 急性胰腺炎的诊断标准

（1）与急性胰腺炎相一致的腹痛症状。

（2）血清淀粉酶或脂肪酶≥正常值上限的 3 倍。

（3）符合急性胰腺炎的影像学特征（增强 CT）。

* 3 项中至少符合 2 项可诊断急性胰腺炎。

* 发病一周左右的增强 CT 意义较大，可区分液体积聚和坏死的范围。

13. 急性胰腺炎的严重程度分级（亚特兰大分类标准）

表 37-2　急性胰腺炎的严重程度分级（亚特兰大分类标准）

分级	诊断
轻度急性胰腺炎（MAP）	（1）具备 AP 的临床表现和生化改变，最常见 （2）无器官功能衰竭 （3）无局部或全身并发症
中度重症急性胰腺炎（MSAP）	（1）具备 AP 的临床表现和生化改变 （2）一过性器官功能衰竭（48 h 内可自行恢复）或局部或全身并发症
重度急性胰腺炎（SAP）	（1）局部 AP 的临床表现和生化改变 （2）持续器官功能衰竭（48 h 内不能自行恢复）

14. 急性胰腺炎的保守治疗（有几处特殊的地方）

（1）禁食＋胃肠减压。

（2）液体复苏：快速扩容＋调整体内液体分布。

（3）抑制胰酶分泌和抑制胰酶活性（生长抑素和加贝酯）。

（4）治疗感染（抗生素）。

（5）脏器功能维持和替代。

（6）胆源性胰腺炎的内镜治疗。

*（2）、（5）、（6）较为特殊，液体复苏分为两步；脏器功能需动态评估，用预防 MODS 的方法来对待。

* 早期非手术治疗原则：早期液体复苏，维持水电解质平衡，动态评估病情发展，脏器功能支持，积极防治局部及全身并发症。

15. 在 AP 的保守治疗脏器功能维持与替代中，入院评估后建议下列病人转入 ICU

（1）入院 6 ～ 8 h 对初始复苏无应答的呼吸衰竭或低血压者。

（2）持续呼吸困难或心动过速者。

（3）呼吸衰竭需机械通气者。

（4）肾功能不全需透析者。

16. 急性胰腺炎病人在何种情况下需要考虑外科治疗

表37-3　急性胰腺炎的外科治疗

临床情况	具体治疗
无菌性坏死	两种情况下考虑外科干预： （1）压迫：包裹性坏死造成进行性胃肠、胆道梗阻 （2）疼痛：持续性疼痛，如胰管离断综合征
高度怀疑感染或已证实感染的坏死性胰腺炎病人	（1）首先抗生素保守治疗，若无效再行外科干预 （2）手术时机：发病4周后，以便坏死灶液化及纤维囊壁形成 （3）引流方式遵循step-up原则：经皮—内镜—手术
胆源性胰腺炎	（1）病人恢复后应尽早行胆囊切除术 （2）轻度急性胰腺炎：本次住院期间即可行胆囊切除术 （3）中重度急性胰腺炎：延迟胆囊切除术（≥发病后6周）

* 胰管离断综合征是指任何原因所导致的胰腺的主胰管（可位于胰腺的任何部位）与消化道的连接中断（主胰管断裂或是被阻断），从而使断端远侧部分仍具有分泌功能的胰腺组织分泌的胰液不能正常排入消化道。

17. 慢性胰腺炎

（1）各种病因引起的胰腺组织和功能不可逆的慢性炎症性疾病。

（2）临床上以反复发作的上腹部疼痛和胰腺内、外分泌功能不全为主要表现。

（3）病理特征为胰腺腺泡萎缩、破坏或间质纤维化。

（4）可伴有胰腺实质钙化、胰管结石、胰管扩张、胰腺假性囊肿等。

18. 慢性胰腺炎的临床表现

表37-4　慢性胰腺炎的临床表现

临床表现	临床特征
腹痛	为最主要的症状，持续性隐痛
外分泌不全症状	（1）早期：食欲下降、上腹饱胀 （2）后期：消瘦、营养不良、脂肪泻、腹泻等
内分泌不全症状	（1）早期：糖耐量异常 （2）晚期：糖尿病
各种并发症	（1）胰腺假性囊肿 （2）胆道梗阻 （3）十二指肠梗阻

19. 慢性胰腺炎的实验室检查

（1）粪便脂肪球检查（外分泌）。

（2）胰腺功能测定（内分泌）。

（3）血、尿淀粉酶检查：可不增高或增高不明显。

（4）病因检查：IgG_4、甲状旁腺激素、血钙、血脂、病毒等相关检查。

20. 胰腺功能测定的检查方法（了解即可）

（1）葡萄糖耐量试验。

（2）胰泌素试验。

（3）促胰酶素-胰泌素联合试验。

21. 慢性胰腺炎的诊断标准

（1）典型的临床表现：反复发作上腹痛或急性胰腺炎。

（2）胰腺外分泌功能不全表现。

（3）影像学提示胰腺钙化、胰管结石、胰管狭窄或扩张等。

（4）病理学有特征性改变。

　* 确诊：具备（3）或（4）。拟诊：具备（1）＋（2）。

22. 脂溶性维生素（维生素 A、D、E、K）吸收不良的表现：牙龈出血，皮肤粗糙。

23. 慢性胰腺炎的手术治疗适应证

（1）内科和介入治疗无效者。

（2）胰腺假性囊肿、胰源性腹水（并发症）。

（3）假性囊肿压迫邻近器官引起胆道或十二指肠梗阻者。

（4）不能排除恶变者。

　* 都是套路：内科治疗无效，并发症，压迫症状，恶变。

24. 胰腺囊性病变的分类

（1）真性囊肿（临床中较少见；主要包括先天性囊肿、潴留性囊肿）。

（2）假性囊肿。

（3）囊性肿瘤。

25. 胰腺假性囊肿手术治疗的适应证

（1）囊壁已成熟，随访观察囊肿不吸收者（病程＞6 周，直径＞6 cm）。

（2）伴有明显症状者。

（3）伴有并发症者。

　* 要积极治疗的原因在于囊肿有可能发生感染、破裂、囊内出血等并发症。

26. 胰腺假性囊肿手术治疗选择

（1）外引流术。

（2）内引流术：最常用的方式，如囊肿胃吻合术、囊肿空肠 Roux-en-Y 吻合术。

（3）内镜治疗胰腺假性囊肿。

27. 胰腺假性囊肿内引流术的四个基本原则

（1）时机合适：需待 6 周左右囊壁"成熟"后进行手术（囊壁达一定厚度）。

（2）吻合口大：吻合口尽可能大，尽可能切除囊肿的壁。

（3）吻合口低：吻合口位于胰腺囊肿最低位，以便于通畅引流。

（4）排除肿瘤：必须行病理检查以排除胰腺囊性肿瘤。

28. 胰腺囊性肿瘤的分类及特点

表 37-5 胰腺囊性肿瘤的分类及特点

分类	特征
黏液性囊腺瘤	（1）最常见的胰腺囊性肿瘤 （2）胰体、尾部形成巨大的囊肿肿瘤 （3）多数可发展为囊腺癌
导管内乳头状黏液瘤（IPMNs）	（1）与胰管相通（不同于黏液性囊腺瘤） （2）IPMNs 病理异质性明显，可以认为是早期胰腺癌 （3）分为分支 IPMNs 和主胰管 IPMNs，后者的癌变率明显高
浆液性囊腺瘤（SCNs）	（1）分泌浆液，而不是黏液 （2）多位于胰头部 （3）一般是良性肿瘤，多不需手术治疗
实性假乳头状瘤	（1）单发、体积较大的实体肿瘤，但是可伴液化、囊变 （2）潜在恶性肿瘤（现已认为是恶性肿瘤） （3）早期手术切除

* 浆液性囊腺瘤的特征与黏液性囊腺瘤相反。
* 导管内乳头状黏液瘤：由分泌黏蛋白的胰管上皮细胞乳头状增生形成，类似于堵塞了胰管，然后形成胰液潴留性囊肿。特征表现是低密度肿物并伴有胰管不同程度的扩张。
* 实性假乳头状瘤：也是年轻女性多见，体、尾部多见。

29. 何种征象提示囊腺癌可能
（1）囊壁密度不均匀。
（2）存在壁结节。
（3）增强后囊壁和囊结节轻度强化。
（4）邻近组织钙化。
（5）周围血管侵犯。
* 箭头代表记忆顺序。
* 依靠 CT 等影像学检查可以比较容易做出囊性肿瘤的诊断，但是要进一步明确肿瘤的类型（良恶性）则比较困难。鉴于胰腺癌的恶性程度，一般是早期手术切除，防止变为胰腺癌。

30. 胰腺癌的病理
（1）75% 发生于胰头部。
（2）导管腺癌最多见，其次为腺泡细胞癌。
（3）转移途径：局部浸润、淋巴转移。
（4）胰腺癌乏血供，所以增强 CT 时强化不明确。
（5）导管腺癌致密而坚硬，浸润性强，无明显边界。

31. 胰腺癌的 TNM 分期（AJCC 第七版）（几乎不考）

表 37-6　胰腺癌的 TNM 分期（AJCC 第七版）

T 分期	具体描述
T_1	肿瘤局限于胰腺内，最大直径≤ 2 cm
T_2	肿瘤局限于胰腺内，最大直径＞ 2 cm
T_3	肿瘤扩散至胰腺外，但未累及腹腔动脉和肠系膜上动脉
T_4	肿瘤侵犯腹腔动脉和肠系膜上动脉（原发肿瘤不可切除）

表 37-7　胰腺癌的 TNM 具体分期

ⅠA 期	ⅠB 期	ⅡA 期	ⅡB 期	Ⅲ 期	Ⅳ 期
T_1	T_2	T_3	N_1	T_4	M_1

※ T 分期的口诀：2 外血管胰。"2"是指 T_1～T_2 分界，"外"是指 T_3 侵犯至胰腺外，"血管"是指 T_4 侵犯腹腔动脉和肠系膜上动脉，"胰"是指胰腺癌的分期。

32. 胰腺癌的临床表现：一般出现典型症状时大多数为晚期，症状无特殊性，有上腹痛、肿块、消化道症状、消瘦乏力等。重点关注黄疸即可，特别是胰头癌，25% 的病人表现为逐渐加重的无痛性黄疸。

33. 库瓦济埃征（Courvoisier syndrome）：胰腺肿瘤压迫导致胆管梗阻，肝脏和胆囊显著肿大，但无压痛，胆囊常可于体表触及，称为库瓦济埃征。

34. 胰腺癌的诊断方法

表 37-8　胰腺癌的诊断方法

检查类型	具体检查方法
实验室检查（没有特异性）	（1）生化检查：血胆红素升高，为胆汁淤积的表现 （2）肿瘤标志物：CA19-9，CA50，CA242，特别是 CA19-9，但必须排除胆道梗阻和胆道感染才有意义
影像学检查	（1）超声：敏感性较差，仅能发现直径≥ 2 cm 的胰腺占位 （2）增强 CT：能发现小胰腺癌，且能明确与周围血管关系 （3）MRI：能发现小的病变，能显示胰管的情况 （4）EUS：判断与周围组织的关系，并且能行穿刺活检
组织细胞学检查	（1）脱落细胞：通过胰管细胞刷检、胰液收集检查等获得细胞病理资料 （2）穿刺活检：在 EUS 或 CT 引导下行穿刺活检 （3）手术切除：最为可靠的方法

35. 胰十二指肠切除术的手术范围
  （1）胰头（包括钩突部）。

（2）肝总管以下胆管（包括胆囊）。

（3）远端胃、十二指肠和部分空肠。

（4）完整切除钩突系膜。

（5）完整切除肠系膜上动脉右侧、前方及后方的淋巴脂肪组织。

36. 胰十二指肠切除术的 Child 重建方法

（1）先做：胰-空肠端端吻合。

（2）然后：肝总管-空肠端侧吻合。

（3）最后：胃-空肠端侧吻合。

37. 胰体、尾部癌手术治疗

（1）胰体、尾部切除术。

（2）若肿癌侵及脾脏或脾血管，则联合行脾切除术。

* 相比于胰头癌，胰体、尾部癌病程更隐匿，因此发现时多不可切除。

38. 胰腺癌的综合治疗

（1）手术：如本章第 35 ~ 37 条所述。

（2）化疗：5-Fu 和吉西他滨被证实是治疗胰腺癌最为有效的药物（可记忆为"5G"，"5"代表 5-Fu，"G"代表吉西他滨），术后辅助化疗一般是 5-Fu 或吉西他滨单药化疗，晚期肿瘤可行多药联合治疗。

（3）放疗：同步放化疗是局部晚期胰腺癌的标准治疗手段。

（4）姑息治疗、支持治疗等。

39. 几个重要概念

（1）壶腹周围癌：是指起源于 Vater 壶腹或附近结构（包括胰腺、胆总管末端、十二指肠乳头）的恶性肿瘤，它们的临床表现相似，故统称为壶腹周围癌。

（2）壶腹癌：特指起源于 Vater 壶腹内的胆胰管共干导管的恶性肿瘤。

40. 壶腹周围癌的临床特点

表 37-9　壶腹周围癌的临床特点

症状	特点
黄疸	（1）肿瘤早期即可出现黄疸 （2）黄疸深浅呈波浪式变化
消化道出血	（1）除黄疸外的另一常见症状 （2）多数大便潜血试验阳性，少数黑便
腹痛	（1）由癌肿阻塞胆管和胰管引起 （2）并发急性胆管炎时出现 Charcot 三联征

* 红（出血）和黄都较早出现。

41. 胰腺神经内分泌肿瘤（pNET）

（1）功能性胰腺神经内分泌肿瘤：由于分泌的激素产生症状。

（2）无功能性胰腺神经内分泌肿瘤：由于占位性病变产生症状。

* 功能性 pNET 分泌的最常见的激素：胰岛素瘤、胃泌素瘤（都是正反馈刺激胰液
分泌）。

42. 胰腺神经内分泌肿瘤的分级标准

表 37-10　胰腺神经内分泌肿瘤的分级标准

分级	核分裂指数（/10 HPF）	Ki-67 阳性指数（%）
低级别	< 2	< 3
中级别	2 ～ 20	3 ～ 20
高级别	> 20	> 20

※ 记忆：2.3.20。

* 低、中级别的称为神经内分泌瘤，高级别的称为神经内分泌癌（2010 年 WHO 分类）。

43. pNET 手术治疗的三种方式

（1）肿瘤摘除术。

（2）胰体尾切除术。

（3）胰十二指肠切除术。

44. 胰岛素瘤

（1）是最常见的胰腺神经内分泌肿瘤。

（2）90% 是良性（低、中级别），直径 < 2 cm，10% 是恶性（高级别）。

（3）10% 是多发，提示 MEN-1 的可能。

（4）头、体、尾分布的差不多。

45. Whipple 三联征

（1）空腹时低血糖症状发作。

（2）发作时血糖低于 2.8 mmol/L（除个别数值为 2.2 外，其余现统一为 2.8）。

（3）静脉推注葡萄糖后症状缓解。

46. 72 h 快速饥饿试验（定性诊断）

（1）血糖 ≤ 2.2 mmol/L

（2）β - 羟丁酸 ≤ 2.7 mmol/L。

（3）C 肽 ≥ 200 pmol/L。

（4）胰岛素 ≥ 36 pmol/L（6 μU/ml）。

（5）胰岛素原 ≥ 5 pmol/L。

（6）血、尿中无磺脲类药物的代谢产物。

* 上述检查于低血糖症状发作时进行。

* 72 h 快速饥饿试验是胰岛素瘤最简单可靠的定性诊断方法。

* 胰岛素 / 血糖比值 > 0.3 也可提示为胰岛素瘤。

* 看这些数字回忆相应内容：2.2，2.7，200，36，5。

47. 胰岛素瘤的临床表现

（1）中枢神经系统症状：饥饿、头痛、复视、健忘（饿得头昏、看不清、记不住）。

（2）儿茶酚胺过度释放症状：出汗、心慌、震颤、面色苍白等。

48. 胰岛素瘤的定位诊断

表 37-11　胰岛素瘤的定位诊断

性质	检查方法
非侵入性	（1）薄层增强 CT：是定位胰腺神经内分泌肿瘤的首选 （2）内镜超声检查（EUS）：阳性率高，且可穿刺活检 （3）生长抑素受体显像（知道有此方法即可）：胰岛素生长抑素受体表达水平低，定位阳性率为 50% 左右
侵入性	（1）选择性动脉造影 （2）动脉刺激静脉抽血试验 （3）经皮经肝门静脉置管分段采血测定

49. 胰岛素瘤的手术方法选择

表 37-12　胰岛素瘤的手术方法选择

手术方法	适用情况
胰岛素瘤摘除术	位置表浅、最大直径小、距离主胰管远的肿瘤
胰体尾切除术	胰体、尾部距离胰管较近的肿瘤或多发肿瘤
保留十二指肠的胰头切除术保留幽门胰十二指肠切除术 胰十二指肠切除术	位于胰头部的巨大肿瘤或多发肿瘤 ＊ 具体采用哪种术式取决于肿瘤的侵犯程度

50. 胰岛素瘤的术中血糖监测

（1）术前和手术当日早晨测空腹血糖，术中找到肿瘤后再测血糖，以此两值作为基础值，再切除肿瘤。

（2）肿瘤切除后分别在 30 min、45 min 和 60 min 等不同时间测定血糖，若血糖升高达术前基础值的 1 倍或上升到 5.6 mmol/L，则可认为肿瘤切除完全。

51. 反跳性高血糖

（1）定义：胰岛素瘤分泌大量胰岛素造成病人体内肿瘤以外的正常 B 细胞长期处于抑制状态，一旦肿瘤切除，由于正常胰岛的分泌尚未及时修复，再加上手术的刺激，容易造成高血糖，称为反跳性高血糖。

（2）处理：高血糖反应一般持续 2 周左右，术后常规使用胰岛素。

52. 卓艾综合征（Zollinger-Ellison syndrome）

（1）高胃酸分泌。

（2）顽固性溃疡。

（3）胰岛非 B 细胞瘤。

53. 胃泌素瘤三角区

（1）上：胆囊管与胆总管交界处。

（2）下：十二指肠第三部（水平部）。

（3）内：胰腺颈体交界处。

* 90% 的肿瘤位于胃泌素瘤三角区内。

54. 胃泌素瘤的几个数字

（1）60% 的溃疡为恶性、60% 的溃疡伴有三大并发症（即出血、穿孔、梗阻）。

（2）90% 的肿瘤位于三角区内，90% 有 PU（消化性溃疡）的症状。

（3）20% ~ 25% 合并 MEN-1 的发生，50% 确诊时已经有转移。

55. 何种情况下应该考虑胃泌素瘤

（1）内科治疗无效，反复发作的溃疡。

（2）溃疡多发或远端十二指肠、近端空肠（球后）溃疡。

（3）溃疡病伴有大量酸分泌、腹泻。

（4）有多发性内分泌肿瘤家族史。

* 溃疡位置不对劲，且伴有腹泻症状时应考虑胃泌素瘤。

56. 胃泌素瘤的实验室检查

表 37-13　胃泌素瘤的实验室检查

检查方法	特征
胃液分析	（1）基础胃酸分泌增加：90% 的病人基础胃酸 > 15 mmol/h （2）胃大部切除术后：基础胃酸分泌仍 > 5 mmol/L （3）100% 病人 pH < 2
血清胃泌素测定	（1）胃泌素水平升高，但特异性不高 （2）因特异性不高，必须排除其他可能引起促胃液素升高的疾病

* 胃泌素正常情况下是由胃窦黏膜的 G 细胞合成，受到氨基酸和肽类刺激，正常时胃部低 pH 和促胰液素抑制胃泌素的分泌，但当胃泌素瘤发生时，这些负反馈机制消失了，所以此时无法发挥抑制胃泌素的作用。

* 肠促胰液素激发试验：（原本可抑制胃泌素水平，但此时无抑制作用）胃泌素水平升高程度仍 > 200 pg/ml。

57. 其他引起胃泌素升高的原因

（1）胃窦部 G 细胞增生。

（2）残留胃窦综合征（residual antrum syndrome：毕 Ⅱ 式手术胃窦切除不全，溃疡复发）。

（3）胃出口梗阻。

（4）继发性高胃泌素增多症。

58. 胰高血糖素瘤的临床表现

 （1）坏死性游走性红斑：特征性临床表现，多位于多皱褶、多摩擦部位。

 （2）糖尿病。

 （3）消瘦。

 * 肿瘤直径一般＞5 cm，恰好与胰岛素瘤的小于 2 cm 相反；50% 以上为恶性，80% 出现转移。

59. VIP 瘤（血管活性肠肽瘤）的三联征

 （1）水样腹泻（watery diarrhea）：可达 3 ～ 5 L/d。

 （2）低钾（hypokalemia）。

 （3）无胃酸（achlorhydria）。

 ※ 记忆：WDHA。

 * VIP 瘤的三联征又称为 Verner-Morrison 综合征，与 VIP 一样都是 V 开头。

 * 常见死因是慢性肾衰：原因为低血容量和低钾性肾病。

60. 多发性内分泌肿瘤：在同一个病人身上，同时或先后有两个以上的内分泌腺，由于增生、腺瘤或腺癌而引起多种内分泌功能亢进，称多发性内分泌肿瘤。

61. 多发性内分泌肿瘤（MEN）两个分型的特点（W.S 均为常染色体显性遗传）

表 37-14　MEN 的分型及特点

	MEN-1	MEN-2
综合征	Wermer 综合征	Sipple 综合征
异常基因	MEN-1 基因（抑癌）	RET 基因（原癌）
内分泌器官	（1）甲状旁腺：最常受累的器官，发生率为 98% （2）胰岛 50% （3）垂体 35%	（1）甲状腺髓样癌：常为首发症状 （2）嗜铬细胞瘤 （3）原发性甲状旁腺功能亢进

 ※ 记忆：MEN-1，甲旁胰垂体；MEN-2，甲髓嗜甲旁。

 * MEN-2 又分为 2A 和 2B，2B 还伴有多发性神经瘤、马方综合征等症状。

62. 常位于胰体尾的肿瘤：黏液性囊腺瘤，实性假乳头状瘤（女性多见），VIP 瘤，胰高血糖素瘤。

 常位于胰头的肿瘤：浆液性囊腺瘤，胰腺癌。

63. 其他一些遗传病

 （1）VHL，脑视网膜血管病：又称林岛综合征，常染色体显性遗传，VHL 抑癌基因突变所致，血管母细胞瘤累及小脑、脊髓、肾脏、视网膜等部位，全身多发恶性肿瘤。

 * 抑癌基因的突变，会致很多紊乱；原癌基因突变，就那一个基因——RET。

 （2）NF1，神经纤维瘤 I 型：牛奶咖啡斑、雀斑、明显的骨损害。

 （3）NF2，神经纤维瘤 II 型：除 NF1 中的特征外，还有中枢神经损害（※ 记忆：中二）。

第三十八章 脾脏疾病及脾切除术的适应证

（考试内容较少）

1. 脾脏的生理功能
   （1）凝血功能。
   （2）造血和储血（造血干细胞约为骨髓的 1/10，血窦发挥储血的功能）。
   （3）免疫功能。
   （4）滤血和毁血（每天滤血 350 L，清除约 20 g 红细胞）。
   ※ 前三个功能肝也有，可配合着记忆。

2. 脾脏的解剖和生理
   （1）脾脏造红细胞的功能持续到出生前，终生保留造淋巴细胞的功能。
   （2）脾脏是人体最大的淋巴器官。
   （3）脾脏研究的里程碑：OPSI 和脾脏促吞噬肽。
   （4）脾脏的四条韧带：脾胃韧带、脾结肠韧带、脾肾韧带、脾膈韧带。
   （5）相邻脾叶、段间动静脉吻合甚少，形成脾实质相对无血管平面，构成多种保留性脾手术的解剖基础。
   （6）由脾门到外周分区：脾门区、中间区、周围区。

3. 脾切除术后凶险性感染（OPSI）：约发生在脾切除术后 2 年，脾切除术后免疫功能的削弱和抗感染能力的下降，导致病人对感染的易感性增加；多发生于婴幼儿，临床上起病突然、病情迅速恶化，短期内陷入休克，病程中常出现 DIC；死亡率高；常见感染菌为肺炎双球菌、脑膜炎双球菌、流感嗜血杆菌。

4. 脾脏少见疾病的概念
   （1）副脾：是指正常脾脏以外存在的、与主脾结构相似、有一定功能的脾组织。
   （2）游走脾：脾脏脱离其正常解剖位置游移活动于腹腔其他部位者称为游走脾。
   （3）脾组织植入：又称脾种植，是指损伤性脾破裂时自行散落的脾组织细胞团在一个或几个器官表面重新建立血液循环，生长为具有包膜的大小不等的结节。
   （4）脾紫癜：是一种少见的脾血管性疾病，常伴发于肝紫癜，与使用非甾体类激素、服用避孕药、既往结核、肿瘤病史等有关，受累脾脏切面可见大小不等、组织程度各异的充血囊腔。

5. 脾相关疾病的特点

（1）脾动脉瘤：是最常见的内脏动脉瘤（注意是内脏动脉瘤），多数位于脾动脉远端 1/3 或近脾门处。

（2）游走脾的原因：脾周韧带过长、缺如；肿大的脾脏牵拉使韧带松弛或腹肌薄弱。

6. 脾切除的适应证

表 38-1　脾切除的适应证

类型	疾病名称	适应证
脾大、脾功能亢进	（断流）门静脉高压症	
	（血液）遗传性球形红细胞增多症	最佳适应证
	（血液）珠蛋白生成障碍性贫血	伴明显脾大的重症病人
	（免疫）自身免疫性溶血性贫血	激素治疗无效时
	（免疫）特发性血小板减少性紫癜	激素治疗无效时
脾损伤	脾破裂	无法保守治疗或修补时
脾感染性疾病	脾脓肿	抗生素治疗无效时
脾占位性病变	脾脏原发性肿瘤（脾淋巴瘤）	
其他脾脏疾病	游走脾	
其他规范手术	肿瘤根治性手术时附加脾切除	

※ 记忆：大 5 损感占（大五谁敢战？游走脾＋根治术来也）。

* 说明："大"指脾大，"5"是指脾大里有 5 条适应证，"损感占"分别代表损伤、感染和占位。

* 自身免疫性溶血性贫血：分温抗体型和冷抗体型，以温抗体型多见。脾切除对温抗体（多见的）有效！

1. 上消化道大出血：如果一次失血超过全身总血量的 20%，并引起休克的症状和体征，称为上消化道大出血。
2. 上消化道大出血的五种常见疾病

表 39-1　上消化道大出血的五种常见疾病

疾病	特点
胃、十二指肠溃疡	（1）多数是十二指肠后壁出血 （2）慢性溃疡（瘢痕形成）、老年病人不易自行止血
门静脉高压症	
应激性溃疡	（1）Curling 溃疡：严重烧伤（秃子克林，见第六章 28 条） （2）Cushing 溃疡：严重脑外伤 （3）机制：交感兴奋、儿茶酚胺分泌增加，使胃黏膜下血管收缩
胃癌	
胆道出血	（1）肝内局限性慢性感染、肝肿瘤、肝外伤 （2）呈周期性复发，间隔期一般 1 ～ 2 周

3. 少见的上消化道出血的原因
   （1）食管裂孔疝。
   （2）贲门黏膜撕裂综合征（Mallory-Weiss 综合征）。
   （3）胃多发性息肉。
   （4）胃和十二指肠良性肿瘤。
   （5）恒径动脉出血（Dieulafoy 病）：溃疡中含动脉瘤样变的小动脉残端。
   （6）血友病。
4. 呕血和便血的症状取决于出血速度及出血量的多少，出血部位的高低相对次要。

5. 上消化道出血的检查

（1）辅助检查：首选内镜（因为近一半以上的消化道出血是由溃疡引起的）。

（2）其他包括：动脉造影，超声，X线，CT，^{99m}Tc 标记红细胞（国内很少做）。

6. 保守治疗中生长抑素的作用

（1）减少内脏血流量。

（2）抑制促胰液素的分泌。

（3）抑制胃酸的分泌。

7. 上消化道出血的处理

（1）初步处理 ①监测生命体征，已有休克的病人，需监测尿量，有条件可以行有创检测，如 CVP。②建立 1～2 条足够大的静脉通道。③止血：胃管应用冰盐水（内加肾上腺素），静脉应用止血药物，如维生素 K、纤维蛋白原。

（2）病因处理（就按五大出血原因答） ①胃、十二指肠溃疡大出血：大多可保守治疗；保守治疗无效或符合"老年内科病人，休克输血，近期出血，并发瘢痕穿孔，胃镜查明"者，考虑手术治疗，手术方式为胃部分切除术，吻合口溃疡多需早期施行手术，探查原十二指肠残端。②食管胃底静脉曲张出血：肝功能不好的病人，行保守治疗；肝功能好的病人，积极采取手术止血，预防肝性脑病，手术方式为贲门周围血管离断术。③应激性溃疡、急性糜烂型胃炎：使用 PPI 类、H_2 受体拮抗剂或生长抑素治疗；较少需要手术治疗，术式可考虑胃大部切除术或胃迷走神经切断术＋幽门成形术。④胃癌出血：一旦明确，尽早手术。⑤胆道出血：大多可保守治疗；反复出血或大出血致休克时，可考虑行超选择性肝动脉造影＋栓塞止血，无效时可考虑手术治疗。

＊ 仅结扎肝总动脉常是无效的。

（3）剖腹探查 上腹部正中或经右腹直肌切口施行剖腹探查；胃十二指肠—肝脾—切开胃结肠韧带，看后壁和贲门附近＋胃底部—空肠起始开始—切开胃探查（最终）。

※ 记忆：简单看看（前两步）—进一步（中间两步）—最终。

8. 下消化道出血

（1）通常不包括痔疮、肛裂。

（2）常见原因（按常见程度排序）：大肠癌＞肠息肉＞炎性肠病＞肠憩室＞肠壁血管性疾病。

（3）绝大多数病人可以通过非手术方式止血。

第四十章　小儿腹部外科疾病

（考试少见）

1. 原肠的分段
   （1）前肠：口腔-屈氏韧带。
   （2）中肠：屈氏韧带-横结肠中段。
   （3）后肠：横结肠中段-肛门。

2. 新生儿可能发生的腹部外科疾病
   （1）溢乳与呕吐。
   （2）肠扭转、肠套叠。
   （3）阑尾炎压痛不固定。
   （4）易发生习惯性便秘。
   （5）直肠脱垂。

3. 脐膨出与腹裂：由于先天性腹壁发育不良，在脐周（中线）发生缺损，腹腔内脏器脱出体外的一种畸形。

4. 脐膨出的分类
   （1）小型脐膨出：胚胎 10 周后发生异常，缺损直径小于 5 cm，囊内仅有肠袢，腹腔容积正常。
   （2）巨型脐膨出：胚胎 10 周前发生异常，缺损直径大于 5 cm，除肠袢外，肝、脾也突出于腹外，尤其是肝，这是巨型脐膨出的标志。
   * 脐膨出常伴发其他畸形，最常见的是肠旋转不良。

5. Beckwith-Wiedemann 综合征：脐膨出伴巨舌，内脏肥大及低血糖，身长、体重超过正常新生儿。

6. 脐彭出与腹裂的零散知识点
   （1）两侧襞发育缺陷形成的脐膨出常常是巨型脐膨出。
   （2）腹裂是没有囊膜覆盖的，因此脱出的内脏极易被污染（缺损直径为 3 cm，小而脏）。
   （3）伴发畸形：最常见的是肠旋转不良。

7. 先天性肥厚性幽门狭窄呕吐的特点
   （1）多发生在出生后 2～3 周。

（2）发病初期吸奶后 15 ~ 30 min 出现呕吐，随后呈进行性加重，吸奶后即刻可发生呕吐。

（3）呈喷射性，呕吐物不含胆汁。

（4）呕吐后伴饥饿感表现。

8. 先天性肥厚性幽门狭窄的零散知识点

（1）时间：出生后 2 周内，或 2 个月以后出现呕吐症状者很少见。

（2）超声：是目前诊断先天性肥厚性幽门狭窄的首选检查方法。

（3）钡剂：可见幽门管狭窄、细长，呈"鸟喙状"。

（4）手术：幽门肌切开术是治疗呕吐的经典方法。

9. 肠旋转的正常过程

（1）时间：胚胎发育第 10 周左右开始。

（2）旋转前：中肠末端的回盲部及升结肠位于腹腔左侧。

（3）旋转：肠管以肠系膜上动脉为轴心从左往右逆时针旋转。

（4）旋转后：盲肠固定在右下腹。

（5）小肠系膜：从 Treitz 韧带开始从左上斜向右下方，附着于后腹壁。

10. 先天性肠旋转不良：是由于胚胎发育过程中肠旋转及固定出现障碍，形成异常索带或小肠系膜根部缩短，从而引起肠梗阻或肠扭转。

11. 先天性肠旋转不良的病理

（1）腹膜系带压迫十二指肠。

（2）上段空肠膜状粘连。

（3）肠扭转。

12. 先天性肠旋转不良的鉴别诊断

（1）十二指肠闭锁。

（2）十二指肠狭窄。

（3）肠系膜上动脉综合征。

（4）环状胰腺。

  * 上述都是引起先天性十二指肠梗阻的原因。

  * 在 X 线检查中，十二指肠闭锁可见双气泡征；上段空肠闭锁可见三气泡征；低位小肠闭锁可见多个扩大肠祥和气液平面。

13. Ladd 手术：先天性肠旋转不良复位或解除梗阻后，不要将盲肠、升结肠恢复到右侧正常解剖位置，而应该顺势将其推至左侧，不予缝合固定，应让其自然粘连，这是手术基本原则。

14. 先天性肠闭锁和肠狭窄

（1）位置（以临床常见程度排序）：空肠、回肠＞十二指肠＞结肠。

（2）性质（以临床常见程度排序）：闭锁＞狭窄。

15. 先天性肠闭锁的分型

（1）闭锁 I 型：肠管保持正常的连续性，仅肠腔内有一个或多个隔膜使肠腔完全闭锁。

（2）闭锁 II 型：闭锁两端均为盲端，之间有一条纤维索带连接。

（3）闭锁Ⅲ型：盲端完全分离，之间没有纤维索带连接，肠系膜呈 V 形缺损。

（4）闭锁Ⅳ型：为多发性肠闭锁，闭锁近端因梗阻扩大，闭锁远端萎缩细小。

* Ⅰ型膜状狭窄是最常见的。

16. 先天性肠闭锁和狭窄的手术基本原则

（1）闭锁近端血供不良应予以切除，闭锁远端腔内注射生理盐水使其扩张。

（2）闭锁近端扩大肠曲整形后与远端小肠进行端端吻合。

（3）闭锁远端注入生理盐水以明确有无多处闭锁。

（4）处理多处小肠闭锁时，尽量避免短肠综合征的发生。

（5）并发结肠闭锁时，应在结肠近端造瘘，二期手术吻合。

（6）肠狭窄时，切除狭窄段后直接行端端吻合。

17. 先天性肠重复畸形的分类

表 40-1　先天性肠重复畸形的分类

分型	特征
囊肿型	（1）占大多数：80% （2）好发位置：回盲瓣附近 （3）结构：为肠内囊肿，位于黏膜下层或肌层 （4）影响：突入肠腔，可能引起肠梗阻
管型	（1）与正常肠管并行，且一端相通 （2）20% ～ 25% 的重复畸形有异位的胃、胰腺及肠黏膜等，易引起溃疡出血

18. 肠重复畸形的手术原则（外科手术是唯一根治方法）

（1）重复畸形肠管与相邻的正常肠管有共同的血液供应，必须一并切除。

（2）孤立囊肿型畸形可采用单纯重复畸形肠管切除。

（3）对于复杂的十二指肠肠重复畸形可行内引流术。

19. 肠重复畸形的零散知识点

（1）机制：胚胎发育时脊索与原肠的分离发生障碍所致。

（2）小肠重复畸形占先天性肠重复畸形的 85% 以上，病变多位于小肠的系膜侧。

（3）结肠重复畸形：以管型多见。

（4）^{99m}Tc 扫描：有异位胃黏膜时可行 ^{99m}Tc 扫描以明确出血位置。

20. 肠无神经节细胞症（Hirschsprung's disease）：又称先天性巨结肠，是病变肠壁神经丛异常和神经节细胞缺如，致使肠管持续性痉挛不能正常蠕动而引起的以排便功能障碍为主要临床表现的疾病。

21. 肠无神经节细胞症的分型

（1）短段型：仅累及直肠，占 5%。

（2）常见型：自肛门至乙状结肠，占 75%。

（3）长段型：从肛门至部分横结肠，占 15%。

（4）全结肠型及全肠型：全部结肠甚至回肠也无神经节细胞，占 5%。

22. 肠无神经节细胞症的典型病理改变

（1）痉挛段。

（2）移行段。

（3）扩张段。

23. 肠无神经节细胞症的诊断

（1）钡剂灌肠检查。

（2）肛管直肠测压。

（3）活组织检查。

24. 肠无神经节细胞症的根治性手术术式

表 40-2　肠无神经节细胞症的根治性手术术式

手术术式	特征
结肠直肠端端吻合术	
脱出型结肠、直肠端端吻合术	（1）Swenson 手术 （2）保留直肠前壁 3 cm，后壁 1 cm
直肠后结肠脱出侧侧吻合术	
直肠黏膜剥除、结肠经直肠肌鞘脱出与肛管吻合术	Soave 手术

25. 先天性肛门直肠畸形

（1）是小儿最常见的消化道畸形。

（2）胚胎第 4 周末端膨大的后肠与前方的尿囊构成共同的泄殖腔。

（3）胚胎第 5 周末后肠与泄殖腔之间的中胚层逐渐下移形成泄殖腔隔，使肛管和尿生殖道完全分开。

26. 先天性肛门直肠畸形的伴发畸形（即"VACTER"现象）

（1）V：脊柱畸形。

（2）A：肛门闭锁。

（3）C：先天性心脏病。

（4）T：气管食管瘘。

（5）E：食管闭锁。

（6）R：桡骨或肾发育不全。

27. 先天性肛管直肠畸形的分类

表 40-3　先天性肛管直肠畸形的分类

分类	特征
低位肛门直肠畸形	（1）直肠盲袋位于耻骨直肠肌以下 （2）距肛凹 < 1.5 cm

续表

分类	特征
中间位肛门直肠畸形	（1）直肠盲袋位于耻骨直肠肌水平 （2）距肛凹 1.5 ～ 2.0 cm
高位肛门直肠畸形	（1）直肠盲袋位于耻骨直肠肌以上 （2）距肛凹 > 2.0 cm

28. 先天性肛门直肠畸形的诊断

（1）明确高位、中间位还是低位。

（2）明确是否有瘘管。

（3）明确瘘管类型。

（4）是否伴发畸形。

29. 先天性肛门直肠畸形的治疗

表 40-4　先天性肛门直肠畸形的治疗

类型	治疗方法
低位肛门直肠畸形	（1）低位肛门狭窄：行扩肛治疗 （2）低位肛门闭锁：行经会阴肛门成形术
中间位及高位肛门直肠畸形	（1）先行结肠造瘘 （2）6 个月后进行二期成形手术（后矢状入路肛门直肠成形术）

30. 胆道闭锁的类型

表 40-5　胆道闭锁的类型

闭锁类型	特征
胆总管闭锁	（1）胆囊及胆囊管有胆汁充盈 （2）属于可吻合型
肝管闭锁	可行肝总管和空肠吻合
肝门部闭锁	（1）肝内胆管结构呈闭锁状态 （2）可通过解剖出肝内胆管行吻合术

* 胆道闭锁是新生儿、婴幼儿梗阻性黄疸最常见的原因。

31. Kasai（葛西）手术：是Ⅲ型胆道闭锁的首选手术方法，逐层解剖肝门、分离切除门静脉前方增生的纤维块，部分病例可见到有胆汁流出，将空肠与肝门部行 Roux-en-Y 吻合。

32. 胆管闭锁的手术治疗方式

表 40-6　胆管闭锁的手术治疗方式

手术方式	适应证	特征
肝管或胆总管与空肠 Roux-en-Y 吻合术	Ⅰ型、Ⅱ型胆道闭锁	
Kasai（葛西）手术	Ⅲ型胆道闭锁	将肝门部与空肠吻合
肝移植	（1）年龄 6 个月及以上 （2）Kasai 手术无效者	世界上第一例肝移植即是用于治疗肝管闭锁

33. 最常见的先天性胆道畸形

（1）天性胆管扩张。

（2）胆总管囊肿。

* 三联征：腹痛、黄疸、包块。

第四十一章 血管外科

1. 间歇性跛行：在慢性动脉阻塞或腰椎管狭窄时，病人步行一段时间后出现下肢的疼痛，引起跛行或迫使病人止步，在休息片刻后疼痛缓解，称为间歇性跛行。

2. 间歇性疼痛的影响因素
   （1）温度变化：温度影响血管舒缩，进而引起疼痛。
   （2）肢体体位：肢体所处的体位与心脏平面的关系，可以影响血流状况。
   （3）肢体活动：间歇性跛行。
   ※ 记忆：空调屋里，坐着抖腿。
   * 持续性疼痛可分为三类：动脉性静息痛、静脉性静息痛、炎症及缺血坏死性静息痛。

3. 静脉性肿胀和淋巴性肿胀的特点

表 41-1　静脉性肿胀和淋巴性肿胀的特点

类型	临床特征
静脉性肿胀	（1）肿胀呈凹陷型 （2）足踝部最明显 （3）伴发：浅静脉曲张、色素沉着、足靴区溃疡
淋巴性肿胀	（1）富含蛋白质的淋巴液积聚于组织间隙 （2）特点：肿胀硬实，多起自足趾，皮肤增厚且粗糙，呈"象皮肿"

4. Buerger 试验
   （1）先抬高下肢 70°～80°，或高举上肢过头，持续 60 s。
   （2）正常者指（趾）、跖（掌）皮肤保持淡红色或浅白色；如呈苍白色或蜡白色，则提示动脉供血不足。
   （3）再将下肢垂于床沿或上肢垂于身旁：正常人皮肤色泽在 10 s 内恢复。如恢复时间超过 45 s，且色泽不均匀者，进一步提示动脉供血障碍。待病人坐起下肢下垂后则足部潮红或出现局部紫癜，提示供血不足。
   ※ 记忆：60、70～80。

5. 溃疡或坏疽
   （1）动脉性溃疡：好发于肢体远侧、指（趾）端或足跟；溃疡边缘呈锯齿状，底平坦苍白，因周围神经缺血而有剧烈疼痛。
   （2）静脉性溃疡：好发于足靴区，小腿下 1/3，尤以内侧多见。

6. 血管疾病的营养性改变
（1）皮肤营养障碍性变化。
（2）溃疡和坏疽。
（3）增生性改变。

7. 数字减影血管造影（DSA）：是利用计算机技术消除骨与软组织的影像，使之仅显示血管的技术，既减少了造影剂的用量，又使血管显影的分辨度更高，是血管疾病最有价值的诊断方法。

8. 踝/肱指数（ABI）：是下肢节段性动脉测压的方法，通过踝部动脉收缩压和肱动脉收缩压的比值来判断下肢动脉狭窄的程度，正常 ABI ≥ 1.0；ABI < 0.6 ～ 0.8 时病人出现间歇性跛行；ABI < 0.4 时，病人可能出现静息痛。

9. 几种常用的抗凝血药物

表 41-2　常用抗凝药物的特点

药物	特点
普通肝素	（1）APTT：常用监测指标，APTT 较正常对照延长 1.5 ～ 2.5 倍时效果最佳 （2）持续静脉滴注是肝素最好的使用方法 （3）副作用：出血、肝素诱导性血小板减少症 （4）中和：鱼精蛋白，比例为 1 mg ∶ 1 mg
低分子肝素	（1）由普通肝素解聚而成 （2）出血副作用小，不需要常规检测
华法林	（1）国际标准化比值（INR）调节至 2.0 ～ 3.0 最合适，可达到预防血栓的目的 （2）解救：注射维生素 K，酌情输血或血浆
利伐沙班	（1）X a 因子抑制剂，其活性不依赖于抗凝血酶（普通肝素及低分子肝素都是通过增强抗凝血酶Ⅲ发挥抗凝的作用）

10. 抗血小板药物的分类
（1）阿司匹林（非选择性 COX 抑制剂）。
（2）氯吡格雷（GPⅡb/Ⅲa 受体拮抗剂）。
（3）双嘧达莫（ADP 抑制剂，抑制血小板聚集）。
（4）低分子右旋糖酐（稀释作用）。
（5）PGE_1、PGI_2（抑制血小板功能，扩张血管）。

11. 腹主动脉瘤腔内修复的并发症
（1）术中破裂：医源性。
（2）内漏：腔内移植物与腔外动脉瘤腔存在持续性血流的现象。
（3）移位：移位使得内漏加重。
（4）血栓：可引起人工血管内血栓形成。

12. 动脉损伤的分类
（1）动脉挫伤。
（2）血管部分断裂。
（3）血管完全断裂。
（4）假性动脉瘤。

（5）外伤性动静脉瘘。

※ 记忆：挫伤、部分断裂、完全断裂（这是损伤常见的三种形态，肾、尿道都有）、假
　　性动脉瘤、损伤性动静脉瘘（这是动脉血管损伤特有的，只要涉及血管损伤，这两
　　种并发症肯定有）。

13. 动静脉瘘（AVF）：是动脉和静脉之间存在的异常通道。动静脉瘘侧支形成中，血流速
　　度的加快和压力差是侧支开放和增多的动力学基础，静脉侧支比动脉侧支数量多。

14. 指压瘘口试验：触诊动静脉瘘口部分可以感觉震颤，听诊能闻及杂音。压闭震颤近端的
　　动脉可引起心率下降和脉压增大，称为指压瘘口试验阳性，是诊断动静脉瘘的可靠依
　　据。

15. 动脉瘤：由于动脉壁的病变或损伤，形成动脉壁局限性或弥漫性扩张或膨出的病理表
　　现，以膨胀性、搏动性肿块为主要症状，以主动脉、肢体主干动脉、内脏动脉和颈动
　　脉较为常见。

16. 腹主动脉分肾上肾下
　　（1）肾上：包括腹腔干、肠系膜上动脉和肾动脉。
　　（2）肾下：无分支。
　　* 下腔静脉分：肾上、肾下、肝后。

17. 动脉瘤的原因（顺序结构熟悉嘛！见第二十六章）
　　（1）先天性动脉壁结构异常（中层囊性坏死，如马方综合征）。
　　（2）动脉粥样硬化。
　　（3）损伤。
　　（4）感染。
　　（5）非感染性动脉炎。

18. 动脉瘤的分类
　　（1）真性动脉瘤：动脉粥样硬化是最常见的原因，多数呈梭形。
　　（2）假性动脉瘤：起因于损伤或炎症，多数呈囊性。
　　（3）夹层动脉瘤：动脉中层囊性坏死或退行性改变。

19. 血管损伤，当考虑病理生理改变或临床表现时候，从3个方面考虑
　　（1）全身情况（如全身循环不稳定）。
　　（2）局部情况（如局部血流、肿块、压迫、破裂、疼痛、侧支循环）。
　　（3）远端肢体情况（缺血、淤血、栓塞等）。

20. 动脉瘤的继发性病理变化
　　（1）动脉瘤破裂。
　　（2）瘤内夹层血肿。
　　（3）瘤内血栓形成。
　　（4）继发感染。
　　* 箭头表示动脉瘤的四种继发性病理变化是按箭头顺序逐一发生的。

21. 周围动脉瘤
　　（1）股动脉和腘动脉瘤最常见；动脉硬化和创伤是最常见病因；创伤后最可能是假性
　　　　动脉瘤；感染性心内膜炎早期最可能是感染性动脉瘤。

（2）症状：局部搏动性肿块。

（3）鉴别：邻近动脉的实质性肿物。

22.腹主动脉瘤的零散知识点

（1）男性肾动脉以下腹主动脉瘤因缺乏中层滋养血管，特别容易形成"动脉硬化性动脉瘤"。

（2）腹主动脉瘤（AAA）的病理改变主要表现为：内膜消失、弹性纤维和胶原纤维断裂、降解和损伤，瘤体直径平均每年增长 3.8 mm。

23.腹主动脉瘤的临床表现

局部 ⎧（1）搏动性肿块：肿块位于脐周。
     ⎨（2）压迫：胃肠道压迫最常见。
     ⎪（3）破裂：最严重的并发症。
     ⎩（4）疼痛：多为胀痛或刀割样疼痛。

远端←（5）栓塞：可导致下肢动脉栓塞。

    * 疼痛意味着即将破裂，在治疗方面可以等同于破裂。

    * 腹主动脉瘤多为肾下腹主动脉瘤，动脉硬化最常见病因。

24.腹主动脉瘤的手术适应证

（1）原则上所有腹主动脉瘤病人都应该接受手术治疗。

（2）直径＜4 cm 的腹主动脉瘤也可超声随访，如增大较快，则手术治疗。

（3）直径＞5 cm 的腹主动脉瘤应尽早手术。

（4）较剧烈的背痛（提示趋于破裂）及明确的破裂必须急诊手术。

25.腹主动脉瘤的手术并发症

⎧（1）腹腔内出血：基本上都来自于主动脉近端吻合口。
⎨（2）假性动脉瘤（其实也是出血）：吻合口不牢固导致。
⎪（3）下肢动脉缺血。
⎩（4）乙状结肠缺血和截瘫。

⎧（5）急性心肌梗死。
⎨（6）急性肾衰竭。
⎩（7）肺部感染。

    * 大括号代表可一起记忆。

26.胸腹主动脉瘤的 Crawford 分型

（1）Ⅰ型：累及大部分降主动脉和近端腹主动脉（腹腔动脉干、SMA），止于两侧肾动脉近端。

（2）Ⅱ型：累及全部降主动脉和腹主动脉及其内脏分支。

（3）Ⅲ型：累及远端降主动脉及全部腹主动脉及其内脏分支。

（4）Ⅳ型：累及腹主动脉及其内脏分支。

    * 这样分型是根据特殊并发症来确定的：内脏器官缺血、脊髓缺血性损伤，这是胸腹主动脉瘤与腹主动脉瘤最大的不同。腹主动脉瘤基本是累及肾动脉水平之下的血管，而累及内脏血管的腹主动脉瘤基本是从胸主动脉瘤延续下来的。所以从治疗角度来看，累及内脏的 AAA 亦归于胸腹主动脉瘤。

27. 胸腹主动脉瘤的特殊血管腔内治疗

（1）烟囱支架。

（2）开窗支架。

（3）分支支架。

* 常见手术并发症（与腹主动脉瘤手术并发症一样）：出血、截瘫（下肢缺血、脊髓缺血等）、急性肾功能和心功能不全。

28. 夹层动脉瘤：动脉血流将主动脉内膜撕裂，并进入主动脉壁中层形成血肿，进一步撕裂动脉壁并向远端延伸，形成主动脉真、假腔分离的病理改变。

29. 主动脉夹层动脉瘤发生最重要的因素

（1）主动脉中层病变（如动脉瘤样扩张、马方综合征、Ehlers-Danlos 综合征）。

（2）高血压（占 80% ～ 90%）。

（3）损伤。

30. 主动脉夹层动脉瘤的 DeBakey 分型

（1）Ⅰ型：累及升主动脉、不同程度的降主动脉和腹主动脉。

（2）Ⅱ型：累及升主动脉。

（3）Ⅲ型：累及降主动脉和不同程度的腹主动脉，ⅢA 不累及腹主动脉；ⅢB 都累及。

31. 主动脉夹层动脉瘤的 Stanford 分型

（1）A 型：包含 DeBakey 分型的Ⅰ型和Ⅱ型，内膜裂口均起始于升主动脉处。

（2）B 型：包含 DeBakey 分型的Ⅲ型夹层病变局限于降主动脉或腹主动脉。

* A 型和 B 型的区别在于入口的位置不同。

32. 主动脉夹层的临床表现

（1）疼痛：最主要和最突出的临床表现。

（2）破裂。

（3）高血压：大部分病例可伴有高血压。

（4）肢体或脏器缺血症状：累及的分支均可有相应症状。

*"肋间动脉–腰动脉"分出脊髓前动脉，若累及，则出现偏瘫或截瘫症状。

※ 记忆：内破裂，外缺血。

33. 主动脉夹层动脉瘤的手术适应证

表 41-3　主动脉夹层动脉瘤的手术适应证

分型	手术适应证
Stanford A 型	均采取手术治疗
Stanford B 型 首选腔内支架治疗	急性期：（紧急手术） （1）正规药物治疗无效，夹层动脉瘤进行性扩展 （2）无法控制的疼痛和高血压（症状） （3）动脉瘤破裂出血（并发症） （4）严重的内脏和肢体缺血（并发症） 慢性期： （1）动脉瘤直径＞5 cm （2）内脏、下肢动脉严重缺血者

＊ 手术的目的：预防破裂；切除内口；重建血流。

34. 急性动脉栓塞的病因
（1）心血管源性：70% 以上的栓子来自心脏，比如心房颤动、心肌缺血坏死和室壁瘤、亚急性心内膜炎、心房黏液瘤、动脉瘤。
（2）医源性：各种与血管相关的手术操作引起。
（3）其他：脂肪栓塞、羊水栓塞等。

35. 动脉栓塞的受累部位
（1）下肢栓塞多于上肢栓塞。
（2）绝大多数栓子停留在动脉分支、分叉。
（3）下肢：股总动脉最易受累。
（4）上肢：肱动脉最易受累。
（5）神经细胞：最先变性，对缺氧最为敏感。
（6）肌肉大量坏死后，大量毒素和肌红蛋白进入血液循环，可导致肾衰竭。

36. 动脉栓塞的临床表现 "5P"

表 41-4　动脉栓塞的临床表现

临床表现	特征
疼痛	当感觉神经坏死后，痛觉减弱
无脉	
苍白	患肢的皮色和皮温发生变化的平面比栓塞平面低一掌至一个关节平面
麻木	患肢远端袜套型感觉丧失区，比栓塞平面低一至两个关节平面
运动障碍	比栓塞平面低一至两个关节平面

＊ 与缺血性肌挛缩的 "5P" 不完全相同。缺血性肌挛缩为疼痛，而动脉栓塞在感觉神经坏死后表现为无痛。

37. 急性动脉栓塞的诊断依据
（1）病史（心脏疾病）。
（2）症状。
（3）体征。
（4）影像检查。
＊ 与其他疾病的鉴别诊断也是这四个方面，就足够了。

38. 急性动脉栓塞平面的判断
（1）皮温：比栓塞平面低一掌宽至一个关节平面。
（2）运动和感觉障碍：比栓塞平面低一至两个关节平面。（比如，踝关节不行，可能是腘动脉出现了问题）
（3）影像学：通过 CT 血管造影（CTA）、磁共振血管造影（MRA）等能明确栓塞位置。

39. 急性动脉栓塞的鉴别诊断

表 41-5　急性动脉栓塞的鉴别诊断

鉴别疾病	鉴别依据
主动脉夹层动脉瘤	（1）可堵住一侧下肢动脉的开口引起下肢动脉急性缺血 （2）病史：有高血压或马方综合征病史 （3）症状：首先表现为腹部或胸部剧烈撕裂样疼痛 （4）影像：CTA 可明确主动脉真、假腔形成
急性动脉血栓形成	（1）会出现相似的 "5P" 症状 （2）症状：慢，病史长 （3）病史：有动脉硬化闭塞症病史，无房颤及风湿性心脏病病史 （4）影像：主动脉壁钙化，伴弥漫性动脉狭窄或闭塞，而急性动脉栓塞的动脉壁光滑
下肢深静脉血栓形成（股青肿）	（1）同样会出现下肢剧痛、发冷、及远端动脉搏动弱 （2）症状：症状进展较缓慢，没有动脉栓塞急骤，且缺血症状多在 12～24 h 后改善 （3）体征：肢体明显肿胀，伴浅静脉曲张，皮肤呈青紫色

40. 急性动脉栓塞的手术治疗

（1）取栓术：主要手段，越早治疗效果越好。

（2）类型：动脉切开直接取栓、Fogarty 导管取栓术，目前后者应用最多。

41. 动脉栓塞术后注意事项

（1）严密观察肢体的血供情况。

（2）继续治疗相关内科疾病。

（3）防治肌病肾病性代谢综合征：肾功能衰竭、高血钾、代谢性酸中毒等。

（4）骨筋膜室综合征：若怀疑骨筋膜室综合征，早期行筋膜切开减压术。

42. 血栓闭塞性脉管炎（TAO）：又称 Buerger 病，是一种主要累及四肢中、小动静脉的慢性、节段性、周期性血管炎性病变。

43. 血栓闭塞性脉管炎的病理改变（每个期都有特点：全层；机化；再通）

表 41-6　血栓闭塞性脉管炎的病理改变

分期	病理改变
急性期	（1）血管壁全层的炎症反应，伴有血栓形成、管腔闭塞 （2）血栓内有大量炎性细胞浸润，有时有微脓肿形成
进展期	（1）闭塞性血栓的机化，大量炎性细胞向血栓内浸润 （2）血管壁的炎症反应则比较轻
慢性期	（1）血栓机化后的再通 （2）血管周围的纤维化

44. 血栓闭塞性脉管炎的临床分期

表 41-7　血栓闭塞性脉管炎的临床分期

分期	临床表现
局部缺血期	（1）患肢苍白、发凉、感觉异常 （2）随后出现间歇性跛行 （3）可表现为反复发作的游走性血栓性静脉炎
营养障碍期	（1）随着跛行距离的缩短，患肢逐渐出现静息痛 （2）可伴有营养障碍性表现：干燥、脱屑、脱毛、肌肉萎缩
组织坏死期	（1）大多数为干性坏疽，感染时可变为湿性坏疽 （2）指头末端最易受累

* TAO 的分期名称要记住，不同于下肢动脉硬化性闭塞症的 Fontaine 分期，是由症状命名分期的，别混淆。

45. 血栓闭塞性脉管炎的诊断

表 41-8　血栓闭塞性脉管炎的诊断

方面	特征
好发人群	40 岁以下吸烟男性
症状	（1）感觉异常、乏力 （2）间歇性跛行或静息痛 （3）游走性血栓性静脉炎
体征	（1）Buerger 试验阳性 （2）皮肤苍白、皮温下降、营养障碍 （3）远端血管搏动减弱或消失，甚至溃疡或坏疽
影像学	DSA 显示中、小动脉节段性狭窄或闭塞，受累血管之间的血管壁光滑

46. 血栓闭塞性脉管炎的治疗

表 41-9　血栓闭塞性脉管炎的治疗

治疗选择	特点
一般治疗	绝对戒烟
药物治疗	（1）血管扩张药物 （2）抗血小板药物
手术治疗	（1）腰交感神经节切除术：切除患肢同侧 2、3、4 腰交感神经节 （2）旁路手术：适用于节段性闭塞，远端存在流出道者（动-动） （3）动静脉转流术：即静脉动脉化（动-静） （4）截肢术：晚期溃疡、坏疽无法控制者

47. 血栓闭塞性脉管炎的鉴别诊断

表 41-10　血栓闭塞性脉管炎的鉴别诊断

鉴别疾病	鉴别依据
下肢动脉硬化闭塞症（ASO）	（1）病人多为 50 岁以上，伴有高血压、糖尿病等病史 （2）症状呈进行性发展，逐渐加重，不伴有静脉炎 （3）动脉造影示广泛性血管钙化、狭窄，呈虫蛀状改变
急性动脉栓塞	（1）发病急骤，典型的"5P"症状 （2）多有房颤、风湿性心脏病等病史
多发性大动脉炎	（1）以青年女性为主，而非 40 岁以下吸烟男性 （2）很少出现肢端坏死 （3）多伴有免疫指标的异常
雷诺综合征	（1）多见于各年龄段的女性，无吸烟史 （2）受冷后出现肢端皮肤颜色间歇性改变 （3）动脉搏动正常，Buerger 试验阴性，很少出现坏疽
糖尿病足坏疽	（1）病人多有糖尿病病史，且血糖控制不佳 （2）血糖、尿糖、糖化血红蛋白明显升高，伴有其他糖尿病并发症：视网膜病变、肾病等 （3）常为湿性坏疽

※ 记忆（动脉疾病）

（1）男：TAO（40 岁吸烟男性）。

（2）女：多发性大动脉炎（大动脉的免疫疾病），雷诺综合征（小动脉的痉挛）。

（3）老：动脉血栓形成（如下肢动脉硬化闭塞症）；动脉栓塞。

48. 下肢动脉硬化闭塞症的分期（傻瓜式分期）

表 41-11　下肢动脉硬化闭塞症的分期

Fontaine 分期	具体表现
Ⅰ 期：轻微症状期	仅有轻微症状：患肢怕冷、行走易疲劳等
Ⅱ 期：间歇性跛行期	Ⅱa 期：绝对跛行距离 > 200 米；Ⅱb 期：绝对跛行距离 ≤ 200 米
Ⅲ 期：静息痛期	病变动脉不能满足下肢静息状态下的血供
Ⅳ 期：溃疡和坏死期	连最基本的新陈代谢都无法满足

49. 下肢动脉硬化闭塞症的诊断依据

表 41-12　下肢动脉硬化闭塞症的诊断依据

诊断方面	诊断依据
典型的发病年龄和病史	年龄＞50 岁，有高血压、高脂血症、糖尿病等病史
症状	下肢间歇性跛行、静息痛，甚至溃疡、坏疽
体征	（1）Buerger 试验（＋） （2）下肢动脉搏动减弱或消失，听诊闻及动脉收缩期杂音，下肢营养障碍性改变 （3）下肢节段性动脉测压：ABI ＜ 0.6 ～ 0.8
影像学检查	CTA、MRA 和 DSA 检查：下肢动脉严重钙化、管腔弥漫性不规则性"虫蛀状"狭窄

50. 下肢动脉硬化闭塞症的鉴别诊断

表 41-13　下肢动脉硬化闭塞症的鉴别诊断

鉴别疾病	鉴别依据
血栓闭塞性脉管炎（血管源性间歇性跛行）	（1）同样可表现为间歇性跛行及下肢静息痛 （2）好发于 40 岁以下吸烟男性，无各种慢性病史 （3）可伴有游走性血栓性静脉炎 （4）指端发生坏疽的概率较 ASO 高得多 （5）CTA 示四肢中、小动脉节段性病变，病变之间血管壁光滑，无"虫蛀状"改变
急性动脉栓塞	（1）病人一般有房颤或瓣膜病病史 （2）发病急骤，短时间内出现"5P"症状 （3）发病前无间歇性跛行病史 （4）CTA 或 DSA 示动脉栓塞，动脉壁光滑，无"虫蛀状"改变及严重钙化
腰椎管狭窄症（神经源性间歇性跛行）	（1）同样表现为间歇性跛行 （2）骑自行车时无明显疼痛 （3）下肢动脉搏动正常，Buerger 试验阴性 （4）CTA 示下肢血管壁无弥漫性狭窄及"虫蛀状"改变；腰椎 MRI 示腰椎管明显狭窄
膝关节炎或髋关节炎（关节疾患）	（1）同样表现为行走时下肢疼痛 （2）但无明显间歇性跛行，休息时疼痛缓解不明显 （3）Buerger 试验阴性，下肢动脉搏动正常 （4）CTA 示动脉壁无弥漫性狭窄及"虫蛀状"改变，髋、膝关节 X 光示关节退行性改变

* 间歇性跛行的分类：脊髓性（脊髓型颈椎病）；神经源性（腰椎管狭窄）；血源性（TAO 或 ASO）。

51. 下肢动脉硬化闭塞症各阶段的治疗目标

（1）Ⅰ期：延缓疾病的发展。

（2）Ⅱ期：增加行走距离。

（3）Ⅲ/Ⅳ期：尽可能保存肢体。

52. 下肢动脉硬化闭塞症的非手术治疗

（1）控制慢性病：高血压、糖尿病、高血脂等。

（2）促进侧支循环：严格戒烟、适当的步行锻炼。

（3）药物治疗：血管扩张药、抗血小板药。

53. 下肢动脉硬化闭塞症的手术适应证

（1）严重影响生活质量的间歇性跛行。

（2）严重影响生活质量的静息痛。

（3）严重影响生活质量的下肢溃疡和坏疽。

* 基本是分期在Ⅱb期之上的就需要进行手术治疗。

54. 下肢动脉硬化闭塞症的手术治疗方法

表 41-14　下肢动脉硬化闭塞症的手术治疗方法

手术方式	特征
经皮腔内血管成形术	是目前首选的治疗方法
血栓内膜切除术	仅适用于短段 ASO 的病人
动脉旁路手术（动-动）	（1）仍是治疗 ASO 的重要方法 （2）分为解剖旁路和解剖外旁路两种
动脉静脉化（动-静）	仅适用于无流出道而严重静息痛的病人
截肢术	严重坏疽时

* 前两个与动脉粥样硬化中的颈动脉狭窄的治疗一样，为大动脉治疗的标准；后三个与 TAO 治疗一样。

* 解剖旁路、解剖外旁路举例：解剖旁路指同侧髂动脉架桥到股动脉；解剖外旁路指对侧股动脉架桥到同侧，甚至锁骨下动脉架桥到髂动脉，和原来的血流走形不一样。

55. 有症状性颈动脉硬化狭窄性病变

（1）短暂性脑缺血发作（TIA）：临床症状在 24 h 内完全恢复，影像学检查脑组织无梗死性病灶。

（2）可复性缺血性神经功能障碍（RIND）：神经功能于 1 周内完全恢复，影像学检查脑组织有梗死性病灶。

（3）缺血性脑卒中：有神经功能障碍的症状和体征，影像学检查脑组织有梗死性病灶。

56. 颈动脉狭窄的程度分级

（1）轻度狭窄：动脉内径缩小 0%～29%。

（2）中度狭窄：动脉内径缩小 30%～69%。

（3）重度狭窄：动脉内径缩小 70%～99%。

（4）完全闭塞。

57. 颈动脉狭窄的手术治疗

表 41-15　颈动脉狭窄的手术治疗

手术方式	（1）颈动脉内膜切除术 （2）颈动脉支架术
绝对适应证	1 次或多次 TIA/RIND，伴颈动脉狭窄 ≥ 50%
相对适应证	无症状的颈动脉狭窄 70%，或造影示狭窄表面不光滑，或颈动脉内膜切除术后再狭窄

58. 多发性大动脉炎：又称为 Takayasu 病、无脉症，是一种主要累及主动脉及其重要分支的慢性、多发性、非特异性炎性病变，造成管腔的狭窄或闭塞，引起病变动脉供血组织的临床缺血性表现。

59. 锁骨下动脉窃血综合征：在锁骨下动脉近端闭塞而椎动脉通畅的情况下，当上肢活动时，可因椎动脉血流逆向供应上肢而出现脑部缺血症状，称为锁骨下动脉窃血综合征。

60. 多发性大动脉炎的分型

表 41-16　多发性大动脉炎的分型

分型	特征
头臂型	（1）脑部缺血：头晕、失语、偏瘫等 （2）眼部缺血：复视、偏盲 （3）基底动脉缺血：共济失调、耳鸣、眩晕（类似醉酒时的表现） （4）上肢缺血：无脉症、锁骨下动脉窃血综合征
胸腹主动脉型	血压分离：上半身高血压，下半身供血不足（狭窄）
肾动脉型	（1）多为双侧肾动脉狭窄，80% 为肾动脉起始部合并腹主动脉狭窄 （2）可引起严重的顽固性高血压（RAAS 系统激活）
混合型	（1）病变可累及多个部位 （2）病变偶可累及肺动脉

* 个别地方版本不一样：有些地方单独有个肺动脉型；有些地方将肺动脉型并入混合型。

61. 多发性大动脉炎的特点

（1）好发：于青年女性。

（2）病理：全层动脉炎，呈节段性分布，外膜受累最重。晚期动脉壁全层纤维化引起动脉狭窄或闭塞。

（3）症状：自身免疫病表现，如低热、乏力、关节疼痛、结节性红斑。

62. 多发性大动脉炎的手术治疗

（1）活动期原则上采取非手术治疗：皮质激素类药物＋免疫抑制剂。

（2）手术时机：炎症稳定期，缺血器官功能尚未丧失之前。

表 41-17　多发性大动脉炎的手术治疗

手术方式	适应证
自体静脉补片成形术	
血管重建、旁路移植术	适用于大多数的病变
自体肾移植术	适用于肾动脉近端和腹主动脉开口上下有较多病变，无法进行肾动脉重建术者
肾切除术	适用于一侧肾正常，另一侧肾严重病变者
血管腔内治疗	总体效果不肯定，需严格掌握适应证

63.雷诺综合征

（1）定义：是一种肢端动脉痉挛性疾病，在寒冷或情绪激动时出现肢端动脉阵发性痉挛，手指、足趾颜色间歇性苍白、发绀和潮红。

（2）特征：一般是对称性病变，桡动脉搏动不减弱。

（3）年龄：多见于 30 岁以下的女青年。

（4）临床表现：受冷或情绪激动后肢端皮肤颜色出现间歇性改变。

64.下肢静脉疾病分类

（1）下肢静脉逆流性疾病：下肢慢性静脉功能不全，包括单纯性下肢静脉曲张、原发性下肢深静脉瓣膜功能不全。

（2）下肢静脉回流障碍性疾病：下肢深静脉血栓形成。

65.大隐静脉的五条分支

（1）腹壁浅静脉。

（2）旋髂浅静脉。

（3）股内侧浅静脉。

（4）股外侧浅静脉。

（5）阴部外静脉。

* 大隐静脉走行要点：内踝前方；股骨内侧髁后部；耻骨结节外下方 3 ～ 4 cm 处的穿卵圆孔。

* 小隐静脉走行要点：外踝后方；于腘窝下角穿深筋膜；入腘静脉。

66.小腿的深静脉系统

（1）小腿的胫后静脉和腓静脉合并成胫腓干。

（2）胫腓干与胫前静脉合并为腘静脉。

（3）腘静脉穿收肌腱裂孔移行为股浅静脉。

（4）在大腿上部与股深静脉合并为股总静脉。

（5）经腹股沟韧带深面移行为髂外静脉。

67. 穿通静脉和交通静脉

(1) 穿通静脉：存在于下肢深、浅静脉之间，主要位于大腿下 1/3 至足背和小腿肌肉泵区。

(2) 交通静脉：存在于大隐静脉和小隐静脉之间，主要位于膝关节附近。

68. 静脉瓣膜的特点

(1) 深静脉、浅静脉和穿通静脉都存在静脉瓣膜。

(2) 类型：绝大多数为双瓣型，少数为单瓣叶型。

(3) 数量：深静脉＞浅静脉，远端＞近端，但近端瓣膜的抗逆向压力能力高。

* 越深越远，静脉瓣膜越多。

69. 单纯性下肢静脉曲张：是下肢浅静脉瓣膜关闭不全，使静脉内血液倒流，远端静脉瘀滞，继而病变静脉壁发生扩张、变性、出现不规则膨出和扭曲，但深静脉仍然通畅。

70. 静脉曲张发病的主要因素

(1) 先天性瓣膜结构不良。

(2) 先天性浅静脉壁薄弱。

71. 单纯性下肢静脉曲张的临床表现

(1) 多有下肢酸胀不适的感觉，久站后加重，平卧时减退。

(2) 下肢浅静脉扩张、膨出和迂曲，以小腿内侧最为明显。

(3) 病程较长者出现皮肤营养性改变，以踝部最为明显。

(4) 可并发血栓性浅静脉炎和急性淋巴管炎。

72. 下肢静脉曲张的特殊试验检查

表 41-18　下肢静脉曲张的特殊试验检查

试验名称	具体操作
浅静脉瓣膜功能试验 （Trendelenburg test）	(1) 嘱病人仰卧，抬高患肢使静脉排空 (2) 于腹股沟下方缚止血带压迫大隐静脉 (3) 嘱病人站立，释放止血带 (4) 若 10 s 内出现自上而下的静脉曲张则提示大隐静脉瓣膜功能不全
深静脉通畅试验 （Perthes test）	(1) 嘱病人站立，于腹股沟下方缚止血带压迫大隐静脉 (2) 待静脉充盈后，嘱病人用力踢腿或下蹲 10 余次 (3) 若充盈的静脉明显减弱或消失则提示深静脉通畅 (4) 反之，则可能有深静脉阻塞
穿通静脉瓣膜功能试验 （Pratt test）	(1) 嘱病人仰卧，抬高患肢使静脉排空 (2) 于腹股沟下方缚止血带压迫大隐静脉 (3) 先从足趾向上至腘窝缠第一根弹力绷带 (4) 再从止血带处向下缠第二根弹力绷带 (5) 嘱病人站立，向下解第一根弹力绷带，同时向下缠第二根弹力绷带 (6) 如果两根绷带之间的间隙出现曲张静脉则提示该处有瓣膜功能不全的穿通静脉

73. 单纯性下肢静脉曲张的鉴别诊断

表 41-19　单纯性下肢静脉曲张的鉴别诊断

鉴别疾病	鉴别依据
原发性下肢深静脉瓣膜功能不全	（1）（相似）一般该病会继发下肢浅静脉曲张 （2）（症状）静脉曲张程度一般较轻，但皮肤营养性改变及水肿较重，早期就可出现下肢溃疡 （3）（影像）可通过彩色多普勒超声、静脉造影鉴别
下肢深静脉血栓形成后遗综合征	（1）（相似）病人在病程早期晚期都可出现浅静脉曲张 （2）（病史）病人有突发下肢肿胀等深静脉回流障碍病史 （3）（体征）Perthes 试验提示深静脉阻塞 （4）（影像）可通过彩色多普勒超声、静脉造影鉴别
动静脉瘘	（1）（相似）病人可继发浅静脉曲张 （2）（体征）患肢局部可扪及震颤，可闻及血管杂音，皮温升高，指压瘘口试验阳性 （3）（影像）CTA、MRA 可明确动静脉瘘口位置
静脉畸形骨肥大综合征（Klippel-Trenaunay 综合征）	（1）（相似）病人会伴有明显下肢浅静脉曲张 （2）（症状）静脉曲张较广泛，常累及大腿外侧和后侧 （3）（体征）皮肤有大片"葡萄酒色"血管痣 （4）（影像）患肢较健肢明显增粗增长

※　静脉系统几个疾病之间的相互鉴别（记名称即可）：单纯静脉曲张（浅静脉），（深静脉）原发性 / 继发性深静脉瓣膜功能不全（其中继发性就是下肢深静脉血栓后遗症），Klippel-Trenaunay 综合征，AVF，淋巴水肿（动脉、静脉、淋巴都涉及了）。

74. 单纯性下肢静脉曲张的治疗

表 41-20　单纯性下肢静脉曲张的治疗

治疗方法	适应证	具体方法
保守治疗	（1）症状轻者 （2）症状明显，但耐受力差 （3）妊娠期合并静脉曲张	（1）压力治疗：弹力绷带 （2）药物治疗：七叶皂苷类药物
硬化剂注射	（1）局部轻度静脉曲张 （2）术后残留静脉曲张	硬化剂注入曲张静脉引起的炎症反应使之闭塞
手术治疗	症状明显者	大隐静脉高位结扎和曲张静脉剥脱术

75. 单纯性下肢静脉曲张的并发症及处理

表 41-21　单纯性下肢静脉曲张的并发症及处理

并发症	处理
血栓性静脉炎	（1）卧床休息，抬高患肢，活动时压力治疗 （2）低分子肝素抗凝治疗
溃疡形成	（1）卧床休息，抬高患肢，活动时压力治疗 （2）抗感染治疗，但静脉曲张性溃疡很难自愈 （3）适时行清创植皮术
出血	（1）抬高患肢，压力治疗 （2）必要时缝扎止血 （3）择期行手术治疗

＊ 箭头表示三种并发症是逐渐发展的。

76. 原发性下肢深静脉瓣膜功能不全：指无深静脉血栓形成的下肢深静脉瓣膜关闭不全，出现深静脉血液倒流至膝以下乃至踝部静脉的病理改变，从而引起一系列的静脉淤滞症状。

77. 原发性深静脉瓣膜功能不全的临床表现

（1）下肢沉重酸胀甚至疼痛。

（2）浅静脉曲张。

（3）皮肤营养性改变，甚至溃疡、坏疽。

78. 深静脉瓣膜的功能分级

（1）0级：无造影剂向远端反流。

（2）Ⅰ级：少量造影剂反流，但不超过大腿近段。

（3）Ⅱ级：造影剂反流至腘窝水平。

（4）Ⅲ级：造影剂反流到达小腿。

（5）Ⅳ级：造影剂反流到达踝部。

＊ 根据腹股沟股静脉处注入造影剂（逆行造影）的反流情况分级。

79. 深静脉血栓形成（DVT）：血液在深静脉系统内由液态转化为固态，不但阻塞静脉回流，而且引起静脉壁的炎性改变称为深静脉血栓形成。

＊ DVT 时小腿压痛的部位，是因为炎性改变所致。

80. Virchow 三理论

（1）血管壁损伤：如股骨颈骨折损伤股总静脉，骨盆骨折或盆腔手术损伤髂静脉及其属支。

（2）血液滞缓：是诱发 DVT 最常见的原因，如长期卧床，麻醉使血管扩张，肌肉松弛。

（3）血液高凝状态：各种大型手术（血小板数量增加，血液浓缩）是引起血液高凝状态最常见的原因。

81. DVT 左侧好发的两个原因

　　（1）左髂静脉前方被右髂总动脉跨越压迫。

　　（2）左髂静脉后方被第三腰椎椎体挤压。

82. 静脉血栓形成后综合征：深静脉血栓形成后在机化的过程中，深静脉瓣膜遭受破坏甚至消失，或者黏附于管壁，导致继发性深静脉瓣膜功能不全，称为静脉血栓形成后综合征。（机化由外周向中心）。

83. Homans 征：即直腿伸踝试验，嘱病人下肢伸直，将踝关节背伸时，由于腓肠肌和比目鱼肌被动拉伸而刺激小腿深静脉，引起小腿肌肉的疼痛，是小腿深静脉血栓的体征。

84. 股青肿（phlegmasia cerulea dolens）：当髂股静脉广泛血栓形成时，整个下肢静脉系统回流严重受阻，组织张力极度升高，致使下肢动脉痉挛，胫后动脉、足背动脉不能扪及搏动，患肢皮肤发亮、皮色呈青紫色，伴有水疱或血疱，并可引起休克的表现，是下肢深静脉血栓中最严重的一种情况。

85. 股白肿（phlegmasia alba dolens）：当整个下肢静脉系统回流严重受阻时，下肢明显肿胀、剧痛，常伴有体温升高和脉率增加的表现，称为股白肿（只有静脉受阻）。

86. 深静脉血栓形成的临床表现

表 41-22　深静脉血栓形成的临床表现

临床表现	特征
患肢肿胀	（1）最常见的症状，呈凹陷性水肿 （2）起病后 1～3 天最重，之后逐渐消退 （3）晚期出现深静脉血栓形成后综合征
疼痛发热	（1）血栓引起炎症反应，导致疼痛 （2）患侧肢体胀痛 （3）炎症反应和血栓吸收引起发热
浅静脉曲张	（1）早期是代偿性表现 （2）严重的浅静脉曲张继发于深静脉血栓形成后综合征
股青肿	（1）最严重的表现 （2）整个下肢静脉系统严重受阻

※ 记忆：肿痛曲张＋股青肿。

87. DVT 时下肢静脉造影的表现

　　（1）闭塞或中断。

　　（2）充盈缺损。

　　（3）侧支循环形成。

　　（4）再通。

＊ 前两者是急性期的表现，后两者是中晚期的表现。

88. 下肢深静脉血栓形成的鉴别诊断

表 41-23　下肢深静脉血栓形成的鉴别诊断

鉴别疾病	鉴别依据
下肢淋巴水肿	（1）（相似）同样表现为下肢肿胀 （2）（病史）原发性淋巴水肿出生后就出现，继发性淋巴水肿多由手术、感染等引起，且一般是缓慢发作 （3）（症状）不伴有浅静脉曲张，无色素沉着、溃疡 （4）（体征）晚期为非凹陷性水肿，皮下组织纤维化，皮肤粗糙增厚，甚至呈"象皮肿" （5）（检查）D-Dimer 不升高，彩色多普勒超声可排除该诊断
下肢局部血肿	（1）（相似）下肢外伤后形成局部血肿也表现为下肢肿胀 （2）（病史）有明显外伤史 （3）（症状）肿胀局限，极少累及整个下肢 （4）（体征）Homans 征阴性 （5）（影像）彩色多普勒超声可排除该诊断

* 下肢的淋巴水肿的鉴别只需要记住三个期就行：急性水肿期，脂肪增生期，纤维增生期，症状和体征按照这三个期回答。

89. 下肢深静脉血栓形成的治疗

（1）急性期治疗：发病 2 周内。

表 41-24　下肢深静脉血栓形成的急性期治疗

治疗方法	具体措施
一般治疗	（1）卧床休息，抬高患肢 （2）当全身症状和局部症状缓解后，穿弹力袜下地活动
药物治疗	（1）抗凝治疗：是最重要的治疗 （2）溶栓治疗
腔内治疗	选择性放置下腔静脉滤网预防肺栓塞
手术治疗	（1）不常规行手术取栓（不同于动脉） （2）髂股静脉血栓病期 < 48 h 及股青肿者，可尝试 Forgaty 导管取栓术，也可考虑切开取栓及筋膜室减压

（2）慢性期治疗：①物理治疗，如穿弹力袜；②药物治疗，如服用抗凝药物。

90. 淋巴水肿：是由于先天性淋巴管发育不良或继发性淋巴液回流障碍引起的肢体浅层软组织内淋巴液积聚引起的组织水肿。

91. 淋巴水肿的病因分类

（1）原发性淋巴水肿：淋巴管发育不全、发育不良、扩张扭曲。

（2）继发性淋巴水肿：淋巴结清扫、肿瘤浸润。

92. 慢性淋巴水肿的三个分期

表 41-25　慢性淋巴水肿的分期

分期	特征
水肿期	（1）凹陷性水肿 （2）抬高患肢或平躺休息后，肿胀明显消退
脂肪增生期	（1）皮下脂肪组织增生，韧性增加 （2）非凹陷性水肿
纤维增生期	（1）皮肤增厚、角化粗糙 （2）肢体极度增粗，呈"象皮肿"

* 由内到外：深筋膜表面组织液—皮下脂肪—皮肤。

93. 目前最有价值的诊断方法：放射性核素淋巴造影（临床上没见过）。

94. 肢体淋巴水肿的手术治疗方法（无理想的根治手术）

（1）促进淋巴回流的手术：带蒂皮瓣移植术。

（2）重建淋巴循环的手术：原有淋巴系统的重新修复。

（3）切除病变组织的手术：皮下脂肪抽吸术。

95. 先天性动静脉瘘的分型

（1）干状动静脉瘘：动、静脉主干间存在瘘口。

（2）瘤样动静脉瘘：动、静脉主干的分支间存在瘘口。

（3）混合型：兼有上述两种病理改变。

96. Klippel-Trenaunay 综合征：即静脉畸形骨肥大综合征，是肢体毛细血管瘤或海绵状血管瘤伴深静脉畸形和阻塞者，常发生于下肢；治疗方法不多，效果不确定，一般采用弹力袜保守治疗＋并发症对症治疗。

97. 静脉畸形骨肥大综合征的三联征

（1）静脉曲张：常累及大腿后侧和外侧。

（2）血管瘤：皮肤大片"葡萄酒色"血管痣。

（3）骨肥大：患肢明显增粗增长。

98. 颈动脉体瘤：是位于颈动脉分叉处的化学感受器肿瘤，又称颈动脉体副神经节瘤，血供来自颈动脉；无明显症状，表现为颈部肿块，或脑血供障碍引起的神经功能障碍（舌咽神经、迷走神经、副神经、舌下神经）。

99. 颈动脉体瘤的手术原则

（1）完整切除瘤体。

（2）重建颅内动脉血流。

（3）预防脑神经损伤。

100. 颈动脉体瘤的手术并发症

（1）出血。

（2）缺血性脑卒中：最严重的并发症。

（3）脑神经损害：舌下神经、舌咽神经、迷走神经、面神经。

* 无论是症状、手术还是注意点，围绕脑血管和脑神经答题即可。

101. 颈动脉瘤的零散知识点

（1）组织学检查不能鉴别良恶性，转移或复发是恶性征象。

（2）位置：下颌角下方，胸锁乳突肌内侧的深部。

（3）颈动脉窦综合征：病人突然出现心搏缓慢、血压下降，甚至晕厥。

第四十二章 泌尿外科疾病的诊断方法

1. 症状——疼痛

   （1）输尿管结石：病人惶恐不安，辗转反侧，试图找到减轻疼痛的体位。

   （2）绞痛先于血尿多见于上尿路结石；血尿早于绞痛则可能是血块堵塞输尿管所致。

   （3）阴茎异常勃起可引起疼痛：多见于血栓性疾病、白血病病人。

   （4）因为泌尿系与胃肠系属于同一自主神经支配，痛极时可引起病人反射性恶心、呕吐。

   （5）阴囊区疼痛可分为原位痛和牵涉痛。

2. 尿失禁的分类：不能由意志控制的排尿

表 42-1　尿失禁的分类

类型	定义
真性尿失禁	持续的昼夜尿失禁而没有正常的排尿，大多是由于尿道外括约肌严重缺陷或损伤所致，比如产伤或前列腺术后，输尿管异位开口和膀胱阴道瘘病人的漏尿也属于尿失禁
充盈性尿失禁	慢性尿潴留或膀胱挛缩使膀胱内压超过尿道阻力时引起的溢尿，又称假性尿失禁，常见原因是良性前列腺增生（BPH）、神经源性膀胱（NGB）、泌尿系统结核
压力性尿失禁	当腹内压增高时，膀胱内压大于尿道阻力引起的漏尿，是由于盆底组织张力降低，或尿道本身的缺陷所致
急迫性尿失禁	因强烈尿意而导致的尿失禁，分为运动急迫性尿失禁（下尿路梗阻或神经系统疾病）和感觉急迫性尿失禁（膀胱炎性刺激）

* 只要有下尿路梗阻（如前列腺增生）的地方，肯定要考虑神经源性膀胱障碍或者过度膀胱活动综合征这种膀胱神经肌肉性疾病，因为两者从症状、体征以及尿流率检查等方面都很难区分开，甚至共存，只有通过尿动力学及其他更高级的检查才能进行区分。

3. 下尿路综合征：是所有排尿障碍表现的总称，可分为贮尿期症状和排尿期症状，有时还包括排尿后症状，贮尿期症状表现为尿急、尿频、尿失禁，排尿期症状表现为排尿困难症状。

4. 尿频：指排尿频率增加，24 h 内排尿＞ 8 次，夜尿＞ 2 次，每次尿量＜ 200 ml，伴有排尿不尽感。

　　* 尿频的原因：膀胱敏感性增高；膀胱容量降低（挛缩或间质性膀胱炎）。

5. 不同人群排尿困难的原因

（1）男性：良性前列腺增生症、尿道狭窄。

（2）女性：膀胱颈硬化症、心理因素。

（3）儿童：与神经源性膀胱、后尿道瓣膜有关。

6. 血尿的分类

表 42-2　　血尿的分类

类型	特征
内科血尿	（1）由肾前性疾病或肾小球性疾病引起 （2）尿相差显微镜观察可见变形红细胞、管型（类似于被门挤了） （3）尿蛋白≥＋＋
外科血尿	（1）由肾小球后疾病引起，上皮源性红细胞 （2）尿相差显微镜观察未见变形红细胞、管型 （3）尿蛋白≤＋

7. 如何对血尿进行初步的定位

表 42-3　　血尿的定位

血尿特征	可能出血部位
初始血尿	（1）尿道 （2）膀胱颈
终末血尿	（1）膀胱三角区 （2）膀胱颈 （3）后尿道（三个挨得特近）
全程血尿	（1）膀胱 （2）上尿路
新鲜血尿伴血块	膀胱出血
蚯蚓状血块	上尿路

　　* 解剖上膀胱颈部就类似于后尿道的尿道内括约肌部位，膀胱三角区是膀胱内口和两输尿管口构成的三角，膀胱颈部与膀胱三角区关系密切。

8. 特发性血尿：原因不明的血尿称为特发性血尿，占血尿病人的 20%，可能系肾血管畸形、微结石和肾乳头坏死所致。

9. 有原因的血尿中，感染、肿瘤、结石各占 20%。

10. 脓尿的定位

（1）初始脓尿：尿道炎。

（2）全程脓尿伴膀胱刺激症状、腰痛和发热：肾盂肾炎。

（3）脓尿伴膀胱刺激症状而无发热：膀胱炎。

11. 乳糜尿：淋巴回流受阻造成淋巴管内压增高，肾盂淋巴管发生破裂，乳糜液流入尿中所致，常见于丝虫病感染。

　* 乳糜试验：尿液中加入乙醚，浑浊液变清，证明是乳糜尿，丝虫病感染。

12. 尿量异常（正常成人排尿量：700 ～ 2000 ml/24 h，平均 1500 ml/24 h）

（1）少尿：尿量＜ 400 ml/24 h，尿量突然减少是急性肾衰竭的标志。

（2）无尿：尿量＜ 100 ml/24 h，该数值仅为尿路黏膜上皮组织 24 h 的最大分泌量。

（3）尿闭：即完全无尿，多见于孤立肾结石所致的完全性上尿路梗阻，常在肾绞痛之后突然发生，膀胱空虚。

（4）多尿：尿量＞ 2500 ml/24 h。

13. 尿性状异常

（1）血尿：1 ml 血液入 1 L 尿即可呈淡红色肉眼血尿，镜下血尿的红细胞计数≥ 3 个。

（2）脓尿：镜下脓尿为离心尿液的细胞≥ 10 个 /HPF、普通尿检白细胞≥ 5 个 /HPF；肉眼脓尿常见于肾积脓、肾结核、肾脓肿。

14. 几个重要的名解

（1）包皮过长：阴茎勃起时包皮仍旧覆盖尿道外口，但包皮可上翻。

（2）包茎：包皮口狭小致包皮不能上翻。

（3）蓝斑征：睾丸附件扭转时，可透过阴囊皮肤观察到因淤血而呈淡蓝色的睾丸附件，称为“蓝斑征”。

（4）透光试验：用于判断阴囊内肿物性质的试验，用手电筒紧贴阴囊后侧并向肿块照射，检查者通过置于阴囊前壁的纸筒进行观察。如有红光透过，表明肿块为鞘膜积液；如不透光则为实质性肿块，提示为肿瘤。

（5）睾丸上托试验：Prehn 征，睾丸扭转时上托症状（痛感）明显加重；睾丸炎时症状缓解。

（6）精索静脉曲张：阴囊皮下的静脉曲张成团，使阴囊呈“蚯蚓袋”样外观。

15. 尿三杯试验

（1）根据红细胞或白细胞在尿中出现阶段的不同，对病灶进行初步定位的方法。

（2）用纸杯分别收集一次排尿过程中的三段尿样。

（3）前段 5 ～ 8 ml，相当于前尿道容量；末段 2 ～ 3 ml，相当于后尿道容量；其余为中段尿。

（4）若第一杯尿液异常且程度最重，说明病变可能来自前尿道。

（5）若第三杯尿液异常且程度最重，说明病变可能来自膀胱颈或后尿道。

（6）三杯尿均异常，病变应该在膀胱颈以上的尿路系统。

　* 细菌培养取新鲜中段尿。

16. 泌尿系平片（KUB）

（1）摄片范围：上起第 11 胸椎，以覆盖肾上腺区；下至耻骨联合下方 2 cm，以纳入后尿道区；两侧止于皮下脂肪。

（2）曝光适度的标准：清晰显示肾轮廓和腰大肌阴影。

17. 静脉尿路造影（IVU）的禁忌证

（1）总肾功能不全（BUN 或 Cr 超过正常值 1 倍）。

（2）甲状旁腺功能亢进。

（3）碘过敏（相对禁忌）。

18. 影像学检查和器械检查的知识点

（1）IVU 最大的特点：能够同时显示上尿路形态和分肾功能。

（2）CT 是肾绞痛和肾外伤的首选检查。

（3）影像学检查包括：KUB、IVU、逆行肾盂造影（RP）；CT、计算机体层摄影尿路造影（CTU）；MRI；放射性核素（同位素肾图；动态肾显像；骨扫描）。

（4）导尿管长度一般为 40 cm。

19. 肾细胞癌的 CT 表现

（1）肾实质内有不规则肿块。

（2）平扫时 CT 值与肾实质相似。

（3）增强扫描后肾细胞癌的 CT 值明显低于肾实质。

＊ 肾癌与胰腺癌均缺乏血供，但肾癌的 CT 还是增强后有点强化的。

20. 尿动力学检查：是利用流体力学和电生理学原理来诊断和研究尿路功能障碍性疾病的方法。

第四十三章 泌尿生殖系统畸形

（考试多考多囊肾）

1. 肾的发育
   （1）原肾和中肾退化，后肾发育为：输尿管芽＋生肾组织。
   （2）后肾最初位于盆腔内，后由于胎体腰骶部增长的加快，胎体弯曲度的减小、输尿管的伸展，使肾的位置逐渐上移至腰部。
   （3）中肾管在男性发育为输精管，女性则退化消失。
   （4）尿生殖窦：分为膀胱部、骨盆部（男性以后成为尿道的膜部和前列腺部）、初阴部（男性这部分发育为尿道的阴茎部）。

2. 肾缺如和肾发育不良
   （1）单侧肾缺如发病率1/1000，多数无明显症状。
   （2）肾发育不良可有高血压和腰痛症状。
   （3）切除发育不良的肾后，血压可恢复正常。

3. 异位肾
   （1）定义：在胚胎发育过程中，原先在骨盆内的肾，未能到达腰部，形成异位肾。
   （2）异位肾大多发育较差，输尿管较短。
   （3）可引起压迫症状，如在盆腔内压迫直肠。
   （4）由于血管分支较多，复位较困难，异位肾出现时需要将其切除。

4. 蹄铁形肾：又称马蹄肾，最常见的融合肾畸形，由于左右输尿管芽的内侧分支相互融合，使所诱导的左右肾的下极相互融合，形成一个马蹄形的肾，常伴有肾的发育不良。

5. 多囊肾：在胚胎发育过程中，肾小管和集合管连接不良，尿液流出受阻，形成潴留性囊肿，称为多囊肾。
   * 输尿管芽（集合管）和生肾组织（发育成肾小球肾小管）连接不良：多囊肾、髓质海绵肾。

6. 多囊肾的诊断标准
   （1）小于30岁：双肾中任一肾至少2个囊肿。
   （2）30～60岁：双肾中每一肾至少2个囊肿。
   （3）大于60岁：双肾中每一肾至少4个囊肿。

7. 多囊肾的分类

（1）婴儿型（ARPKD）：常染色体隐性遗传病，常伴其他脏器的囊肿，早期夭折。

（2）成人型（ADPKD）：常染色体显性遗传病，早期无症状，40岁左右显性基因突变，才会产生症状，感染和肾结石是常见并发症。

8. 多囊肾的临床表现

表 43-1　多囊肾的临床表现

临床表现	具体描述
肾区疼痛	梗阻、感染或囊内出血引起
腹部肿块	肾脏明显增大引起
血尿	镜下或肉眼全程血尿
高血压	RAAS 和醛固酮系统激活引起的
肾衰竭	50% 将自然进展到肾衰竭

9. 肾盂输尿管连接部梗阻（UPJO）

（1）原因：①管腔内狭窄，是最常见的原因（肌层肥厚，纤维组织增生）；②管腔外压迫，异位血管或肾下极血管的压迫；③动力性梗阻，输尿管蠕动异常引起的梗阻（因不能传递来自肾盂肾盏近侧部位起搏细胞的电活动引起）。

（2）治疗：①单纯成形手术；②肾盂成形术（切除扩张的肾盂后再修补）；③肾造瘘、肾切除（存在其他并发症或畸形时一起处理）。

10. 腔静脉后输尿管

（1）临床类型：Ⅰ型，有梗阻及肾积水；Ⅱ型，没有肾积水或仅有轻度肾积水。

（2）IVU 典型表现：镰刀形或 S 形弯曲。

（3）该病是因为腔静脉发育异常（名字在前的发育异常），而不是输尿管。

11. 输尿管膨出

（1）定义：在胚胎发育过程中，如果分隔输尿管和膀胱的薄膜未被完全吸收，就会造成输尿管口不同程度的狭窄，引起尿路梗阻而导致肾盂、输尿管积水，并使输尿管下端扩张变薄，连同膀胱黏膜向膀胱腔内突出，形成输尿管膨出。

（2）该病 70% ~ 80% 的病人合并感染。

（3）治疗：为防止长期尿路梗阻引起患侧肾功能损害，可经尿道切开膨出部分；若有反流，则再行吻合。

12. 尿道下裂的病理表现

（1）阴茎弯曲。

（2）勃起时疼痛。

（3）尿道开口异常。

13. 尿道下裂的临床类型

表 43-2　尿道下裂的临床类型

类型	具体特征
阴茎头型	（1）最常见的类型 （2）尿道外口位于包皮系带处
阴茎型	（1）尿道外口位于阴茎腹面 （2）阴茎不同程度向腹侧弯曲
阴茎阴囊型	（1）位于阴茎根部与阴囊交界处 （2）阴茎向腹侧严重弯曲
会阴型	生殖器酷似女性

* 画图理解：

14. 尿道下裂的手术治疗

（1）先行阴茎弯曲矫正术。

（2）再行尿道成形术。

* 首次修复的年龄建议为 6 ～ 18 个月，担心患儿后期出现心理疾病。

15. 睾丸下降异常

（1）最常见：男性生殖系统畸形中最常见的类型，腹内睾丸更多见。

（2）病因：内分泌异常（双侧）；纤维组织梗阻（单侧）。

（3）可以通过探查尿中卵泡刺激素（FSH）、17- 酮类固醇和血清睾酮寻找病因。

（4）时限性：睾丸不在正常位置，3 岁左右睾丸将停止发育，生精小管的细胞停留于单层细胞。

（5）雄激素：睾丸虽然不再发育，但间质细胞仍然发育，因此可以产生雄激素。

（6）恶变率：明显增高，未降睾丸的恶变率是已降睾丸的 20 ～ 46 倍，未降睾丸的局部温度高于阴囊内温度是促成睾丸恶变的重要因素之一。

16. 两个相似的概念

（1）隐睾：睾丸下降不全，停留在腹膜后、腹股沟管或阴囊入口处，未进入阴囊。

（2）异位睾丸：睾丸已出腹股沟外环，但未进入阴囊，而位于腹壁或会阴部（到了家门口拐弯了）。

17. 隐睾的治疗原则

表 43-3　隐睾的治疗原则

临床情况	具体方法
小于 1 岁	仍有自行下降的可能，可暂不处理
1 岁以后仍未下降	（1）采用内分泌治疗 （2）先使用促黄体素释放激素（LHRH） （3）若不成功再使用 HCG 治疗
保守治疗后仍未下降	（1）采取手术治疗，2 周岁前进行 （2）松解精索，将睾丸固定于阴囊内

* 影像学若未发现隐睾者，需行手术探查，常用腹腔镜探查。

* 经活检证实有原位癌、睾丸萎缩、成人单侧隐睾，而对侧睾丸正常，可行手术切除。

第四十四章 泌尿系统损伤

1. ［五］闭合性肾损伤的病理类型
   （1）肾挫伤。
   （2）肾部分裂伤。
   （3）肾全层裂伤。
   （4）肾蒂血管外伤。

2. ［八］肾损伤的分类

表 44-1 ［八］肾损伤的分类

分类	具体类型
轻度肾损伤	（1）肾挫伤 （2）肾包膜下血肿 （3）浅表肾实质撕裂伤
重度肾损伤	（1）深层肾实质撕裂伤 （2）肾蒂血管损伤 （3）肾粉碎伤

3. 肾损伤的临床表现

表 44-2 肾损伤的临床表现

临床表现	具体特点
休克	由大量出血引起
疼痛	由软组织损伤或包膜张力过高引起
血尿	常为肉眼血尿，与损伤程度不相关
腹部包块和皮下瘀斑	因血液或尿液积聚于肾周围引起

※ 所有的泌尿系统损伤就按这个顺序来记忆：休克、疼痛、血尿、腹部包块和瘀斑（局部体征）。

4.肾损伤的远期并发症

表 44-3 肾损伤的远期并发症

并发症	原因
尿性囊肿	持续性尿外渗
肾积水	尿液外渗导致组织纤维化，压迫肾盂输尿管交界处
高血压	压迫肾血管
假性动脉瘤	肾蒂血管损伤
肾动静脉瘘	肾蒂血管损伤

※ 机制及记忆：肾损伤永远只需要关注集合系统（如肾盂肾盏）和血管（如肾动静脉）。并发症尿性囊肿是因为集合系统损伤所致，然后尿性囊肿纤维化后，压迫输尿管等引起肾积水，压迫血管引起高血压；假性动脉瘤和肾动静脉瘘是血管损伤的特征性表现（动脉损伤提及）。

5.何种情况下肾损伤需要尽快手术探查

表 44-4 肾损伤手术探查适应证

适应证	具体方法
开放性肾损伤	经腹部切口进行手术，做清创、缝合及引流
肾蒂损伤	只有紧急切除肾，才能达到彻底止血的目的
肾粉碎伤	对于有生命力的肾组织应尽量保留，可行部分或全身切除术
肾破裂	肾盂破裂会造成尿性囊肿，需手术治疗

* 但凡是开放性损伤，只要全身情况允许，均是手术探查的适应证：因为切口都已经给你开好了，为什么不探查！

* 肾周筋膜为制止肾继续出血的屏障，在未控制肾动脉之前不宜切开肾周筋膜。

6.肾损伤的非手术治疗

（1）绝对卧床 2～4 周：待病情稳定、尿检正常才可以离床。

（2）观察生命体征。

（3）查血的红细胞计数、血红蛋白量、血细胞比容。

（4）补充水、电解质、热量、营养等。

（5）测腹部体征，比如肿块的大小、腹围。

（6）抗生素治疗：预防性抗感染。

（7）镇痛。

※ 记忆：床观查，补测抗镇。

7.非手术治疗期间何时行手术治疗

（1）经积极的抗休克治疗后未见明显好转，怀疑有内出血。

（2）腹部包块逐渐增大。

（3）血尿逐渐加重，血红蛋白和血细胞比容继续降低。

（4）怀疑合并有腹部脏器损伤。

8.输尿管损伤的病因

（1）外伤性损伤。

（2）手术损伤。

（3）腔内器械损伤。

（4）放射性损伤：输尿管及其周围组织充血、水肿，局部瘢痕纤维化粘连而致输尿管狭窄。

＊后三者均属于医源性损伤。

9.输尿管损伤的一些知识点

（1）术中怀疑输尿管损伤，应静脉注射靛胭脂。

（2）输尿管缺血坏死后，1～2周发生尿外渗。

（3）输尿管阴道瘘与膀胱阴道瘘的鉴别：经导尿管注入亚甲蓝溶液至膀胱，输尿管阴道瘘没有任何阳性发现；膀胱阴道瘘时，阴道内有蓝色液体流出。

（4）小穿孔留置双J管一周余。

（5）尿瘘应于损伤3个月后行手术治疗。

10.膀胱损伤的病因

（1）开放性损伤。

（2）闭合性损伤。

（3）医源性损伤。

（4）自发性膀胱破裂（膀胱结核、肿瘤）。

11.膀胱损伤的病理

表 44-5　膀胱损伤的病理

病理类型	具体特征
膀胱挫伤	仅损伤黏膜或肌层，膀胱未破裂
膀胱切割伤	虽不引起膀胱破裂，但可引起膀胱内大出血（肿瘤电切、激光等）
膀胱破裂	分为三种类型（内、外、混）

12.膀胱破裂的分类

表 44-6　膀胱破裂的分类

分类	具体特征
腹膜外型	（1）最多见的类型 （2）常发生于骨盆骨折时 （3）渗尿位置：膀胱周围、耻骨后间隙
腹膜内型	（1）多发生于膀胱充盈时 （2）破裂位置：多发生于膀胱顶部 （3）渗尿：流入腹腔，引起腹膜炎
混合型	兼有腹膜外和腹膜内膀胱破裂

13. 膀胱破裂的临床表现

表 44-7　膀胱破裂的临床表现

临床表现	特征
休克	多数由于骨盆骨折所致
疼痛	（1）前壁破裂：耻骨上疼痛 （2）后壁破裂：直肠周围疼痛或急性腹膜炎
排尿困难和血尿	
局部肿胀和瘀斑	
高氮质血症	腹膜内型尿液流入腹腔，因腹膜的半透膜作用引起尿素氮吸收入血而产生

14. 膀胱破裂的辅助检查

表 44-8　膀胱破裂的辅助检查

辅助检查	具体特征
导尿试验	可基本判断有无膀胱破裂，抽吸可多可少，多的情况见于吸出了腹腔液体；少的情况见于尿液漏入腹腔
膀胱造影	是诊断膀胱破裂最可靠的方法
CT 检查	（1）可发现膀胱周围血肿 （2）增强扫描后可发现造影剂外渗现象

15. 膀胱破裂手术治疗

（1）手术治治原则：①充分引流外渗的尿液；②修复膀胱破损；③完全的尿流改道。

（2）治疗：①紧急处理，积极抗休克治疗；②非手术治疗，导尿成功后观察；③手术治疗，腹膜内破裂时，手术探查，修复膀胱；腹膜外破裂，无其他合并伤，留置2周导尿管即可；④并发症的处理。

16. 输尿管、膀胱、尿道损伤的原因比较

表 44-9　输尿管、膀胱、尿道损伤的原因比较

输尿管损伤	膀胱损伤	尿道损伤
外伤性损伤	开放性损伤	开放性损伤
手术损伤	闭合性损伤	闭合性损伤
腔内器械损伤	医源性损伤	医源性损伤
放射性损伤	自发性破裂	

* 无非就是外伤和医源性损伤：外伤又分为开放性和闭合性；膀胱里有个特殊的自发性破裂。

17. 男性尿道的解剖

（1）以尿生殖膈为界分为前、后尿道。

（2）前尿道：阴茎部、球部。

（3）后尿道：膜部、前列腺部。

（4）最常见：骑跨伤造成的尿道球部损伤；骨盆骨折造成膜部撕裂。

* 尿道损伤是泌尿系统损伤中最常见的，前尿道更多见些。

18. 尿道损伤时尿外渗的范围

表 44-10　尿道损伤时尿外渗的范围

损伤部位	外渗范围
尿道球部	（1）阴囊：会阴浅筋膜包绕的会阴浅袋内，引起阴囊肿胀 （2）阴茎：沿会阴浅筋膜蔓延，使会阴、阴茎肿胀 （3）腹壁：沿腹壁浅筋膜深层蔓延至腹壁 （4）界限：不超过腹股沟韧带和三角韧带
尿道阴茎部	（1）阴茎深筋膜完整：尿外渗及血肿局限于阴茎深筋膜内，表现为阴茎肿胀 （2）阴茎深筋膜破裂：尿外渗范围同尿道球部损伤
后尿道	耻骨后间隙和膀胱周围（和膀胱破裂的范围相同）

19. 前尿道损伤的临床表现（少了个休克）

表 44-11　前尿道损伤的临床表现

临床表现	特征
疼痛	
尿道出血	前尿道损伤最常见的表现
排尿困难	由尿道断裂引起
局部肿胀	血肿范围同尿道球部损伤
尿外渗	

20. 泌尿系统损伤的两个专属检查

表 44-12　泌尿系统损伤的两个专属检查

检查名称	具体操作
导尿试验	（1）是判断有无膀胱破裂的方法 （2）导尿管插入膀胱后，如果能导出 300 ml 以上清亮的尿液，基本上可排除膀胱破裂 （3）如果不能导出尿液或仅导出少量血尿，则膀胱破裂的可能性大 （4）此时可经导尿管注入 200～300 ml 生理盐水，若液体进出量差异较大，则提示膀胱破裂

续表

检查名称	具体操作
诊断性导尿	（1）检查尿道的完整性和连续性 （2）若一次试插成功，提示尿道损伤不严重，可保留导尿管 （3）若一次插入困难，提示可能有尿道破裂或断裂

21. 前尿道损伤的处理方法（与膀胱破裂的治疗顺序一致）

（1）紧急处理：严重出血致休克者，应行抗休克治疗，如尿道海绵体损伤。

（2）分各种类型（手术与非手术）

表 44-13　各类型前尿道损伤的处理方法

损伤类型	处理原则
尿道挫伤	（1）止血、止痛、抗生素预防感染 （2）插入导尿管引流尿液 1 周
尿道破裂（部分断裂）	（1）若导尿管能插入，则引流 2 周 （2）若失败，则行手术治疗，缝合尿道裂口，留置导尿管 2～3 周
尿道断裂	（1）及时行手术治疗，行尿道端端吻合 （2）留置导尿管 2～3 周

（3）并发症的处理（请结合教材相关内容学习）：比如尿外渗、尿瘘，尿道狭窄。

＊ 前尿道损伤的治疗宗旨是尽量尽快恢复连续性，因为在前尿道所以手术方便些。

※ 记忆：留置尿管 123（挫伤、部分断裂、断裂留置尿管时间分别为 1、2、3 周）。

22. 后尿道损伤时直肠指检的价值

（1）对明确尿道损伤部位、程度及是否合并直肠损伤至关重要。

（2）后尿道断裂：直肠前方有压痛的血块，前列腺向上移位，有浮动感。

（3）若前列腺仍较固定：提示尿道未完全断裂。

23. 骨盆骨折引起膜部尿道撕裂的机制

（1）附着于耻骨下支的尿生殖膈移位，强大的剪切力使膜部尿道撕裂。

（2）耻骨前列腺韧带受到急剧的牵拉而被撕裂，前列腺突然向后上方移位，前列腺尿道与膜部尿道交界处撕裂。

24. 后尿道损伤的处理方法（与膀胱破裂的治疗顺序一致，特殊性在于手术变为了尿道会师复位术＋分期处理）

表 44-14　后尿道损伤的处理方法

治疗方法	具体措施
紧急处理	（1）抗休克：迅速输血、输液 （2）合并伤：危及生命的合并伤应迅速处置 （3）骨折病人：平卧，勿随意搬动

续表

治疗方法	具体措施
一般治疗	试插导尿管：若成功则留置 2 周，如有尿道狭窄则行二期尿道吻合术
尿道会师复位术	（1）通过牵引力使断裂的后尿道复位，术后发生尿道狭窄的概率较大 （2）复位成功后留置导尿管 3 ～ 4 周 （3）若狭窄严重则行二期手术
分期处理	（1）一期高位膀胱造瘘，3 个月后行二期手术 （2）狭窄或闭锁段较短者可行经尿道镜下内切开术 （3）狭窄或闭锁较长者则行开放手术，切除瘢痕，端端吻合

* 合并症处理：后尿道损伤合并直肠损伤，早期立即修补，并做暂时性乙状结肠造口；
并发尿道直肠瘘，应于 3 ～ 6 个月后再行修补术，让瘢痕稳定。

※ 记忆：后尿道损伤 2.3.4。

第四十五章 泌尿、男性生殖系统感染

1. 泌尿生殖系统感染

   （1）上尿路感染：肾、肾盂及输尿管的感染。

   （2）下尿路感染：膀胱、尿道的感染。

   （3）男性：好发前列腺炎、附睾炎等男性生殖系统感染。

   （4）女性：好发泌尿系统感染。

   （5）非特异性致病菌：大肠埃希菌、变形杆菌、克雷伯菌。

   （6）特异性致病菌：结核分枝杆菌、淋病奈瑟球菌。

   （7）一般认为尿内细菌浓度超过 10^5 CFU/ml，即为感染。

2. 诱发泌尿生殖系感染的三大因素

   （1）免疫功能下降：糖尿病。

   （2）梗阻因素：结石。

   （3）医源性因素：导尿管。

   ※ 记忆：糖尿病人得了结石，又搞了尿管，能不感染吗。

3. 大肠埃希菌的菌毛：分为 P 型和 I 型，P 型菌毛是肾盂肾炎的主要致病细菌、I 型菌毛通常引起下尿路感染。

   ＊ 大肠杆菌的黏附力方面：K、O 抗原比较强。

4. 泌尿生殖系感染的四种途径

   （1）上行感染：最常见的感染途径。

   （2）血行感染：最常见为肾皮质感染（因为皮质的血运丰富），致病菌多为金黄色葡萄球菌。

   （3）淋巴感染：相对少见。

   （4）蔓延感染：阑尾脓肿等。

5. 尿液标本采集的三种方法

   （1）中段尿：适用于男性病人。

   （2）导尿：常用于女性病人。

   （3）耻骨上膀胱穿刺：最准确，但一般不用。

   ＊ 抗生素使用前的中段尿液培养是诊断尿路感染的最可靠的指标。

6. 导尿管相关感染：几乎诊断不出来，因为一般无症状和体征，就算菌尿和脓尿提示了，也不能诊断。

7. 细菌菌落计数的意义

（1）≥ 10^5 CFU/ml：认为有感染。

（2）$10^4 \sim 10^5$ CFU/ml：可疑。

（3）< 10^4 CFU/ml：可能为污染。

8. 泌尿生殖系感染的总体治疗原则

表 45-1　泌尿生殖系感染的总体治疗原则

原则	具体方法
一般治疗	多饮水，每日保持尿量在 2000 ml 以上
去除诱因	去除诱发感染的结石、梗阻等诱因
控制感染	根据细菌培养和药敏试验的结果选择敏感抗菌药物
缓解症状	缓解病人的尿路刺激症状

* 泌尿系感染的处理就这四项：一般治疗，去除诱因；控制感染；缓解症状。

9. 急性肾盂肾炎的临床表现

（1）发热：最早出现的症状。

（2）腰痛：单侧或双侧腰痛。

（3）膀胱刺激症状。

* 急性肾盂肾炎是肾盂和肾实质的急性细菌性炎症。

10. 急性肾盂肾炎的分类

（1）单纯性急性肾盂肾炎：发生于泌尿系统解剖结构正常，而且无糖尿病或免疫功能低下等合并症病人的急性肾盂肾炎。

（2）复杂性急性肾盂肾炎：病人伴有增加获得感染或治疗失败风险的疾病，如解剖异常或糖尿病。

11. 泌尿系感染治疗方面的"降阶梯"抗菌方案：刚开始使用广谱强效杀菌类抗生素，比如亚胺培南或左氧氟沙星等喹诺酮类药物，待药敏结果出来后，改用对疾病敏感的药物，逐渐降阶梯。

12. 急性肾盂肾炎的治疗遵循"降阶梯"原则

（1）单纯性：先口服抗生素 2 周，2 周后若尿细菌仍呈阳性，根据药敏实验结果继续治疗 6 周（2 ～ 6 周）。

（2）复杂性：如果症状较重，应先使用胃肠外（静脉）抗生素，待症状缓解后改用口服。

13. 肾积脓：也称脓肾，是肾脏严重感染所致广泛的化脓性病变，肾实质被广泛破坏形成一个集聚脓液的囊腔，多因结石、肾或输尿管畸形引起的梗阻及肾积水继发感染所致。

* 治疗：抗感染＋肾造瘘。

14. 肾周围炎：是肾周围组织的化脓性炎症，感染多来自肾，如肾盂的感染，包括少见的黄色肉芽肿性肾盂肾炎。

15. 膀胱炎和尿道炎的鉴别

（1）膀胱刺激症状：两者都有，但膀胱炎明显严重。

（2）尿道分泌物：性传播性尿道炎多有脓性分泌物。

* 膀胱炎常见终末血尿，黏膜病理与口腔黏膜溃疡很像。

16. 急性膀胱炎的治疗

表 45-2　急性膀胱炎的治疗

治疗方法	具体方法
多饮水	
碱化尿液	口服碳酸氢钠
缓解症状	M 受体阻滞剂（如托特罗定）可减少膀胱刺激症状
抗感染治疗	根据药敏结果选用对疾病敏感的抗生素

* M 受体阻滞剂：盐酸托特罗定。α 受体阻滞剂：哈乐（ha 里面有个 a）即盐酸坦索罗辛缓释胶囊。

17. 两种尿道炎的比较

表 45-3　两种尿道炎的比较

	淋菌性尿道炎	非淋菌性尿道炎
致病菌	（1）淋病奈瑟球菌，革兰氏阴性肾形双球菌 （2）性接触直接传播	（1）主要：沙眼衣原体、支原体 （2）其余：单纯疱疹病毒、滴虫 （3）发病率高：高于淋菌性尿道炎，为性传播疾病中的第一位
临床表现	（1）尿道口红肿、刺痛 （2）尿道口排出黄白色分泌物 （3）膀胱刺激症状 （4）继发前列腺炎、附睾炎 （5）慢性者可引起炎性尿道狭窄	（1）尿道口刺痛 （2）尿道口分泌少量白色稀薄液体 （3）继发前列腺炎、附睾炎 （4）严重者导致男性不育
诊断	（1）有不洁性生活史 （2）有典型临床表现 （3）涂片，可在白细胞内找到革兰氏阴性双球菌	（1）有不洁性生活史 （2）有典型临床表现 （3）可在分泌物中找到支原体或衣原体包涵体
治疗	（1）首选：头孢曲松、大观霉素 （2）配偶需同时治疗	（1）首选：阿奇霉素、多西环素 （2）配偶需同时治疗

* 一般遇到这种具有特征性的病，可以想象如果自己出现这种症状会考虑什么诊断，方便记忆。

18. 前列腺炎的分型

表 45-4　前列腺炎的分型

类型	名称	病因
Ⅰ型	急性细菌性前列腺炎（ABP）	（1）多在劳累、饮酒、性生活过于频繁后发生 （2）常见致病菌为革兰氏阴性肠道杆菌
Ⅱ型	慢性细菌性前列腺炎（CBP）	（1）长期反复下尿路感染所致 （2）Ⅰ型不及时治疗可发展为Ⅱ型
Ⅲ型	Ⅲa型：炎症性慢性前列腺炎/慢性骨盆疼痛综合征（CPPS） Ⅲb型：非炎症性慢性前列腺炎/慢性骨盆疼痛综合征	机制不明
Ⅳ型	无症状性前列腺炎（AIP）	机制不明

* 除了Ⅲb以外，前列腺液中白细胞均＞10个/HPF，所以Ⅲb不用抗生素。

※ Ⅳ型为无症状性前列腺炎：记忆为"四无"，对应四有青年。

19. 各型前列腺炎的检查特点

表 45-5　前列腺炎的检查特点

类型	检查特点
急性细菌性前列腺炎	（1）高热、寒战等全身症状 （2）膀胱刺激症状，会阴部的疼痛 （3）直肠指检：前列腺肿大、明显触痛、局部温度增高 （4）急性期禁做前列腺按摩：以免引起菌血症
慢性细菌性前列腺炎	（1）前列腺液细菌培养呈阳性 （2）前列腺液内白细胞增多 （3）前列腺液内磷脂小体减少
炎症性慢性前列腺炎	（1）前列腺液细菌培养阴性 （2）前列腺液检查白细胞数目增加
非炎症性慢性前列腺炎	（1）前列腺液细菌培养阴性 （2）白细胞计数正常 （3）只是单纯疼痛
无症状性前列腺炎	（1）仅在前列腺液中发现白细胞升高 （2）或前列腺组织中发现炎症的证据 （3）有白细胞，没有症状

20. 前列腺炎的抗生素治疗

（1）Ⅰ型：疗程至少持续2周，治疗不能满足于体温正常、体征消失。

（2）Ⅱ型、Ⅲa型：疗程至少持续6周。

（3）Ⅲb型：不建议使用抗生素，可用坦索罗辛等 α 受体阻滞剂缓解症状。

（4）Ⅳ型：无须治疗。

* "2周""6周"在本书中多次出现，可前后联合记忆，在单纯性肾盂肾炎的治疗中，当口服抗生素2周后尿菌仍呈阳性时，继续口服抗生素6周。泌尿系中慢性感染的疗程均为6周。

* 机理：①当症状、体征消失时，尿液中的细菌仍是存在的，所以需要继续使用药物；②就算杀死99%的尿液细菌，拿共有细菌10^5个来举例，剩下的1%就是10^3个的细菌，其在尿液中的繁殖力迅速，尤其是在具有诱因比如结石的情况下。

* 复方磺胺甲噁唑、喹诺酮类药物对腺泡有较强穿透力，故为首选（※记忆：黄喹）。

21. 急性附睾炎的特点

（1）逆行感染所致：多继发于膀胱炎、前列腺炎。

（2）顺序：先侵犯附睾尾部，逐渐向头部发展，早期表现为蜂窝织炎，晚期可形成脓肿。

（3）疗程：4～6周。

22. 急性附睾炎的鉴别诊断

表 45-6　急性附睾炎的鉴别诊断

鉴别疾病	鉴别依据
睾丸扭转	（1）多见于青少年、儿童 （2）发病突然，阴囊部疼痛剧烈 （3）附睾、睾丸均肿大，托起睾丸加重疼痛（Prehn 征） （4）超声显示血流中断
附睾及睾丸肿瘤	（1）表现为阴囊内无痛性肿物 （2）可触及阴囊内实性质韧肿物，无明显压痛 （3）肿瘤标记物可有异常 （4）超声检查可明确诊断

23. 慢性附睾炎

（1）可发生附睾纤维化。

（2）治疗方面：多数人认为这是种自限性疾病（数十年）。

（3）鉴别诊断：附睾结核（表现为无痛肿块局限于附睾尾部；输精管呈串珠样改变）。

第四十六章 泌尿生殖系统结核

1. 结核病卷土重来的原因

   （1）治疗不规范引起耐药菌株的产生。

   （2）人们对于结核病的疫情控制过于乐观从而放松了警惕。

   （3）HIV 感染的流行。

2. 泌尿生殖系统结核的四种播散途径

   （1）血行感染：最重要的播散途径。

   （2）淋巴感染。

   （3）直接蔓延。

   （4）接触感染。

   * Ⅱ型肺结核（粟粒性肺结核）中，约一半的病人双肾有多重结核病灶。

   * 生殖系统结核主要继发于泌尿系统结核，感染途径以血行感染为主（而不是直接蔓延）。

3. 泌尿系统结核的两大诊断原则

   （1）全面检查。

   （2）早期诊断。

4. 结核化疗的五项基本原则

   （1）早期。

   （2）联用。

   （3）全程。

   （4）适量。

   （5）规律（督导治疗，简称 DOTS；顿服给药）。

   ※ 记忆：早恋全是龟。

5. 泌尿生殖系统结核化疗的停药标准

   （1）症状完全消失。

   （2）ESR 和尿常规连续多次正常。

   （3）细菌学检查多次阴性。

   （4）影像学检查提示病灶已愈合或保持稳定。

   （5）无其他部位活动性结核病灶。

6. 化疗效果好的原因

（1）肾内结核分枝杆菌密度较低。

（2）抗结核药物能达到有效治疗浓度。

（3）异烟肼、利福平、链霉素（H.R.S）能自由进入结核空洞。

※ 记忆：结核菌密度低，药物浓度高，还能自由出入结核空洞。

7. 泌尿系统结核的手术治疗

（1）治疗原则：①术前化疗 4 ～ 6 周，术后继续实施标准化疗半年；②尽量保存正常组织和恢复生理功能。

（2）手术治疗方式分为两大类：①切除病变组织；②成形重建手术。

8. 病理型肾结核

（1）定义：结核分枝杆菌经血行播散至肾小球毛细血管网，并在此形成结核肉芽肿，病人无任何临床表现，称为病理型肾结核。

（2）特征：早期局限于双侧肾皮质，有镜下血尿，尿中可找到结核分枝杆菌，但无任何临床表现。

（3）80% 病理型肾结核累及双肾。

（4）泌尿系统结核是一个整体，均首发于肾结核。

9. 临床型肾结核

（1）定义：在肾结核的发展中，因结核分枝杆菌数量多、毒性大而机体抵抗力弱，细菌可经肾小球滤过后到达髓袢，或经血运到达肾髓质，此时病人开始出现临床症状，称为临床型肾结核。

（2）时限：从病理型发展至临床型时间较长，约 2/3 的病例超过 5 年，因此儿童临床型肾结核少见。

（3）特殊：临床型肾结核也可能在实质内形成结核性脓肾；肾周寒性脓肿或窦道。

（4）90% 临床型肾结核为单侧，但对侧可能为病理型肾结核。

10. 肾结核的病理性修复

（1）纤维化：会造成肾动脉狭窄，肾盂输尿管连接处瘢痕狭窄（血管和集合管）。

（2）钙化：包裹脓肿，降低化疗的疗效。

11. 肾自截：输尿管结核时，若输尿管完全闭塞，尿液不能排入膀胱，结核性膀胱炎将逐渐好转，但肾因为坏死物质积聚而逐渐破坏，功能逐渐全部丧失，称为自行肾切除，或称肾自截。

＊ 输尿管结核是结核病肾脏失去功能的主要原因。

12. 肾结核时对侧肾积水的原因

（1）膀胱瘢痕挛缩导致膀胱容积减少，膀胱内压增高。

（2）膀胱结核导致对侧输尿管口狭窄。

（3）对侧输尿管口关闭不全。

13. 膀胱结核：最先出现在输尿管口附近，晚期达肌层，使逼尿肌纤维化而失去伸缩功能；管口位置的则形成输尿管口狭窄或关闭不全；晚期结核形成窦道，还可发展为膀胱阴道瘘或膀胱直肠瘘。

14. 膀胱挛缩：膀胱结核时若整个膀胱受累，可导致膀胱瘢痕性收缩，膀胱容量明显减小，称为膀胱挛缩。

15. 输尿管结核和膀胱结核的特点

（1）输尿管结核：最常见于下段，尤其是输尿管膀胱连接处。

（2）膀胱结核：患侧输尿管开口附近最常见。

（3）输尿管狭窄：结核肾失去功能的主要原因。

（4）泌尿系统结核病理特点：组织的破坏（溃疡、脓肿等）和修复（纤维化、钙化）混合存在。

16. 泌尿系统结核的临床表现

表 46-1　泌尿系统的临床表现

临床表现	特征
尿频	（1）无痛性尿频是泌尿系统结核最为突出的症状 （2）出现最早，持续时间最长 （3）早期尿频：结核分枝杆菌刺激膀胱黏膜所致 （4）晚期尿频：膀胱挛缩所致，更为严重，可出现急迫性尿失禁
脓尿	（1）表现为"无菌性脓尿" （2）尿液呈淘米水样
血尿	（1）病理型肾结核时就可见镜下血尿 （2）终末血尿：多来自膀胱，系膀胱收缩时结核溃疡出血所致
腰痛	（1）坏死物质堵塞输尿管 （2）并发严重肾积水 （3）继发普通细菌感染

* 泌尿系统结核时，全身症状很少见，见到全身症状时，首先需排除肺结核。

17. 无菌性脓尿：泌尿系统结核时病人的尿中虽有脓细胞，亦可内含结核分枝杆菌，但普通细菌培养结果一般为阴性，称为无菌性脓尿。

18. 哪些是提示泌尿系统结核的重要线索

（1）有结核病接触史，或肺结核、生殖系统结核（尤其是附睾）的证据。

（2）青壮年反复出现无痛性夜间尿频或不明原因的血尿。

（3）慢性尿路感染抗生素长期治疗无效。

19. 怀疑存在结核即采用以下诊断程序

（1）实验室检查。

（2）影像学检查。

（3）膀胱镜检查。

20. 尿结核分枝杆菌查找的方法

（1）涂片找抗酸杆菌：每天收集 24 h 尿来检验尿沉渣，至少连做 3 次，需排除其他抗酸菌，如包皮内的耻垢杆菌。

（2）尿结核分枝杆菌培养：是目前的"金标准"（时间长达 4～6 周，3 次以上）。

（3）PCR：速度快，准确率高。

21. 泌尿系统结核的辅助检查相关知识点

（1）几个疾病的 KUB 特征：结核性钙化斑的高密度影在肾实质部位、肾自截表现为肾区弥漫钙化、结石性钙化斑的高密度影位于集尿系统。

（2）泌尿系统结核的 IVU "第一印象"：一侧肾脏不显影伴对侧肾积水。

（3）超声：肾盂缩窄，肾盏全部扩张、纤维化、钙化，呈"调色盘"征象（是肾扩张积水和钙化的共同表现）。

（4）CT 与 IVU 是互补的，CT 侧重于肾实质的，IVU 侧重于集尿系统的检查。

22. "高尔夫洞"（Golf-hole）征：输尿管结核时，输尿管瘢痕收缩、向上牵拉，膀胱镜下可见输尿管口扩大、内陷，由正常裂隙状变成洞穴状，称为"高尔夫洞"征，是膀胱和下段输尿管结核的特征性病理改变。

23. 泌尿系统结核的诊断

（1）肺结核病史。

（2）无痛性尿频。

（3）附睾结节。

（4）尿结核分枝杆菌阳性。

（5）泌尿系统内在结构紊乱，并且难以用其他疾病解释。

（6）肾实质破坏，输尿管外径增粗

* 若以上符合三条，则可确诊或高度怀疑泌尿系统结核。

* 老套路：病史、症状、体征、实验室检查、影像学。

24. 泌尿系统结核的检查（与本章第 21 条中的辅助检查联合学习）

（1）输尿管的多发性狭窄是泌尿系统结核最有意义的特征性表现，发生率占 60% 以上。

（2）膀胱结核时在 IVU 上的影像类似核桃。

（3）膀胱镜活检：结核性膀胱高度敏感，存在穿孔和出血的风险，仅在不能明确诊断时进行；急性炎症期、膀胱挛缩、尿路狭窄禁行膀胱镜检查。

25. 泌尿系统结核的四种一线药物

（1）（H）异烟肼，300 mg/d。

（2）（R）利福平，450 mg/d。

（3）（Z）吡嗪酰胺，1500 mg/d。

（4）（E）乙胺丁醇。

* 前三种都是杀菌药，只有乙胺丁醇（E）是抑菌药。

※ 记忆：HRZE。

26. 化疗药物治疗的一些知识点

（1）结核分枝杆菌复制速度较慢，且化疗药物一般只在分裂期（M 期）发挥作用，所以二者接触时间很有限。

（2）链霉素（S）经过肾脏代谢，但考虑有耳毒性且副作用较大，仅在其他药物疗效不佳及重度膀胱结核时使用。

（3）疗程结束后 3、6、12 个月复查，细菌学培养连做 3 天；若病情稳定或好转，尿结核分枝杆菌持续阴性，随访 1 年即可。

27. 2 HRZ/4 HR 的含义

（1）属于泌尿系统结核的标准 6 个月化疗方案。

（2）"2"是 2 个月的强化阶段；"4R"是 4 个月的巩固阶段。

（3）单药治疗复发率 80%，两药联用复发率 25%，三药联用复发率 10%。

（4）H、R、Z 均属于肝脏代谢，因此病人肾功能不全时仍可以使用。

（5）链霉素是二线用药，有耳、肾毒性，肾衰竭时禁用。

28. 肾结核肾切除的适应证

（1）无功能肾。

（2）肾实质破坏 2/3 或 2 个大盏以上，且化疗无效。

（3）合并输尿管严重梗阻。

（4）合并难以控制的高血压。

＊ 术后不放置引流，以减少窦道形成的机会。

＊ 前两者为钙化所致，后两者为纤维化后压迫血管和集尿系统所致（熟悉嘛！前文中提到肾损伤的并发症中尿性囊肿纤维化后引发的高血压和肾积水，可联合记忆）。

29. 部分肾切除的适应证

（1）局限性钙化，经 6 周化疗无好转。

（2）钙化病灶逐渐增大。

30. 泌尿系统结核时行尿流改道术

（1）手术适应证：①上尿路积水导致肾功能不全时，先行造瘘挽救肾功能；②输尿管狭窄段过长无法行重建术者；③尿失禁严重影响生活且药物治疗无效（膀胱水平）者；④膀胱以下尿路严重梗阻者。

（2）手术方式：肾造口术、输尿管皮肤造口术、回肠膀胱术。

31. 泌尿系统结核的手术治疗选择

（1）肾切除术。

（2）肾部分切除术。

（3）病灶清除术（适用于不与集尿系统相通的肾实质内结核灶）。

（4）成形手术（针对输尿管狭窄和膀胱挛缩的手术、尿流改道术）。

32. 生殖系统结核

（1）泌尿系统结核 50%～75% 合并男性生殖系统结核，附睾、前列腺、精囊结核常同时存在。附睾结核是最常见的生殖系统结核。

（2）结核的病理改变描述：破坏性（肉芽肿；干酪样变；溃疡等）；修复性（纤维化、钙化）。

33. 膀胱痉挛和膀胱挛缩的区别

（1）膀胱痉挛是一种膀胱黏膜及肌层受结核分枝杆菌引发的炎症刺激后的间歇性收缩，当化疗药物治疗后，病理及症状可逐渐好转。

（2）膀胱挛缩是炎症侵犯肌层，肌层修复后的纤维化改变，是不能被药物治疗逆转的。

（3）膀胱痉挛如果未经合理治疗，可逐渐发展为膀胱挛缩。

＊ 二者临床表现相似，但挛缩更重、持续更久。

＊ 类似于这种区别题，先答共同点，再答不同点，最后答是否可以相互转换。

<table>
<tr>
<td></td>
<td>第四十七章</td>
<td>泌尿系梗阻</td>
</tr>
</table>

1. 肾内"安全阀"机制：肾盂内正常压力约为 10 cmH$_2$O，当压力达到 25 cmH$_2$O 时肾小球停止滤过，肾乳头周围产生裂隙，肾盂内尿液通过小静脉和淋巴回流，肾盂内压力下降，肾小球恢复滤过功能。

   * 安全阀回流的同时，也可带入毒素、病原微生物等从而引发尿源性脓毒症。

2. 上尿路梗阻发生时的病理生理

   （1）肾盂内压力增高时，可传感到肾小球，当滤过压和囊内压力一样时，肾小球滤过停止。

   （2）压力增高对于肾小管的影响：Na$^+$、K$^+$、H$^+$。

   （3）安全阀机制。

3. 肾积水：是指尿液从肾脏的排出受阻，肾盂、肾盏内淤滞的尿液使肾内压力升高，引起肾盂和肾盏扩张、肾皮质萎缩、肾功能减退。

4. 巨大肾积水：指积水量大于 1000 ml，或对于小儿而言，积水量大于 24 h 尿量。

5. 前列腺的分区

   （1）外周区：占 70%，是前列腺癌的好发位置。

   （2）中央区：占 25%。

   （3）移行区：占 5%，是良性前列腺增生的好发位置。

   （4）尿道周围腺体区。

   * 间质（平滑肌和纤维组织）增生（而不是腺体增生）是前列腺增生的主要病理改变，正常时，间质占前列腺的 45%，增生时可至 60%。

6. 良性前列腺增生（BPH）引起排尿梗阻的三种因素

   （1）机械性梗阻。

   （2）动力性梗阻（α 受体搞的鬼：膀胱颈附近 α - 肾上腺能受体含量丰富）。

   （3）继发性膀胱功能障碍（由代偿转变为失代偿的过程）。

7. 良性前列腺增生的症状

表 47-1　良性前列腺增生的症状

症状	具体表现
储尿期症状	（1）即膀胱刺激症状 （2）最常见、最早出现的症状 （3）夜尿增多是储尿期症状中最明显的 （4）早期可出现急迫性尿失禁，晚期可出现充溢性尿失禁

续表

症状	具体表现
排尿期症状	（1）即梗阻症状 （2）进行性排尿困难是 BPH 最重要的症状 （3）经历排尿踌躇、费力、尿线细、射程短、排尿时间长等
排尿后症状	排尿不尽，尿后滴沥等

8. 良性前列腺增生的并发症

（1）膀胱结石。

（2）泌尿生殖系感染。

（3）上尿路积水。

（4）肾功能不全。

（5）其他：腹股沟疝、脱肛、内痔。

＊ 梗阻（BPH、尿道狭窄或后尿道瓣膜等）、结石（其实也属于梗阻的一种，加重了梗阻）、感染、血尿（肾功能不全），其实都是一个循环，恶性循环。

9. 国际前列腺症状评分（I-PSS）的内容

（1）（储尿期）从入睡到早起的排尿次数（夜尿增多）。

（2）（储尿期）两次排尿间隔是否小于 2 h（尿频）。

（3）（储尿期）排尿是否不能等待（尿急）。

（4）（排尿期）是否排尿用力。

（5）（排尿期）是否尿线变细。

（6）（排尿期）是否间断性排尿。

（7）（排尿后）是否有排尿不尽感。

＊ 关注最近一个月的上述症状，每项 0～5 分（5 分就是几乎每次，3 分就是近一半是）。轻度症状：0～7 分；中度症状：8～19 分；重度症状：20～35 分。

＊ 除了 I-PSS，还需要关注的另一个评分是生活质量评分（0～6 分），只有一个问题：今后生活中始终有此症状会怎样？6 分是很糟糕的。

10. 良性前列腺增生时直肠指检的发现：前列腺体积增大，表面光滑，质地柔韧而有弹性，中央沟变浅或消失。

11. 前列腺增生的检查方法及意义（直肠指检也算在内）

表 47-2 前列腺增生的检查方法及意义

检查方法	临床意义
直肠指检（DRE）	（1）估计前列腺的体积、质地，是否有结节、中央沟的存在 （2）判断括约肌的状况，评估是否存在神经源性膀胱功能障碍
前列腺特异性抗原（PSA）	（1）排除前列腺癌

续表

检查方法	临床意义
前列腺超声检查	（1）测量前列腺体积大小 （2）测定前列腺突入膀胱的程度 （3）测定残余尿体积
尿流率检查	（1）最大尿流率＜ 15 ml/s 说明存在梗阻 （2）最大尿流率＜ 10 ml/s 说明梗阻严重 （3）排尿量在 150 ～ 200 ml 以上时检查比较准确
尿动力学检查	（1）评估膀胱逼尿肌功能与出口的梗阻情况 （2）明确有无神经源性膀胱功能障碍
膀胱镜检查	（1）排除尿道狭窄 （2）排除膀胱肿瘤

12. 良性前列腺增生的鉴别诊断（尿路梗阻的鉴别诊断就是这些）

表 47-3　良性前列腺增生的鉴别诊断

鉴别疾病	鉴别依据
神经源性膀胱功能障碍	（1）多有神经系统损害的症状及体征 （2）肛门指诊示括约肌松弛 （3）尿动力学检查可明确该诊断
膀胱颈硬化症	（1）发病年龄较轻，通常于 40 ～ 50 岁时出现症状 （2）直肠指检示前列腺体积不增大 （3）膀胱镜检查可明确该诊断
膀胱肿瘤	（1）膀胱颈附近的肿瘤可引起排尿梗阻症状 （2）B 超检查可发现膀胱内占位 （3）膀胱镜检查可明确该诊断
前列腺癌	（1）直肠指检时可触及硬性结节 （2）PSA 水平明显增高 （3）前列腺 MRI 可见前列腺占位 （4）必要时行穿刺活检明确诊断
尿道狭窄	（1）通常有尿道损伤或感染的病史 （2）直肠指检示前列腺体积可不增大 （3）尿道镜检查可明确该诊断

* 膀胱颈硬化症：（膀胱颈就是膀胱出口处靠近尿道内括约肌的位置）膀胱颈部因各种原因反复发生炎症反应，局部纤维化增厚，膀胱镜下可见膀胱出口处的黏膜褶皱增厚，往往非手术治疗无效，原则上需手术治疗。

13. 良性前列腺增生的治疗

（1）短期目标：缓解下尿路症状。

（2）长期目标：延缓疾病发展，预防肾功能不全。

（3）总体目标：控制药物副作用，保持较高生活质量。

（4）治疗方式：等待观察；药物治疗；手术治疗；其他治疗。

※ 每个家庭肯定会有下尿路症状的中老年病人，可以通过指导他们怎么治疗，来记忆此章节知识点。

14. 前列腺增生等待观察的适应证（以 I-PSS 为指导依据）

（1）I-PSS 评分≤ 7 分。

（2）虽然 I-PSS 大于 7 分，但生活质量未受明显影响。

15. 良性前列腺增生的药物治疗选择

表 47-4　良性前列腺增生的药物治疗选择

药物	特征
α - 受体阻滞剂 坦索罗辛	（1）松弛平滑肌，缓解动力性梗阻 （2）起效快，可迅速缓解症状
5α - 还原酶抑制剂 非那雄胺	（1）抑制睾酮转化为双氢睾酮 （2）抑制前列腺增生，缓解机械性梗阻 （3）3 ～ 6 个月后开始起效
M 受体阻滞剂 托特罗定	可明显缓解储尿期症状
植物制剂	很多植物类药物被认为有效，如普适泰片

＊ 药物的副作用：α - 受体阻滞剂，直立性低血压；非那雄胺，勃起障碍，性欲低下；M 受体阻滞剂，青光眼等禁用。

＊ 有较高发生癌症风险的病人：非那雄胺。储尿期和排尿期症状均较重的病人：托特罗定。

16. 良性前列腺增生的手术适应证

（1）绝对适应证：①反复尿潴留；②反复尿失禁；③反复感染；④反复血尿；⑤上尿路积水扩张伴（或不伴）肾功能损害。

（2）相对适应证：经保守治疗后无法缓解的下尿路症状和残余尿量增加。

17. 前列腺增生的其他治疗选择（除等待观察、药物及手术治疗外）

（1）适用于不能耐受手术的病人。

（2）微波、射频、激光、球囊扩张、前列腺支架等。

第四十八章 尿石病

1. 尿石病：多种病理因素相互所用引起的泌尿系统内任何部位的结石病，包括肾结石、输尿管结石、膀胱结石和尿道结石。

2. 尿石病的三大突破性进展
   （1）体外冲击波碎石。
   （2）体内碎石。
   （3）代谢评估（评估成石危险因素的标准）。

3. 尿石病的流行病学
   （1）结石的构成：由晶体和基质组成，其中晶体占结石干重的 97%。
   （2）草酸钙结石：发生率最高，X 线密度 0.5。
   （3）磷酸钙结石：X 线密度最高（和骨头相同）。
   （4）尿酸类结石：多发于男性，密度最低，透 X 线（0.05）。
   （5）磷酸铵镁结石：多发于女性，半透 X 线（0.2）。
   （6）胱氨酸结石：多发生于儿童，半透 X 线（0.15）。
   * 含钙类是不透 X 线的，男（尿酸类）、女（磷酸铵镁）、少（胱氨酸）都可透过 X 线。

4. 结石的成因
   （1）成，即为"形成"：①第一驱动力是尿液过饱和，即结石形成的四大步骤；②尿饱和度与结石抑制因子之间的失衡。
   （2）因，即为"病因"：包括内在因素（代谢障碍、局部因素），外在因素（药物因素、气候饮食等）。
   ※ 记忆：高钙尿＋结石了，你还吃药。

5. 结石形成的四大步骤
   （1）晶核形成：异质性成核，如上皮细胞碎片、管形、红细胞、基质。
   （2）结晶生长：离子不断沉积。
   （3）结晶聚集：几个结晶之间相互结合。
   （4）结晶滞留：结晶或其聚集体黏附于上皮。

6. 常见的结晶抑制因子
   （1）枸橼酸盐。
   （2）焦磷酸盐。
   （3）镁。
   * 结晶抑制因子通过直接抑制和间接抑制（络合因子的作用）两种方式来发挥作用。

※ 记忆：聚集美，枸焦美。

7. 各种常见结石的内在成因

表 48-1　常见结石的内在成因

结石	结石成因
草酸钙结石	四大原因： （1）高钙尿（2）高草酸尿（3）高尿酸尿（4）低枸橼酸尿 *高尿酸尿，与草酸钙结石的晶核是一致的
磷酸钙结石	（1）成因在于肾酸化能力减弱，致使尿中 pH 值升高 （2）多见于肾小管性酸中毒（排酸受抑，尿呈碱性）
磷酸铵镁结石	（1）由尿路感染引起的结石 （2）变形杆菌：最常见的病原菌 （3）尿 pH 升高时容易引起
尿酸结石	（1）首要因素：尿 pH 持续过低，具有明显的 pH 值依赖性 （2）尿酸产生过量、排泄过多
胱氨酸结石	（1）是一种罕见的常染色体隐性遗传病 （2）肾小管对胱氨酸的转运发生障碍，重吸收减少 （3）易在 pH 值低时产生结石

* 含"磷酸"的结石（磷酸钙、磷酸铵镁）易在碱性环境中形成，而含"酸"的结石（尿酸、胱氨酸）易在酸性环境中形成。

8. 感染性结石

（1）包括：磷酸铵镁结石（鸟粪石）、碳酸磷灰石、尿酸铵结石。

（2）细菌：变形杆菌，分泌解脲酶。

（3）机制：一方面，解脲酶分解尿素为氨和二氧化碳，使尿液呈碱性，且分别构成了各类感染性结石；另一方面，变形杆菌破坏黏膜上皮，创造有利于结石锚定的机会，便于黏附。

* 考试相关提问：感染性结石和结石引发的感染有什么区别？（病原菌、机制、治疗顺序均需考虑）。

9. 容易引起结石的几种药物

（1）糖皮质激素：引起骨骼脱钙，导致高钙尿。

（2）维生素：维生素 C 多时，尿中草酸含量增高；维生素 D 或鱼肝油增多时，钙吸收增加，引起高钙尿。

（3）磺胺类药物：本身可直接形成磺胺结石。

（4）头孢曲松钠：可形成头孢曲松钙结晶。

※ 记忆：GC 维 C，磺胺头孢。

10. 三聚氰胺结石的主要成分：二水尿酸和尿酸铵的混合结石。

11. 尿石病的结石防治体系构成：2 个目的，3 个疗法

（1）目的：①去除病因，防止复发；②去除结石，保护肾脏功能。

（2）疗法：①饮食疗法（水化、食物）；②药物疗法（溶石、防石、排石）；③外科疗法。

* 溶石中：90% 的尿酸结石可以考虑溶石，其余的结石疗效欠佳。

* 传统结石的外科适应证：痛、梗阻、感染、代谢活跃性结石（※ 简称：痛更带感，即痛梗代感）；随着体外碎石和体内碎石技术的发展，适应证拓宽，只要结石自排困难，伴有症状的，结合病人自身情况，均可考虑手术治疗。

12. 复杂性尿石病的处理原则和顺序

表 48-2　复杂性尿石病的处理原则和顺序

临床情况	处理原则
双侧输尿管结石	当客观情况相似时，首先处理主观症状重或技术上容易处理的一侧，全身情况许可时可双侧同时处理；如果双侧都处理不了，尽量先行输尿管插管或肾造瘘
双侧肾脏结石	（1）如果总肾功能正常：首先处理肾功能较差的一侧 （2）如果总肾功能较差：首先处理肾功能较好的一侧 （3）亦可同时做对侧肾造瘘，尽可能纠正肾功能
一侧输尿管结石合并对侧肾结石	首先处理输尿管结石
膀胱结石	（1）取出结石 （2）更为重要的是进行病因治疗，如解除梗阻、控制感染
结石继发于畸形	若有明确的整形适应证，应同时处理结石和畸形

* 结石这儿明白一个道理：代谢评估之所以成为三大突破之一，是发现了结石背后的原因，结石只是代谢病因的一个表现，且是肾脏局部的表现，病因可为甲状旁腺、代谢性骨病等，结石只是全身疾病的一个暗示。

13. 泌尿系结石的自排率

（1）肾结石：5 mm 结石的自排率为 50%，6 mm 结石为 20%，≥ 10 mm 者难以排出。

（2）输尿管结石：上段 25%，中段 45%，下段 70%。

（3）总体：≤ 4 mm 的上尿路结石自排率约为 80%。

14. 泌尿系结石的药物疗法和饮食疗法

表 48-3　泌尿系结石的药物疗法和饮食疗法

结石疗法	具体方法
溶石疗法	（1）仅对于非钙性结石有效（仅占总体 10% 左右） （2）90% 的尿酸结石可以被彻底溶解 （3）磷酸铵镁结石和胱氨酸结石只能部分溶解
排石疗法	代表药物 α_1- 受体阻滞剂（坦索罗辛），仅用于输尿管下段结石
止痛疗法	（1）第一选择：非类固醇类抗炎药 （2）第二选择：麻醉类镇痛剂 ± 阿托品 （3）针灸：三阴交穴、肾俞穴、腰腿穴

续表

结石疗法	具体方法
饮食疗法	（1）日尿量 2000 ml 以上（因此每日的饮水量为 2500～4000 ml） （2）低钙饮食是错误的理念 （3）重点限制草酸的摄入 （4）柑橘类水果富含枸橼酸钾

15. 完整的结石的诊断包括三方面

（1）病因的诊断（代谢评估）。

（2）结石本身的诊断。

（3）并发症的诊断。

16. 鹿角形结石：充满肾盂和肾盏的分枝状结石，其外形类似鹿角，称鹿角形结石。

17. 肾结石的临床表现

表 48-4　肾结石的临床表现

临床表现	临床特征
腰痛	（1）病人多有腰胁部的深在性疼痛（绞痛、钝痛） （2）排石时出现肾绞痛，可放射至膀胱甚至睾丸（肾-睾反射）
血尿	（1）多发生在疼痛之后 （2）血尿的存在是同其他急腹症鉴别的重要依据
排石	是诊断尿石症的有力证据
感染	如果梗阻持续存在，可能发生感染

18. 如何通过 KUB 与超声对结石的性质做出经验性判断

表 48-5　如何通过 KUB 与超声对结石的性质做出经验性判断

解释类型	影像学特点
草酸钙结石 磷酸钙结石	含钙的高密度影
磷酸铵镁结石	（1）X 线半透光的鹿角形结石 （2）"鹿角"边缘比较锐利
胱氨酸结石	（1）X 线半透光结石，呈均匀磨砂玻璃状（磨玻璃是因为含硫原子） （2）有时呈鹿角形结石，但"鹿角"圆钝
尿酸结石	光阴声阳：在 KUB 上不显影，但是超声可检出

＊ 超声与 KUB 连用作为常规，准确率相当于 IVU。

＊ 诊断方面 CT 不作为首选。

* 简化式代谢评估：尿检＋血检＋结石分析

全面性代谢评估：在简化式代谢评估的基础上＋ 24 h 尿定量分析。

19. 肾结石的外科治疗选择

表 48-6　肾结石的外科治疗选择

外科治疗	适应证	禁忌证或操作方法
体外冲击波碎石术（ESWL）	（1）5 ～ 20 mm 的肾结石	绝对禁忌证：妊娠妇女 相对禁忌证： （1）结石体积过大 （2）结石远端尿路狭窄 （3）急性尿路感染 （4）严重心律失常 （5）凝血功能障碍 （6）少尿性器质性肾衰竭
经皮肾镜取石术（PCNL）	主要治疗复杂性肾结石：（2 多胱鹿） （1）＞ 20 mm 的肾结石 （2）多发性肾结石 （3）鹿角形肾结石 （4）胱氨酸结石（太硬）	
开放式手术	（1）ESWL 和 PCNL 失败者 （2）体积过大或数量过多的复杂性结石 （3）需取石同时行尿路成形者 （4）肾功能丧失需行肾切除者	（1）肾盂切开取石术 （2）非萎缩性肾实质切开取石术 （3）肾部分切除术 （4）肾切除术

20. 体外冲击波碎石的并发症：肾实质受损、血尿、周围血肿、石街、绞痛、尿源性脓毒症。根据并发症来考虑禁忌证：凝血功能障碍、结石体积过大、结石远端尿路狭窄、急性尿路感染、心肺肾功能不全。

21. 输尿管的三分段

（1）上段：输尿管肾盂连接处-骶髂关节上缘。

（2）中段：骶髂关节上缘-骶髂关节下缘。

（3）下段：骶髂关节下缘-膀胱入口。

22. 输尿管的三个生理性狭窄

（1）肾盂输尿管连接处。

（2）输尿管跨越髂血管处。

（3）输尿管膀胱连接处。

* 实际上结石最易停留或嵌顿的部位是上段输尿管的第三腰椎水平及其附近。

23. 输尿管膀胱连接处的结石：疼痛位于耻骨上区，表现为绞痛伴膀胱刺激征，因为输尿管远端肌肉与膀胱三角区肌肉相连。

24. 输尿管结石的治疗选择

表 48-7　输尿管结石的治疗选择

治疗选择	适应证
体外冲击波碎石术	（1）首选的治疗方法 （2）但相比于肾结石粉碎难度大一些
输尿管镜取石术（URS）	（1）中段和下段输尿管结石的第一线选择 （2）对于上段结石，如果 ESWL 失败，也可行该方法
输尿管切开取石术	（1）ESWL 和输尿管镜取石失败者 （2）合并远端输尿管梗阻（狭窄、瓣膜、息肉等）

* 小于 1 cm 的结石均可用 ESWL，大于 1 cm 的选用 PCNL 或 URS（URL）。

25. PCNL 的适应证

（1）ESWL 治疗失败或输尿管镜逆行失败的输尿管上段结石。

（2）L_4 横突水平以上较大的输尿管结石。

（3）结石直径 1 cm 以上、息肉包裹或梗阻较重。

（4）合并肾结石、UPJO 等疾病者需顺行经皮穿刺肾造瘘一并处理。

26. 输尿管镜碎石术适应证

（1）体外碎石失败者。

（2）输尿管中下段结石者。

（3）结石定位困难，不能行体外碎石者。

（4）嵌顿性结石者。

27. 膀胱结石的治疗方法

表 48-8　膀胱结石的治疗方法

治疗选择	适应证
经尿道取石术	直径＜4 cm 的单纯膀胱结石
体外冲击波碎石	直径较小，并能一次性粉碎的结石
开放式手术	（1）直径＞4 cm 的结石 （2）较硬的结石 （3）有膀胱镜检查禁忌的病人

※ 记忆：硬 4 禁忌（硬是禁忌）。

第四十九章 泌尿、男性生殖系统肿瘤

1. 肾肿瘤的特征
   （1）恶性肿瘤占绝大多数，但泌尿系统最常见的恶性肿瘤是膀胱癌。
   （2）良性肿瘤：肾血管平滑肌脂肪瘤（angiomyolipoma，AML）。
   （3）恶性肿瘤：肾细胞癌、尿路上皮癌（包括肾盂癌、输尿管癌、膀胱癌等）、肾母细胞瘤、肾转移瘤。
   （4）成人肾肿瘤最常见的是肾细胞癌，小儿最常见的肾肿瘤是肾母细胞瘤。
2. 肾血管平滑肌脂肪瘤的影像学特征

表 49-1　肾血管平滑肌脂肪瘤的影像学特征

检查方法	影像学特征
B 超	（1）边界清楚的高回声肿物（80% 脂质） （2）后方伴声影
CT	（1）是最有效和可靠的诊断方法 （2）边界清晰的低密度肿物，CT 值为负值（富含脂肪）
MRI	（1）脂肪成分在 T_1 加权表现为强信号 （2）在 T_2 加权表现为低强度信号

* 肾癌 CT 增强后虽然没有肾实质明显，但也是正值。

3. 肾血管平滑肌脂肪瘤的特征
   （1）又称肾错构瘤，是一种良性疾病。
   （2）与结节性硬化症关系密切，两者可同时存在。
   （3）组织学上脂肪成分最多，可占瘤体的 80%。
   * 结节性硬化：是常染色体显性遗传的神经皮肤综合征，表现为皮肤病变、癫痫、智力下降以及肾错构瘤。

4. 肾血管平滑肌脂肪瘤的治疗

表 49-2　肾血管平滑肌脂肪瘤的治疗

临床情况	治疗方法
无症状且小于 4 cm	每半年复查影像检查，动态观察瘤体大小
有症状且小于 4 cm	选择性肾动脉栓塞治疗
有症状且大于 4 cm	（1）保留肾单位手术（NSS） （2）或选择性肾动脉栓塞治疗
特殊情况	肾切除术

※ 记忆：症 4 特殊，真是特殊。

* 特殊情况包括如下（出现下列情况时，行肾切除术须慎重）：①肿瘤生长较快，可疑癌变；②全肾侵犯；③不能控制的危及生命的出血。

5. 肾母细胞瘤的特征

（1）又称：Wilms 瘤、胚胎瘤。

（2）是婴幼儿最常见的泌尿系统肿瘤，占儿童泌尿生殖肿瘤的 80%。

（3）转移：肾蒂淋巴结；远处肺转移最为常见。

（4）最常见的症状：腹部肿块（表面光滑、有一定活动度、中等硬度、无压痛）。

* 肿瘤生长迅速，剖面呈鱼肉样膨出，灰白色常有出血坏死，其间有囊腔形成。

6. 肾母细胞瘤的鉴别诊断

（1）畸胎瘤。

（2）血管平滑肌脂肪瘤。

（3）肾上腺神经母细胞瘤。

（4）巨大肾积水。

7. 肾母细胞瘤的治疗

（1）综合治疗：手术、放疗和化疗。

（2）手术方式：肾切除术（经上腹横切口）。

（3）化疗药物：多柔比星、长春新碱、放线菌素 D。

※ 记忆：尤因肉瘤的治疗方法与肾母细胞瘤的治疗方法类似，其口诀为三文鱼（代表手术、放疗、化疗都用上）。

8. 肾实质上皮性肿瘤的分类

（1）透明细胞癌：最常见。

（2）嗜色细胞癌（乳头状肾细胞癌）。

（3）嫌色细胞癌。

（4）集合管癌。

（5）未分类癌。

* 肾癌常为单个肿瘤，从肾小管上皮细胞发生，外有假包膜。最先转移的淋巴结：肾蒂淋巴结。

9. 肾癌的三联征

（1）腰痛。

（2）血尿。

（3）腹部肿块。

* 三种症状都出现者仅有 10%，肾癌多数为无症状肾癌。

10. 肾癌的肾外表现

表 49-3 肾癌的肾外表现

肾外表现	出现原因
发热	多为低热，可能为肿瘤坏死、出血所致
贫血	血尿可能是其原因
高血压	肾素产生过多或肿瘤压迫肾动脉引起
高血钙	肿瘤分泌甲状旁腺素样物质引起
红细胞沉降率增快	如果同时出现发热和红细胞沉降率增快，预后一般较差
红细胞增多症	促红细胞生成素分泌较多所致
肝功能异常	ALT 升高，凝血酶原时间延长
精索静脉曲张	可能为肾静脉癌栓引起

* 高血钙、高血压和红细胞增多是由于内分泌所致。

11. 肾细胞癌的影像学检查

表 49-4 肾细胞癌的影像学检查

影像学检查	特征
B 超	（1）大多数无症状的肾癌可由超声发现 （2）准确鉴别肾肿块是囊性还是实质性 （3）准确鉴别肾癌和肾血管平滑肌脂肪瘤
CT	（1）诊断肾癌最可靠的影像学方法 （2）表现为肾实质内不均质肿块 （3）平扫 CT 值略低或与肾实质相似 （4）增强后肿瘤 CT 值增强，但明显低于正常肾实质
MRI	（1）T_1 加权像上呈低信号，T_2 加权像上呈高信号 （2）明确肾癌侵犯范围，明确有无静脉内癌栓及淋巴结转移

* 肾癌的影像学诊断准确性比较高，因此常规不行活检，仅诊断不明确时采用。

12. 常用的肾癌分期方法

（1）Robson 分期标准

Ⅰ 期：肾癌癌细胞位于肾包膜内。

Ⅱ 期：肾癌癌细胞侵入肾周围脂肪，但仍然局限于肾周围筋膜内。

Ⅲ 期：肾癌癌细胞侵犯肾静脉或局部淋巴结，有或无下腔静脉、肾周围脂肪受累。

Ⅲa 期：肾癌癌细胞侵犯肾静脉或下腔静脉。

Ⅲb 期：区域性淋巴结受累。

Ⅲc 期：同时累及肾静脉、下腔静脉、淋巴结（同侧肾上腺）。

Ⅳ 期：肾癌癌细胞远处转移或侵犯邻近器官。

Ⅳa 期：肾癌癌细胞侵犯除肾上腺外的邻近器官。

Ⅳb 期：肾癌癌细胞远处转移。

※ 记忆：3 静淋。

（2）TNM 分期中的 T 分期

T_1：局限于肾，肿瘤最大径 $\leq$ 7 cm。

T_2：局限于肾，肿瘤最大径 > 7 cm。

T_3：侵及大静脉或肾周组织，但未到达同侧肾上腺或超出肾筋膜。

T_4：超出肾筋膜。

13. 肾癌的治疗

表 49-5　肾癌的治疗

治疗方法	具体操作
肾癌根治性切除术	（1）肾癌最主要的治疗方法 （2）切除范围：肾周筋膜、肾周脂肪、患肾、同侧肾上腺、肾门淋巴结、髂血管分叉以上输尿管 （3）肾静脉或下腔静脉内的癌栓应同时取出
保留肾单位手术	（1）孤立肾或双侧肾癌 （2）且肿物位于肾上、下极或周边，单发，直径小于 7 cm
免疫治疗	（1）IFN、IL-2 （2）对于转移性肾癌有较好的效果，特别是 IL-2
靶向治疗	（1）对于晚期肾癌（透明细胞癌）有一定的效果 （2）酪氨酸激酶抑制剂（TKI，如舒尼替尼）

* 肾细胞癌对于放化疗均不敏感，因此肾癌不常规使用放化疗。

* 预后：Robson Ⅰ 期 60% ～ 90% 存活率；Ⅱ 期 40% ～ 80%；Ⅳ 期 2% ～ 20%。

14. 肾盂输尿管上皮性肿瘤的诊断

表 49-6　肾盂输尿管上皮性肿瘤的诊断

诊断方法	临床意义
尿常规	大多数可发现肉眼血尿
IVU 和 RP	可发现肾盂、输尿管内充盈缺损
CT 和 MRI	对于肿瘤的诊断及分期有重要的作用
尿细胞学检查	大多数可发现癌细胞，但无法定位肿瘤细胞来源
输尿管镜检查	（1）可见患侧输尿管口喷出血性尿液 （2）可收集肾盂尿进行细胞学检查 （3）可直接取活检行病理检查

15. 肾盂、输尿管癌的治疗

表 49-7　肾盂、输尿管癌的治疗

治疗方法	具体操作
半系切除	（1）最标准的治疗方法 （2）切除范围：肾、全长输尿管切除，输尿管开口部位膀胱壁袖套状切除
局部切除	（1）孤立肾或对侧肾功能已受损 （2）且肿瘤细胞分化良好，无浸润的带蒂乳头状肿瘤（类似 T_a）
灌注治疗	化疗药物或生物制剂灌注治疗，术后预防复发
全身放 / 化疗	$T_{2\sim3}$ 术后淋巴结转移，T_4 术后，以及无法切除的

16. 肾盂、输尿管肿瘤的特征
（1）除前尿道外，其余尿路上皮均为移行上皮。
（2）肾盂上皮肿瘤仅占尿路上皮肿瘤的 5%，而输尿管仅占 1% 左右。
（3）吸烟是尿路上皮肿瘤非常重要的致病因素。

17. 肾盂、输尿管癌的随访
（1）尿路上皮癌有多中心复发倾向，因此定期随访非常关键。
（2）评估器官：膀胱、对侧肾输尿管、可能发生转移的器官。
（3）随访时间：术后 1 年内每 3 个月随访一次。
（4）随访内容：查体、尿常规、膀胱镜检查，如果有症状可行胸部 CT 或骨扫描。

18. 膀胱肿瘤的癌前病变
（1）膀胱埃及血吸虫病（致鳞癌）。
（2）膀胱白斑。
（3）腺性膀胱炎。

19. 膀胱癌的两大致病因素
（1）吸烟。

（2）长期接触工业化学产品（如胺类，亚硝酸盐）。

（3）其他：慢性感染、结石刺激、咖啡、NSAIDs等。

20. 膀胱肿瘤的病理（图49-1，代表吸烟＋侧壁、后壁）

（1）好发位置：膀胱侧壁和后壁。

（2）其次位置：三角区和顶部。

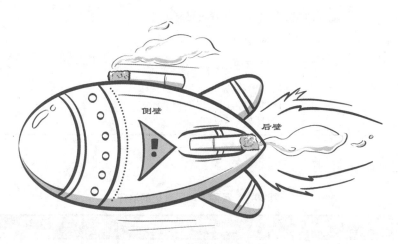

图49-1　膀胱肿瘤记忆

21. 膀胱肿瘤的生长方式

（1）腔内生长：乳头状瘤、乳头状癌。

（2）浸润生长：内翻性乳头状瘤、原位癌、浸润性癌。

22. 尿路肿瘤的组织学分级

（1）低度恶性潜能尿路上皮乳头状肿瘤（PUNLMP）。

（2）低分级乳头状尿路上皮癌。

（3）高分级乳头状尿路上皮癌。

23. 膀胱肿瘤的浸润深度

表 49-8　膀胱肿瘤的浸润深度

肿瘤分期	浸润深度		比例 %
T_a	非浸润性乳头状癌		75～85
T_{is}	非浸润性扁平状癌（原位癌）		
T_1	浸润黏膜或黏膜下层		
T_2	浸润肌层	T_{2a}：肿瘤侵入浅肌层（内 1/2）	15～25
		T_{2b}：肿瘤侵入深肌层（外 1/2）	
T_3	浸润膀胱周围组织	T_{3a}：显微镜下见肿瘤浸润	
		T_{3b}：肉眼下见肿瘤浸润	
T_4	浸润邻近器官：前列腺、精囊、子宫、阴道、盆腔壁或腹壁		

* 其中在非肌层浸润性膀胱癌中，70% 为 T_a 期，20% 为 T_1 期，10% 为 T_{is}，所以在总体中 T_{is} 只是占很小的比例。

24. 膀胱癌的临床表现

表 49-9　膀胱癌的临床表现

临床表现	特征
血尿	最常见：全程无痛性间歇性肉眼血尿（类似破溃症状）
膀胱刺激症状	肿瘤坏死、溃疡或合并感染所致
排尿困难	肿瘤堵塞膀胱出口所致（梗阻症状）
晚期症状	输尿管梗阻、尿毒症、消瘦等

25. 膀胱癌的诊断方法

表 49-10　膀胱癌的诊断方法

检查方法	临床意义
尿常规	明确有无血尿
超声	发现膀胱内占位，显示肿瘤浸润深度，协助临床分期
CT	明确膀胱外浸润及淋巴结转移有帮助
MRI	明确膀胱壁浸润深度较 CT 准确
膀胱镜检查	最为重要的检查
光动力学诊断	膀胱肿瘤对于某些光敏物质具有特异性黏附作用，光敏物质在一定波长激发下可发出特异性荧光，可帮助判断病变位置

* 近年来的方法：尿脱落细胞，流式细胞术（FCM），荧光原位杂交技术（FISH）。肿瘤标志物：BTA；NMP22。

26. 膀胱癌的鉴别诊断

表 49-11　膀胱癌的鉴别诊断

鉴别疾病	鉴别依据
其他尿路上皮肿瘤	（1）肾盂、输尿管癌同样表现为无痛性全程肉眼血尿 （2）B 超、CT、MRI 等可见上尿路肿瘤 （3）输尿管镜可明确诊断
其他引起血尿的疾病	（1）泌尿系感染、肾结核、前列腺增生、肾结石等 （2）根据上述疾病的特点可进行准确的鉴别

27. 非肌层浸润性膀胱癌（NMIBC）的治疗

表 49-12　非肌层浸润性膀胱癌的治疗

治疗方法	具体操作
经尿道膀胱肿瘤切除术（TURBT）	（1）范围：包括肿瘤基底部周边 2 cm 的膀胱黏膜 （2）深度：直至露出正常的膀胱壁肌层
膀胱内灌注治疗	（1）所有 NMIBC 病人均需行灌注治疗 （2）NMIBC 可分为低危、中危、高危：①低危术后即刻膀胱灌注，单次即可；②中危和高危，术后即刻膀胱灌注＋诱导及维持灌注 （3）灌注化疗（ABC）：多柔比星、表柔比星、丝裂霉素 C （4）生物制剂：BCG、IFN、A 群链球菌制剂 （5）疗程：每周 1 次，维持 8 周，8 周后每月 1 次，维持 1～2 年 （6）不良反应：化学性膀胱炎，相对来说 BCG 的副作用更大一些，仅用于高危或原位癌（CIS）病人

28. NMIBC 的低危、中危、高危

（1）**低危**（符合以下全部条件）：原发、单发、T_a 低级别（G_1），直径＜3 cm，没有 CIS。

（2）**中危**：不符合低危和高危的 NMIBC 条件。

（3）**高危**（符合以下其中一项条件）：① T_1 期肿瘤；② CIS；③ G_3（高级别）肿瘤；④同时符合多发、复发和直径＞3 cm 的 T_a 低级别（$G_{1\sim2}$）肿瘤。

29. NMIBC 考虑根治性膀胱切除的症状

（1）多次复发的 NMIBC。

（2）CIS 和 T_1G_3 肿瘤经 TURBT 及膀胱灌注治疗无效。

＊ 部分膀胱切除术后极易复发，仅在病人强烈要求保留膀胱时候考虑，适应证需谨慎考虑。

30. 肌层浸润性膀胱癌的治疗

表 49-13　肌层浸润性膀胱癌的治疗

治疗方法	具体操作
根治性膀胱切除术	（1）是肌层浸润性膀胱癌的标准治疗方法 （2）切除范围：膀胱、盆腔淋巴结，男性包括前列腺和精囊，必要时全尿道切除；女性还包括尿道、卵巢、子宫、阴道前穹隆 （3）同时行尿流改道，最常用原位新膀胱术、回肠通道术、输尿管皮肤造口术
膀胱部分切除术	（1）T_2、T_3 低级别，单个局限肿瘤，如果病人不能耐受全切，也可采用膀胱部分切除术 （2）切除范围：距肿瘤边缘 2 cm 以内的全层膀胱壁 （3）如肿瘤累及输尿管口，切除后做输尿管膀胱吻合术
经尿道膀胱肿瘤电切术	极少数分化良好、局限的 T_{2a} 期肿瘤
放疗＋化疗治疗	不愿手术或不能耐受手术

　　* 膀胱癌的分期和分级是最重要的预后因素。

31. Gleason 分级系统：是前列腺癌最常应用的分级系统，该系统由前列腺癌腺泡的生长形式而定，按照细胞的分化程度由高到低分为 1 ～ 5 级，把所占区域最大的级别定为最常见生长型，其次为次常见生长型，这两种常见的生长形式影响肿瘤的预后。

32. Gleason 评分系统：最常见的癌肿生长形式组织学分级数和次常见的组织学分级数，两者之和即为评分，范围为 2 ～ 10 分。

33. 前列腺癌的 TNM 分期（AJCC 第七版）

表 49-14　前列腺癌的 TNM 分期（AJCC 第七版）

T 分期	具体描述
T_{1a}	偶发肿瘤体积＜所切除组织体积的 5%
T_{1b}	偶发肿瘤体积＞所切除组织体积的 5%
T_{1c}	单纯 PSA 水平升高，穿刺活检诊断前列腺癌
T_{2a}	肿瘤局限于腺体内，并小于单叶的 1/2
T_{2b}	肿瘤局限于腺体内，并大于单叶的 1/2
T_{2c}	肿瘤局限于腺体内，已侵犯两叶
T_{3a}	肿瘤突破前列腺被膜
T_{3b}	肿瘤侵犯精囊
T_4	肿瘤固定，侵犯了除精囊以外的其他组织器官

　　* T_1 期肿瘤是不能扪及且不能被影像学检查发现的临床隐匿肿瘤。

34. 前列腺癌的诊断

表 49-15　前列腺癌的诊断

检查项目	临床特点
直肠指检	可触及前列腺硬性结节
PSA 水平	＞ 4 ng/ml 提示可能为前列腺癌
经直肠超声	（1）外周区低回声病变 （2）偶尔呈高回声、等回声或混合回声
CT 和 MRI	明确有无侵犯和淋巴结转移
骨扫描	明确有无骨转移
前列腺穿刺	金标准，方法：5 区 13 针

35. 前列腺癌的治疗方法

表 49-16 前列腺癌的治疗方法

治疗方法	特征
严密随访、主动监测	适应证： （1）T_{1a} 分期 （2）极低危病人：PSA ＜ 10 ng/ml，Gleason 评分≤ 6 分，阳性活检术 ≤ 3（即部分 T_{1c} 病人），分化良好，预期寿命＞ 10 年
前列腺癌根治术	适应证： （1）局限于前列腺内的肿瘤（T_{1b}、部分 T_{1c}、T_2） （2）T_{3a} 可尝试，因为部分病人最终病理证实是 T_2 期 手术相关： （1）术式：开放手术、腹腔镜手术、机器人辅助手术 （2）不主张对 75 岁以上，或预期寿命低于 10 年的病人行根治性手术
外放射治疗	（1）同手术一样，属于前列腺癌根治性治疗手段 （2）优点：安全有效、并发症发生率低 （3）缺点：易造成直肠放射损伤，疗效稍差于手术
内分泌治疗	适应证： （1）无法行局部根治性治疗者 （2）作为根治性治疗前后的（新）辅助治疗 （3）转移性前列腺肿瘤 治疗相关： （1）包括：去势治疗和抗雄激素治疗 （2）去势治疗：通过药物或手术的方式，使睾酮迅速且持续下降至极 低水平，从而抑制前列腺癌的发展，包括手术（双侧睾丸切除） 和药物去势（促黄体激素释放激素类似物，如醋酸戈舍瑞林） （3）抗雄激素治疗：能同时抑制肾上腺产生的雄激素，如比卡鲁胺 （4）用法：药物去势/手术去势＋抗雄激素治疗是目前最常用的方式， 对于多数病人可获得 5 年以上的生存期，这种方法被称为最大限 度雄激素抵抗
化疗	（1）适应证：内分泌治疗失败的病人，也是系统治疗的一种 （2）常用药物：氟尿嘧啶、环磷酰胺等 （3）效果：相比于内分泌治疗，其效果比较差，因此仅用于内分泌治 疗失败的病人及去势抵抗性前列腺癌

36. 阴茎癌的病因、病理
（1）疾病：多数发生于包茎或包皮过长的病人。
（2）病毒：HPV 16 型及 18 型与阴茎癌的发生有较大的关系。
（3）病理：绝大多数为鳞状细胞癌。
（4）肿瘤形态：原位癌、乳头状癌、浸润癌。
（5）转移：很少浸润至尿道海绵体和尿道，但淋巴结转移（腹股沟淋巴结）极常见。

37. 阴茎癌的临床表现
（1）部位：阴茎头和包皮内板是最常见的部位（即包皮垢接触的部位）。
（2）表现：阴茎或包皮存在溃疡或肿块。

（3）前哨淋巴结：位于大隐静脉进入股静脉上内侧的淋巴结（常为最早转移的部位，表现为坚硬、固定、无压痛）。

38. 阴茎癌的治疗方法

表 49-17 阴茎癌的治疗方法

治疗方法	临床特点
手术治疗	（1）激光治疗：原位癌可行激光治疗 （2）包皮环切术：局限于包皮的早期肿瘤病人（无淋巴结转移、无深部浸润） （3）阴茎部分切除术：断端距肿瘤边缘 2 cm 以上 （4）阴茎全切术：侵犯全部阴茎时，同时行尿道会阴部造口术 （5）双侧淋巴结清扫：对于有淋巴结转移者，需行双侧淋巴结清扫，一期或二期（术后 2 ～ 6 周）均可
放射治疗	（1）未侵犯阴茎海绵体且无淋巴结转移的小而表浅或溃疡型癌 （2）特别适合年轻人，可保持性功能，单纯放疗即可 （3）并发症：尿道瘘、尿道狭窄
化学治疗	（1）化疗效果不满意，多用于辅助治疗 （2）环磷酰胺、氟尿嘧啶等

* 类似皮肤肿瘤的癌症如黑色素瘤、鳞癌、阴茎鳞癌，二期手术（清淋巴结等）均在术后 4 周左右进行。

39. 睾丸癌的病理

（1）15 ～ 34 岁年轻男性最常发的肿瘤。

（2）分类：原发性肿瘤、继发性肿瘤。

（3）原发性肿瘤：生殖细胞肿瘤、非生殖细胞肿瘤。

（4）生殖细胞肿瘤：根据分化程度分类，分精原细胞瘤、畸胎瘤、卵黄囊瘤、胚胎癌、绒毛膜癌五种，其中后四者称为非精原细胞瘤。

（5）非生殖细胞瘤：间质细胞瘤或支持细胞瘤。

（6）淋巴转移：最先转移到邻近肾蒂的腹主动脉及下腔静脉旁淋巴结，因为生殖动静脉回流至此。

40. 睾丸肿瘤的检查

表 49-18 睾丸肿瘤的检查

检查方法	特点
查体	（1）无痛性睾丸肿大 （2）睾丸增大，质地较硬 （3）透光试验阴性
超声	（1）是睾丸肿瘤的首选检查 （2）判断腹膜后有无淋巴结转移及转移范围

检查方法	特点
肿瘤标志物	（1）hCG：绒毛膜癌 100% 升高，精原细胞癌仅 5% 升高 （2）AFP 甲胎蛋白 （3）LDH 乳酸脱氢酶（肿瘤坏死产物） （4）PALP 胎盘碱性磷酸酶

41. 睾丸肿瘤的治疗

表 49-19　睾丸肿瘤的治疗

治疗选择	临床特征
手术治疗	（1）通过腹股沟入路行根治性睾丸切除术 （2）根据睾丸类型和分期选择不同的手术方式 （3）非精原细胞癌多有腹膜后淋巴结转移的情况，需同时行淋巴结清扫
放疗	（1）精原细胞癌对放疗的敏感性最高 （2）精原细胞癌的治疗：根治性睾丸切除术＋术后放射治疗 （3）大部分非精原细胞癌对于放疗敏感性较低 （4）非精原细胞癌的治疗：根治性睾丸切除＋腹膜后淋巴结清扫＋化疗方案（顺铂为主）
化疗	非精原细胞癌发现时一般比较晚期，多需同时行化疗

※ 记忆：精放，非精＋清化。

第五十章 泌尿、男性生殖系统其他疾病

1. 肾下垂：直立位时，肾下移超过正常的活动范围，即其移动范围超过一个椎体，称为肾下垂。

2. 游走肾：少数病人肾在腹部活动度较大，降至下腹部或盆腔，甚至跨越中线达到对侧腹部，此类肾下垂又称游走肾，是肾下垂的一种。

3. 肾下垂发生的可能原因

   （1）肾窝浅。

   （2）结缔组织松弛。

   （3）泌尿系损伤。

   （4）女性分娩后。

   （5）消瘦。

   * 除了先天因素影响，如本来就瘦、窝浅、周围结缔组织松弛，还受（后天）外伤影响，比如分娩、泌尿系损伤。

4. Dietl 危象：肾下垂发生突然的肾蒂受牵拉或输尿管扭转时，引起急性梗阻，表现为恶心、呕吐、心动过速、蛋白尿、一过性血尿等表现。

5. 肾下垂的临床表现

   （1）泌尿系统症状：肾下垂时可出现血尿，多为镜下血尿。

   （2）消化系统症状：牵拉腹腔神经丛所致。

   （3）神经系统症状：头晕、乏力等表现。

   （4）Dietl 危象。

6. 肾下垂的分度（根据静脉尿路造影结果分度）

表 50-1　肾下垂的分度

分度	具体描述
Ⅰ度	肾盂降至第 3 腰椎水平
Ⅱ度	肾盂降至第 4 腰椎水平
Ⅲ度	肾盂降至第 5 腰椎水平
Ⅳ度	肾盂降至第 5 腰椎水平以下

※ 记忆：IVU 看肾盂，肾盂降至 3.4.5。

7. 肾下垂的诊断

（1）体征：立位时可触及下垂之肾，平卧后肾复位。

（2）IVU：诊断肾下垂最直接的方法，表现为肾盂站立位较平卧位下降超过一个椎体。

（3）超声：可发现肾脏站立位时下降，还可见到站立位时肾脏血流减少。

8. 肾下垂的治疗

（1）保守治疗：绝大多数可行保守治疗，局部注射硬化剂使肾与周围组织发生粘连，有效率 80%，也可用肾托固定。

（2）手术治疗：①适应证为保守无效者、出现明显的肾积水者、肾绞痛者；②手术方式为肾悬吊术、腹腔镜肾固定术、肾包膜剥脱术。

9. 精索静脉曲张的分类

（1）原发性精索静脉曲张。

（2）继发性精索静脉曲张。

（3）亚临床型精索静脉曲张。

10. 精索静脉曲张好发于左侧的原因

（1）左侧精索内静脉瓣膜缺损或关闭不全的发生率高于右侧。

（2）左侧精索内静脉走行较长，且以直角回流入左肾静脉，静水压力较高。

（3）左肾静脉位于主动脉和肠系膜上动脉之间，存在"胡桃夹"综合征。

（4）右髂总动脉压迫左髂总静脉导致左输精管静脉回流受阻。

（5）左侧精索内静脉受乙状结肠的压迫。

* 近端钳夹现象："胡桃夹"综合征。远端钳夹现象：右侧髂总和乙状结肠。

11. 精索静脉曲张的临床分级

表 50-2　精索静脉曲张的临床分级

分级	症状
0 级	（彩超）彩超示静脉管径超过 2 mm，Valsalva 试验不能出现
Ⅰ级	（试验）Valsalva 试验时可出现，但触诊不明显
Ⅱ级	（触诊）在触诊时极易扪及扩张的静脉，但不能看见
Ⅲ级	（看见）病人站立时能看到迂曲的静脉

* Valsalva 动作：让病人站立憋气、增加腹压，使血液回流受阻，触诊曲张的静脉。

12. 精索静脉曲张的手术适应证

（1）重度曲张伴有明显症状者。

（2）轻度精索静脉曲张病人出现精液质量异常、睾丸体积缩小。

（3）精索静脉曲张造成不育。

（4）合并久治不愈的前列腺炎或精囊炎。

* 手术方式以腹腔镜精索静脉高位结扎术为主。

　＊　现在也有介入手术治疗精索静脉曲张，效果与外科手术一样。

　※　记忆：重度、轻度、不育、合并。

13. 鞘膜积液

　（1）定义：阴囊鞘膜腔内液体增多形成的囊肿称为鞘膜积液。

　（2）分类：原发性鞘膜积液、继发性鞘膜积液。

14. 鞘膜积液的分类

表 50-3　鞘膜积液的分类

分类	鞘状突情况
睾丸鞘膜积液	（1）鞘状突闭合正常 （2）最常见的类型
精索鞘膜积液	（1）鞘状突两端闭合 （2）又称为精索囊肿
睾丸、精索鞘膜积液	（1）鞘状突在内环处闭合 （2）与腹腔不相通 （3）又称婴儿型鞘膜积液
交通性鞘膜积液	（1）鞘状突完全未闭合 （2）鞘膜腔与腹腔相通 （3）严重时出现腹股沟斜疝

15. 鞘膜积液的鉴别

　（1）腹股沟斜疝。

　（2）精液囊肿。

　（3）睾丸肿瘤。

16. 鞘膜积液的手术治疗

　（1）鞘膜翻转术。

　（2）鞘膜折叠术（Lord 手术）。

　（3）鞘膜开窗术。

　（4）鞘膜切除术。

　（5）鞘状突高位切断及结扎术。

　※　记忆：类似于将一张纸翻转、折叠。

17. 肾血管性高血压（RVH）：是由于肾动脉狭窄，肾血流减少，肾缺血而导致的高血压性病变，约占恶性高血压的 20%。

　＊　血流量的减少，引发近球细胞和致密斑分泌肾素。

18. 肾血管性高血压的临床特点

　（1）较原发性高血压发病急骤、发展快。

　（2）舒张压升高更明显。

　（3）多数降压药物治疗无效。

（4）可伴有低钾血症（继发性的醛固酮增加）。

19.肾血管性高血压的病因

（1）纤维增生异常。

（2）动脉粥样硬化。

（3）大动脉炎：我国最多见。

20.肾血管性高血压诊断方法特点

（1）腹主动脉肾动脉造影：是诊断肾血管性高血压的标准。

（2）CT血管成像：敏感性和特异性均较高。

（3）与甲巯丙脯酸有关的检查：甲巯丙脯酸肾图、甲巯丙脯酸试验。

（4）肾素活性测定：肾静脉和外周静脉。

21.什么情况下高度怀疑肾血管性高血压

（1）高血压发病急、较重。

（2）无高血压病史，但伴严重高血压，伴低血钾。

（3）高血压病人反复发作肺水肿。

（4）高血压病人，血管紧张素转化酶抑制剂治疗后肾功能恶化。

22.肾血管性高血压的治疗

（1）介入治疗。

（2）内膜剥脱或旁路移植（搭桥）（即动脉-动脉）。

（3）自体肾移植（即原位置的肾动脉病变切除后不能原位接上，需自体移植至髂窝，再将动脉接至髂外动脉）。

（4）肾切除（以上治疗均失败的情况）。

23.肾血管性高血压行肾切除的适应证

（1）血管修复手术失败而对侧肾功能正常者。

（2）肾血管病变广泛难以修复者。

（3）肾内形成弥漫性栓塞者。

（4）肾脏功能丧失而对侧肾功能正常者。

第五十一章　肾上腺疾病的外科治疗

1. 肾上腺
   （1）形状：左侧新月形；右侧三角形。
   （2）组成：皮质占 90%，包括束状带、球状带、网状带，分别分泌糖皮质激素、盐皮质激素、雄激素；髓质占 10%，分泌儿茶酚胺。
   ※ 记忆：糖制的东西一般黏稠，容易拉丝呈束状，所以束状带分泌糖皮质激素。
2. 原发性醛固酮增多症（PHA）：又称 Conn 综合征，肾上腺皮质分泌过量的醛固酮激素，引起以高血压、低血钾、碱中毒和低血浆肾素活性为主要表现的临床综合征。
3. 原发性醛固酮增多症的特点
   （1）在所有高血压病人中占 10% 左右。
   （2）是继发性高血压最常见的病因。
   （3）降压效果不好的疾病：肾血管性高血压、原发性醛固酮增多症（后文简称"原醛"，音同"圆圈"）。
4. 原发性醛固酮增多症的病理

表 51-1　原发性醛固酮增多症的病理

病理类型	特点
特发性醛固酮增多症（IHA）	（1）最常见的类型，占 PHA 的 60% （2）双侧肾上腺球状带增生 （3）症状多不典型 （4）治疗方面：吃药即可
单侧肾上腺增生	（1）具有典型的原醛的表现 （2）单侧肾上腺结节性增生
肾上腺皮质腺瘤	（1）第二常见的病理类型 （2）多数为单侧病变，瘤体直径＞ 3 ～ 4 cm 者考虑恶变
肾上腺皮质腺癌	（1）除分泌大量醛固酮，还分泌糖皮质激素和性激素 （2）肿瘤较大，发展较快，确诊时多已发生转移
家族性醛固酮增多症	较为罕见
异位分泌醛固酮的肿瘤	极为罕见，仅见于少数卵巢癌和肾癌的报道

* 皮质腺癌无论是什么来源，特点均为分泌多种激素、肿瘤较大、发展快、转移早。

5. 原发性醛固酮增多症的临床表现

（1）高血压：一般降压药物效果不佳。

（2）低血钾：晚期的表现，可致病人肌无力、周期性瘫痪。

6. 原发性醛固酮增多症的诊断

表 51-2　原发性醛固酮增多症的诊断

诊断方式	诊断方法	临床特点
定性诊断	（1）醛固酮 / 肾素比值（ARR）	（1）若 ARR ≥ 40，提示醛固酮过多分泌为肾上腺自主性 （2）高血压中筛查原醛最可靠的方法
	（2）血浆醛固酮浓度	若 > 554 pmol/L（20 ng/dl），结合肾素血浆比值可基本诊断原醛
	（3）高盐试验、NaCl 滴注、体位试验等	均是为验证负反馈是否存在，阳性者醛固酮居高不下，前后无明显变化
定位诊断	（1）CT、MRI	多数能看到病变，但无法区分性质
	（2）选择性肾上腺静脉取血（AVS）	（1）是分侧定位原醛的标准 （2）仅适用于无法确定病变侧者

* 体位试验：正常人站立 4 h 后，醛固酮可增加 2 ～ 4 倍；IHA 则比站立前增加至少 33%；而腺瘤型无明显增加。

7. 原发性醛固酮增多症的治疗

（1）药物治疗：糖皮质激素能控制部分原醛，如 IHA，也可用于不可根治切除的肾上腺皮质癌；其他药物，如螺内酯（醛固酮拮抗剂）、阿米洛利。

（2）手术治疗：除 IHA 以外的病因均可考虑手术治疗；手术方式如腺瘤摘除术、单侧肾上腺切除术、双侧肾上腺切除术、肿瘤根治性切除术。

8. 两个相似的概念

（1）Cushing 综合征：机体组织长期暴露于异常增高的糖皮质激素中产生的一系列症状及体征，即皮质醇增多症所引发的症状。

（2）Cushing 病：特指垂体病变引起的皮质醇增多症。

9. 皮质醇症的分类

表 51-3　皮质醇症的分类

ACTH 依赖性皮质醇症	特征
Cushing 病	最常见的类型，约占皮质醇症的 70%
异位 ACTH 综合征	（1）最常见的病因是小细胞肺癌，占 50% （2）其他依次为胸腺瘤、胰岛细胞瘤、支气管类癌

续表

ACTH 依赖性皮质醇症	特征
肾上腺皮质肿瘤	（1）分为肾上腺皮质腺瘤（20%）和皮质癌（5%） （2）对侧肾上腺呈萎缩状态 （3）皮质癌直径通常＞6 cm，常分泌大量的雄性激素等多种激素
肾上腺增生	

10. 皮质醇症的常见临床表现

（1）向心性肥胖（脂代谢紊乱）。

（2）皮肤菲薄（蛋白质代谢紊乱）。

（3）糖耐量下降（糖代谢紊乱）。

（4）高血压、低血钾（球状带）。

（5）性腺功能紊乱（网状带）。

（6）生长停滞（身体）。

（7）神经精神异常（精神）。

11. 皮质醇症的诊断

表 51-4 皮质醇症的诊断

诊断方式	诊断方法	临床特征
定性诊断（四项中至少1项）	（1）深夜血浆、唾液皮质醇 （2）24 h 尿游离皮质醇 （3）过夜 1 mg 地塞米松抑制试验 （4）48 h，2 mg/d 小剂量地塞米松抑制试验	
病因诊断	（1）大剂量地塞米松抑制试验	明确 ACTH 依赖性皮质醇症的病因，Cushing 病可以被抑制，而异位 ACTH 综合征或肾上腺皮质肿瘤不能够被抑制
	（2）血浆 ACTH 测定 （3）促肾上腺皮质激素释放激素（CRH）兴奋试验	明确是否是 ACTH 依赖性
定位诊断	CT、MRI 等影像学	生化检查功能定位是影像解剖定位的基础

12. 肾上腺切除围术期的激素使用

表 51-5 肾上腺切除围术期的激素使用

时期	用量及方法
术前	（1）术前一天 2 mg 地塞米松肌内注射 （2）手术日术前 2 mg 地塞米松肌内注射

时期	用量及方法
术中	术中滴注氢化可的松 100 ～ 200 mg
术后	（1）术后 24 h 再滴注氢化可的松 100 ～ 200 mg 维持 （2）逐渐减量并改为泼尼松口服，25 mg/d 开始 （3）根据病情减至泼尼松 10 ～ 15 mg/d 出院
减药	（1）以后每 4 周减泼尼松 2.5 mg （2）当证实肾上腺分泌功能恢复后可停药，需 6 ～ 8 个月

* 围术期激素使用的目的是防止出现急性肾上腺危象（Nelson 综合征）。

※ 记忆：很有规律，地塞米松、氢化可的松、泼尼松每个出现了两次，即地塞米松 2 mg×2，氢化可的松 200 mg×2，泼尼松 25 mg/d ～ 10 mg/d，出院—2.5 mg/4 w。

13. ACTH 依赖性皮质醇症的治疗

表 51-6　ACTH 依赖性皮质醇症的治疗

手术方法	临床特征
垂体肿瘤和异位 ACTH 肿瘤的切除	（1）Cushing 病：首选经鼻经蝶窦垂体瘤切除术 （2）异位 ACTH 综合征：切除原发肿瘤
ACTH 靶腺切除	（1）无法行手术或手术失败者，ACTH 靶腺切除是最后手段 （2）国内多采用一侧全切，另一侧大部切除 （3）双侧全切术后有可能发生 Nelson 综合征
药物治疗	（1）主要用于术前准备或其他治疗方法不佳时 （2）抑制皮质醇合成过程中的某种酶 （3）米托坦（mitotane）疗效最好

* Nelson 综合征：为治疗皮质醇症行双侧肾上腺全切术后出现的进行性皮肤黑色素沉着及垂体瘤，是肾上腺皮质激素不足的表现。

14. ACTH 非依赖性皮质醇症的治疗

表 51-7　ACTH 非依赖性皮质醇症的治疗

病因	治疗方法
皮质腺瘤	腹腔镜肾上腺腺瘤切除术
结节或腺瘤样增生	同肾上腺腺瘤治疗
肾上腺癌	（1）以手术治疗为主 （2）远处转移时，尽量切除原发病灶，以提高药物治疗效果 （3）米托坦是疗效最好的药物

15. 儿茶酚胺增多症：由肾上腺嗜铬细胞瘤、副神经节瘤与肾上腺髓质增生症等疾病分泌过多儿茶酚胺所致，其共同特点是肿瘤或肾上腺髓质的嗜铬细胞分泌过多的儿茶酚胺（肾上腺素、去甲肾上腺素和多巴胺），引起高血压、高代谢、高血糖等表现的临床综合征。

16. 10% 嗜铬细胞瘤
    （1）10% 是双侧。
    （2）10% 是腺外。
    （3）10% 是恶性。
    （4）10% 是家族性。

17. 嗜铬细胞瘤的病理特征
    （1）虽然仅有 10% 是恶性，但组织学检查不能作为其确诊依据，出现转移时才是真正的恶变。
    （2）与 MEN Ⅱ 有较密切的联系（甲状腺髓样癌、嗜铬细胞瘤和原发性甲旁亢均与 MEN Ⅱ 密切相关）。
    （3）双侧肾上腺嗜铬细胞瘤的病人应警惕 MEN Ⅱ 的存在。
    * MEN Ⅱ：甲髓嗜甲旁。

18. 嗜铬细胞瘤的诊断

表 51-8　嗜铬细胞瘤的诊断

诊断方式	诊断方法	临床特征
定性诊断	（1）血中代谢产物测定（高危筛查）	（1）不同于儿茶酚胺的"间歇性"释放，代谢产物是持续性释放，因此更准确 （2）甲氧基肾上腺素类似物（MNs）是最常用的代谢产物 （3）阴性者几乎能排除嗜铬细胞瘤
	（2）24 h 尿测定（低危筛查）	（1）测定儿茶酚胺或代谢产物 （2）相比于前面，24 h 尿中产物的测定敏感性较低，适用于低危人群的筛查 （3）测定尿中香草扁桃酸（VMA）的含量是常用的方法
定位诊断	（1）影像学定位 （2）功能学定位	（1）CT、MRI 等，敏感性和特异性均较高 （2）^{131}I-MIBG，结构类似去甲肾上腺素，能被嗜铬细胞瘤及肾上腺髓质摄取

19. 嗜铬细胞瘤的围术期管理

表 51-9　嗜铬细胞瘤的围术期管理

围术期	临床特点及管理
术前	（1）扩张周围血管：最常用 α-受体阻滞剂，至少2周（2～6周）效果不佳时可加用钙离子通道阻滞剂，心率较快时加用 β-受体阻滞剂 （2）扩充血容量：如输血、补液等 （3）完善三大指标：（BP，HR，Hct） 　①血压（BP）控制在正常范围 　②心率（HR）小于90次/分 　③红细胞比容（Hct）小于45%
术中	（1）警惕高血压危象或顽固性低血压的发生 （2）摘除肿瘤后加快输血、输液，静脉推注氢化可的松 （3）首选腹腔镜手术
术后	（1）密切关注血压的变化 （2）注意肾上腺功能不全或肾上腺危象的发生

第五十二章 男性节育、不育和性功能障碍

1. 零散有趣的知识点

　　（1）男性的生精周期约为 74 天。

　　（2）睾丸由精曲小管和间质构成。

　　（3）精子的生成：GnRH—FSH—生殖细胞和支持细胞—精子生成。

　　（4）睾酮的释放：LHRH—LH—间质细胞—睾酮。

　　（5）阴茎勃起三要素：平滑肌舒张；动脉扩张充盈；静脉收缩，减少回流。

　　（6）精子进入附睾后逐渐发育成熟，具备受精能力，70% 成熟精子贮存于附睾尾部。

　　（7）诊断阴茎勃起功能障碍时，病程需要 > 3 个月。

2. 男性不育：进行过 12 个月以上未采取避孕措施的性生活而没有使配偶怀孕。

3. 男性不育的原因分类

　　（1）下丘脑和垂体疾病。

　　（2）睾丸疾病（30% ～ 40%）。

　　（3）睾丸后疾病。

　　（4）特发性男性不育（40% ～ 50%，包括无精、少精、弱精、畸形精子症等）。

4. 几个相似的概念（WHO 有改动，与书上不一致）

　　（1）少精子症：精子密度小于 15×10^6/mL 称为少精子症。

　　（2）无精子症：精液中无精子。

　　（3）弱精子症：前向运动精子少于 32%。

第五十三章 运动系统理学检查方法

1. 肢体长度的测量

表 53-1　肢体长度的测量

测量部位	测量方法
上肢长度	（1）肩峰—桡骨茎突 （2）肩峰—中指尖
上臂长度	肩峰—肱骨外上髁
前臂长度	（1）肱骨外上髁—桡骨茎突 （2）尺骨鹰嘴—尺骨茎突
下肢长度	（1）间接长度测量：髂前上棘—内踝下缘 （2）直接长度测量：大转子—外踝下缘
大腿长度	大转子—膝关节外侧间隙
小腿长度	（1）膝关节外侧间隙—外踝下缘 （2）膝关节内侧间隙—内踝下缘

2. 肢体周径测量

表 53-2　肢体周径测量

测量部位	测量方法
上肢周径	双侧肩峰下相同距离测量，通常在 10 或 15 cm 处
大腿周径	双侧髌骨上相同距离测量，通常在 10 或 15 cm 处
小腿周径	双侧胫骨结节下相同距离测量，通常在 10 或 15 cm 处

3. 肌力测定标准：MMT（manual muscle test，手动肌力测量）

（1）0 级：肌肉无收缩。

（2）Ⅰ级：肌肉有轻微收缩，但不能够移动关节。

（3）Ⅱ级：肌肉收缩可带动关节水平方向运动，但不能够对抗地心引力。

（4）Ⅲ级：能够对抗地心引力移动关节，但不能够对抗阻力。

（5）Ⅳ级：能对抗地心引力运动肢体且对抗一定强度的阻力。

（6）Ⅴ级：能抵抗强大的阻力运动肢体（正常）。

※ 记忆：可理解为Ⅱ级中，相当于水平运动画个"二"字，不能对抗重力垂直运动。

4. 肌张力

（1）定义：指肌肉松弛状态下做被动运动时检查者所遇到的阻力。

（2）肌张力增高的类型：折刀样、铅管样和齿轮样肌张力增高。

（3）折刀样肌张力增高：上肢的屈肌和下肢的伸肌肌张力增高明显，开始做被动运动时阻力较大，然后迅速减小，称为折刀样肌张力增高，常见于锥体束病变及上单位麻痹，如脑瘫病变。

（4）铅管样肌张力增高：伸肌和屈肌的肌张力均增高，不伴有震颤，做被动运动时向各个方向的阻力是均匀一致的，多见于锥体外系病变。

（5）齿轮样肌张力增高：伸肌和屈肌的肌张力均增高，同时伴有震颤，在做被动运动时会出现规律而断续的停顿，称为齿轮样肌张力增高，见于帕金森病。

※ 记忆：铅管包着大刀，所以铅管在外面，锥体外系。折刀样在里面，锥体（内）系。

5. 常用的反射检查

表 53-3　常用的反射检查

反射性质	所属神经
浅反射	（1）腹壁反射（$T_{7 \sim 12}$，分上、中、下） （2）提睾反射（$L_{1 \sim 2}$） （3）跖反射（$S_{1 \sim 2}$） （4）肛门反射（$S_{4 \sim 5}$）、球海绵体反射（这类都是最低级反射）
深反射	（1）肱二头肌反射：$C_{5 \sim 6}$ （2）桡反射：$C_{5 \sim 6}$ （3）肱三头肌反射：$C_{6 \sim 7}$
病理反射	（1）霍夫曼征 （2）巴宾斯基征 （3）髌阵挛 （4）踝阵挛

6. 自主神经的检查

（1）皮肤、毛发、指甲。

（2）皮肤划痕试验。

7. 肩部的两个解剖概念

（1）方肩：肩的正常外形为圆弧形，三角肌萎缩或肩关节脱位后弧度变平为方肩。

（2）翼状肩胛：当前锯肌瘫痪，向前平举上肢时肩胛骨与胸壁分离，称翼状肩胛。

（3）垂肩：斜方肌瘫痪。

（4）肩三角：喙突尖、肩峰和肱骨大结节形成的等边三角形，骨折、脱位时此三角有改变。

8. 肩关节的活动

（1）中立位：上臂下垂屈肘 90°，前臂指向前。

（2）外展超过 90°，称为上举。

（3）如为肩周炎则仅外展、外旋明显受限，关节炎则各个方向均明显受限。

9. 肩关节的特殊检查

表 53-4　肩关节的特殊检查

特殊检查	检查过程	临床意义
杜加征	（1）伤侧的手搭在对侧肩上时，肘部不能碰贴近胸壁 （2）或肘部贴近胸壁时，手不能搭到对侧肩上	提示肩关节脱位
疼痛弧	在肩外展 60°～120° 范围内肩关节有疼痛，此范围外无疼痛	（1）冈上肌腱损伤时，在外展此范围内肌腱与肩峰下面摩擦、撞击 （2）常用于鉴别肩峰撞击原因：肩峰增生或冈上肌腱病损
Jobe 试验（倒罐头试验）（冈上肌试验）	（1）肩关节外展 90°，前屈 30°，拇指向下 （2）检查者用力按压上肢，病人抵抗，看是否一侧力量减弱	提示肩袖病变或冈上肌腱病变或撕裂
Hawkins 征	（1）肩关节前屈 90°，屈肘 90°，前臂保持水平 （2）肩关节内旋时出现疼痛	提示肱骨大结节和冈上肌腱向前内撞击由肩峰、喙突和喙肩韧带形成的喙肩弓
Neer 征（肩峰撞击诱发试验）	（1）检查者一手固定病人肩胛骨，另一手保持病人肩关节内旋位（拇指向下） （2）使患肩前屈过顶，如果诱发疼痛即为阳性	提示肩峰下撞击，机制为人为地使肱骨大结节与肩峰前下缘发生撞击
Apley 摸背试验	（1）用手从肩上方摸同侧和对侧肩上方，可以摸到肩胛上缘 （2）用手从肩下方对到对侧肩胛下缘	判断肩关节的内、外旋功能
外旋应力试验	（1）肩中立位，屈肘 90°，肩外旋 45° （2）检查者在手背侧施加抵抗力，是否有力量减弱或疼痛	提示冈下肌或小圆肌炎性改变或撕裂
抬离试验（Ger-ber's Test）（lift off）	（1）将手置于下背部，手心向后 （2）嘱病人将手抬离背部，不能完成者为阳性	提示肩胛下肌损伤

续表

特殊检查	检查过程	临床意义
Napoleon 试验（压腹试验）	（1）将手置于腹部，手背向前，曲肘 90° （2）检查者用手向前拉，嘱病人抗阻力做压腹动作 （3）两侧对比，阳性者力量减弱	（1）提示肩胛下肌损伤
盂肱关节稳定性试验	（1）沟槽征（盂肱关节松弛，肩峰下的横沟＞2 cm 为阳性） （2）恐惧试验（外展 90°，外旋肩关节，又称 apprehension test）	
叶加森（Yergason）试验（肱二头肌抗阻力试验）	（1）嘱病人屈肘 90°，检查者一手扶肘部，一手腕部 （2）嘱病人用力屈肘、外展、外旋，检查者给予阻力，如出现肱二头肌腱滑出或结节间沟产生疼痛为阳性	（1）前者提示为肱二头肌长头腱滑脱 （2）后者提示为肱二头肌长头肌腱炎
喙突下撞击试验	肩前屈 90°，经前方水平内收，使小结节与喙突接触，疼痛即阳性	
Speed 试验	患肩自然下垂，最大外旋，肩前屈 90°，检者在前臂施加阻力，阻挡前屈上抬，肩前方疼痛	提示肱二头肌长头肌腱炎或盂唇撕裂 SLAP 损伤
O'Brien 试验	患肩自然下垂，内旋，肩前屈 90°，内收过中线，检者阻止前屈上抬，肩前方疼痛	提示盂唇撕裂 SLAP 损伤

　※　肩袖组成：冈上肌、冈下肌、小圆肌、肩胛下肌（"冈上冈下"较好记，为防止混淆，记忆"下小圆"即可）。

　＊　肩袖中，冈上肌的作用是外展；冈下肌、小圆肌的作用是外旋；肩胛下肌的作用是内旋。

10. 肘后三角：正常肘关节完全伸直时，肱骨内、外上髁和尺骨鹰嘴在一直线上；肘关节完全屈曲时，此三者构成一等腰三角形；肘关节脱位时，三点关系发生改变；肱骨髁上骨折时，此三者关系不变。

11. 提携角：前臂充分旋后时，上臂与前臂之间有 10°～15° 的外翻角，称为提携角，该角度小于 0° 时称为肘内翻，该角度增大时称为肘外翻。

12. Mill 征（米尔征）：病人肘部伸直，腕部弯曲，前臂抗阻力外旋及伸腕时，肱骨外上髁处疼痛，常见于肱骨外上髁炎。

13. 腕部纵行隆起：用力屈腕时，由于肌腱收缩，掌侧有三条明显的纵行皮肤隆起，中央为掌长肌腱，桡侧为桡侧腕屈肌腱，尺侧为尺侧腕屈肌腱。

14. "鼻烟窝"的临床特点
　（1）构成：拇长伸肌腱、拇长展肌腱、拇短伸肌腱三者围成。
　（2）底部：舟骨、大多角骨、桡骨茎突、桡侧腕长伸肌、桡侧腕短伸肌。
　（3）临床意义：舟骨骨折时，该窝肿胀。

* 结合解剖书看桡骨茎突周围的结构，桡骨茎突狭窄性腱鞘炎影响的是拇长展肌和拇短伸肌。

15. 月骨脱位：腕背侧、掌侧肿胀，握拳可见第三掌骨回缩。

16. Finkelsein's sign（握拳尺偏试验）：病人拇指握于掌心，腕关节被动尺偏，桡骨茎突处出现疼痛为阳性，是桡骨茎突狭窄性腱鞘炎的典型体征。

17. 腕关节尺侧挤压试验：腕关节中立位，使之被动尺侧挤压，下尺桡关节疼痛为阳性，多见于腕三角软骨损伤或尺骨茎突骨折。

18. 手的两种体位

表53-5　手的两种体位

手的体位	具体描述
休息位	（1）腕关节背伸 $10° \sim 15°$，轻度尺偏 （2）拇指轻度外展，其指腹接近或触及示指远端指间关节桡侧 （3）其余四指掌指关节、指间关节呈半屈曲位，从示指到小指屈曲角度逐渐增大，各指尖指向腕舟状骨结节 （4）是手休息时所处的自然静止的位置（握茶杯也是这个姿势）
功能位	（1）腕关节背伸 $20° \sim 35°$，轻度尺偏 （2）拇指处于外展、对掌位 （3）其他手指略微分开，掌指关节和近侧指尖关节半屈曲，远端指间关节微屈曲，各指的屈曲位置较一致 （4）相当于握小球的体位 （5）该体位使手能根据不同需要迅速做出不同的动作，发挥其功能

19. 弹响指：手指发生屈肌腱鞘炎时，屈伸患指可听到弹响，称为弹响指。

20. 脊柱的视诊

（1）正常人第7颈椎棘突最突出，所以又称为隆椎。

（2）第一个触及的应为 C_2 棘突。

（3）脊柱侧凸如继发于神经纤维瘤病（NF），则皮肤上常可见到黄褐斑。

（4）脊柱侧凸方向常以骨盆为参照点。

（5）腰骶部如有丛毛或膨出，是脊椎裂的表现。

21. Adam's 前屈试验：嘱病人双腿伸直，双膝并拢，双手并拢，弯腰前屈身体，观察病人在弯腰过程中背部是否对称，有无隆起以及棘突是否居中，出现异常者为阳性，提示胸腰椎畸形。

22. 腰部肌肉痉挛常是腰椎结核、急性腰扭伤及腰椎滑脱等保护性现象。

23. 脊柱的特殊检查

表 53-6　脊柱的特殊检查

特殊检查	操作	临床意义
上臂牵拉试验（Eaton's sign）	（1）检查者一手将病人头部推向健侧，另一手握住病人腕部向外下牵引 （2）如出现患肢疼痛、麻木为阳性	见于颈椎病
压头试验（Spurling's sign）	（1）病人端坐，头后仰并偏向患侧 （2）用手在头顶加压 （3）出现颈部疼痛并向患肢放射为阳性	提示神经根型颈椎病
拾物试验	（1）在地上放一物品，嘱患儿去拾 （2）如患儿只能屈曲两侧髋膝关节而不能弯腰则为阳性	多见于下胸椎及腰椎病变，如结核
直腿抬高试验	（1）仰卧，保持膝关节伸直 （2）缓慢抬高患肢，如在 60° 范围内出现坐骨神经的放射痛，则提示 Lasègue 阳性 （3）在 Lasègue 阳性时，缓慢放低患肢高度，待放射痛消失后，再将踝关节被动背屈，如再次出现疼痛则为加强试验（Bragard）阳性	腰椎间盘突出症的主要诊断依据

※ 记忆：有时 Eaton 和 Spurling 容易混淆，Spurling 有一个压的动作，压患侧的神经根管，而 Spa 是需要按摩的，需要按压的，所以可记忆为"Spa-Spurling"。

24. 骶髂关节的特殊检查

表 53-7　骶髂关节的特殊检查

特殊检查	操作	临床意义
骶髂关节扭转试验（Gaenslen's sign）	（1）病人仰卧，屈健侧髋、膝，让病人抱住，患侧大腿垂于床沿外 （2）检查者一手按住健侧膝，一手压患侧膝 （3）出现骶髂关节疼痛为阳性	提示腰骶关节有病变
髋关节过伸试验（Yeoman's sign）	（1）病人俯卧 （2）检者一手压骨盆，一手提患侧脚踝，屈膝 90° 并上提 （3）出现疼痛即为阳性	提示患侧髋关节、骶髂关节病变
腰骶关节过伸试验（Naoholos' sign）	（1）病人俯卧，检查者的前臂插在病人两大腿的前侧，另一手压住腰部 （2）将病人大腿向上抬 （3）若骶髂关节疼痛则为阳性	提示骶髂关节有病变
骶髂关节斜扳试验	（1）病人仰卧，充分屈曲患侧髋、膝关节 （2）检查者一手按住患侧肩部，一手按住患侧膝部的外侧，向健侧推去 （3）若骶髂关节疼痛则为阳性	提示骶髂关节有病变

25. 髋关节的组成：股骨头、股骨颈、髋臼（股骨颈的很大一部分都是位于关节囊内）。

26. 测定大转子移位的三种方法

表 53-8　测定大转子移位的三种方法

方法名称	标记点	具体方法
Shoemaker 线	髂前上棘 大转子尖	（1）正常时，大转子尖与髂前上棘的连线延伸，在脐上与腹正中线相交 （2）大转子移位后，此延长线与腹正中线相较于脐下
Nelaton 线髂坐线	髂前上棘 坐骨结节	（1）病人侧卧并半屈髋，在髂前上棘和坐骨结节之间划线 （2）正常时此线通过大转子尖，如大转子尖上移超过此线则为异常
Bryant 三角	髂前上棘 大转子尖	（1）病人仰卧，从髂前上棘垂直向下和向大转子尖各划一线 （2）再从大转子尖向近端划一条水平线 （3）此三线构成一三角形，底边长度约为 5 cm，大转子上移时底边比健侧缩短

27. 弹响髋：臀肌挛缩症的病人，双膝并拢不能下蹲，活动时髋关节会出现弹响，称为弹响髋（与弹响指不一样）。

28. 内收肌挛缩见于：先天性髋脱位、股骨头缺血坏死。

29. 髋部和骨盆的特殊检查

表 53-9　髋部和骨盆的特殊检查

特殊检查	操作步骤	临床意义
滚动试验	（1）检查者将一手掌放在大腿上轻轻使其反复滚动 （2）阳性：出现疼痛或滚动受限	提示急性关节炎
4 字试验（Patrick's sign）	（1）病人仰卧位，健肢伸直，患侧髋、膝屈曲，大腿外展、外旋，将小腿置于健侧大腿上 （2）一手固定骨盆，一手下压患肢，出现疼痛为阳性	（1）骶髂关节炎 （2）髋关节病变 （3）内收肌有痉挛
托马斯征	（1）病人仰卧，充分屈曲健侧髋膝，并使腰部紧贴于床面 （2）若患肢自动抬高或迫使患肢与床面接触时出现代偿性腰椎前凸	（1）髋关节屈曲畸形 （2）屈髋肌挛缩或痉挛
Yourt 征	托马斯征中，当患肢自动抬高时，外展该侧髋关节，如果外展至一定角度时，可以伸直，则为阳性	患肢的自动抬高是由于髂胫束痉挛引起
骨盆挤压分离试验	（1）病人仰卧 （2）从双侧髂前上棘对向挤压或向后外分离骨盆时引起疼痛	见于骨盆骨折

特殊检查	操作步骤	临床意义
单足站立试验 （Trendelenburg's test）	（1）健肢屈髋、屈膝上提，用患肢站立 （2）如健侧骨盆和臀褶下降阳性	（1）髋关节脱位 （2）陈旧性股骨颈骨折 （3）臀中、小肌麻痹
Allis 征	（1）病人仰卧位，双侧屈髋屈膝，双足平放于床面，足跟对齐，比较两侧膝的高度 （2）如一侧膝比另一侧膝高时为阳性	（1）髋关节脱位 （2）股骨和胫骨短缩
推拉试验（望远镜试验）	（1）病人仰卧，下肢伸直 （2）检查者一手握住患侧小腿，沿身体纵轴上下推拉，另一手触摸同侧大转子 （3）若出现活塞样滑动感阳性	先天性髋关节脱位

* 单足站立试验中，臀中、小肌收缩不良是因为起止点距离缩短（力臂缩短），如髋关节脱位、陈旧性股骨颈骨折致股骨颈短缩。

30. 两个相对的概念

（1）膝内翻（genu varum）：立正站立时，双膝、双踝应能同时并拢接触，若两踝能并拢而两膝不能接触称为膝内翻。

（2）膝外翻（genu valgum）：立正站立时，双膝、双踝应能同时并拢接触，若两膝能并拢而两踝不能接触称为膝外翻。

* 屈戌关节：仅能沿水平冠状轴做屈、伸运动，手的指间关节、膝关节均属于此类，其两侧的副韧带及周围稳定结构结实。

31. 膝关节

（1）囊性肿物：①髌骨前方出现囊性肿物，多为髌前滑囊炎；②膝前外方有囊性肿物，多为半月板囊肿；③膝关节后方的肿物，多为腘窝囊肿。

（2）压痛点：①关节间隙压痛点，考虑半月板损伤、骨赘形成；②内侧副韧带压痛点在股骨内髁结节处；③外侧副韧带压痛点在腓骨小头上方。

32. 膝关节的特殊检查

表 53-10 膝关节的特殊检查

特殊检查	检查步骤	临床意义
抽屉试验	（1）病人仰卧，屈膝 90° （2）助手固定骨盆，检查者轻轻坐在患侧足背上 （3）双手握住小腿上段，向后推，再向前拉	前交叉韧带断裂时，可向前拉 0.5 cm 以上，后交叉韧带断裂时，可向后推 0.5 cm 以上
Lachman 试验	（1）病人屈膝 20°～30° （2）检查者一手握住股骨下端，另一手握住胫骨上段 （3）对胫骨近端施加向前的应力，感知胫骨的前向运动，并评估终点的软硬度	是检查前交叉韧带损伤较为敏感的方法，比抽屉试验阳性率更高

续表

特殊检查	检查步骤	临床意义
Lachman 试验	（4）两侧对比，比对侧前移增加，或终点较软，不明确则为阳性	
侧方应力试验（Böhler's sign）	（1）病人仰卧，膝关节完全伸直位 （2）一手握住股骨下段，一手置于胫骨上段，行膝关节内外翻 （3）对比两侧内外翻角度，内外翻角度增大即为阳性	（1）内翻角度增大提示外侧副韧带损伤 （2）外翻角度增大提示内侧副韧带损伤
McMurray 征	（1）检查者一手握住患膝，一手握住踝部，将膝关节弯曲屈曲 （2）然后将小腿极度外展外旋，或内收内旋，在保持这种应力的情况下缓慢伸直膝关节 （3）在伸直过程中若能听到弹性，或感到弹拨感，并出现疼痛	半月板损伤
浮髌试验	（1）病人仰卧，伸膝 （2）检查者一手放在髌骨近端，将髌上囊的液体挤向关节腔 （3）同时另一手示指、中指急速下压 （4）若感到髌骨撞击股骨髁部时，为浮髌试验阳性	中等量（＞50 ml）关节积液

33. 上肢神经检查

表 53-11　上肢神经检查

上肢神经	临床特点
腋神经	（1）支配：三角肌和小圆肌（※ 记忆：腋小三） （2）常见于：肩关节脱位、外科颈骨折、使用腋杖不当 （3）方肩畸形：三角肌萎缩所致
桡神经	（1）源自臂丛后束，为臂丛神经最大的一束 （2）在肘关节水平分为深、浅两支 （3）肘关节上损伤：垂腕畸形、掌指关节不能伸直、不能旋后、"虎口"区麻木（4 运动） （4）肘关节下损伤：不出现垂腕畸形（桡侧腕长伸肌功能存在，在上臂桡神经发出肌支支配） （5）单纯桡神经浅支损伤：仅有感觉功能障碍
尺神经	（1）前臂分支：支配尺侧腕屈肌和指深屈肌尺侧半（其余为正中神经支配） （2）手部分支：支配小鱼际肌、拇收肌、骨间肌和第 3、4 蚓状肌 （3）Froment 征：尺神经损伤引起拇收肌瘫痪，做"OK"姿势时，示指和拇指不能形成圆形 （4）"爪形手"：陈旧尺神经损伤时，小鱼际肌和骨间肌萎缩，小指和环指指间关节屈曲，掌指关节过伸 （5）小指外展不能；或将一张纸置于环指和小指之间，不能夹住

上肢神经	临床特点
正中神经	（1）"猿手"：陈旧正中神经损伤时，大鱼际肌萎缩，拇指伸直和其他手指在同一水平面上，且不能对掌，称为"猿手" （2）前臂支配：指浅屈肌、掌长肌、桡侧腕屈肌、旋前方肌、旋前圆肌、第1、2蚓状肌、桡侧半指深屈肌、拇长屈肌、拇短屈肌、拇收肌

* 骨间肌：指的内收与外展，其中尺神经损伤时，第一骨间肌背侧肌萎缩最早、最明显。

* 爪形手有两种：一种是陈旧性尺神经损伤；另一种是缺血性肌挛缩（Volkmann 挛缩）后遗症。

34. 脊髓的反射检查

表 53-12 脊髓的反射检查

反射	临床操作
腹壁反射	用钝针在上、中、下腹皮肤上轻划，可见到同侧腹肌收缩
提睾反射	用钝针划大腿内侧上 1/3 皮肤，正常时同侧睾丸上提
肛门反射	针刺肛门周围皮肤，皮肤出现褶皱或肛诊时肛门括约肌收缩
球海绵体反射	用拇指、示指挤压阴茎头或阴蒂，可出现球海绵体和肛门外括约肌收缩

35. 脊髓损伤四征：肛门反射、球海绵体反射、肛周感觉和屈趾肌自主活动的消失，合称为脊髓损伤四征，如伤后 24 h 内上述四征恢复，表示脊髓休克期已过，仅为脊髓局部损伤或局部震荡，恢复功能的希望较大，四征保留越多，预后越好。

36. 伤肢姿势

（1）上肢完全瘫痪：上颈髓损伤。

（2）屈肘位瘫：C_7 颈髓损伤。

（3）阴茎可勃起者反映休克已经解除，尚保持骶神经功能。

第五十四章　骨折概述

1. 骨折：骨的完整性破坏或连续性中断。
2. 骨折的成因
   （1）暴力作用（直接、间接）。
   （2）积累性劳损（应力性骨折；第二跖骨及腓骨干下 1/3 的疲劳骨折）。
   （3）骨骼疾病（病理性骨折）。
3. 病理性骨折：有病变的骨，受到轻微外力时即断裂，称为病理性骨折，如骨髓炎、骨肿瘤、严重骨质疏松症发生的骨折。
4. 影响骨折段移位的因素
   （1）暴力的大小、方向、性质。
   （2）骨折远端肢体的重量。
   （3）肌肉牵拉。
   （4）不恰当搬运。
5. 骨折的五种移位形式
   （1）成角移位。
   （2）侧方移位。
   （3）短缩移位。
   （4）分离移位。
   （5）旋转移位。
6. 三种传统的骨折分类方法

表 54-1　骨折的分类方法

根据骨折处是否与外界相通	
闭合性骨折	
开放性骨折	
根据骨折的程度及形态	
不完全骨折	（1）裂纹骨折：骨折像瓷器上的裂纹 （2）青枝骨折：骨折与青嫩的树枝被折弯时的情形类似
完全骨折	（1）横形骨折 （2）斜形骨折

续表

根据骨折的程度及形态	
完全骨折	（3）螺旋形骨折 （4）粉碎性骨折 （5）嵌插骨折 （6）压缩骨折 （7）骨骺分离：通过骨骺的骨折
根据骨折复位后是否稳定	
稳定性骨折	（1）裂纹骨折 （2）青枝骨折 （3）横形骨折 （4）嵌插骨折等
不稳定性骨折	（1）斜形骨折 （2）螺旋形骨折 （3）粉碎性骨折等

7. 国际内固定协会（AO/ASIF）的分类方法

（1）AO/ASIF：分别是"国际内固定协会"的德文及英文名称的缩写。

（2）五元数字字母编码：前两位以数字代表骨节段，其后一位以字母代表骨折类型，后两位以数字代表骨折的形态学特征。

（3）数字代表的骨节段：1肱骨，2尺桡骨，3股骨，4胫腓骨，5脊柱，6骨盆，7跗骨，8趾骨，9颅骨。

* 画图理解：

（4）字母代表的骨折类型：A简单骨折，B楔形骨折，C复杂骨折。

8. 骨折的三个专有体征

（1）畸形。

（2）反常活动。

（3）骨擦音或骨擦感。

9. 骨折的临床表现

（1）全身：休克、发热。

（2）局部：①一般表现为疼痛、肿胀、功能障碍；②专有体征为畸形、反常活动、骨擦音和骨擦感。

10. 骨折的愈合标准

表 54-2　骨折的愈合标准

标准类型	特征
局部标准	（1）局部无反常活动 （2）无压痛及纵向叩击痛
影像学标准	X线平片显示骨折线模糊，有连续性骨痂通过骨折线

11. Wolff 定律：骨折的愈合总是沿着骨折断端承受的生理应力方向生长。反映出生命体功能与结构统一的原则。

12. 骨折的愈合过程（以管状骨为例）

表 54-3　骨折的愈合过程

分期	具体过程
血肿炎症机化期	（1）时间：2 周 （2）断端间的血肿变为肉芽组织，再转为纤维结缔组织 （3）所以骨折复位后 2 周再复查确认，如果发现对线、对位不良还可再次调整
骨痂形成期	（1）时间：[八] 4～8 周；[五] 3～6 月 （2）膜内化骨：骨外、内膜形成两个梭形骨痂 （3）软骨内化骨：骨折端及髓腔内的纤维结缔组织变为软骨，进而形成环状骨痂、髓腔内骨痂 （4）桥梁骨痂：膜内化骨和软骨内化骨的骨痂相连，称为桥梁骨痂，是原始骨痂形成的标志 （5）临床愈合：当两部分骨痂不断钙化增强，达到能抵抗肌肉收缩力、剪切力和旋转力时，称为临床愈合 （6）所有骨化中，骨外膜的膜内化骨是最重要的，这也是骨折复位固定中需要保护骨外膜的原因 （7）临床愈合状态下，是可以部分负重的，所以建议一般骨折病人 4 周后可以部分负重
骨痂塑形期	（1）时间：[八] 8～12 周；[五] 3～6 月 （2）Wolff 定律是骨痂塑形期的主要依据 （3）应力轴线上的骨痂不断地得到加强和改造，逐渐由原始骨痂变为板层骨；应力轴线外的骨痂逐步被清除

13. 骨形态发生蛋白：是广泛存在于骨基质中的一种酸性多肽，可诱导成骨活性，诱导血管周围游走的间充质细胞或骨髓基质干细胞发展为软骨细胞或骨细胞。

14. 与创伤相关的生化因子

（1）BMP_2 是目前成骨活性最强的。

（2）血小板衍生生长因子：PDGF，又名"创伤因子"，合成 I 型胶原。

（3）促进骨折愈合的生长因子：BMP；TGF-β；IGF-I/II（纵向生长）；FGF；EGF（表皮生长因子）。

15. 骨折愈合的三个必要条件

（1）血供。

（2）应力。

（3）微动。

16. 骨折的愈合形式

表 54-4　骨折的愈合形式

愈合形式	临床特征
Ⅰ期愈合（直接愈合）	（1）前提：骨折端紧密接触、无骨质吸收、血运损害较少 （2）定义：骨折一端的毛细血管及哈弗氏系统直接跨过骨折线进入另一骨折端，新骨沿哈弗氏系统在长轴方向逐渐沉积而进行修复骨折的过程称为Ⅰ期愈合 （3）特征：在X线上看不到骨痂 （4）时间：新的哈弗氏系统在骨折后6周或更长的时间内形成
Ⅱ期愈合（间接愈合）	（1）定义：凡通过内外骨痂的形成及改造使骨折愈合者称为Ⅱ期愈合 （2）特征：强度上Ⅱ期愈合更为优越，因为应力促使骨痂愈合

17. 骨折部位血液供应情况与愈合的关系

表 54-5　骨折部位血液供应情况与愈合的关系

血液供应情况	临床举例
两骨折端血液供应均良好	桡骨远端骨折、股骨髁骨折
一侧骨折段血液供应减弱	胫骨中 1/3 和下 1/3 之间骨折
两侧骨折段血液供应均减弱	胫骨上中 1/3 和中下 1/3 均骨折
骨折断端完全丧失血液供应	游离骨折块

18. 影响骨折愈合的因素
   （1）全身因素：年龄、健康状况。
   （2）局部因素：骨折类型、血供、软组织损伤、软组织嵌入、感染。
   （3）治疗方法不当：反复多次手法复位；过度牵引；不适当的切开复位；清创不当；固定不确实；不适当功能锻炼。
   ＊ 骨折这一块，评估病情方面，重点就是骨折类型、软组织损伤（包括血供、神经等）、感染；治疗方面，重点是复位（手法、切开）、固定（内、外）、功能锻炼（主动、被动）。

19. 骨折的急救处理
   （1）抢救生命。
   （2）创口包扎。
   （3）妥善固定。
   （4）迅速转运。

20. AO组织的骨折治疗原则
   （1）通过骨折复位和固定重建解剖关系。

（2）按照骨折的"个性"使用坚强或弹性固定重建稳定。

（3）早期、安全的活动锻炼。

（4）采用各种方法保护软组织血供。

21. 生物学内固定（BO）原则

（1）远离骨折部位进行复位，以保护骨折局部软组织的附着。

（2）不强求粉碎性骨折块的解剖复位，以保护局部软组织血供。

（3）使用低弹性模量（减少应力遮挡）、生物相容性好的内固定物。

（4）减少内固定物与骨之间的接触面积。

（5）尽可能减少手术暴露时间。

22. 骨折的两种复位标准

表 54-6　骨折的两种复位标准

复位方法	定义
解剖复位	骨折端通过复位，恢复了正常的解剖关系，对位对线均良好
功能复位	未能达到解剖复位，但骨折愈合后对肢体功能无明显影响者

23. 功能复位的复位标准

表 54-7　功能复位的复位标准

移位类型	复位标准
分离移位	完全纠正
旋转移位	完全纠正
缩短移位	（1）成人：下肢缩短不超过 1 cm，上肢缩短不超过 2 cm （2）儿童：若无骨骺损伤，下肢缩短不超过 2 cm
成角移位	（1）具有生理弧度的骨干，可允许与其弧度一致的 10° 内成角 （2）侧方成角必须完全纠正
侧方移位	（1）骨干骨折两骨折端对位至少达到 1/3 （2）干骺端骨折两骨折端对位至少达到 3/4

24. 骨折切开复位固定的适应证

（1）骨折断端间有软组织嵌入。

（2）关节内骨折。

（3）手法复位难以维持骨折复位，达不到功能复位的标准。

（4）骨折并发主要的神经血管损伤。

（5）多发性骨折。

（6）骨折畸形愈合或不愈合。

※　记忆：嵌并畸、手关多。

25. 现发展起来的微创技术

（1）MIPO（微创钢板固定）：minimally invasive plate osteosynthesis。

（2）LISS（放置于肌下骨膜外）：less invasive stabilization system。

26. 外固定器的适应证

（1）开放性骨折。

（2）闭合性骨折伴广泛软组织损伤。

（3）骨折合并感染。

（4）截骨矫形或关节融合术后。

* 前三者是创伤急诊经常遇到的情况。

27. 开放性骨折 Gustilo 和 Anderson 分类

表 54-8　开放性骨折 Gustilo 和 Anderson 分类

类型	伤口大小	污染情况	软组织损伤	骨损伤
Ⅰ型	＜1 cm	清洁伤口	轻微的软组织损伤	简单骨折
Ⅱ型	＞1 cm	中度污染	中度软组织损伤，部分肌肉损伤	中度粉碎骨折
Ⅲa型	＞10 cm	严重污染	软组织严重损伤，但仍可覆盖骨折端	中、重度粉碎骨折
Ⅲb型	＞10 cm	严重污染	软组织严重缺损，伴骨组织外露	中、重度粉碎骨折
Ⅲc型	＞10 cm	严重污染	严重软组织缺损，伴需要修复的神经血管损伤	中、重度粉碎骨折

※ 记忆：2 中中中（2 型、中度污染、中度软组织损伤、中度粉碎骨折）。

28. 开放性骨折的分类（非 Gustilo-Anderson 分类）

表 54-9　开放性骨折的分类（非 Gustilo-Anderson 分类）

分度	描述
Ⅰ度	皮肤被自内向外的骨折端刺破，软组织损伤较轻
Ⅱ度	皮肤被割裂或挫裂，皮下组织与肌肉组织有中等度损伤
Ⅲ度	广泛的皮肤、皮下组织、肌肉严重损伤，常合并神经血管损伤

29. 开放性骨折的处理要点

（1）定义：是指骨折附近的皮肤或黏膜破裂，骨折与外界相通的骨折。

（2）处理关键：彻底清创，力争将开放性骨折变为闭合性骨折。

（3）时间：伤后 6～8 h 内是清创术的黄金时间，经过彻底的清创后，绝大多数可一期愈合。

（4）超过 8 h，感染的可能性增大，但在 24 h 内，在有效抗生素的情况下也可以进行清创。

（5）开放性骨折的清创术包括：清创、骨折复位、软组织修复以及伤口闭合。

（6）使用止血带易导致：①伤口缺血，活力进一步下降；②缺血后无法辨认组织的血供情况；③伤口缺血，厌氧菌容易繁殖。

30. 判断肌肉活力的"4C"标准

（1）颜色：色泽鲜红；color。

（2）血供：切面渗血；capacity of blood。

（3）收缩：钳夹收缩；contractility。

（4）韧性：一定韧性；consistency。

31. 开放性关节损伤的分类

表 54-10　开放性关节损伤的分类

分度	描述
Ⅰ度	锐器刺破关节囊，创口较小，关节软骨和骨骼无损伤
Ⅱ度	软组织广泛损伤，关节软骨和骨骼部分破坏，创口内有异物
Ⅲ度	软组织毁损，关节软骨和骨骼严重损伤，创口内有异物，可伴关节脱位及神经血管损伤

※ Ⅰ度有 1 个描述：关节软骨和骨折无损伤；Ⅱ度有 2 个描述：部分破坏、创口内有异物；Ⅲ度有 3 个描述：Ⅱ度的描述＋伴关节脱位和神经血管损伤。

32. 脂肪栓塞综合征：骨折后，血液中出现大量非脂化脂肪栓子，这些脂肪栓子通过血液循环进入各组织器官，引起毛细血管栓塞产生相应的症状，最常见的是肺脂肪栓塞和脑脂肪栓塞。

33. 脂肪栓塞综合征的病因

（1）创伤应激使得血液中的乳糜微粒失去乳化稳定性，结合成直径较大的脂肪栓子，进而引起毛细血管阻塞。

（2）骨折处髓腔压力过高，导致骨髓内的脂肪滴进入静脉窦。

（3）肺灌注不良产生脂肪酶，水解脂肪使之变为甘油和脂肪酸，进而损伤毛细血管壁。

34. 脂肪栓塞综合征的临床表现

（1）呼吸系统改变：急性呼吸窘迫综合征表现；肺部 X 线平片典型者呈"暴风雪"样改变。

（2）神经系统改变：表现多样，可有神志不清、昏迷。

（3）出血征象：皮下出血。

＊ 治疗：激素＋高压氧。

35. 骨折的早期并发症及合并症

表 54-11　骨折的早期并发症及合并症

早期并发症及合并症	临床特征
休克	多属于失血性休克
感染	开放性骨折有发生化脓性感染的可能
重要脏器损伤	膀胱、尿道、直肠、肺、肝脾、损伤
重要血管损伤	伸直型肱骨髁上骨折、股骨髁上骨折、胫骨上段骨折
重要神经损伤	脊髓损伤、周围神经损伤
脂肪栓塞综合征	激素治疗是最为有效的方法
骨筋膜室综合征	好发于小腿及前臂掌侧

36. 反射性交感神经性骨营养不良：又称急性骨萎缩、Sudeck 骨萎缩，即损伤所致关节附近的痛性骨质疏松，因骨折后反射性神经血管营养不良引起，常发生于手、足部位，临床表现为疼痛、肿胀、关节活动受限。

37. 骨折中晚期并发症

表 54-12　骨折中晚期并发症

中晚期并发症	临床特征
坠积性肺炎	坠
压疮	压
下肢深静脉血栓	DVT
骨化性肌炎	多发生在肘关节
关节僵硬	浆液纤维性渗出物和纤维蛋白沉积
创伤性关节炎	
急性骨萎缩	反射性交感神经性骨营养不良
骨发育障碍	小儿骨折影响骺板时发生
缺血性肌挛缩	重要动脉循环障碍、外固定过紧导致肌肉坏死
缺血性骨坏死	最常见于：股骨颈、距骨、胫骨下 1/3、手舟骨等

※ 记忆：口诀为"坠压 D 障硬"，是所有长期卧床会发生的并发症。[五] 中骨发育障碍为感染，口诀为"坠压 D 感硬 + 创伤性关节炎、骨化性肌炎、急性骨萎缩、缺血性骨坏死、缺血性肌痉挛"。

38. 骨折愈合过程中的异常

表 54-13　骨折愈合过程中的异常

类型	定义	时间	X 线表现
延迟愈合	骨折经过治疗，超过通常愈合所需时间，骨折断端仍未出现骨性连接	一般为 4～8 个月	（1）骨折线明显 （2）骨痂少，多为云雾状排列的刺激性骨痂 （3）无骨硬化表现
不愈合	骨折经过治疗，超过通常愈合所需时间，再度延长治疗时间，仍达不到骨性愈合	一般为骨折 8 个月后	（1）骨折线明显 （2）两断端萎缩光滑、硬化，有间隙增宽 （3）髓腔封闭 （4）过量骨痂（肥大性）或无骨痂（萎缩性）
畸形愈合	骨折愈合后未达到功能复位的要求		存在成角、短缩、旋转等畸形

* 美国 FDA 骨折不愈合的标准：骨折后 3 个月未愈合，且连续观察 3 个月仍无进一步愈合的倾向（总共 6 个月）。

* 只要描述骨折愈合，以下词汇就可以用上：骨折线；骨痂；骨硬化。

39. 骨折延迟愈合及不愈合的原因及处理

表 54-14　骨折延迟愈合及不愈合的原因及处理

类型	原因	处理
延迟愈合	（1）营养不良等全身因素 （2）固定不牢固，骨折端存在异常活动	（1）纠正全身不良因素 （2）增加骨折端稳定性
骨折不愈合	（1）骨折断端间嵌入软组织 （2）骨折块丢失造成软组织缺损 （3）血液供应严重破坏 （4）感染	（1）骨移植 （2）诱导成骨 （3）电磁刺激治疗 （4）高压氧治疗

40. 骨筋膜室综合征

（1）定义：由骨、骨间膜、肌肉间隔和深筋膜形成的骨筋膜室内的神经和肌肉因急性缺血而产生的一系列早期症状和体征，最常发生于小腿和前臂掌侧。

（2）原因：内容物体积增大，如炎症反应、肌肉缺血；容积下降，如过紧的包扎、压迫。

* 举例：挤压综合征两种原因都有，肌肉缺血坏死引发炎症反应的恶性循环，肌肉长期受压导致局部组织坏死和全身肌红蛋白、毒素等物质的释放引起肾衰竭。

41. 筋膜室内的肌肉、神经组织缺血的发展阶段

表 54-15　筋膜室内的肌肉、神经组织缺血的发展阶段

三阶段	临床特征
濒临缺血性肌挛缩	（1）早期治疗可以避免肌肉组织坏死 （2）积极治疗后可不影响患肢功能 （3）此期即骨筋膜室综合征

三阶段	临床特征
缺血性肌挛缩	（1）时间较短的完全缺血，或程度较重的不完全缺血 （2）部分肌肉坏死，但有纤维组织修复，形成瘢痕挛缩 （3）此期即 Volkmann 挛缩
坏疽	（1）范围广、时间久的完全缺血 （2）大量肌肉坏死，机体无法修复

42. 骨筋膜室综合征的临床表现

表 54-16 骨筋膜室综合征的临床表现

临床表现	临床特征
疼痛	（1）骨筋膜室综合征最早期的症状 （2）疼痛呈进行性加重 （3）神经受压及缺血引起
患侧指（趾）呈屈曲状态，肌力减弱	（1）为肌肉缺血的早期表现 （2）被动牵拉痛阳性
皮肤略红、肿胀、有严重压痛	
远侧脉搏搏动正常	（1）骨筋膜室内压力远低于收缩压时就能使给肌肉供给血运的小动脉关闭，导致肌肉坏死 （2）此时仍能触摸到远端动脉搏动，毛细血管充盈时间正常

※ 记忆：红肿热痛张力高；被动牵拉痛；搏动与充盈正常。

43. 骨筋膜室综合征的知识点

（1）相比于 5P，现在更提倡早期骨筋膜室综合征的症状关注的就只有一个：Pain！

（2）骨筋膜室测压，舒张压-组织内压力至少需 30 mmHg；意味着当间室内组织压力达到前臂 65 mmHg，小腿 55 mmHg，肌肉供给的血管即关闭了，但是远端动脉的搏动依然存在。

44. 缺血性肌挛缩的"5P"（不同于骨筋膜室综合征的表现）

（1）Painless：由疼痛转为无痛。

（2）Pallor：皮肤苍白或发绀。

（3）Pulselessnes：无脉。

（4）Paralysis：肌肉瘫痪。

（5）Paresthesia：感觉异常。

45. 骨筋膜室综合征的治疗

（1）早中晚期的原则：早期进行筋膜切开减压是最有效的治疗方式；中期加强功能锻炼，减轻肌肉挛缩形成的畸形；晚期行肌腱转位术。

（2）其他药物治疗：扩血管＋脱水药物。

第五十五章 骨科的基本操作技术

1. 止血带综合征：是止血带的并发症之一，由于肢体长时间缺血造成肢体水肿、苍白、运动无力及麻木感，一般认为该症状与缺血的时间有关，与止血带的机械作用无关，此综合征一般在手术后 1 周内自行消失。

   * 类似于长时间被当枕头睡的手。

2. 止血带瘫的原因

   （1）压力过大。

   （2）压力不足导致局部充血水肿，引起神经出血性浸润。

   （3）止血带单次使用时间过长。

   （4）使用时忽略了局部解剖。

3. 止血带的并发症

   （1）止血带瘫。

   （2）止血带综合征。

   （3）其他罕见：骨筋膜室综合征、横纹肌溶解等。

4. 小知识点

   （1）止血带压力在上肢应高于收缩压 50 ～ 100 mmHg，为 200 ～ 250 mmHg；下肢为收缩压的 2 倍，为 250 ～ 350 mmHg（记住 250 就够了）。

   （2）颌枕带牵引的重量 2.5 ～ 3 kg，每日 1 ～ 2 次，每次 30 min。

   （3）皮肤牵引重量不超过 5 kg。

   （4）石膏外固定分为三种：support（石膏托）；splint（石膏夹板）；cast（石膏管形）。

5. 手法复位的时机

   （1）伤后 1 ～ 4 h。

   （2）依据全身情况［待全身情况（如休克）稳定］。

   （3）依据局部情况（肿胀减轻）。

第五十六章 上肢骨折

1. 锁骨远端骨折的分类

表 56-1　锁骨远端骨折的分类

分类	具体情况
Ⅰ型	骨折位于喙锁韧带和肩锁韧带之间，移位多不明显
Ⅱ型	合并喙锁韧带损伤，骨折近端因胸锁乳突肌牵拉而向上移位
Ⅲ型	喙锁韧带完整，锁骨远端粉碎性骨折，可合并肩锁关节脱位

［五］Allman 分型Ⅰ中Ⅱ外Ⅲ内。

2. 锁骨骨折的手术适应证

（1）复位后再移位，影响外观。

（2）有穿破皮肤危险的难复位骨折。

（3）开放性骨折。

（4）合并神经血管损伤。

（5）锁骨外端骨折合并喙锁韧带断裂，或合并肩胛颈骨折。

（6）陈旧骨折不愈合。

※ 记忆：将所有的骨折手术适应证进行分类，共分为三类。①骨本身受损大的：如骨折端移位较大、难以复位、复位后难以维持、粉碎性骨折。②开放性骨折及合并其他如血管、神经、软组织损伤、软组织嵌入、感染的。③陈旧性不愈合或畸形愈合。

＊ 原则：不需要答得一条不差、一字不落，有道理就行！

3. 肱骨近端骨折的解剖

（1）头干角：肱骨头与肱骨干之间呈 130°～ 135° 的夹角。

（2）解剖颈：在大、小结节和肱骨头之间，有一相对狭窄的斜行部分为解剖颈。

（3）外科颈：在解剖颈下方 2 ～ 3 cm 处，是松质骨和皮质骨交界处，是肱骨近端骨折的好发位置，一般发生为嵌插骨折。

（4）血供：来自腋动脉的旋肱前动脉和旋肱后动脉（旋肱前为主-肩关节前脱位）。

＊ 旋肱前动脉易受肩胛下肌的影响。

4. 肱骨近端骨折的分型（传统分类方法，现在几乎不用）

（1）无移位骨折。

（2）外展型骨折。

（3）内收型骨折。

（4）粉碎性骨折。

＊ 分类机制：根据受伤时候肢体远端的位置判断。

5. ［五］肱骨近端骨折的 Neer 分型

（1）四个解剖部位：肱骨头、肱骨干、大结节、小结节。

（2）移位标准：移位 > 1 cm，或成角移位 > 45°（tan45° = 1）。

表 56-2　肱骨近端骨折的 Neer 分型

分型	临床特征
一部分骨折	无论骨折线有多少，只要没有达到上述移位标准，就说明骨折块间有一定的软组织附着连接，有一定的稳定性
两部分骨折	（1）肱骨近端四个解剖部位中仅有一个发生骨折移位者 （2）四种形式：大结节骨折、小结节骨折、解剖颈骨折、外科颈骨折
三部分骨折	（1）肱骨近端四个解剖部位中有两个发生骨折移位者 （2）两种形式：大结节＋外科颈骨折，小结节＋外科颈骨折
四部分骨折	（1）肱骨近端四个解剖部位都发生骨折移位 （2）极易发生肱骨头缺血性坏死

6. 肱骨外科颈骨折手术适应证

（1）不稳定骨折手法复位失败。

（2）合并肩袖损伤。

（3）合并肩胛颈骨折。

（4）合并神经血管损伤。

（5）陈旧骨折有明显移位。

7. 根据 Neer 骨折分类方法指导治疗

表 56-3　根据 Neer 骨折分类方法指导治疗

骨折分型	治疗原则
一部分骨折	（1）上肢三角巾悬吊 3 ～ 4 周 （2）早期进行肩部功能锻炼
二～四部分骨折	（1）尽早行切开复位钢板内固定术 （2）多数病人可得到良好的功能恢复
部分四部分骨折	对于老年人特别复杂的四部分骨折，存在较大的肱骨头缺血性坏死可能时，可行人工肱骨头置换

8. 肱骨干骨折的解剖

（1）肱骨干中下 1/3 骨折常使营养动脉损伤，易引起延迟愈合或不愈合。

（2）肱骨干中下 1/3 后外侧有桡神经沟，该部位骨折易引起桡神经损伤。

9. 肱骨髁上骨折的解剖

（1）肱骨干轴线和肱骨髁轴线之间有 30°～ 50° 的前倾角（肱骨近端的颈干角为 130°～ 135°），为皮质骨和松质骨的交界。

（2）肱骨髁部在神经血管束的浅面有坚韧的肱二头肌腱膜，后方有肱骨。

（3）好发于 10 岁以下儿童，若影响骺板，则可能产生肘内翻、肘外翻畸形。

10. 肱骨髁上骨折的分类

（1）伸直型肱骨髁上骨折：常伴有神经血管损伤，严密监测以防骨筋膜室综合征的出现。

（2）屈曲型肱骨髁上骨折：很少伴神经血管损伤。

＊ 题目一般为 10 岁以下孩子肘部疼痛、肿胀畸形，考虑什么骨折；如果远端神经功能障碍，考虑什么骨折合并什么神经损伤。

11. 尺桡骨骨折的解剖

（1）骨间膜方向："下尺桡"，从尺侧下方斜向桡侧上方。

（2）前臂中立位时，骨间膜最紧张；极度旋前或旋后位时最松弛。

※ 记忆：小腿的骨间膜方向口诀"上胫腓"，胫骨上方向腓骨下方。

12. 两种特殊的前臂骨折

表 56-4　两种特殊的前臂骨折

骨折类型	骨折描述
孟氏骨折	尺骨干上 1/3 骨折合并桡骨头脱位
盖氏骨折	桡骨干下 1/3 骨折合并尺骨小头脱位

13. 前臂双骨折复位时的特殊点

表 56-5　前臂双骨折复位时的特殊点

骨折情况	复位原则
稳定骨折＋不稳定骨折	（1）先复位稳定骨折 （2）再复位不稳定骨折
两个均为不稳定骨折	（1）上、中 1/3 骨折：先复位尺骨 （2）下 1/3 骨折：先复位桡骨 ＊因为尺骨表浅，肌肉附着少，移位不严重，手法较容易复位。
X 线上示斜形骨折的斜面背向靠拢	（1）应认为远折端有旋转 （2）先纠正旋转，再进行骨折端复位

14. 尺桡骨双骨折时，骨折平面和遭受暴力机制之间的关系

（1）直接暴力：通常为同平面。

（2）间接暴力：通常是低尺，高桡（因为力传到肘关节时，桡骨头受力是首先的，而且受力较大，所以高位桡骨先发生骨折，然后沿着骨间膜传到低位尺骨）。

（3）扭转暴力：高尺，低桡（可能原因：高位尺骨位置表浅，受肌肉保护较少，所以扭转时候缺乏保护，首先骨折）。

15. 前臂双骨折外架放置的位置：第二掌骨和桡骨。

16. 桡骨远端骨折的解剖

（1）定义：距桡骨远端关节面 3 cm 以内的骨折。

（2）三个重要的解剖数据：掌倾角（10°～15°）、尺倾角（20°～25°）、桡骨高度（10～15 mm），特别是桡骨高度对于腕关节功能的恢复至关重要。

17. 桡骨远端骨折的特征

表 56-6　桡骨远端骨折的特征

骨折类型	损伤机制	特殊畸形	X 线特征
Colles 骨折	（1）腕关节背伸 （2）手掌着地 （3）前臂旋前时受伤	侧位："银叉样" 正位："枪刺样"	骨折远端向背侧、桡侧移位
Smith 骨折 （反 Colles）	（1）腕关节屈曲 （2）手背着地 （3）或旋后位时手掌着地		骨折远端向掌侧、尺侧移位
Barton 骨折	同 Colles 骨折	同 Colles 骨折	（1）桡骨远端背侧缘关节面骨折 （2）腕关节随骨折块一起向背侧、近侧移位
反 Barton 骨折	同 Smith 骨折		（1）桡骨远端掌侧缘关节面骨折 （2）腕关节随骨折块一起向掌侧、近侧移位

第五十七章 手外伤

（很少考，最多 1～2 分）

1. 零散知识点
   （1）四肢外伤中，手外伤发生率最高。
   （2）屈、伸肌腱无论在何区域断裂均应进行"一期缝合"。
   （3）伸肌腱无腱鞘，具有腱周组织，位于手背疏松皮下组织中，术后粘连轻。
   （4）"无人区"：掌侧手分区的第二区，中节指骨的中点到掌指关节处，肌腱有腱鞘包裹，现在的观点是如果该区内单纯的指浅肌腱断裂，可不予缝合。

2. 手部肌腱损伤
   （1）固定伤指的中节，若不能主动屈曲远端指间关节，则为指深屈肌腱损伤。
   （2）固定其他邻近的手指，若不能主动屈曲近端指间关节，则为指浅屈肌腱损伤。
   （3）伸肌腱损伤，可分为近指间关节（PIP）和远指间关节（DIP）。
   （4）蚓状肌和骨间肌具有屈掌指关节的作用，屈肌腱断裂不影响掌指关节活动。
   （5）肌腱断裂表现为手的休息位发生改变。
   （6）肌腱粘连：肌腱损伤修复术后遇到的主要问题。

3. 手外伤治疗原则：早期止血—初步了解伤情—6～8 h 内清创——一期修复—伤口闭合—术后处理（处于功能位）—尽早锻炼。

4. Froment 征：拇指与示指用力对指时，示指近端指间关节明显屈曲，远端指间关节过伸，拇指掌指关节过伸，指间关节屈曲，是尺神经损伤引起拇收肌功能障碍所致。（就是做"OK"姿势不能呈圆形）。

5. 对掌功能：拇短展肌。爪形手：骨间肌和蚓状肌。

6. Bennett 骨折：第一掌骨基底部骨折伴脱位，骨折块位于尺侧，远折端向掌侧和桡侧移位。（机制：内收位受纵轴的暴力，远端移位是受拇长展肌的牵引）

341

第五十八章 下肢骨折及关节损伤

1. 股骨颈的几个概念

表 58-1　股骨颈相关概念

概念	定义
颈干角	（1）股骨头、颈长轴与股骨干长轴形成的夹角，大小为130°±7° （2）大于该角度称为髋外翻，小于该角度称为髋内翻
前倾角	股骨头、颈相对于股骨干前倾，其长轴与身体冠状面形成的夹角称为前倾角，大小为10°±7°
股骨距	是颈干交界部松质骨内的致密纵行骨板，弥补了颈干连接部由于小转子后内侧突出造成的应力传导缺陷，形成了完整的管状骨负重结构，其上极与股骨颈的后外侧皮质延续，下极与小转子下方股骨干后外侧皮质连接

* 颈干角的概念各版本不一样，考试时以教材为主。

2. 股骨头的血液供应

（1）股骨头圆韧带动脉：起源于闭孔动脉，老年人此动脉多已闭塞。

（2）股骨干滋养动脉：一般认为只能到达股骨颈，未达股骨头。

（3）支持带动脉：来自旋股内、外侧动脉，其中旋股内侧动脉后支供应大部分血供。

3. 股骨颈骨折的分类

表 58-2　股骨颈骨折的分类

分类依据	分类类型
按骨折线部位	（1）头下型骨折 （2）头颈型骨折 （3）基底型骨折
按骨折线方向 （Pauwels角）	Pauwels角：骨折线与水平面的夹角 （1）Ⅰ型：（外展骨折）Pauwels角＜30° （2）Ⅱ型：Pauwels角在30°～50° （3）Ⅲ型：（内收骨折）Pauwels角＞50°

续表

分类依据	分类类型
按移位程度 （Garden 分型）	（1）Ⅰ型：不完全骨折或嵌插骨折 （2）Ⅱ型：完全骨折，但无移位 （3）Ⅲ型：完全骨折，部位移位，骨折断端间仍有接触，股骨头常后倾 （4）Ⅳ型：完全骨折，完全移位，股骨头与髋臼相对关系正常

* 其中判断 Garden Ⅲ 型还是Ⅳ型骨折的方法：看髋臼的骨小梁与股骨头的骨小梁方向是否一致，Ⅲ型骨折因为部分移位，股骨头仍受骨膜牵拉，所以方向不一致；Ⅳ型完全移位，股骨头位置不受影响，仍在原位，所以方向是一致的。

4. 股骨颈骨折的体征

表 58-3　股骨颈骨折的体征

体征	临床特征
短缩畸形	测量股骨近端骨折短缩畸形的几种方法 （1）Bryant 三角 （2）Nelaton 线 （3）Shoemaker 线
外展、外旋畸形	（1）附着于转子区的外旋肌群引起外旋畸形 （2）由于关节囊的限制，外旋畸形一般小于 60°，若接近 90°，应考虑粗隆间骨折可能，股骨转子间的远折端不受关节囊限制、不受髂股韧带束缚，所以外旋角度更大
腹股沟韧带中点下方压痛	
轴向叩击痛	

5. 怀疑股骨颈骨折而不能确定时
　（1）加做 MRI，看怀疑骨折线的位置周围是否有水肿。
　（2）卧床休息 2 周后，再行 X 线，此时因局部骨质吸收，骨折线更清晰。

6. 股骨颈骨折的两个常见并发症
　（1）股骨头坏死。
　（2）骨折不愈合。

7. 股骨颈骨折的非手术治疗：将患肢置于轻度外展位；皮肤牵引或丁字鞋固定；3 个月后下地逐渐负重。
　* 很少用，因为长期卧床带来的并发症常是致死的原因，且不能保证骨折端不移位。

8. 股骨颈骨折的治疗方法选择

表 58-4　股骨颈骨折的治疗方法

骨折类型	条件	治疗选择
Garden Ⅰ、Ⅱ型	有绝对手术禁忌证	保守治疗
	无绝对手术禁忌证	内固定术：空心钉、动力髋螺钉均可
Garden Ⅲ、Ⅳ型	年龄＜65 岁	内固定术：动力髋螺钉可能优于空心螺钉
	年龄≥65 岁	人工全髋置换术
	年龄≥75 岁	人工股骨头置换术（半髋）

9. 股骨颈骨折的复位方法

表 58-5　股骨颈骨折的复位方法

复位方法	临床特征
牵引复位	（1）患肢伸直牵引 （2）外展内旋
撬拨复位	牵引复位不满意时，使用克氏针撬拨复位
切开复位	适用于闭合复位失败者

10. 转子间骨折的 Evans-Jensen 分型（即改良 Evans 分型）

表 58-6　转子间骨折的 Evans-Jensen 分型（即改良 Evans 分型）

分型	临床特征
Ⅰ型	（1）简单两部分骨折 （2）分为无移位的ⅠA 型和有移位的ⅠB 型
Ⅱ型	（1）三部分骨折 （2）累及大转子的三部分骨折ⅡA 型 （3）累及小转子的三部分骨折ⅡB 型 （4）相比而言，小转子对于后内侧结构非常重要，相比大转子不稳定性增加。
Ⅲ型	同时累及大小转子的四部分骨折

* ［八］中莫名其妙出现了所谓的 "Ⅳ型"：反转子间骨折。

* Evans 分型（1949 年），Evans-Jensen 分型（1975 年）。

11. 转子间骨折的治疗方法（髓外、髓内、置换）

表 58-7　转子间骨折的治疗方法

治疗方法	临床特征
动力髋螺钉（DHS）内固定	（1）由髋拉力螺钉和侧方加压钢板构成 （2）通过术后螺钉在钢板套筒内的滑动不断产生加压作用 （3）螺钉角度选择多，目前最常用的是 135° （4）适应证：简单的、稳定的骨折更加合适，如 Evans 分型的 I 型，AO 分型的 31-A1 骨折 （5）禁忌证：A2 和 A3 骨折，即粉碎骨折和反转子间骨折
髓内固定	（1）优点：创伤少、时间短、出血量少 （2）力学特征：中心型固定，力臂短 （3）几乎适用于所有的粗隆间骨折，使用范围高于 DHS
关节置换	（1）因不会影响股骨头血运，因此很少需要关节置换 （2）仅偶尔适用于骨折不愈合或畸形内固定失败的病人

* 同股骨颈骨折一样，只要没有绝对手术适应证，就需要行手术治疗。

* 反转子间骨折的治疗：动力髁螺钉、髓内固定。

12. 股骨干的两个轴线

表 58-8　股骨干的两个轴线

轴线	位置
解剖轴	转子间中点至膝关节中点的连线，与垂直轴角度：9°
机械轴	股骨头中心至两髁间中点的连线，与垂直轴角度：3°

* 三条线之间的三个角度为：3°、6°、9°。

13. 股骨的骨质的血运来源于：骨内膜、骨膜（骨外膜）、干骺端。

14. 股骨能抵抗外界应力的原因

（1）股骨的密质骨较厚。

（2）外径大。

（3）纵轴具备向前外侧弧形。

15. 股骨骨折的移位方向

（1）股骨上 1/3，近端受髂腰肌向前牵拉，远端受内收肌向内侧牵拉。

（2）股骨中 1/3，近、远端均受内收肌的影响，移位受暴力作用的性质影响较大。

（3）股骨远 1/3，近端受内收肌向前、内牵拉，远端受腓肠肌向后移位。

16.股骨干骨折的治疗

表 58-9 股骨干骨折的治疗

治疗选择	临床特征
保守治疗	（1）＜3岁：Bryant 支架，3～4周 （2）3～12岁：Russel 支架，4～6周 （3）＞12岁：Thomas 支架，6～8周
手术治疗	（1）由于股骨干骨折周围有大量肌肉附着，一般是稳定的，常需要手术治疗 （2）最佳方法：交锁髓内钉 （3）如采用钢板固定，尽量采用 LISS 和 LCP 技术

 ＊ 记住：金标准就是髓内固定，髓外固定的微创叫作 MIPO。

17.股骨远端骨折的特点

（1）定义：股骨远端 9 cm 以内的骨折（肱骨远端 2 cm，桡骨远端 3 cm）。

（2）分类：伸直型骨折和屈曲型骨折。

（3）伸直型骨折易合并腘血管的损伤，这一点类似于肱骨远端骨折。

（4）股骨干的解剖轴线与膝关节的水平线角度呈 99°（90＋9）。

18.浮膝损伤：股骨远端骨折合并胫骨近端骨折称为"浮膝"损伤，膝关节极度不稳定，常合并软组织的损伤。

19.股骨远端骨折的 AO 分型

（1）A 型：关节外骨折。

（2）B 型：部分关节内骨折（单髁骨折）其中 B1 为外髁矢状骨折；B2 为内髁矢状骨折；B3 为冠状面骨折（Hoffa 骨折属于 B3 骨折）。

（3）C 型：完全关节内骨折（双髁骨折）。

20.Q 角：股四头肌轴线与髌韧带轴线的夹角称为 Q 角，正常时不超过 14°；超过了则提示髌骨脱位或半脱位。

21.髌骨的作用（了解）

（1）提高了股四头肌的有效力臂。

（2）维持膝关节的稳定性。

（3）减少了股四头肌腱与股骨髁部的摩擦。

（4）保护股骨髁部免受损伤。

22.髌骨骨折的分型

（1）横行骨折。

（2）纵形骨折。

（3）粉碎骨折。

（4）撕脱骨折。

23.髌骨骨折的治疗

表 58-10　髌骨骨折的治疗

治疗方法	适应证	具体方法
保守治疗	无移位或轻度移位的骨折	（1）10°屈膝位长腿前后石膏托固定 （2）固定6周，如能忍受疼痛，可下地活动 （3）6周后开始膝关节主动屈伸活动
手术治疗	（1）分离移位＞3 mm （2）关节面台阶＞3 mm （3）伸膝装置损坏	（1）钢丝环形缝扎 （2）钢丝张力带 （3）髌骨部分或全部切除术

24.内侧副韧带的临床解剖特点

（1）最重要：是四条韧带中维持膝关节稳定性最为重要的结构。

（2）深浅两层：浅层呈三角形，深层与关节囊融合。

（3）联系密切：与关节内的内侧半月板相连，常合并损伤。

（4）保守治疗：不同于其他三条韧带的腱性结构，在损伤后内侧副韧带是唯一能自主愈合的，这是不同于其他三者的特点。

25.膝关节外侧的三层稳定结构

表 58-11　膝关节外侧的三层稳定结构

层次	稳定结构
浅层	（1）髂胫束 （2）股二头肌腱
中层	（1）外侧副韧带 （2）腘肌腱 （3）腘腓韧带
深层	（1）弓状韧带 （2）关节囊

＊ 股二头肌肌腱、外侧副韧带、腘肌腱、腘腓韧带四者组成后外侧复合体（PLC）。

＊ 外侧副韧带远端呈腱性结构，与股二头肌腱组成联合腱，止于腓骨头，与外侧半月板不相连，中间由滑囊隔开。

26.膝关节韧带损伤的分度（韧带纤维断裂——膝关节稳不稳）

表 58-12　膝关节韧带损伤的分度

分度	具体特征	治疗
Ⅰ度	（1）少量韧带纤维断裂 （2）无膝关节不稳定	（1）对症治疗 （2）休息、冰敷即可

续表

分度	具体特征	治疗
Ⅱ度	（1）较多韧带纤维断裂 （2）有轻至中度膝关节不稳定	（1）限制性支具 （2）制动，免负重
Ⅲ度	（1）韧带完全断裂 （2）有明显膝关节不稳定	除单纯内侧韧带损伤外，均建议行手术治疗

27. O'Donoghue 三联征：当外力作用于下肢，如果股骨在胫骨上外展、屈曲、内旋，则会引起内侧副韧带、内侧半月板及前交叉韧带的损伤，三种损伤合称为三联征。

28. 膝关节韧带损伤的特殊查体

表 58-13　膝关节韧带损伤的特殊查体

特殊体征	临床操作
侧方应力试验	（1）检查内、外侧副韧带损伤 （2）在伸直位与屈膝 30° 位分别进行检查 （3）屈膝 30° 时更容易检查出膝关节的不稳定性，因为正常人在此角度时稳定性就是较差的
抽屉实验	（1）具体操作见第五十三章表 53-10 （2）三个体位：旋转中立位、外旋 30°、内旋 30°
Lachman 试验	（1）最敏感：前交叉韧带损伤最为敏感的试验 （2）屈膝角度：［八］10°～15° 或［五］20°～30°
轴移试验	（1）检查前交叉韧带损伤造成的膝关节不稳定 （2）一手抬起患肢，保持伸膝状态，内旋小腿，另一手施加外翻应力，屈曲膝关节，在 30° 时突然出现错动感为阳性

29. 轴移试验的机制（前交叉韧带的损伤）

（1）前向半脱位：由于前交叉韧带损伤，在伸膝位时出现胫骨前向半脱位。

（2）交锁：此时施加的外翻应力会使外侧平台后缘与股骨外髁发生撞击，且产生交锁，限制了胫骨的进一步前移。

（3）髂胫束：在屈膝 20°～30° 时，髂胫束由伸膝装置变为屈膝装置，使前向半脱位的胫骨发生复位，从而产生错动感。

30. 内侧副韧带的保守治疗

（1）［五］长腿管型石膏固定 4～6 周。

（2）（坎贝尔）铰链式支具：限制内外翻，限制 10°～20° 屈曲（完全伸直位时内外侧副韧带是处于紧张状态的，不利于内侧副韧带的修复）。

31. 盘状半月板：在胚胎期，半月板为一完整的软骨盘，充填于胫骨和股骨之间的间隙内。在出生时，内外侧半月板的中心部分已吸收，成为 O 型或 C 型，如果中央部分没有被吸收而发生椭圆形盘状畸形，称为盘状半月板。

32. 桶柄状撕裂：是半月板纵行撕裂的一种特殊类型，全层的半月板撕裂会产生可移动的内侧撕裂瓣片，如果内侧撕裂瓣片移位进入髁间窝，则称为"桶柄状撕裂"。

33. 内、外侧半月板的解剖特点

表 58-14　内、外侧半月板的解剖特点

位置	解剖特点
内侧半月板	（1）呈 C 形 （2）中部外侧缘与内侧副韧带相连，因此活动范围较小
外侧半月板	（1）呈 O 形 （2）不与外侧副韧带相连，因此活动范围较大

34. 半月板的作用

（1）增加关节吻合度。

（2）缓冲作用。

（3）传导并分散负荷。

（4）使关节滑液均匀分布于关节面。

（5）次级机械稳定作用。

35. 半月板损伤的四个因素

（1）膝半屈。

（2）重力挤压。

（3）内收或外展。

（4）旋转或剪切力。

36. 半月板损伤的类型（O'Connor 分类法）

（1）纵行撕裂。

（2）放射状撕裂。

（3）斜形撕裂。

（4）水平撕裂。

（5）变异型撕裂。

37. 半月板损伤的临床表现

表 58-15　半月板损伤的临床表现

诊断要点	临床特征
外伤史	仅部分急性损伤的病人存在外伤史
疼痛	
交锁	（1）突然半屈位固定，伸直受限，但可屈曲 （2）半月板嵌顿于关节滚动面之间，不能解脱
失控感	（1）又称"打软腿"，特别是在上下楼梯或行走在高低不平的路 （2）是关节不稳的表现

38.半月板损伤的体征

表 58-16　半月板损伤的体征

体征	临床特征
关节间隙压痛	对于半月板损伤的诊断准确性较高
McMurray-Fouche 试验	（1）又称半月板旋转挤压试验 （2）初始状态：完全屈曲位 （3）四种方式：内翻内旋、内翻外旋、外翻外旋、外翻内旋 （4）敏感性较低：仅有 30% 的阳性率 （5）阳性：疼痛、弹响
Appley 研磨试验	（1）俯卧，膝关节屈曲 90° （2）助手将大腿固定，检查者双手握患足沿小腿纵轴向下加压并旋转小腿，使股骨和胫骨关节面之间发生摩擦
Appley 牵拉试验	（1）体位与 Appley 研磨试验一样，牵拉方向与其相反，向上提拉即可 （2）疼痛提示韧带损伤
蹲走试验	（1）检查半月板后角有无损伤 （2）嘱病人蹲下走鸭步，并不时变换方向 （3）如果能完成上述动作，则基本可排除后角损伤

39.胫骨平台骨折的 Schatzker 分型

表 58-17　胫骨平台骨折的 Schatzker 分型

分型	具体特征
Ⅰ型	外侧平台劈裂骨折，无关节面塌陷
Ⅱ型	外侧平台劈裂骨折，关节面压缩骨折（劈裂且压缩）
Ⅲ型	外侧平台单纯压缩骨折
Ⅳ型	胫骨内侧平台骨折
Ⅴ型	累及双侧平台骨折
Ⅵ型	双侧平台骨折加干骺端分离

※ 记忆：外且压，内双骺。

40.胫腓骨干骨折的特征

（1）最常见：是全身长骨骨折中最多见的骨折类型，以双骨折、粉碎性骨折及开放性骨折居多。

（2）胫骨嵴（锐性）：胫骨骨折复位的标志。

（3）骨间膜：纤维向外下方向走行。

（4）中下 1/3 交界处，三角形移行为四边形，且该处位置髓腔狭窄。

41. 小腿的四个骨筋膜室及其内容物

表 58-18　小腿的四个骨筋膜室及其内容物

骨筋膜室	走行肌肉	神经血管
前侧骨筋膜室	（1）胫骨前肌 （2）踇长伸肌 （3）趾长伸肌	（1）胫前动、静脉 （2）腓深神经
外侧骨筋膜室	（1）腓骨长肌 （2）腓骨短肌	腓浅神经
后浅骨筋膜室	（1）腓肠肌 （2）比目鱼肌	腓肠神经
后深骨筋膜室	（1）胫骨后肌 （2）趾长屈肌 （3）踇长屈肌	（1）胫后动、静脉 （2）胫神经

* 前侧骨筋间室和后深骨筋间室内容相对应。

42. Pilon 骨折：累及胫距关节面的胫骨远端骨折，多由轴向暴力引起，75% 伴腓骨骨折。

43. 胫骨远端骨折的 AO 分型

（1）A 型关节外骨折：关节面未受累及

A1：干骺端简单骨折

A2：干骺端楔形骨折

A3：干骺端粉碎骨折

（2）B 型部分关节内骨折：未骨折的关节面仍与干骺端相连

B1：单纯劈裂骨折

B2：劈裂塌陷骨折

B3：关节面压缩骨折

（3）C 型为关节内骨折：所有关节面部分均与干骺端失去连接

C1：简单干骺端＋简单关节面

C2：复杂干骺端＋简单关节面

C3：复杂干骺端＋复杂关节面

* 属于 Pilon 骨折的有 B3 和 C，其中最为常见的类型是 C3 型。

44. Thompson 试验：病人俯卧双足垂于床缘，挤压小腿三头肌，足不能跖屈称为 Thompson 试验阳性，是跟腱断裂的典型体征。

45. 跟腱断裂的特征

（1）分类：闭合性断裂、开放性断裂。

（2）闭合性断裂：多发生于跟腱跟骨结节附着处上方 2～6 cm 处。

（3）断面较齐的断裂：Bunnell 法直接缝合。

（4）断面不齐的断裂：跟腱成形术。

（5）术后固定：屈膝 30°＋踝跖屈 30°，石膏固定 6 周，半年内避免剧烈运动。

46. 踝关节的韧带稳定结构

表 58-19　踝关节的韧带稳定结构

踝关节韧带	具体构成
下胫腓韧带联合	（1）下胫腓前韧带 （2）下胫腓后韧带 （3）下胫腓横韧带 （4）骨间韧带：最牢固，向上延伸为骨间膜
外侧副韧带	（1）距腓前韧带 （2）距腓后韧带 （3）跟腓韧带
内侧副韧带	（1）胫距前韧带 （2）胫距后韧带 （3）胫跟韧带

47. 不同内翻状态下首先考虑累及的韧带

（1）内翻＋跖屈位：距腓前韧带（此时该韧带拉得紧）。

（2）内翻＋背屈位：距腓后韧带。

（3）内翻＋中立位 0°：跟腓韧带。

48. 足踝的两种三维运动

（1）旋前：背屈、外翻、外旋。

（2）旋后：跖屈、内翻、内旋

* 踝关节的屈伸运动与跗骨间关节及足的运动是联合的。

49. 踝关节骨折的 Lauge-Hansen 分型（难度较大，不会考）

表 58-20　踝关节骨折的 Lauge-Hansen 分型

分型	分度
旋后外旋型	Ⅰ°：下胫腓前韧带断裂 Ⅱ°：腓骨远端骨折（骨折线自前下到后上） Ⅲ°：下胫腓后韧带断裂或后踝骨折 Ⅳ°：三角韧带损伤或内踝骨折
旋后内收型	Ⅰ°：外踝骨折（撕脱） Ⅱ°：内踝骨折
旋前外旋型	Ⅰ°：内踝骨折或三角韧带损伤 Ⅱ°：下胫腓前韧带断裂 Ⅲ°：外踝骨折 Ⅳ°：下胫腓后韧带断裂或后踝骨折
旋前外展型	Ⅰ°：内踝骨折或三角韧带损伤 Ⅱ°：下胫腓前、后韧带或其附着的胫骨前结节或后踝骨折 Ⅲ°：外踝骨折

50. 踝关节骨折的 Danis-Weber 分型（基于与下胫腓联合的关系）

表 58-21　踝关节骨折的 Danis-Weber 分型

骨折类型	具体描述
A 型骨折	外踝骨折线低于胫距关节水平（旋后内翻）
B 型骨折	外踝骨折线位于胫距关节水平（旋后外旋、旋前外展）
C 型骨折	外踝骨折线高于胫距关节水平（旋前外旋）

* ［五］将 Lauge-Hansen 分型和 Danis-Weber 分型融合在了一起分为 Ⅰ～Ⅲ型，并加入了 Pilon 骨折单独分为Ⅳ型。

51. 踝关节骨折的手术治疗方法（每个部位都有关键点）

表 58-22　踝关节骨折的手术治疗方法

骨折部位	手术操作
腓骨骨折	（1）腓骨骨折的解剖复位是治疗成功的关键 （2）1/3 管型钢板是最常用的选择 （3）外踝的解剖复位是踝关节对合正常的标志，外踝的纵轴与腓骨纵轴的夹角有 10°～15°
内踝骨折	（1）主要固定方法是各种螺钉内固定 （2）手术时应同时探查三角韧带损伤，有损伤时一并修复 （3）如果遗留三角韧带损伤则可能造成明显的内侧不稳定
后踝骨折	（1）适应证：矢状位上骨折块大于关节面的 1/4 时需手术处理 （2）复位后从后向前用拉力螺钉进行固定
下胫腓联合	（1）一般内、外踝骨折在复位内固定后，无须行下胫腓固定 （2）所有骨性结构固定后行外旋应力试验，如下胫腓间隙仍增宽，则行下胫腓联合固定 （3）下胫腓关节上缘 2 cm 处平行关节面打入一枚 3.5 mm 全螺纹皮质骨螺钉，从后外侧到前内侧，与冠状面呈 30°，三皮质固定

52. 踝关节骨折的手术治疗适应证
（1）闭合复位无法获得解剖复位。
（2）骨折不稳定。
（3）骨折移位明显或距骨移位

* 最关键的还是第一条，因为是关节内骨折，所以解剖复位至关重要。

53. 距骨颈骨折的分类（Hawkins 分类）

表 58-23　距骨颈骨折的分类

分类	具体特征
Ⅰ型	无移位的距骨颈骨折
Ⅱ型	距骨颈骨折合并距下关节后脱位（合并一个）
Ⅲ型	合并胫距关节脱位、距下关节脱位（合并两个）
Ⅳ型	合并距舟关节不完全或完全脱位、胫距关节脱位、距下关节脱位（共三个）

54. 距骨骨折的临床特征
（1）解剖：距骨头、距骨颈和距骨体，其中距骨颈骨折最常见。
（2）距骨表面无肌肉和肌腱附着，血运来自周围的关节囊和滑膜。
（3）距骨颈因为处于滋养血管进入部分，易损伤血供，距骨坏死因素：受移位和脱位程度影响。
（4）并发症：距骨坏死是最常见的并发症，Hawkins Ⅲ 和Ⅳ型几乎都会发生。

55. 跟骨骨折的分型（Sanders 分型）

表 58-24　跟骨骨折的分型

分型	临床特征
Ⅰ型	无论有几条骨折线，只要没有移位
Ⅱ型	后关节面损伤成 2 部分
Ⅲ型	后关节面损伤成 3 部分
Ⅳ型	后关节面损伤成 4 部分及以上

* 根据跟骨后关节面半冠状位 CT 图所示的骨折情况进行分类。

56. 跟骨骨折的 Essex-Lopresti 分型：以跟骨骨折是否累及距下关节为依据，将跟骨骨折分为 2 型，Ⅰ型未累及，Ⅱ型累及（舌型或者关节面塌陷型）。

57. 跟骨骨折的知识点
（1）跟骨是足部最大的跗骨，同时也是最常见的跗骨骨折。
（2）距下关节：跟骨上方的 3 个关节面（前中后）与距骨下关节面构成距下关节。
（3）跟骰关节：跟骨与骰骨构成跟骰关节。
（4）治疗原则：恢复关节面，恢复跟骨的长度、宽度、高度，恢复 Böhler 角。
（5）致残：平足及创伤性关节炎是最重要的致残原因。
（6）常见并发症：切口皮肤坏死、伤口感染。

58. Böhler 角：是跟骨结节和跟骨后关节突的连线与跟骨前结节最高点和后关节突连线的夹角，又称跟骨结节关节角，正常为 25°～40°。

第五十九章 骨盆及髋臼骨折

1. 骨盆的解剖
   （1）前环：耻骨支、坐骨支。
   （2）后环：髂骨、坐骨结节、骶骨。
   （3）后环韧带：骶髂韧带、骶棘韧带、骶结节韧带。
   （4）前环韧带：耻骨上韧带、耻骨下韧带。
2. Morel-Lavallee lesions：骨盆周围皮肤的潜行剥脱，是严重骨盆骨折的临床表现之一，为暴力造成的皮肤与深筋膜分离，血肿形成，好发于大粗隆和骶尾部。
3. 骨盆骨折的标准影像学检查（记住名称即可）

表 59-1　骨盆骨折的标准影像学检查

影像学检查	临床特征
骨盆正位	观察结构：耻骨联合、耻骨支、坐骨支、骶髂关节、骶前孔
骨盆出口位	（1）真正的骶骨正位 （2）有助于显示骨盆的上下移位
骨盆入口位	（1）真正的骶骨轴位 （2）有助于显示骨盆的前后移位以及半骨盆的内外旋转
骨盆 CT	（1）是诊断骨盆骨折最有意义的影像学检查 （2）对于判断后环损伤尤其有意义

4. 骶骨骨折的 Dennis 分型

表 59-2　骶骨骨折的 Dennis 分型

分型	临床特征
Ⅰ型	骨折线位于骶骨翼，骶骨孔外侧
Ⅱ型	骨折线经过骶骨孔
Ⅲ型	骨折线波及骶骨孔内侧，达骶骨中央及骶管

5. 骨盆骨折的稳定度分型（Tile 分型）

表 59-3　骨盆骨折的稳定度分型（Tile 分型）

分型	稳定型	亚分型
A 型	稳定型	A_1：髋骨撕脱骨折 A_2：髋骨直接骨折 A_3：骶骨 S_2 以下横断骨折
B 型	旋转不稳定，垂直稳定	B_1：开书型损伤，单侧外旋不稳定（Young 和 Burgess 分型中的 APC 类似 B_1） B_2：侧方挤压型，单侧内旋不稳定（LC 类似 B_2） B_3：双侧 B 型损伤
C 型	旋转和垂直均不稳定	C_1：单侧垂直不稳定 C_2：一侧垂直不稳定，一侧旋转不稳定 C_3：双侧垂直不稳定

6. 骨盆骨折的 Young 和 Burgess 分型

（1）前后挤压型（APC）。

（2）侧方挤压型（LC）。

（3）垂直剪切损伤（VS）。

（4）混合机制（CM，LC 合并 VS 最常见）。

7. 骨盆骨折病人死亡的主要原因

（1）失血性休克。

（2）合并中枢神经系统损伤。

（3）多脏器功能衰竭。

＊前两者为早期，第三个为晚期。

8. 创伤性死亡的三大高峰

（1）受伤当时死亡：比如大血管、心脏破裂。

（2）受伤后早期抢救无效：失血性休克，中枢损伤。

（3）救治的晚期：感染、MODS 等。

9. 骨盆骨折外固定治疗的适应证

（1）紧急控制骨盆出血，提供临时稳定性。

（2）多发创伤病人的早期固定。

（3）辅助骨盆后环内固定，增加稳定性。

（4）某些类型骨折的最终治疗（如 Tile-B 型）。

10. 骨盆前环固定适应证（即耻骨支和坐骨支）

（1）耻骨联合分离＞ 2.5 cm。

（2）耻骨联合交锁。

（3）耻骨支骨折合并股神经、血管损伤。

（4）Tilt 骨折。

　　* Tilt 是指：骨折后的断端旋转并压迫泌尿道。

11. 骨盆后环固定的适应证

（1）骶髂脱位（＞1 cm）。

（2）骶骨骨折并移位。

（3）多发骨折。

（4）合并神经血管损伤。

　　* 后环其实类似于关节（骶髂关节）：由骶骨和髂骨组成的关节，其间有骶髂前、后韧
　　　带，骶棘韧带、骶结节韧带加强。

12. 骨盆骨折的早期并发症

表 59-4　骨盆骨折的早期并发症

并发症	临床特征
腹膜后血肿	90% 以上静脉出血，处理的措施是恢复骨盆环的稳定性，缩小骨盆环容积
盆腔内脏器损伤	常引起后尿道、膀胱及直肠的损伤
神经损伤	（1）腰骶神经丛损伤 （2）坐骨神经损伤
脂肪栓塞、静脉栓塞	骨盆骨折时脂肪栓塞的发生率非常高

　　* 晚期并发症：慢性感染及骨髓炎；慢性疼痛。

　　※ 记忆：3 个损伤＋FES（FES 指脂肪栓塞综合征）。

13. 骨盆骨折出血的处理

（1）抗休克治疗。

（2）处理原则：迅速恢复骨盆环的稳定性，缩小骨盆容积。

（3）方法：骨盆带、外固定架、骨盆 C 形钳。

（4）手术：使用上述方法稳定骨盆环，且快速输血 800 ml 生命体征仍不稳定者，应立
　　　即行填塞止血或血管造影栓塞止血（仅对动脉出血有效）。

14. 髋臼的前后柱

（1）前柱：即髂耻柱，从髂嵴前部斜向内下至耻骨联合。

（2）后柱：即髂坐柱，由坐骨大切迹角的平面到达坐骨结节。

（3）意义：髋臼附属在两柱的骨块上，当髋臼骨折时只有内固定两柱的骨块，才能恢
　　　复和保持髋臼的形态。

15. 髋臼的解剖

（1）髋臼由耻骨、坐骨和髂骨三块骨组成，在 14 岁之间三块骨头由 Y 形软骨相连。

（2）髋臼骨折的三张 X 片：骨盆前后位、髂骨斜位、闭孔斜位（和冠状位呈 45°）。

（3）暴力的四个来源：骨盆后方、大粗隆、膝、足。

16. 髋臼的骨折分型（Letournel-Judet 分型）

表 59-5　髋臼的骨折分型（Letournel-Judet 分型）

分类依据	具体骨折类型
单一骨折	（1）后壁骨折 （2）前壁骨折 （3）后柱骨折 （4）前柱骨折 （5）横断骨折
复合骨折	（1）后柱伴后壁骨折 （2）横断伴后壁骨折 （3）前方伴后方半横行骨折 （4）T 形骨折 （5）双柱骨折

※　复合骨折中记忆：前后横后横（"前后横"为前方伴后方半横行；"后"为后柱；"横"为横断）。

17. 髋臼骨折的手术适应证

表 59-6　髋臼骨折的手术适应证

大类	具体手术适应证
髋关节不稳定	（1）髋脱位伴有移位的后柱或后壁骨折 （2）髋脱位伴有移位的前柱或前壁骨折
股骨头与髋臼不相适合	（1）骨折经过髋臼顶 （2）关节内卡入骨折块或软组织 （3）合并移位的股骨头骨折

18. 髋臼骨折急诊处理的适应证
（1）髋脱位无法复位。
（2）髋关节复位后不稳定。
（3）开放性髋臼骨折。
（4）合并血管损伤。
（5）合并逐渐加重的神经损伤。

19. 髋臼中心性脱位的分型（中心性脱位即髋臼骨折）
（1）Ⅰ型：内侧壁骨折，即耻骨。
（2）Ⅱ型：外侧壁骨折，即坐骨。
（3）Ⅲ型：顶壁骨折，即髂骨。
（4）Ⅳ型：全部受累，即粉碎性骨折。

* 中心脱位多发生在髋臼双柱骨折、T型骨折及横断骨折中。

20. 术前详细评估三方面内容

（1）骨折的特点：稳定性、移位程度、粉碎程度、是否合并股骨头骨折。

（2）病人的特点。

（3）现有的医疗水平。

21. 髋臼骨折的并发症

表 59-7　髋臼骨折的并发症

分类	并发症
早期并发症	（1）死亡 （2）感染 （3）神经损伤（臀上、坐骨、股、股外侧皮） （4）血栓栓塞
晚期并发症	（1）不愈合（假关节形成） （2）股骨头坏死 （3）创伤性关节炎　}二期髋关节置换的适应证 （4）异位骨化

第六十章　脊柱脊髓损伤

1. Denis 的脊柱三柱理论

表 60-1　Denis 的脊柱三柱理论

三柱	Denis 理论 1983	Ferguson 改良 1984
前柱	（1）椎体前 1/2 （2）椎间盘前 1/2 （3）前纵韧带	（1）椎体前 2/3 （2）椎间盘前 2/3 （3）前纵韧带
中柱	（1）椎体后 1/2 （2）椎间盘后 1/2 （3）后纵韧带	（1）椎体后 1/3 （2）椎间盘后 1/3 （3）后纵韧带
后柱	（1）椎弓 （2）关节突关节 （3）黄韧带 （4）棘间韧带	（1）关节囊 （2）关节突关节 （3）黄韧带 （4）棘间韧带

2. 上颈椎损伤（C1-2）：Jefferson 骨折；寰枢椎脱位；齿突骨折；Hangman 骨折（枢椎椎弓骨折）。

3. 下颈椎损伤（C3-7）：屈曲压缩性骨折；爆裂骨折；关节突关节脱位。

4. 特殊的脊柱骨折的类型

表 60-2　特殊的脊柱骨折的类型

骨折类型	具体描述
爆裂骨折	是脊柱压缩骨折的一种特殊类型，X 线平片侧位示椎体前后径增加，椎体高度减少，CT 示椎体粉碎骨折，骨块突入椎管内。
Chance 骨折	即安全带骨折，在损伤机制中属于颈椎屈曲-分离性骨折，在严重的屈曲暴力下可产生通过整个椎体的水平骨折，使脊柱三柱均发生损伤，张力作用下可伴椎间盘、韧带等损伤。
Jefferson 骨折	即寰椎前后弓骨折，由于头部受垂直暴力致使枕骨髁部撞击寰椎，导致寰椎侧块与前、后弓交界处发生骨折，骨折块向四周分散，并不压迫椎管内容物。
Hangman 骨折	即枢椎椎弓骨折，又称绞刑者骨折，由于枢椎受强大的剪切力造成的，骨折后椎弓向后移位，而椎体向前移位，因此又称为枢椎创伤性滑脱。

5. 椎体压缩骨折的分度（很少用）

　　* 压缩程度以椎体前缘高度占后缘高度的比值计算。

　　（1）Ⅰ度压缩为 1/3。

　　（2）Ⅱ度压缩为 1/2。

　　（3）Ⅲ度压缩为 2/3。

6. 胸腰椎损伤分类与严重程度评分系统（经常使用，TLICS）

　　（1）骨折的影像学形态。

　　（2）后方韧带复合体的完整性。

　　（3）病人的神经功能状态。

7. TLICS 评分系统

表 60-3　TLICS 评分系统

骨折形态	评分	后方韧带复合体完整性	评分	神经功能状态	评分
压缩骨折	1	完整	0	无损伤	0
爆裂骨折	2	可疑损伤	2	神经根损伤	2
平移 / 旋转骨折	3	损伤	3	脊髓 / 圆锥完全损伤	2
牵张骨折	4			马尾损伤	3
				脊髓 / 圆锥不完全损伤	3

　　* 总得分 ≤ 3 分，建议保守治疗；总得分 4 分，手术或保守治疗；总分 ≥ 5 分，建议手术治疗。

　　※ 神经功能状态记忆口诀：02233，根完马不完。

8. 齿突骨折的分类及治疗策略

表 60-4　齿突骨折的分类及治疗策略

分型	描述	治疗
Ⅰ型	齿突尖部骨折	罕见，颈围固定 6 ～ 8 周
Ⅱ型	齿突基底部与枢椎体交界处骨折	基底部血运差，不愈合率达 60%，螺钉固定或 Halo-Vest 固定 12 周
Ⅲ型	齿突骨折延伸及枢椎体部	Halo-Vest 固定 12 周

9. 脊髓损伤组织学改变

　　（1）轻微损伤和震荡。

　　（2）不完全性脊髓损伤。

　　（3）完全性脊髓损伤。

　　* 所有神经损伤的组织学改变均一致。

10. 脊髓震荡：脊髓神经细胞遭受强烈刺激而发生超限抑制，脊髓功能处于生理停滞状态，脊髓实质无损伤，临床表现为损伤平面以下感觉、运动及反射消失，一般经过数小时至2～3周开始恢复，不遗留任何神经系统后遗症。

11. 脊髓休克：脊髓与高级中枢的联系中断后，损伤平面以下脊髓出现暂时的反射丧失，处于无反应状态，称为脊髓休克。表现为损伤平面以下脊髓所支配的感觉丧失和骨骼肌张力和运动消失，外周血管扩张，血压下降，括约肌功能障碍，以及发汗反射消失，内脏反射减退或消失。

* 最早恢复的是球海绵体反射和肛门反射（即最低端的反射，骶段 $S_{4\sim5}$）。

12. 不完全性脊髓损伤：损伤平面以下保留某些感觉和运动功能，并具有球海绵体反射，称为不完全性脊髓损伤，分为四种。

13. 不完全性脊髓损伤的四种类型

表 60-5　不完全性脊髓损伤的四种类型

损伤类型	损伤特点
前脊髓综合征	（1）脊髓前 2/3 损伤造成皮质脊髓束、脊髓丘脑束损伤 （2）损伤平面下运动及痛温觉消失，精细触觉及本体感觉存在 （3）此型为不完全性损伤中预后最差的类型
后脊髓综合征	（1）薄束和楔束受损 （2）深感觉丧失，运动及痛温觉存在
中央脊髓综合征	（1）中央管周围的神经传导束受到不同程度的损伤 （2）由于神经传导束特定的排列关系，上肢功能丧失重于下肢功能丧失，手的功能丧失重于上臂，肛门周围皮肤感觉存在 （3）常为颈椎过伸性损伤，褶皱的黄韧带压迫脊髓，多发生于颈椎病或椎管狭窄病人
脊髓半切综合征，即 Brown-Séquared 综合征	（1）伤侧的运动和本体感觉丧失 （2）对侧的痛温觉丧失（损伤平面下 1～2 个节段）

* 脊髓丘脑束（痛温觉，外侧索前半部）、皮质脊髓束（运动，外侧索后半部）、薄束和楔束（本体觉，后束）。

※ 记忆："脊髓"这两个字在前面就是前半部，在后面就是后半部；皮质是支配运动的，丘脑（下丘脑）是支配感觉的。

14. 脊髓圆锥综合征的两种类型

表 60-6　脊髓圆锥综合征的两种类型

类型	临床表现
圆锥与腰骶神经根在同平面损伤	L_1 神经节段以下的运动、感觉完全丧失，即包括下背部和腹股沟平面
仅圆锥损伤	（1）双下肢的感觉、运动功能存在 （2）马鞍区感觉障碍 （3）括约肌功能障碍 （4）肛门反射、球海绵体反射消失

* 圆锥指的是 $S_{3\sim5}$ 脊髓段，平面之下的神经仅支配马鞍区的感觉和会阴区括约功能，而双下肢的感觉、运动是不受影响的，这也是单独将圆锥从脊髓损伤中分出来的原因。

15. 脊髓损伤的类型

表 60-7　脊髓损伤的类型

损伤类型	临床特征
脊髓休克	脊髓离断后断面以下脊髓的无反应状态
脊髓震荡	不遗留任何神经系统后遗症
不完全性脊髓损伤	分为四种类型，是最常见的脊髓损伤类型
完全性脊髓损伤	损伤平面以下运动感觉完全丧失
脊髓圆锥综合征	双下肢无感觉和运动障碍，仅表现为马鞍区的异常
马尾神经损伤	相当于周围神经损伤

*［五］仅分为前三种，后三种没有罗列出来。

16. 脊髓休克的临床特征

（1）永久：感觉运动丧失。

（2）全身：（交感神经障碍）心率慢、血压低、外周血管扩张、括约肌功能障碍。

（3）时间：伤后 1～6 周恢复。

（4）顺序：原始简单的反射先恢复，高级复杂的反射后恢复。

（5）最早：球海绵体反射和肛门反射先恢复。

（6）方向：从尾端向头端恢复。

17. 脊髓休克和脊髓震荡的鉴别

表 60-8　脊髓休克和脊髓震荡的鉴别

鉴别要点	脊髓休克	脊髓震荡
脊髓损伤类型	严重脊髓损伤	轻微脊髓损伤
截瘫程度	完全性截瘫	不完全性截瘫
神经功能改变	感觉、运动、反射均消失	感觉、运动、反射三者可消失，但有所保留
全身反应	有低血压、心动过缓等	无
肛周及肛周深感觉	丧失	保留
肛门外括约肌自主收缩	丧失	保留
球海绵体反射	丧失	保留
恢复时间	较长，数天（1～6周）	较短，一般不超过 48 h
恢复标志	球海绵体反射及肛门反射最早出现	运动、感觉、反射恢复
最终结局	不完全性损伤可恢复到不完全性瘫，完全性损伤仍为完全性瘫	恢复至正常水平

※ 记忆：类截 SMR 全肛肛球，恢复时间标志结局。

* SMR 是指：sensation，motor，reaction（即神经功能的改变）。

18. 上、下运动神经元损伤的鉴别

表 60-9 上、下运动神经元损伤的鉴别

鉴别要点	上运动神经元瘫痪	下运动神经元瘫痪
瘫痪范围	较广泛	较局限
瘫痪程度	不全性	完全性
肌萎缩	不明显	明显
肌张力	增高	降低或丧失
腱反射	亢进	消失
病理反射	有	无

※ 这个记忆点在本科的时候即为重点知识：记忆一个即可，其他为相反的，例如较广泛、但不全、肌萎缩不明显，增高亢进有病理反射。（肌张力、腱反射、病理反射捆绑在一起，一般一起出现）。

19. 完全性和不完全性脊髓损伤的鉴别（完全不完全就看 SMR）

表 60-10 完全性和不完全性脊髓损伤的鉴别

鉴别要点	不完全性损伤	完全性损伤
运动障碍	不完全，不对称	完全，基本对称
感觉障碍	可保留部分感觉	完全丧失
反射障碍	不完全，不对称	完全，对称
病理反射	可有可无	多有
括约肌障碍	较轻	完全
脊髓休克期	短，不超过 1 周	多在 3 周以上

20. 脊髓损伤的 Frankel 分级

表 60-11 脊髓损伤的 Frankel 分级

级别	功能
A	运动、感觉完全丧失
B	感觉不完全丧失，无运动功能
C	感觉不完全丧失，有非功能性运动
D	感觉不完全丧失，有功能性运动
E	感觉、运动功能正常

* 仅关注感觉和运动功能，没有关注反射、括约肌功能等，且分类模糊，目前已很少使用。

※ 记忆：区分 Frankel 和 ASIA 很简单：Frankel 里只需要写完全不完全就行了，ASIA 里写的要具体描述，如存在感觉功能（包括骶段），存在运动功能（＞3级）。

21. 美国脊髓损伤学会的 ASIA 分级

表 60-12　美国脊髓损伤学会的 ASIA 分级

级别	功能
A	在骶段（$S_{4\sim5}$）无任何感觉和运动功能
B	在损伤平面下，包括骶段存在感觉功能，但无运动功能（包括括约肌）
C	在损伤平面下，存在运动功能，大部分关键肌的肌力＜3级
D	在损伤平面下，存在运动功能，大部分关键肌的肌力≥3级
E	感觉和运动功能正常

* Frankel 分级和 ASIA 分级是基本类似的，主要是把骶段的运动（括约肌）考虑了进去，同时把肢体的运动通过肌力分级进行了细化。

22. 脊髓损伤的判断分为 5 步
（1）平面的判断。
（2）性质的判断（即表 60-8 ～表 60-10：上下？休克或震荡？完全或不完全？）。
（3）严重程度分级（Frankel 或 ASIA）。
（4）影像学判断。
（5）电生理诊断（SEP 和 MEP）。

23. 脊髓电生理检查
（1）SEP，sensation：体感诱发电位检查——脊髓感觉通道。
（2）MEP，motor：运动诱发电位检查——锥体束运动通道。
* 两者都不能引出为完全性瘫痪。

24. 脊髓损伤的治疗
（1）尽早治疗：伤后 6 h 是治疗的黄金时期，24 h 是急性期；治疗包括激素冲击、高压氧治疗。
（2）手术治疗解除压迫、骨折复位。
（3）重建脊柱稳定性，如融合等。
（4）加强术后的功能锻炼。
（5）防治并发症：坠压 D 感硬（详见第五十四章第 37 条）。

25. 压疮的分度

表 60-13　压疮的分度

分度	临床特征
Ⅰ度	皮肤发红，周围水肿
Ⅱ度	皮肤紫黑，有浅层坏死
Ⅲ度	皮肤全层坏死，出现溃疡
Ⅳ度	坏死范围深达韧带和骨骼

* 其中Ⅱ度和Ⅲ度临床上还是常见的。

※ 记忆：红紫溃坏。

第六十一章　关节脱位

1. 关节脱位：关节稳定结构受到损伤，使关节面失去正常的对合关系。
2. 新鲜性脱位与陈旧性脱位的分界为 2 周，同一关节 2 次以上的脱位为复发。
3. 创伤性脱位的病理改变（牢记）
   （1）骨性损伤（如撕脱骨折）。
   （2）软组织损伤。
   （3）神经损伤。
   （4）关节僵硬（内有血肿机化等）。
4. 创伤性关节脱位的治疗原则（与骨折一样）
   （1）早期复位。
   （2）妥善固定。
   （3）适宜的功能锻炼。
5. 肩锁关节脱位的 Rockwood 分类

表 61-1　肩锁关节脱位的 Rockwood 分类

分型	临床特征
Ⅰ型	（1）肩锁韧带扭伤 （2）X 线多无明显异常
Ⅱ型	（1）肩锁韧带完全断裂 （2）喙锁间隙比正常增大小于 25%
Ⅲ型	（1）喙锁韧带、肩锁韧带完全断裂 （2）喙锁间隙比正常增大 25% ～ 100%
Ⅳ型	（1）喙锁韧带、肩锁韧带完全断裂 （2）锁骨远端后脱位，甚至穿入斜方肌内
Ⅴ型	（1）喙锁韧带、肩锁韧带完全断裂，即更为严重的Ⅲ型 （2）喙锁间隙较正常增大 100% ～ 300%，锁骨位于皮下
Ⅵ型	（1）喙锁韧带、肩锁韧带完全断裂 （2）锁骨远端向下脱位，移位至喙突下、联合腱后

* 从Ⅲ型开始，喙锁韧带和肩锁韧带都是完全断裂的，只不过脱位方向不一样（上、后、上、下）。

6. 肩锁关节的解剖特征

（1）肩锁韧带：肩锁关节囊的增厚部分，控制肩锁关节水平方向运动。

（2）喙锁韧带：控制肩锁关节的垂直运动。

（3）肌肉：三角肌、斜方肌对于肩锁关节的稳定性也起着较为重要的作用。

（4）"阶梯"状畸形：锁骨肩峰端移位，高出肩峰，出现"阶梯"状畸形。

7. 肩锁关节脱位的手术治疗方式

表 61-2　肩锁关节脱位的手术治疗方式

手术方式	临床特征
切开复位内固定术	除Ⅰ、Ⅱ型外，剩下的类型都是推荐行手术治疗的
锁骨肩峰端切除术	（1）常用于陈旧肩锁关节脱位出现肩峰锁骨撞击（提示骨质增生） （2）常用于陈旧肩锁关节脱位出现关节炎表现
肱二头肌腱转位术	（1）适用于陈旧肩锁关节损伤 （2）方法为喙突截断，连同附着的喙肱肌、肱二头肌短头上移到锁骨

8. 肩关节脱位的两种特殊损伤（均为软骨）

表 61-3　肩关节脱位的两种特殊损伤

损伤类型	定义
Bankart 损伤	肩关节前脱位导致关节盂前缘软骨撕脱，约 85%
Hill-Sachs 损伤	肩关节前脱位导致肱骨头后上部软骨塌陷骨折，约 83%

9. 肩关节前脱位的分类（按脱位方向分）

（1）锁骨下脱位。

（2）喙突下脱位（最常见）。

（3）盂下脱位。

（4）胸内脱位。

* 肩关节脱位最为常见，其原因为：①运动范围最大；②周围软组织薄弱；③盂关节面仅覆盖 1/4 ～ 1/3 的肱骨头（所有的一切都是为了上肢更为灵活地狩猎）。

10. 肩关节脱位的局部特异体征

表 61-4　肩关节脱位的局部特异体征

特异特征	临床特征
弹性固定	（1）上臂保持固定在轻度外展前屈位，任何方向的活动都会导致疼痛 （2）Dugas 征阳性
方肩畸形	患肩失去正常饱满圆钝的外形
关节盂空虚	触诊示肩峰下空虚

* 脱位的特异体征，同样是三个：畸形、弹性固定，关节盂空虚。

11. 肩关节脱位的复位方法

表 61-5　肩关节脱位的复位方法

方法	具体操作
Hippocrates 法	（1）持续外展位牵引 （2）内收上臂多能完成复位
Stimson 法	（1）俯卧位，患肢垂于床沿 （2）手腕悬系 5 ～ 10 磅重物自然牵拉 10 ～ 15 min （3）多在持续牵引中自动复位
切开复位	（1）手法复位失败，多提示有软组织阻挡 （2）肱骨头移位明显，提示肩袖损伤严重 （3）合并大结节骨折 （4）合并肩胛盂移位骨折

* 复位后的固定时间：一般为 4 周，年轻人可延长 1 ～ 2 周，预防复发；老年人的固定时间应相应缩短，避免关节僵硬。

12. 肩关节脱位的并发症（创伤性脱位的病理改变）

表 61-6　肩关节脱位的并发症

并发症	临床特征
肱骨大结节撕脱骨折	脱位伴大结节骨折是切开复位的适应证之一
肩袖损伤	是远期肩关节活动受限和不稳定的常见原因
神经损伤	多是腋神经或臂丛神经损伤
肩关节僵硬	
复发性肩关节脱位	

13. 肘关节恐怖三联征：肘关节受到严重暴力损伤时，出现肘关节后脱位、桡骨头骨折和冠状突骨折，因其较差的临床预后而称为肘关节"恐怖三联征"。

14. 肘关节恐怖三联征时损伤先后顺序
  （1）外侧副韧带。
  （2）桡骨头骨折。
  （3）冠状突骨折。
  （4）内侧副韧带。
  * 因为暴力机制为由外向内。

15. 桡骨头半脱位：是小儿容易发生的肘关节损伤，当患儿肘关节处于伸直位，前臂旋前时突然受到牵拉所致，环状韧带脱出嵌入到肱桡关节间隙内，一般屈肘和前臂旋后容易复位，复位后固定一周。

16. 髋关节脱位的临床特征

（1）分类：前脱位、后脱位、中心脱位，其中后脱位是最常见。

（2）神经损伤：后脱位常伴发坐骨神经损伤，必须要对其进行评估。

（3）因为髋关节为负重关节，所以恰恰与肩关节相反，需要极强的稳定性：杵臼关节覆盖近1/2关节面，周围肌肉和软组织坚韧，所以复位难度较大，常常复位完后手抖、肩酸，一般建议在麻醉下复位，方便你我。

17. 髋关节后脱位的分型

表 61-7   髋关节后脱位的分型

分型	临床特征
I 型	（1）无骨折 （2）复位后无临床不稳定
II 型	（1）无骨折 （2）闭合手法不能复位
III 型	（1）合并关节面、软骨或骨碎片骨折 （2）髋关节不稳定
IV 型	合并髋臼骨折
V 型	合并股骨头或股骨颈骨折

※ 记忆：可不可复，骨碎片、髋臼、股骨头颈。

［五］小大粉顶头（小骨片、大骨块、粉碎性、顶部、股骨头）。

18. 后脱位的复位方法：Allis 法、Stimson 法，复位后皮牵引 2～3 周，4 周可持腋杖下地，3 个月可完全负重活动。

第六十二章　周围神经损伤

1. Wallerian 变性：是周围神经单纯断裂伤后，其远、近端神经纤维发生的改变，表现为远端轴索及髓鞘的破碎、分解，之后被巨噬细胞吞噬。

2. 轴索反应：胞体肿大，胞质尼氏体溶解，损伤离胞体愈近反应愈明显。

3. 假性神经瘤：周围神经断裂后近端的轴索长出再生的支芽，促使两断端连接，但如果神经两断端不能连接，近端再生的神经纤维组织迂曲呈球形膨大，称为假性神经瘤。

4. 周围神经损伤的 Seddon 分类法（1943 年）

表 62-1　周围神经损伤的 Seddon 分类法（1943 年）

分类	临床特征
神经震荡	（1）无明显结构改变，不发生 Wallerian 变性 （2）暂时失去传导功能，以运动麻痹为主
轴索中断	（1）多为钝性损伤造成，如牵拉 （2）内膜管等周围支持结构完整，传导功能可自然恢复
神经断裂	（1）多为锐性损伤 （2）必须将两断端进行吻合才能恢复其功能

5. Sunderland 五度分法（1951 年）

表 62-2　Sunderland 五度分法（1951 年）

对应的 Seddon 分类法的类型	分类	临床特征
神经震荡	Ⅰ度	（1）无明显结构改变，不发生 Wallerian 变性 （2）暂时失去传导功能，以运动麻痹为主
轴索中断	Ⅱ度 Ⅲ度 Ⅳ度	轴突断裂，神经内膜管完整 神经纤维断裂，神经束膜完整连续 神经束断裂，神经外膜完整连续
神经断裂	Ⅴ度	（1）多为锐性损伤 （2）必须将两断端进行吻合才能恢复其功能

6. Tinel 征：又称神经干叩击试验，可帮助判断神经损伤的部位，了解再生神经纤维的生长情况，沿修复的神经干，到达神经轴突再生的前端为止，叩击时出现疼痛、放电的感觉，称为 Tinel 征阳性。

* 原因是轴突再生尚未形成髓鞘之前，外界叩击可引起疼痛、放射痛、过电感。

7. 神经的绝对支配区

（1）尺神经：小指。

（2）正中神经：示、中指远节。

（3）桡神经：虎口区。

8. 神经移位术：神经近端毁损无法缝接者，可将另一束不重要的神经离断，将其近端移位到重要的、需要恢复肌肉功能的损伤神经远端上，使失神经支配的肌肉恢复功能。

9. 神经植入术：神经严重损伤造成神经远端支配的终末效应器及所支配的肌肉入肌点严重毁损，但神经近端完好。此时将运动神经的近端分成若干束植入失神经支配的肌肉中形成新的运动终板，将感觉神经的近端分成若干束植入真皮下，形成新的感受器，称为神经植入术。

10. 神经修复技术的类型

表 62-3　神经修复技术的类型

神经修复技术	临床特征
神经松解术	解除压迫，改善神经的血液循环；可分为外松解和内松解
神经缝合术	（1）神经外膜缝合：适用于混合神经的缝合（臂丛神经） （2）神经束膜缝合：适用于周围神经远端缝合（正中神经、尺神经） （3）神经束膜外膜联合缝合：适用于周围神经远端缝合
神经移植术	（1）神经缺损较多时，>2～4 cm 或超过神经直径的4倍以上。 （2）常见有神经干移植术、束间神经电缆式移植术
神经移位术	近端受损，远端完好
神经植入术	远端受损，近端完好

※ 记忆：移植术＝移位＋植入（移植两个字拆分为两个词的第一个字，且恰好顺序为近端受损、远端受损）。

11. 臂丛神经的解剖

（1）C_5、C_6、C_7、C_8、T_1 共五个神经根。

（2）出前斜角肌间隙后分为三干：上干（C_5 和 C_6），中干（C_7），下干（C_8 和 T_1）。

（3）在锁骨中段，干分为前后2股。

（4）内侧束：正中神经内侧头、尺神经、臂内侧皮神经、前臂内侧皮神经。

（5）外侧束：正中神经外侧头、肌皮神经。

（6）后束：桡神经、腋神经。

（7）损伤机制：头部和肩部的分离性暴力，如车祸、产伤。

※ 牢记臂丛走行时的变化，53635，根干股束支（5神经根，3神经干，6股，3束，5个主要分支）。

12. 臂丛损伤的临床表现

表 62-4 臂丛损伤的临床表现

受损神经	临床表现
C_5	三角肌萎缩，肩外展障碍
C_6	肱二头肌萎缩，屈肘障碍
C_7	（相对不重要）拇指、示指指腹麻木，肱三头肌肌力减弱
C_8	屈指肌萎缩与功能障碍
T_1	手内在肌萎缩与功能障碍

13. 臂丛损伤的分类

（1）上臂丛损伤（$C_5 \sim C_7$），又称为 Erb 损伤。

（2）下臂丛损伤（$C_8 \sim T_1$），又称为 Klumpke 损伤。

（3）全臂丛损伤。

14. 臂丛损伤时可用于行移位神经选择的神经

（1）副神经。

（2）膈神经。

（3）颈丛神经。

（4）肋间神经。

（5）健侧 C_7 神经根。

15. 桡神经损伤的特征

表 62-5 桡神经损伤的特征

方面	临床特征
上臂支配	（1）肱三头肌（最易受损部位之上） （2）桡侧腕长伸肌（分为深、浅支之前） （3）肱桡肌、肱肌
前臂支配	深支支配除桡侧腕长伸肌外的前臂所有伸肌
易受损部位	上臂中下 1/3，此处在桡神经沟内，穿过外侧肌间隔，但由于支配肱三头肌的肌支已发出，所以大部分肱骨干骨折造成的桡神经损伤不伴有伸肘障碍
典型表现	（1）多数是肱骨干骨折引起 （2）运动：垂腕、垂指畸形，前臂旋前畸形，拇指外展不能 （3）感觉：虎口区麻木感
深支损伤	（1）桡骨头脱位可造成桡神经深支损伤 （2）无垂腕畸形：因桡侧腕长伸肌已发出 （3）无虎口麻木：因浅支已发出

16. 正中神经损伤的特征（上臂无分支）

表 62-6　正中神经损伤的特征

方面	临床特征
前臂分支	（1）不支配：尺侧腕屈肌、环指和小指指深屈肌（尺神经支配） （2）不支配：肱桡肌（桡神经支配，在上臂就已发出分支） （3）支配：除上述三者之外的所有前臂屈肌 （4）第一分支：旋前圆肌的分支在肘部就已发出
手掌部分支	（1）走行位置：先在指浅屈肌和指深屈肌间走行，之后逐渐走向浅面，位于桡侧腕屈肌和掌长肌之间，通过腕横韧带深面进入手掌 （2）支配：拇对掌肌，拇展肌，拇短屈肌浅头，第 1、2 蚓状肌
前臂上部受伤	（1）除旋前圆肌外的所有运动感觉均丧失，"猿手"畸形 （2）拇指、示指、中指不能屈曲
腕部受伤	（1）前臂肌功能良好 （2）只有拇指外展、对掌功能障碍

17. 尺神经损伤的特征（上臂无分支）

表 62-7　尺神经损伤的特征

方面	临床特征
前臂分支	（1）第一分支：尺侧腕屈肌、环指和小指指深屈肌 （2）在肘关节附近就发出了上述两个肌支
手掌部分支	（1）小鱼际肌 （2）拇收肌 （3）拇短屈肌的深头 （4）全部骨间肌 （5）第 3、4 蚓状肌
受损表现	（1）"爪形手"畸形（第 3、4 蚓状肌） （2）拇指不能内收（拇收肌），其余四指不能外展及内收（骨间肌）
预后特点	（1）在三条神经中预后较差（高位损伤更差） （2）因支配的手内在肌细小，易萎缩变性，不易恢复功能

* 尺神经的神经细，分支少，所以难恢复；桡神经最为粗大。

18. 下肢神经损伤的临床特征

表 62-8　下肢神经损伤的临床特征

神经名称	临床特征
股神经	（1）起自腰丛，由 $L_{2\sim4}$ 神经纤维组成，支配股四头肌 （2）代偿作用：股薄肌、阔筋膜张肌、臀大肌代偿，因此伸膝功能并不受明显影响 （3）皮支：数条皮支支配大腿和膝关节前面的皮肤，最长的皮支是隐神经，负责小腿前内侧和足内侧的皮肤
坐骨神经	（1）起自腰骶丛，由 $L_{4\sim5}$ 和 $S_{1\sim3}$ 神经组成 （2）支配大腿屈肌，小腿和足的全部肌肉 （3）腓总神经损伤：引起外侧肌群、前侧肌群的瘫痪，出现足下垂及内翻畸形，小腿前外侧、足背部及第一趾蹼的感觉丧失

19. 神经损伤后的治疗方法

（1）闭合性损伤：①暴力轻、症状轻的损伤，保守治疗 3 个月，观察；②暴力重、Ⅳ度或Ⅴ度损伤者，考虑手术探查。

（2）开放性损伤（根据时间、损伤程度、污染考虑）：①一期修复；②延迟一期修复（2～4 周）；③二期修复（伤后 1～3 个月）；④功能重建（肌腱转位术、关节融合固定等）。

第六十三章 断肢（指）再植

（考试很少涉及）

1. 三个类似的概念

表 63-1　相关损伤的概念

概念	主要血管	骨折	软组织及皮肤
不完全性离断	血管断裂，远端无血液供应或严重缺血	断面有骨折或脱位	断面相连的软组织少于断面总量的 1/4，残留皮肤不超过周径 1/8
开放性骨折	血管相连，血液循环良好	骨折	
肢体血管损伤	主要血管已断裂，远端无血液供应	骨骼完整性良好	相连软组织总量大于 1/4，皮肤周径大于 1/8

* 肢体离断后受影响最早、最大的是肌肉组织。
* 只有开放性骨折血运是良好的。

2. 断指再植时的再植顺序
（1）骨骼：恢复其支架作用。
（2）缝合肌腱：有利于保护血管。
（3）重建血液循环：尽可能多吻合，一般先吻合静脉，后吻合动脉，动静脉比为 1 : 2。
（4）缝合神经：保持无张力状态，尽可能一期显微缝合。
（5）闭合创口：一期完全闭合。
（6）包扎。

3. 再植时限
（1）上臂、大腿：6～8 h。
（2）断指：12～24 h。
（3）冬季、保存得当可以超过 72 h。

4. 何种情况下不宜行断指再植
（1）高温季节离断时间过长，且未冷藏者。
（2）断指在刺激性液体中浸泡时间过长者。
（3）断指多发性骨折及软组织损伤过重者。

（4）全身情况差不能耐受手术者。

（5）精神不正常，不能配合手术者。

※ 记忆：时间过长，断指不行，局部损伤过重，全身情况不行，精神异常。

5. 再植后 48 h 内易发生血管危象。

6. 区分血管痉挛或栓塞：静脉注射罂粟碱注射液（微循环扩张）。

第六十四章 运动系统慢性损伤

1. 运动系统慢性损伤均有 5 个特点
   （1）局部长期疼痛，但无明显外伤史。
   （2）近期有与疼痛部位相关的过度活动史。
   （3）部分病人可存在职业史。
   （4）特定部位会存在压痛、肿块，常伴放射痛及其他体征。
   （5）该部位往往没有炎症表现。
2. 软组织的慢性损伤

表 64-1　软组织的慢性损伤

损伤类型	临床特征
滑囊炎	（1）滑囊：是人体摩擦频繁或压力较大部位的一种缓冲结构 （2）分类：恒定滑囊、附加滑囊 （3）常见：坐骨结节滑囊炎、趾滑囊炎
狭窄性腱鞘炎（凡跨越关节处均可发生腱鞘炎）	（1）定义：腱鞘因机械性摩擦而引起的慢性无菌性炎症改变 （2）常见：桡骨茎突狭窄性腱鞘炎、拇长屈肌腱鞘炎、指屈肌腱鞘炎 （3）桡骨茎突狭窄性腱鞘炎：拇长展肌腱、拇短伸肌腱 （4）Finkelstein 试验：即握拳尺偏试验，当握拳尺偏腕关节时，桡骨茎突处出现疼痛，是桡骨茎突狭窄性腱鞘炎的典型体征 （5）弹响拇：是拇长屈肌腱鞘炎的典型表现，在用力屈曲拇指时出现弹响 （6）扳机指（弹响指）：即手指屈肌腱腱鞘炎，当腱鞘严重狭窄或肌腱变性增粗时，肌腱滑动通过越来越困难，在屈指时产生扳机样动作，故称为扳机指
腱鞘囊肿	（1）定义：是关节附近的一种囊性肿物，慢性损伤使滑膜腔内滑液增多或结缔组织黏液退行性改变而造成的一种囊性疝出 （2）好发位置：腕背（舟月关节）、足背（中跗关节）、桡侧腕屈肌腱
肱骨外上髁炎	（1）是伸肌总腱起点处的慢性损伤性炎症，又称"网球肘" （2）病理：握拳、伸腕时肱骨外上髁处疼痛 （3）Mills 征：是肱骨外上髁炎的典型体征，伸肘、握拳、屈腕，然后前臂旋前，肱骨外上髁处可产生疼痛

3. 骨与软骨的慢性损伤

表 64-2　骨与软骨的慢性损伤

损伤类型	临床特征
髌骨软骨软化症	（1）定义：髌骨软骨面因慢性损伤后，软骨侵蚀、脱落，与之相对的股骨髁软骨也发生相同病理改变，而形成的一种髌股关节的骨关节病 （2）好发人群：青年运动员多见
胫骨结节骨软骨病（Osgood-Schlatter 病）	（1）定义：由于髌韧带的强力牵拉使得尚未骨化的胫骨结节骨骺产生不同程度的撕裂，好发于男性青少年 （2）临床表现：胫骨结节逐渐出现疼痛、肿块隆起 （3）18 岁后随着骨骺的骨化症状逐渐消失
股骨头骨软骨病	（1）又称 Legg-Calve-Perthes 病、扁平髋 （2）病因不清，多发于 3 ～ 10 岁儿童，是儿童股骨头坏死的常见原因 （3）全身骨软骨病发病最高，最易致残 （4）分期：缺血期、血供重建期、愈合期、畸形残存期
椎体骨软骨病	（1）原发骨骺骨软骨病，又称 Calvé 病，扁平椎，胸椎中段，被压成铜钱样，具有自限性，可自愈，高度可恢复 （2）次发性骨骺骨软骨病，休氏（Scheuermann）病，连续 3 个以上的椎体后凸 > 5°，需治疗
月骨坏死	又称 Kienbock 病
腕舟骨坏死	又称 Peiser 病

　* 骨软骨病：骨骺的缺血性坏死。

4. NSAIDs 类药物使用的注意点概括：短期；单用（COX-2）；涂擦方式；肾功能不行；肝功能不行。

5. 胸廓出口综合征：是指在左右第 1 肋骨所包围的胸廓出口处，臂丛和锁骨下血管受压而引起的综合征。

6. 胸廓出口综合征的分类

（1）颈肋综合征。

（2）前斜角肌综合征。

（3）肋锁综合征：锁骨或第 1 肋骨有形态上异常，之间间隙狭窄。

（4）第 1 肋骨综合征。

（5）过度外展综合征：Wright 征，胸小肌综合征，过度外展致胸小肌紧张、痉挛从而压迫其他组织引发症状。

　* 颈肋综合征和前斜角肌综合征是最常见的。

7. 胸廓出口综合征的几个试验

（1）前斜角肌紧张试验：头转向健侧，颈部过伸，同时将患侧手臂向下牵拉，患肢疼痛加重并向远侧放射为阳性。

（2）上肢高举试验：高举双手时患手变白，温度下降，桡动脉搏动减弱或消失，两手放下时，患手明显充血，即为阳性。

（3）Adson 试验：病人端坐，两手放于膝上，头转向患侧，下颌抬起使颈伸直，嘱病人深吸气后屏气，如桡动脉搏动减弱或消失为阳性。

8. 胸廓出口综合征的鉴别诊断（从颈椎一路走下去）

表 64-3　胸廓出口综合征的鉴别诊断

鉴别疾病	鉴别依据
颈椎病	（1）上臂放射性疼痛，多局限于一个神经根 （2）无锁骨下动脉受压的症状和体征 （3）Eaton 试验和 Spurling 试验阳性 （4）核磁检查示椎间盘突出压迫神经根
肘管综合征	（1）颈部无疼痛 （2）无锁骨下动脉受压的症状和体征 （3）尺神经 Tinel 征阳性
腕管综合征	（1）无尺神经和锁骨下血管受累的表现 （2）压迫腕管时引起正中神经区域疼痛加重
尺侧腕管综合征 Guyon 管	（1）颈部无疼痛 （2）无锁骨下动脉受压的症状和体征 （3）压迫尺侧腕管引起手背部尺侧半疼痛加重
雷诺综合征	（1）一般为两侧对称发病 （2）受冷或情绪激动时手部皮肤出现规律性变化 （3）无臂丛受压的症状和体征

9. 肘管综合征（cubital tunnel syndrome）：是尺神经在肘部通过尺神经沟处受到腱膜、异常的肌肉或骨性改变的压迫而产生的症状群。

10. 肘管的解剖

（1）定义：是尺侧腕屈肌肱骨头和尺骨鹰嘴之间的纤维性筋膜鞘与肱骨髁后沟形成的骨纤维鞘管。

（2）前界：肱骨内上髁。

（3）外界：尺肱韧带。

（4）后、内界：尺侧腕屈肌两头之间的纤维性筋膜组织。

（5）内容物：尺神经和尺侧上副动、静脉。

（6）容积变化：屈肘时肘管的容积是最小的。

11. 肘管综合征的病因

（1）尺侧腕屈肌两个头之间的腱膜压迫。

（2）肘后肌的压迫。

（3）Struthers 弓形组织压迫。

（4）陈旧性创伤。

12. 肘管综合征的治疗

　　（1）尺神经松解术：解除压迫。

　　（2）尺神经前置术：皮下前置术和深部前置术。

13. 腕管综合征（carpal tunnel syndrome）：是正中神经在腕管内受压而表现出的一组症状和体征，也是最常见的一种周围神经卡压综合征。

14. 腕管的解剖

　　（1）腕骨构成底壁和两侧壁，上壁为腕横韧带。

　　（2）内容物：正中神经，拇长屈肌腱、第 2～4 指的指浅屈肌和指深屈肌（共 10 个结构），其中正中神经最表浅。

　　（3）滑囊：拇长屈肌腱被桡侧滑囊包裹，其他屈肌腱被尺侧滑囊包裹。

　　（4）运动瘫痪：第 1、2 蚓状肌，除拇收肌外的大鱼际肌。

　　（5）感觉障碍：桡侧手掌及三个半手指皮肤感觉。

15. Phalen 征：即屈腕试验，前臂上举，屈肘，双腕同时屈曲 90°，1 min 内患侧会诱发出神经刺激症状，是腕管综合征的典型表现。

16. 旋后肌综合征：是桡神经深支在旋后肌腱弓附近被卡压，以前臂伸肌（除桡侧腕伸肌以外的）功能障碍为主要表现的综合征。

　　＊ 桡神经深支又叫作前臂背侧骨间神经。

第六十五章　股骨头坏死

1. 减压病：人体所处环境的气压骤然降低，使血液中释放出来的氮气在血管中形成栓塞，同时所释放的空气可产生严重的空气栓塞。

2. Shenton 氏线：闭孔上缘的弧线与股骨颈内缘的弧线连接形成的线，正常时呈抛物线状，脱位时该线中断，是判断股骨头脱位的重要依据。

3. 股骨头坏死后的微观检查（从外到内）
   （1）关节软骨。
   （2）坏死组织。
   （3）肉芽组织。
   （4）反应性新生骨。
   （5）正常组织。

4. 股骨头坏死的特征
   （1）早期可出现内收肌压痛。
   （2）活动受限：内旋、外展受限最明显。
   （3）红骨髓改变：是股骨头坏死最早且最敏感的表现。
   （4）X 线平片是诊断股骨头坏死的标准。
   （5）时间：要想在 X 片上有所表现至少需要 2 个月的时间。
   （6）骨密度增高是骨坏死后新骨形成的表现，而不是坏死骨本身。

5. 股骨头坏死在 X 线上的分期（最简单的分期，也是最不会考的）

表 65-1　股骨头坏死在 X 线上的分期

分期	影像学特征
软骨下溶解期	（1）股骨头外形完整 （2）关节间隙正常 （3）新月征：股骨头负重区软骨下出现 1～2 cm 宽的弧形透明带
股骨头修复期	（1）股骨头外形完整 （2）关节间隙正常 （3）股骨头负重区软骨下骨质密度增高，周围可见密度减低区及囊性改变
股骨头塌陷期	（1）股骨头负重区的软骨下骨质塌陷，失去光滑的外形 （2）软骨下骨质密度增高

分期	影像学特征
股骨头塌陷期	（3）髋关节间隙基本正常 （4）Shenton 氏线基本连续
股骨头脱位期	（1）股骨头内上方严重塌陷，股骨头变扁平 （2）关节间隙变窄 （3）Shenton 氏线不连续 （4）股骨头向外上移位 （5）髋臼外上缘常有骨刺形成

* 其他分期包括：Ficat 分期，基于 MRI 的 ARCO 分期，都是重点。

* 无论是何种分期，关键词无非几个：新月征、密度增高、股骨头塌陷、间隙变窄。

※ 拿该分期举例，记忆为：2 密 3 塌 4 窄。

6. 股骨头坏死的治疗方法（了解）

表 65-2　股骨头坏死的治疗方法

治疗方法	特征	备注
一般治疗	休息、免负重	保守治疗
物理治疗	冲击波、电磁、高压氧	
药物治疗	扩血管、抗凝、他汀类药物	
髓芯减压术	开始作为检查手段，后来变为治疗手段	保头治疗
带蒂骨移植	适用于 Ⅱ、Ⅲ 期的病人	
截骨术	适用于 Ⅱ 期的病人	
关节置换	随着手术疗效的极大改善，成为主流方法	换头治疗

* 保守治疗中，需严格避免负重 6～24 个月，直至病变完全愈合才可负重。

第六十六章 颈、腰椎退行性疾病

1. 三种颈椎退行性疾病的定义

表 66-1　三种颈椎退行性疾病的定义

疾病	定义
颈椎病	是因颈椎间盘退行性改变，伴有劳损或外伤，导致颈部软组织和椎体动、静力平衡失调，产生椎间盘突出、骨质增生、韧带钙化，从而刺激或压迫神经根、脊髓、血管而出现的一系列症状和体征
颈椎间盘突出症	是在颈椎间盘退变的基础上，因轻微外力或无明显诱因导致椎间盘突出而压迫脊髓和（或）神经根产生相应症状
颈椎后纵韧带骨化症	是颈椎后纵韧带异常增殖并骨化所致椎管容积减小，是导致脊髓损害和四肢功能障碍的原因之一

2. Luschka 关节：即钩椎关节，是第 3 ～ 7 颈椎的椎体钩与上位椎体的唇缘所组成的关节。
3. 颈椎功能单位的构成
   （1）两个相邻椎骨的椎体。
   （2）两个关节突关节。
   （3）两个钩椎关节。
   （4）椎间盘。
4. 最常见的发病位置
   （1）腰椎间盘突出症：$L_4 \sim L_5$。
   （2）颈椎病：$C_5 \sim C_6$。

5. 颈神经根受累的临床特征

表 66-2　颈神经根受累的临床特征

颈神经根	症状和体征
C_5	（1）运动：三角肌无力和萎缩 （2）感觉：三角肌处麻木感 （3）反射：无反射改变
C_6	（1）运动：肱二头肌肌力减弱 （2）感觉：沿上臂和前臂外侧向远端放射痛至拇指和示指，手背第一背侧骨间肌处麻木 （3）反射：肱二头肌反射减弱
C_7	（1）运动：肱三头肌肌力减弱 （2）感觉：沿上臂和前臂背侧中央向远端放射痛至中指 （3）反射：肱三头肌反射减弱
C_8	（1）运动：指屈肌和骨间肌肌力减弱 （2）感觉：手掌尺侧及尺侧一个半手指感觉减退 （3）反射：无反射改变

＊ 颈项疼痛是因为窦椎神经末梢受刺激。

6. 脊髓型颈椎病功能评分（JOA 17 分法）

（1）上肢运动：0～4分，能否用筷子或勺子吃饭。

（2）下肢运动：0～4分，走路是否需要使用拐杖。

（3）感觉：0～6分，完全丧失、轻度丧失、正常，上肢、下肢、躯体分别评分。

（4）膀胱功能：0～3分，是否能正常排尿。

7. 颈椎病的分型及临床表现

表 66-3　颈椎病的分型及临床表现

分型	临床特征
神经根型	（1）发病率最高的类型 （2）感觉：与受累神经根支配区域一致的放射性疼痛和感觉障碍 （3）运动：神经支配区的肌力减退，肌肉萎缩，骨间肌和鱼际肌最明显（手部小肌肉容易萎缩且难以恢复） （4）颈项痛：神经根被膜的窦椎神经受刺激所致 （5）最常见类型：C_5～C_6，导致 C_6 神经根压迫，出现肩部疼痛，上臂前外侧向远端放射至拇指和示指，肱二头肌肌力减弱，反射减退，Eaton 征和 Spurling 征阳性。 （6）该型必须与上肢的周围神经卡压综合征相鉴别
脊髓型	（1）症状最重的类型 （2）症状：四肢麻木、无力、双足踩棉花感；括约肌功能障碍；束胸感 （3）体征：感觉障碍平面，肌力减退，腱反射亢进，浅反射减弱，病理征阳性 （4）JOA 17 分评分用于脊髓型颈椎病的功能评分
椎动脉型	症状复杂，不具有特异性
交感型	症状复杂，不具有特异性

* 部分书内提及，还有一种为混合型，常为神经根型＋脊髓型。

* 椎动脉型和交感型分得更细致，考试不会考。

8. 颈椎 X 线平片要测量的三个数据

表 66-4　颈椎 X 线平片参数测量

侧向参数	临床意义
颈椎失稳	过伸、过屈位片椎体移位大于 3 mm 即为颈椎不稳
颈椎管矢状径	（1）颈椎椎体后侧中央至相对椎板连线之最短距离 （2）判断：＞13 mm 为正常，小于 13 mm 为颈椎管狭窄
Pavlov 值	（1）颈椎管矢状径与颈椎体矢状径的比值 （2）判断：正常值为 1，当比值小于 0.82 时提示颈椎管狭窄，当比值小于 0.75 时则为颈椎管狭窄

※ 记忆：3；13；0.75。

9. 神经根型颈椎病的鉴别诊断（从颈椎一路走下去）

表 66-5　神经根型颈椎病的鉴别诊断

鉴别疾病	鉴别依据
胸廓出口综合征	（1）当压迫臂丛神经时可出现上肢感觉、运动及反射异常 （2）上肢疼痛一般不表现为单个神经根的放射性疼痛，神经受累范围更大 （3）前斜角肌紧张试验阳性，Adson 试验可为阳性，Eaton 征及 Spurling 征阴性 （4）X 线检查有时可见颈肋的存在，颈椎核磁检查一般无神经根受压表现
肘管综合征	（1）表现为单纯尺神经受累的症状和体征，与 C_8 神经根受压的症状类似 （2）无颈项部疼痛及活动受限 （3）屈肘试验阳性，尺神经 Tinel 征阳性，Eaton 征及 Spurling 征阴性 （4）颈椎 MRI 一般无神经根受压表现
腕管综合征	（1）可表现为手掌桡侧三个半手指感觉障碍及对掌功能减退 （2）症状和体征都在腕关节远端，无前臂及上臂感觉、运动障碍 （3）屈腕试验阳性，正中神经 Tinel 征阳性，Eaton 征及 Spurling 征阴性 （4）颈椎核磁检查一般无神经根受压表现，电生理检查两者存在明显不同
粘连性肩关节囊炎（肩周炎）	（1）一般多发于 50 岁左右女性，表现为肩关节疼痛及主被动活动受限 （2）上肢没有感觉减退，前臂肌力无减退 （3）Eaton 征及 Spurling 征阴性 （4）颈椎 MRI 一般无神经根受压表现

10.脊髓型颈椎病的鉴别诊断

表 66-6 脊髓型颈椎病的鉴别诊断

鉴别疾病	鉴别依据
肌萎缩型侧索硬化症（渐冻人；运动障碍，感觉正常）	（1）属于运动神经元疾病，40 岁左右无明显诱因突然发病，病情进展迅速 （2）症状：上肢运动改变为主要症状，肌萎缩以手内在肌最为明显，可出现爪形手，由远端向近端发展出现肩部和颈部肌肉的萎缩 （3）无感觉功能、括约肌功能障碍 （4）肌电图检查示胸锁乳突肌和舌肌出现自发电位 （5）颈椎 MRI 示无脊髓受压表现
脊髓空洞症	（1）以脊髓内空洞形成及胶质增生为特点，多见于青壮年 （2）分离性感觉障碍：双侧痛温觉消失，深感觉存在，严重时出现 Charcot 关节 （3）MRI 检查是脊髓内有与脑脊液相同的异常信号区，无脊髓受压的表现
后纵韧带骨化症	（1）临床表现和脊髓型颈椎病非常相似，典型表现是行走不稳，晚期出现括约肌功能障碍 （2）颈椎 CT 可见椎体后方有致密骨化影，可明确诊断
颈椎管内肿瘤	（1）临床表现和脊髓型颈椎病相似，有典型脊髓受压表现 （2）颈椎 MRI 可明确椎管内肿瘤的存在

11.颈椎病的手术适应证

（1）病情虽然不严重但保守治疗半年无效或影响正常生活和工作者。

（2）神经根型颈椎病疼痛剧烈，保守治疗无效者。

（3）手内在肌无力、萎缩明显，经保守治疗 4～6 周仍有发展趋势者。

（4）脊髓型颈椎病受压明显致使脊髓已变性者（绝对手术适应证）。

※ 记忆：保守无效；疼痛剧烈（感觉）；肌无力（运动）；脊髓型（为绝对手术适应证，提到保守如牵引等治疗就是错误）。

12.颈椎病非手术治疗方法

表 66-7 颈椎病非手术治疗方法

治疗方法	临床特征
颌枕带牵引	可解除肌痉挛，增大椎间隙，减轻神经根压迫
颈托固定	限制颈椎过度活动
颈部理疗	解除肌痉挛，改善血液循环
药物治疗	三大"神药"：非甾体抗炎药、解痉药和神经营养药

13. 颈椎病的手术方式（优缺点见后文）

表 66-8　颈椎病的手术方式

手术方式	临床特征
前路手术	（1）ACDF（颈椎前路间盘切除减压融合术）或颈椎间盘置换 （2）主要用于以椎间盘突出为主者 （3）直接减压：在脊髓前方将直接压迫神经的椎间盘切除，彻底减压
后路手术	（1）颈椎椎板成形术（SLAC） （2）间接减压：通过脊髓后移完成减压，使用椎弓根钉棒固定

14. 颈椎间盘突出症的临床表现

表 66-9　颈椎间盘突出症的临床表现

分类	临床表现
中央突出型	（1）无神经根受累的症状 （2）表现为脊髓受压的症状（表现为双侧症状）
旁中央突出型（中央及侧方症状都有）	（1）有单侧神经根受累的表现 （2）有单侧脊髓受压的表现：同侧肌力减弱、腱反射亢进、病理征阳性
侧方突出型	（1）无脊髓受压的表现 （2）表现为神经根受压

＊　临床上见到的颈椎间盘突出症的病例以脊髓型更多见，这与以退变增生为主的颈椎病神经根型占多数有所不同。

15. 颈椎间盘突出症和颈椎病的鉴别

表 66-10　颈椎间盘突出症和颈椎病的鉴别

方面	颈椎间盘突出症	颈椎病
年龄	相对年轻	年龄较大
诱因	（1）一般有轻微外伤史 （2）症状在短期内出现	（1）一般无明显诱因 （2）症状缓慢进展
脊柱退变	脊柱退变较轻，一般仅表现为椎间盘突出	脊柱退变较重，除椎间盘突出外还有骨赘、骨化以及椎管狭窄等
症状	脊髓型更多见	神经根型更多见

※　记忆：年轻人受外伤，椎间盘突出，脊髓型。

16. 颈椎间盘突出症的手术治疗

（1）手术适应证同颈椎病的四条适应证。

（2）治疗方式：一般选择前路手术 ACDF，是颈椎间盘突出症的经典治疗方式。

（3）后路手术：严重的多节段（≥3 个）椎间盘突出时，可选择后路行颈椎管减压椎板成形术。

17. 颈椎间盘突出症前后路手术的优缺点

表 66-11　颈椎间盘突出症前后路手术的优缺点

入路	优点	缺点
前路	（1）直接减压 （2）对椎管的干扰最小	（1）有损伤气管、食管、喉返神经的风险 （2）一过性咽痛
后路	（1）可对多节段减压 （2）避免对前方结构的损伤 （3）能同时处理存在的椎管狭窄	（1）椎旁肌疼痛很常见 （2）仅是间接减压 （3）多节段减压后必须保持颈前凸以使脊髓向后漂浮

18. 颈椎后纵韧带骨化症（OPLL）的特征

（1）发病年龄、临床表现与脊髓型颈椎病非常相似。

（2）OPLL 以颈椎发病率最高。

（3）CT、MRI 至关重要，前者由于诊断 OPLL，后者用于除外肿瘤、椎间盘突出等。

（4）诊断：CT 可见椎体后方有致密骨化影，脊髓明显受压。

（5）前纵韧带、后纵韧带、黄韧带为脊柱稳定的 3 条重要韧带。

19. OPLL 的分型

（1）连续型。

（2）间断型。

（3）局灶型。

（4）混合型。

20. OPLL 的手术治疗适应证

（1）保守治疗无效，症状和体征进行性加重。

（2）症状严重，骨化明显，椎管矢状径小于 12 mm。

（3）影像学上骨化灶十分明显，椎管极度狭窄，轻微外伤即可脊髓损伤。

21. OPLL 的手术治疗方式

表 66-12　OPLL 的手术治疗方式

入路	适应证	具体方法
颈后路手术	（1）颈椎前弓曲线基本正常。 （2）≥3 个节段的 OPLL *存在明显脊柱后凸畸形时不宜采用此方法	（1）椎板切除术 （2）椎板切除加后路融合 （3）椎板成形术 *（2）和（3）目前使用较多

续表

入路	适应证	具体方法
颈前路手术	局灶型或短连续型 *对于骨化灶超过3个节段,厚度大于5 mm者不采用	(1)具有可切除骨化物、减压直接、疗效确切的优点 (2)一般对于3个节段以上、厚度大于5 mm者手术难以完全切除,手术风险明显增大
前、后路联合手术	(1)混合型OPLL伴有巨大椎间盘突出 (2)显著增厚的局限性骨块	(1)先行后路广泛减压,扩大椎管的有效矢状径 (2)再行前路局部减压 (3)后路减压的目的是减少前路减压时的手术风险

* 后路手术要求前弓曲线正常是因为术后需保持前凸以使脊髓向后漂浮。

22. 椎间盘的构成

(1)髓核。

(2)纤维环(营养靠软骨终板渗透)。

(3)软骨终板。

23. 腰椎间盘突出的五种病理类型([五]与[八]不同,本书以[八]为主)

表66-13 腰椎间盘突出的五种病理类型

病理类型	病理特征
椎间盘膨出	纤维环完整,无断裂
椎间盘凸出	(1)内层纤维环断裂 (2)外层纤维环完整 (3)切开外层纤维环髓核并不自行突出
椎间盘突出	(1)内层纤维环断裂 (2)突出的髓核为很薄的外层纤维环所约束 (3)切开外层纤维环后髓核自行突出
椎间盘脱出	(1)纤维环完全断裂 (2)髓核位于后纵韧带下
游离型椎间盘	髓核穿过后纵韧带游离于椎管内

24. 腰椎间盘突出症的神经定位诊断

表66-14 腰椎间盘突出症的神经定位诊断

受累神经	关键感觉区	关键运动肌	反射
L_4	内踝	股四头肌(伸膝)	膝反射
L_5	第3跖趾关节背侧	前侧间室、外侧间室肌肉(伸踇)	
S_1	足跟外侧	小腿三头肌(足跖屈)	跟腱反射

*［五］L_3 的关键运动肌是股四头肌，L_4 的关键运动肌是胫骨前肌，同时认为膝反射是 L_3 的反射，而不是 L_4 的反射。

25. 常见部位的腰椎间盘突出症的症状和体征（疼痛、麻木、肌力、反射）

表 66-15　常见部位的腰椎间盘突出症的症状和体征

要点	$L_{3\sim4}$ 椎间盘	$L_{4\sim5}$ 椎间盘	$L_5\sim S_1$ 椎间盘
受累神经	L_4 神经根	L_5 神经根	S_1 神经根
疼痛部位	骶髂部、髋部、大腿前内侧、小腿前内侧	骶髂部、髋部、大腿后侧、小腿前外侧、足背	骶髂部、髋部、小腿后外侧、足跟、足底和足外侧
麻木部位	小腿前内侧	小腿前外侧、足背、踇趾	小腿后外侧、足外侧、外侧三个足趾
肌力改变	伸膝无力	踇趾背伸无力	足跖屈无力
反射改变	膝反射减弱	无改变	跟腱反射减弱

26. 腰椎间盘突出症的临床表现（疼痛、麻木、肌力）

表 66-16　腰椎间盘突出症的临床表现

症状	临床特征
腰痛和坐骨神经痛	（1）持续性腰背痛，最常见 （2）下肢放射性神经根型疼痛 （3）早期以腰痛为主，晚期以坐骨神经痛为主
大腿前侧痛	$L_{1\sim4}$ 神经根受累时会出现
麻木	椎间盘突出刺激神经根的本体感觉和触觉纤维引起
肌肉瘫痪	不同的神经根受压会出现相应的关键肌肌力减弱
马尾综合征	（1）中央型腰椎间盘突出症时出现 （2）表现为左右交替的疼痛和会阴麻木 （3）属于骨科急症，需要紧急处理，否则会造成不可逆损害
间歇性跛行（狭窄）	（1）腰椎管狭窄的特异性表现 （2）腰椎间盘突出症时很少出现

27. 腰椎间盘突出症的特殊试验（体征）

表 66-17　腰椎间盘突出症的特殊试验

特殊试验	临床特征
直腿抬高试验（Lasegue 征）	是诊断椎间盘突出症的重要体征
直腿抬高加强试验（Bragard 征）	是诊断椎间盘突出症的重要体征
健肢抬高试验（Fajersztajn 征）	当突出的椎间盘位于在神经根的腋部时呈阳性（即将神经根向一侧牵拉）

续表

特殊试验	临床特征
股神经牵拉试验	俯卧，使大腿过伸，大腿前方疼痛，$L_{3\sim4}$神经根
仰卧挺腹试验	仰卧，挺腹，使腰部离开床面，出现下肢疼痛
屈颈试验（Lindner 征）	坐位，双下肢伸直，向前屈颈引起引起下肢疼痛
颈静脉压迫试验（Naffziger 征）	坐位，压迫双侧颈静脉 1～3 min，出现腰痛或放射痛，脑脊液回流减少，压力增加

28. 腰椎间突出症的鉴别诊断

表 66-18　腰椎间突出症的鉴别诊断

鉴别疾病	鉴别依据	记忆
腰椎管狭窄	（1）以间歇性跛行为主要临床表现 （2）主诉多而阳性体征少，直腿抬高试验阴性 （3）MRI 检查可见明显椎间狭窄	三大腰椎疾病
腰椎滑脱	（1）主要表现为下腰部疼痛 （2）直腿抬高试验阴性 （3）X 线侧位片可明确诊断	
椎管内肿瘤	（1）症状呈进行性加重，且夜间明显 （2）腰椎 MRI 可明确诊断	非感染性、感染性炎症；肿瘤
腰椎结核	（1）有全身结核中毒症状 （2）X 线平片示椎间隙变窄，椎旁寒性脓肿	
纤维组织炎	（中年人）常见附着在髂嵴或髂后上嵴的肌群，如骶棘肌、臀肌，局部和下肢牵涉痛，不按神经节段分布	
腰肌劳损	（1）表现为无明显诱因的腰背部疼痛，休息后可缓解，无下肢放射性神经根型疼痛 （2）直腿抬高试验阴性 （3）腰椎 MRI 未见明显腰椎间盘突出等异常	软组织疾病
梨状肌综合征	（1）病人主要表现为臀部及下肢疼痛，活动时加重，休息时缓解 （2）查体臀肌萎缩，臀部深压痛，腰椎棘突无明显压痛，直腿抬高试验阳性	周围神经病
骨性关节炎	（1）髋膝关节炎时可表现为下肢疼痛，但局限于关节周围，无放射性神经根性疼痛 （2）直腿抬高试验阴性，腰部无疼痛及压痛 （3）髋膝关节 X 线评价可见明显关节炎征象	下肢关节炎
下肢动脉硬化闭塞	（1）表现为下肢疼痛，可有间歇性跛行 （2）查体皮温低、血管波动差、直腿抬高试验阴性 （3）节段性动脉测压示 ABI 减小，CTA 示下肢动脉弥漫性狭窄闭塞	下肢血管病变

※ 记忆：除了三大腰椎疾病、炎症、肿瘤外，建议按照痛点位置的顺序记忆，有些书内还与第三腰椎横突综合征、腰椎关节突关节综合征等疾病相鉴别，均按痛点位置由上到下记忆即可。

29. 腰椎间盘突出症的非手术治疗

表 66-19　腰椎间盘突出症的非手术治疗

关注点	临床特征
治疗意义	使椎间盘突出的部分和受刺激牵拉的神经根的炎性水肿得以消退
转归	80%～90% 的病人可以非手术治疗而愈
治疗方法	作用
卧床休息	一般卧床 3～4 周症状大多能缓解
牵引	可使椎间隙增大及后纵韧带紧张，有利于髓核部分还纳
药物治疗	抗炎、解痉、神经营养
封闭治疗	激素＋局麻药物，可减轻神经根周围的炎症
物理治疗	缓解痉挛的作用
推拿按摩	缓解痉挛的作用

30. 腰椎间盘突出征的手术适应证
（1）保守治疗 3 个月至半年无效或仅症状持续加重者。
（2）保守治疗有效，但症状反复发作，且疼痛加重者。
（3）中年病人，病史较长，影响生活或工作者。
（4）疼痛剧烈，尤以下肢症状为主，因疼痛难以入眠，被迫处于屈髋屈膝侧卧位者。
（5）腰椎间盘突出症并有腰椎管狭窄者。
（6）合并马尾综合征者。
※ 记忆：保守无效、保守有效、中年人、疼痛重、合并椎管狭窄、马尾综合征。

31. 腰椎间盘突出症手术治疗禁忌
（1）首次发作未经保守治疗。
（2）临床症状怀疑腰椎间盘突出，但缺乏典型影像学改变。
（3）腰椎间盘突出合并有多发性纤维组织炎或风湿症。
※ 记忆：未保守、未明确、合并其他内科炎症。

32. 腰椎间盘突出症的手术治疗

表 66-20　腰椎间盘突出症的手术治疗

手术名称	临床特征	手术分类
经典后路手术	（1）历史上使用时间最长的手术 （2）根据后部结构切除情况分为：椎板开窗＋髓核切除术、半椎板切除术、全椎板切除术 （3）效果明确	经典手术

续表

手术名称	临床特征	手术分类
显微椎间盘切除术	经典后路手术的修改，术中使用显微镜放大手术视野	微创手术
窥镜椎间盘切除术（MED）	（1）技术本质与经典后路手术相同 （2）将直视手术变为监视器上手术	
经椎间孔镜椎间盘切除术	（1）椎管外手术，避免了对椎管内结构的干扰 （2）创伤最小，效果最好的椎间盘微创手术	
介入手术	（1）髓核化学溶解术 （2）经皮激光椎间盘减压术 （3）经皮椎间盘髓核切除术	介入
椎间盘置换	保留腰椎的节段功能	

※ 记忆：经典、微创、介入、置换。

33. 腰椎间盘突出症行腰椎融合术的适应证

表 66-21　腰椎间盘突出症行腰椎融合术的适应证

分类	具体适应证
特殊类型	（1）高位腰椎间盘突出症 （2）巨大腰椎间盘突出症
合并情况（三大腰椎疾病中的两个）	（1）合并腰椎管狭窄 （2）合并腰椎滑脱
手术原因	手术破坏了腰椎的稳定性，如腰椎间盘全部切除者
再次手术	（1）术后原节段复发 （2）术后腰椎失稳

※ 记忆：所有融合都是为了重建稳定性，合并狭窄、滑脱及高位、巨大的腰椎间盘突出，治疗上均需要切除大量腰椎间盘组织及重建稳定性，所以需要融合。将知识点攒成一句话：高位、巨大的腰椎间盘合并狭窄、滑脱，手术破坏稳定性，术后腰椎失稳、原节段复发。

34. 腰椎管狭窄症：是指除导致腰椎管狭窄的独立临床疾病以外的任何原因引起的椎管、神经根管和椎间孔的任何形式的狭窄，并引起马尾神经或神经根受压的综合征。

35. 依据腰椎管狭窄的部位分型

表 66-22　依据腰椎管狭窄的部位分型

分类	临床特征
中央型腰椎管狭窄	当矢状径 < 10 mm 为绝对狭窄，10 ～ 13 mm 为相对狭窄
神经根管狭窄	（1）腰神经根管的定义：神经根从硬膜囊根袖部发出，斜向下至椎间孔外口所经过的管道 （2）各腰神经发出水平不同，故神经根管长度各异

续表

分类	临床特征
侧隐窝狭窄（三叶草）	（1）侧隐窝的定义：椎管向侧方延伸的狭窄间隙 （2）分布：仅存在于 L_4 和 L_5 两个腰椎 （3）参数：前后径正常在 5 mm 以上，前后径在 3 mm 以下为狭窄

36. 腰椎管狭窄症的病因分类
（1）发育性腰椎管狭窄。
（2）退变性腰椎管狭窄。
（3）混合性腰椎管狭窄。

37. 腰椎管狭窄症的病理生理
（1）各类机械原因使椎管容积下降，椎管内压力升高，马尾神经缺血。
（2）（化学性）椎管内硬膜外静脉丛回流障碍和椎管内无菌性炎症，引起马尾神经症状或神经根症状。

38. 腰椎管狭窄症的症状和体征

表 66-23　腰椎管狭窄症的症状和体征

临床表现	特征
疼痛	典型症状：下腰痛及坐骨神经痛
间歇性跛行（神经源性）	行走一定距离后出现小腿乏力，症状可因休息、下蹲而缓解
症状重体征轻	腰椎管狭窄最典型的特点
腰椎活动受限	特点是前屈正常，背伸受限

* 症状重、体征轻的几个疾病：腰椎管狭窄症、胆管蛔虫征、肠系膜血栓栓塞、肠扭转早期。

39. 腰椎管狭窄症的鉴别诊断

表 66-24　腰椎管狭窄症的鉴别诊断

鉴别疾病	鉴别依据
腰椎间盘突出症	（1）腰椎间盘突出征症状与腰椎管狭窄类似 （2）一般腰椎间盘突出症没有间歇性跛行 （3）两者体征差别较大，腰椎间盘突出症直腿抬高试验阳性，腰椎管狭窄阳性体征较少 （4）MRI 检查一般可见明显的腰椎间盘突出，不伴明显的腰椎管狭窄征象
腰椎关节突关节综合征（类似错位）	（1）多见于中年女性，因轻微腰部动作突发腰痛、下肢痛，但无间歇性跛行 （2）行腰部按摩可立即恢复正常 （3）影像学检查多无异常

续表

鉴别疾病	鉴别依据
腰肌劳损	（1）多见于重体力劳动者，呈慢性腰部疼痛，休息后可缓解 （2）无间歇性跛行 （3）影像学检查无异常
血管性间歇性跛行	（1）表现为与腰椎管狭窄类似的间歇性跛行 （2）一般无腰痛 （3）查体可见腰肢活动度正常，下肢皮温低，苍白，足背动脉搏动差 （4）下肢节段性动脉测压可见 ABI < 0.6 ~ 0.8 （5）腰椎影像学检查多无明显异常
脊髓性间歇性跛行	（1）为颈胸椎退变性疾病压迫脊髓，使供血障碍、缺血所致 （2）行走时出现胸腹部、下肢束带感，以致不能行走，休息几分钟后可缓解，但有步态不稳，足底踩棉花感 （3）查体下肢腱反射亢进，病理征阳性 （4）影像学检查可见脊髓压迫性疾病

* 腰椎间盘突出征和腰椎管狭窄：其实症状与体征上没有明显的分界，椎间盘突出也会有间歇性破行，狭窄也会有直腿抬高试验阳性，明确区分二者的是影像学。

40. 腰椎滑脱症：脊椎上位椎体相对于下位椎体滑移，致关节突连续性的断裂、延长，从而产生一系列以腰痛为主的症状和体征。

41. 腰椎滑脱症的病因分类

（1）发育不良性腰椎滑脱（$L_5 \sim S_1$）。

（2）退变性腰椎滑脱（$L_{3 \sim 5}$）。

（3）峡部裂性腰椎滑脱（腰骶部位，成人的峡部型脊柱滑脱为非进展性的）。

（4）外伤性腰椎滑脱（峡部以外部位）。

（5）病理性腰椎滑脱。

（6）医源性腰椎滑脱。

42. 椎弓崩裂的征象：脊柱斜位片可见苏格兰狗项圈。

43. Meyerding 腰椎滑脱分级

（1）从下位椎体前缘画一条垂直于椎间隙水平的垂直线。

（2）再将上位椎体下缘分为 4 等份。

（3）垂直线如位于第 1 等份内为 I°，位于第 2 等份内为 II°，以此类推，分为 I°~IV°。

第六十七章 骨与关节感染性疾病

1. 化脓性骨髓炎的感染途径
   （1）血源性感染。
   （2）创伤后感染。
   （3）邻近感染灶蔓延。

2. 化脓性骨髓炎根据时间分类
   （1）急性化脓性骨髓炎：10 天之内。
   （2）慢性化脓性骨髓炎：死骨形成是慢性化脓性骨髓炎的标志，一般 6 周形成。

3. 急性血源性化脓性骨髓炎的病理
   （1）好发人群：多发生于 12 岁以下的儿童。
   （2）位置：股骨远端和胫骨近端的干骺端最为好发。
   （3）方式：多数为血源性感染。
   （4）病原菌：金黄色葡萄球菌，β - 溶血性链球菌。

4. 干骺端好发的原因
   （1）干骺端滋养动脉为终末动脉，易停留。
   （2）局部免疫功能下降，白细胞少。

5. 急性血源性化脓性骨髓炎的病理改变

表 67-1　急性血源性化脓性骨髓炎的病理改变

病理改变	特征
脓肿及骨坏死（死骨）	（1）血供中断及毒素作用引起骨坏死 （2）死骨：坏死骨与周围活组织脱离后形成死骨 （3）死骨被肉芽组织及纤维组织包绕，长期存在于体内
骨膜下新骨形成（包壳）	（1）骨膜未受感染破坏时形成新生骨 （2）包壳：可包绕死骨及其上、下活骨段表面 （3）死骨和包壳是慢性骨髓炎的特征之一

6. 骨髓炎蔓延方向
   （1）骨干髓腔。
   （2）沿 Haversian 管和 Volkmann 管至密质骨。
   （3）骨膜下、皮下。

（4）软组织蜂窝织炎。

（5）皮肤窦道。

（6）很少穿破生长板、关节软骨；但常引起关节腔反应性积液。

7. 急性化脓性骨髓炎的检查

表 67-2　急性化脓性骨髓炎的检查

检查项目	临床特征
化验	三高：白细胞、红细胞沉降率、CRP，特异性相对较差
血培养	抗生素治疗之前行血培养，以便行药敏试验
局部分层穿刺	（1）对于疾病的早期诊断有重要意义 （2）分层穿刺，防止将感染灶带入骨内 （3）确诊：穿刺液中发现脓细胞或细菌可明确诊断
X 线检查	2 周之内一般无异常发现 （1）骨质破坏：松质骨内散在的骨质破坏区 （2）死骨：呈小片状或条状高密度影（骨吸收停止） （3）骨膜增生：新生骨包绕骨干的全部或大部称为包壳
CT 和 MRI	具有早期诊断的价值
核素扫描	可以在非常早期显示出病变的位置，但不能做出定性诊断

8. 急性化脓性骨髓炎的鉴别诊断

表 67-3　化脓性骨髓炎的鉴别诊断

鉴别疾病	鉴别依据
急性蜂窝织炎	（1）全身症状：急性蜂窝织炎的全身症状较轻 （2）病变部位：化脓性骨髓炎的部位主要是干骺端，而急性蜂窝织炎很少发生于此处 （3）局部体征：急性蜂窝织炎有明显的红肿热痛，而急性化脓性骨髓炎早期主要表现为深部骨压痛 （4）影像学检查：不明确时可行 MRI 检查
化脓性关节炎	（1）症状以关节部位最为明显，可出现明显的关节肿胀 （2）关节穿刺检查可见大量脓细胞 （3）核磁检查可明确该诊断
尤因肉瘤	（1）全身与局部症状与化脓性骨髓炎相似，但部位多位于骨干 （2）尤因肉瘤的分层骨膜反应与化脓性骨髓炎非常类似 （3）只能通过病理明确诊断

9. 急性化脓性骨髓炎的治疗

表 67-4　急性化脓性骨髓炎的治疗

治疗方法	临床特征
全身支持治疗	（1）降温、补液、维持酸碱平衡 （2）可少量输血或蛋白提高抵抗力
抗生素治疗	（1）时间长：至少治疗 3 周 （2）停药指标：体温正常，局部红肿热痛消失，实验室检查恢复正常或明显下降
手术治疗	（1）适应证：越早越好（抗生素治疗 36 h 后局部无改善） （2）方式：钻孔引流或开窗减压术 （3）时间：维持 2 周，待引流液清亮无脓后先将滴注管拔除，3 日后再考虑拔除引流管
局部制动	石膏托或支具固定，减轻疼痛，同时防止病理性骨折和关节挛缩

10. 慢性化脓性骨髓炎的病理特点

表 67-5　慢性化脓性骨髓炎的病理特点

病理特征	临床特征
死骨和骨死腔	死骨和骨死腔是持续感染的原因所在
包壳	
纤维瘢痕化	周围软组织纤维瘢痕化，进一步减少了血供
窦道	经久不愈，反复发作

* 宿主的因素是主要的发病基础：糖尿病、动脉硬化、AIDS、肿瘤、化疗等。

11. 慢性骨髓炎的分类（Cierny-Mader 分型）

表 67-6　慢性骨髓炎的分类（Cierny-Mader 分型）

根据受累范围	根据宿主免疫状态
Ⅰ型：骨髓型骨髓炎	A 型：宿主免疫正常
Ⅱ型：表浅型骨髓炎	B 型：宿主免疫缺陷
Ⅲ型：局限性骨髓炎	C 型：宿主高度免疫抑制
Ⅳ型：弥漫性骨髓炎	

* 所以慢性骨髓炎共有 12 种组合状况，根据不同的情况进行不同的治疗（图 67-1）。

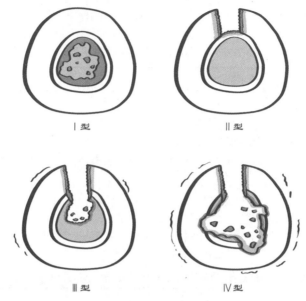

图 67-1　慢性骨髓炎 Cierny-Mader 分型

12. 慢性骨髓炎的手术治疗

表 67-7　慢性骨髓炎的手术治疗

临床方面	具体描述
手术原则	清除死骨，消灭骨死腔，切除窦道，根治感染源
手术适应证	有死骨形成，有骨死腔，有流脓窦道
手术禁忌证	（1）急性发作期 （2）有大块死骨但包壳形成不充分

13. 慢性骨髓炎消灭骨死腔的手术方法

表 67-8　慢性骨髓炎消灭骨死腔的手术方法

手术方法	临床特征
碟形手术（Orr 手术）	凿去死腔潜行边缘，成为口大底小的碟形，便于软组织再生
肌瓣填塞	利用邻近肌瓣填塞骨死腔
抗生素骨水泥珠链	

* 此外，腓骨、肋骨、髂骨病变，可直接切除相应骨段；跟骨，次全切除；继发皮肤鳞癌，截肢。

14. Brodie 脓肿：是慢性骨髓炎的一种特殊类型，因细菌毒力较小或机体抵抗力较强，感染被包围在骨质内，呈长期局限性骨内脓肿，好发于儿童、青少年，多见于股骨、胫骨干骺端。

15. 硬化性骨髓炎：又称 Garré 骨髓炎，是一种由低毒性细菌引起的骨组织感染，并以骨质硬化为主要特征的慢性骨髓炎，好发于儿童、成人，股骨、胫骨骨干，症状轻微。

16. 化脓性关节炎的病理分期
（1）浆液性渗出期：仅 2 ～ 3 天。
（2）浆液纤维素性渗出期：关节软骨开始降解，即便治愈，也会丧失功能。
（3）脓性渗出期。
＊ 所以，由浆液性转变为浆液纤维素性，时间很短，治疗应当紧急。

17. 化脓性关节炎的鉴别诊断
（1）急性血源性骨髓炎。
（2）关节周围软组织炎症。
（3）关节结核。
（4）少年类风湿关节炎。
（5）老年骨性关节炎。

18. 化脓性关节炎的治疗

表 67-9　化脓性关节炎的治疗

治疗方法	临床特征
全身支持治疗	（1）降温、补液、维持酸碱平衡 （2）可少量输血或蛋白提高抵抗力
抗生素治疗	大剂量联合广谱抗生素或根据药敏结果
手术治疗	（1）关节腔穿刺减压术：适用于浆液性渗出期，可注抗生素 （2）关节腔灌洗术：持续抗生素滴注加负压吸引 （3）关节镜下手术：适用于浆液纤维素性渗出期 （4）关节切开：适用于浆液纤维素性渗出期或脓性渗出期
局部制动	石膏托或支具固定，减轻疼痛，同时防止病理性骨折

＊ 除了手术方法不同外，其余跟急性血源性骨髓炎的治疗是一样的。

19. 骨与关节结核的特征
（1）最常见的肺外继发性结核。
（2）脊柱结核最常见，其次为膝关节和髋关节结核。

20. 全关节结核：随着关节结核的发展，滑膜呈乳头样增生并侵犯骨与关节软骨，使关节软骨面受到不同程度的损害，称为全关节结核。

21. 寒性脓肿：结核脓肿形成时缺乏红、肿、热等急性炎症反应，称为寒性脓肿。

22. 骨与关节脓肿的手术治疗

表 67-10　骨与关节脓肿的手术治疗

治疗方法	临床特征
脓肿切开引流（少用）	（1）全身情况差时不能耐受病灶清除术 （2）待情况改善后行病灶清除术
病灶清除术	适应证： （1）明显死骨和大的脓肿形成 （2）窦道流脓经久不愈 （3）脊柱结核引起的脊髓受压
其他手术	（1）脊柱功能重建：植骨、内固定 （2）截骨矫形、关节融合、关节置换（关节科三大方法）

23. 骨与关节结核的治愈标准

（1）全身状况良好，体温正常，食欲良好。

（2）局部症状消失，无疼痛，窦道闭合。

（3）3 次 ESR 正常。

（4）X 线表现脓肿缩小乃至消失，或已经钙化，无死骨。

（5）起床活动已经 1 年，仍能保持上述 4 项指标。

24. 骨与关节结核的零散知识点

（1）结核晚期静止型病变（类似于骨折畸形愈合）：畸形、功能障碍（关节强直）、肢体不等长。

（2）骨与关节结核的 X 线变化需 6～8 周后，（恰好与结核杆菌培养周期类似），特征：区域性骨质疏松伴周围少量钙化的破坏性病灶。

（3）结核病灶周围常发生栓塞性动脉炎，造成周围无血供区，药物疗效差，所以常选择病灶清除术。

（4）病灶清除术：手术可能致结核菌的血源性播散，所以术前常规 2～4 周的抗结核治疗。

（5）增强的 MRI 可区别脓肿与肉芽组织，脓肿为周围增强，而肉芽肿为均匀增强。

25. 脊椎结核的特征

（1）最常见：胸腰段的椎体（下位胸椎和上位腰椎）。

（2）寒性脓肿类型：椎旁脓肿、流注脓肿。

（3）MRI 是诊断脊柱结核的首选影像学检查。

（4）截瘫：有 10% 的病人在疾病的过程中出现截瘫。

（5）胸椎结核合并截瘫者最多见。

26. 流注脓肿：椎旁脓肿积聚到一定体积后，压力增大，会穿破骨膜，沿着肌筋膜间隙向下流动，在远离病灶的部位出现脓肿。

27. 椎体结核的病理分类

表 67-11　椎体结核的病理分类

分类	临床特征
中心型椎体结核	（1）多见于儿童 （2）好发于胸椎 （3）一般仅累及 1 个椎体
边缘型椎体结核	（1）多见于成人，好发于腰椎 （2）椎间盘破坏是本病的特征 （3）引起椎间隙狭窄

28. 脊柱结核的体征

表 67-12　脊柱结核的体征

体征	临床特征
脊柱后凸	由于椎体前缘压缩引起
拾物试验阳性	需挺腰屈髋屈膝下蹲才能取物，尽量减小前屈时的疼痛

29. 腰椎结核的手术适应证
　　（1）死骨、脓肿和窦道形成。
　　（2）（早期）结核病灶压迫脊髓出现神经症状。
　　（3）晚期结核出现迟发性瘫痪。

30. 脊柱结核影响预后的因素
　　（1）年龄。
　　（2）病变位置。
　　（3）脊髓受损程度和受压时间。

31. 骨病变静止型截瘫：脊柱结核晚期或病变愈合期，由椎管内肉芽组织纤维化及纤维组织增生、增厚的内膜对脊髓形成环形压迫，或由椎柱后凸畸形、椎体病理性脱位造成压迫。

32. 脊柱结核的临床表现
　　（1）慢性压迫，而腰膨大未受损害——痉挛型。
　　（2）进展较快的急性压迫——脊髓震荡（超前抑制）。
　　（3）腰膨大受损，反射弧障碍——迟缓型。
　　（4）高位截瘫——呼吸功能障碍。
　　（5）低位马尾综合征：感觉障碍、大小便失禁、自主神经功能障碍（无汗、血管扩张）。

第六十八章 非感染性关节炎

1. 骨关节炎的病理改变（所有关节的病理都是这几个部位）

表 68-1　骨关节炎的病理改变

部位	病理改变
关节软骨	（1）关节软骨变性是最早也是最重要的病理改变 （2）其破坏是导致关节间隙狭窄的主要原因
软骨下骨	（1）在负重区软骨下骨密度增加，呈象牙样硬化 （2）在非负重区软骨下骨萎缩，骨质疏松和囊性变 （3）随着生物力学的变化不断再塑形，形成骨赘
滑膜和关节囊	（1）滑膜炎症明显，充血水肿 （2）导致关节积液、疼痛、活动受限
肌肉	（1）因膝关节疼痛长期处于保护性痉挛状态 （2）最终导致肌肉挛缩，关节呈纤维性僵直畸形

　※ 记忆：窄硬赘。"窄"指关节间隙狭窄，"硬"指软骨下硬化改变，"赘"指骨赘形成。

2. Heberden 结节（希伯登结节）：是指手指的远端指尖关节病变，可见侧方增粗，主要特征是关节软骨变性和骨质增生，常见于骨性关节炎病人。

3. 骨关节炎的特征性 X 线表现（窄硬赘）

　（1）关节间隙狭窄。

　（2）软骨下骨硬化或囊性变。

　（3）关节边缘骨赘形成。

　（4）晚期关节间隙消失。

　（5）关节内、外翻畸形。

　（6）有时可见游离体。

4. 骨关节炎的特征

　（1）特征：关节软骨原发性或继发性退行性变以及骨质增生。

　（2）病因：高龄和超重是已明确的两个主要致病因素。

　（3）髋关节病变时，内旋患髋可加重疼痛；旋转中心位于外上部位。

　（4）"4"字征阳性，Thomas 征阳性。

5. 骨关节炎的鉴别诊断（男女老少）

表 68-2　骨关节炎的鉴别诊断

鉴别疾病	鉴别依据
强直性脊柱炎 男	（1）严重时会引起膝关节病变 （2）多见于年轻男性，常有骶髂部及脊柱的疼痛、活动受限 （3）实验室检查 HLA-B$_{27}$ 多为阳性 （4）影像学检查可见明显的骶髂关节炎及脊柱"竹节样"
类风湿关节炎 女	（1）多关节炎，且以近端指间关节最为多见，多伴有天鹅颈等残留畸形 （2）多数病人存在关节外表现，如类风湿结节 （3）实验室检查可见类风湿因子、CCP 阳性
痛风性关节炎 老	（1）症状表现为发作性关节肿痛 （2）常有高嘌呤饮食史，如海鲜、动物内脏 （3）实验室检查示尿酸明显升高 （4）关节腔穿刺可见大量针状尿酸盐结晶
化脓性关节炎 少	（1）多见于儿童，发病急 （2）伴有明显的全身症状 （3）实验室检查示白细胞、红细胞沉降率、CRP 明显升高 （4）关节穿刺检查可见细菌及大量脓细胞

＊ 所有炎性改变分为感染性（特异、非特异）、非感染性（男女老少都有各自的疾病）。

6. 骨关节炎的手术治疗方法

表 68-3　骨关节炎的手术治疗方法

手术方式	临床特征
关节镜下手术	（1）其治疗效果越来越受到争议，AAOS（美国骨科医师学会）中对于关节镜清理的建议是"强烈不推荐" （2）适应证：仅适用于腔内有游离体且有交锁症状者
周围截骨术	（1）适用于早期病变较轻，有明显对线不良的病人 （2）方式：胫骨高位截骨、股骨髁上截骨
关节融合术	能够较好地恢复关节承重功能，仅适用于关节置换禁忌且对关节功能要求低者
人工关节置换	治疗严重骨性关节炎的重要手段

7. Marie-Strümpell 病：MS 属于强直性脊柱炎的一种类型，病变始于骶髂关节，逐渐沿脊柱向上延伸，直至全脊柱融合强直，呈自下向上式的发展顺序，病变可停止在任何阶段或部位，属于自限性疾病。

8. Bechterew 病：属于强直性脊柱炎的特殊类型，病变始于颈椎，逐渐向下发展，易累及神经根而发生上肢瘫痪，呼吸困难，预后较差。

9. 强直性脊柱炎（AS）的特征

（1）16～30岁发病，男性占90%。

（2）原发病变：肌腱和关节囊的骨附着处，呈慢性血管翳性破坏，骨化属于继发性修复过程。

（3）体态：最终强直于驼背及髋关节屈曲位，有时累及下颌关节使张口困难。

（4）血清阴性脊柱关节病：因此仅有很少数病人类风湿因子阳性。

（5）X线特征：骶髂关节模糊，关节间隙狭窄，直至完全融合；脊柱可见多个椎间隙边缘处的骨桥样韧带钙化，典型竹节样，$T_{10}～L_2$。（鱼尾椎）

10. 类风湿关节炎（RA）的特征

（1）女性多于男性。

（2）全身性疾病，以关节病变为主，呈多关节、对称性关节病变。

（3）开始为滑膜，然后累及肌腱、韧带等结缔组织，最后破坏关节软骨和骨组织致关节强直。（一步一步爬过去）

（4）关节：近端指间关节是最常受累的关节。

（5）组织：滑膜炎是类风湿关节炎最早、最重要的病变。

（6）畸形：指关节尺偏位强直，髋关节屈曲外展位强直。

（7）手术治疗可选择：（早期）关节镜下滑膜切除术；（晚期）关节成形术、人工关节置换术。

（8）儿童类风湿关节炎Still病：高热、贫血。

11. 大骨节病（地方性骨关节畸形、柳拐子病、Kaschin-Beck病）的临床特征

（1）定义：是一种以软骨坏死为主要改变的有明显地方性分布的疾病，伴有明显的侏儒体型和摇摆状步态。

（2）好发人群：骨骼生长旺盛的青少年。

（3）病因：真菌、缺硒、饮水被腐殖酸污染。

（4）好发于负重较大的部位：跟骨、距骨、胫腓骨下端、股骨等。

（5）位置：首先侵犯骨骺软骨板，然后累及关节软骨。

12. 大骨节病的X线分期（根据骺板和干骺端的变化）

表68-4　大骨节病的X线分期

分期	X线特征
第一期	骺板和干骺端失去正常形态，呈锯齿状
第二期	骺板开始消失并骨化，发生早期融合
第三期	骺板完全消失而融合，骨的长轴发育停止，骨端增粗

13. 痛风性关节炎的特征

（1）病理：血尿酸增高，导致细胞外液中尿酸盐结晶处于过饱和状态，使之在组织中

沉积，引发免疫反应和滑膜炎症。

（2）最好发：是 40 岁以上男性中最常见的关节炎，发病高峰是 50 岁。

（3）关节软骨破坏：长期慢性的关节炎症可引起关节软骨的损伤。

14. 痛风性关节炎的临床分期

表 68-5　痛风性关节炎的临床分期

分期	临床特征
无症状期	仅仅有血尿酸升高，尚未引起明显的临床症状
急性期	（1）反复发作的急性关节炎是痛风的最初临床表现 （2）首次发作：多起于午夜，起病急骤，如刀割样，局部急性炎症表现 （3）位置：多数首发于第一跖趾关节，其次为跗跖关节 （4）自限性：症状多持续数天至数周
间歇期	（1）多数病人在 1 年内复发 （2）逐渐趋于频繁和广泛，直至关节破坏（长期慢性炎症反应）
慢性期	（1）表现为持续性慢性疼痛 （2）导致关节进行性僵硬、强直和畸形，最终功能完全丧失 （3）痛风石：可有较大的皮下结节形成

15. 痛风性关节炎的诊断

（1）血清尿酸：具有重要参考意义，但不能确定诊断。

（2）关节腔穿刺：可见大量针状尿酸盐结晶体，是诊断本病的标准。

（3）皮下结节活检：如证实为痛风石也可作为诊断依据。

16. 痛风治疗

（1）多饮水＋碱化尿液（不宜用利尿剂、阿司匹林）。

（2）秋水仙碱—NSAIDs—激素—促排（丙磺舒）—抑制尿酸生成（别嘌呤醇）。

※ 记忆：促排的（舒）；抑制尿酸的（别）。

17. 痛风性关节炎手术治疗的适应证（图 68-1）

（1）痛风石影响关节功能，侵犯肌腱或压迫神经。

（2）皮肤窦道形成。

（3）手指、足趾坏死或畸形。

18. 血友病性关节炎（遗传性凝血因子 8.9.11 缺乏）：关节内出血是最常见表现，反复出血、炎症反应致关节退行性变，好发于膝关节。（软骨受损，X 线表现类似于骨关节炎表现）

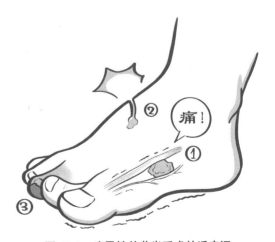

图 68-1　痛风性关节炎手术的适应证

第六十九章 运动系统畸形

1. 四种常见的手部畸形

表 69-1　常见的手部畸形

手术畸形	临床特征
多指畸形	（1）临床上最常见的手部先天畸形 （2）通常见于拇指桡侧和小指尺侧，前者占 90%
并指畸形	（1）分类：皮肤性并指，指骨骨融合并指，掌骨骨融合并指 （2）好发：中指、环指并指最常见（※ 记忆：不三不四）
巨指畸形	（1）定义：一个或多个手指的所有组织结构均发生肥大 （2）为避免功能和形态的继续损害，宜尽早行手术治疗 （3）早期手术阻滞畸形发展，晚期手术矫正畸形
短指畸形	由于手及手指的低度发育造成掌骨和指骨短小所致，改善抓握和对指功能

2. 先天手部畸形
   （1）治疗目的：①首先改善功能；②其次改善外观。
   （2）治疗时机选择原则：①畸形对发育的影响；②手术对发育的影响；③患儿主动配合。
3. 斜颈的常见分类

表 69-2　斜颈的常见分类

分类	临床特征
骨性斜颈	（1）定义：颈椎发育过程中由于椎体发育异常引起的斜颈 （2）发病率：相对少见
肌性斜颈	（1）定义：由于一侧胸锁乳突肌纤维化、挛缩引起的斜颈 （2）发病率：较为常见

4. 先天性肌性斜颈的临床表现：肿块—纤维条索—姿势异常、头面部畸形。
5. 先天性肌性斜颈的鉴别诊断：骨性斜颈、感染引发的斜颈、眼源性 / 耳源性 / 神经源性斜颈，婴儿良性阵发性斜颈。

6. 先天性肌性斜颈的治疗

表 69-3 先天性肌性斜颈的治疗

治疗方式	临床特征
非手术治疗	（1）年龄：适用于 1 岁以内的婴儿 （2）目的：促进肿块消退，防止纤维条索形成
手术治疗	（1）时间：理想手术年龄 1～4 岁；> 12 岁者可使畸形有所改善 （2）术式：胸锁乳突肌胸骨头、锁骨头切断术 （3）术后：单侧头颈胸支具处于过度矫正位

7. 先天性 / 发育性髋关节脱位（CDH/DDH）的病因及分类（［五］与［八］不同，表 69-4 所列为［八］的相关内容）

表 69-4 先天性髋关节脱位的病因及分类

病因及分类	临床特征
病因	典型的 DDH 均继发于以下两个因素： （1）原发性髋臼发育不良 （2）关节囊、韧带松弛
分类	（1）单纯型：进一步分为髋臼发育不良、髋关节半脱位、髋关节脱位三种 （2）畸胎性髋关节脱位：均为双侧髋关节脱位，双膝伸直，双足极度外旋；先天性关节挛缩症，可合并其他畸形

8. 患儿出现下述症状提示髋脱位可能
（1）单侧脱位，皮肤皱褶不对称，下肢短缩外旋。
（2）外展试验阳性。
（3）牵动下肢有弹响声。
（4）股动脉搏动减弱。

9. DDH 的诊断体征

表 69-5 DDH 的诊断体征

体征	临床特征
外展试验	（1）是最早出现的体征，在尚未脱位期就可表现为阳性 （2）屈髋屈膝时，髋外展受限为阳性
Barlow 试验 弹出试验	（1）病人屈髋屈膝 90°，检查者拇指放在病人大腿内侧小转子处 （2）向外上方推压股骨头，感觉股骨头从髋臼内滑出 （3）当去掉拇指压力后股骨头又自然弹回到髋臼内

体征	临床特征
Ortolani 试验 弹入试验	（1）屈髋屈膝 90° （2）当髋外展到一定角度后突然弹跳者为阳性 （3）这与脱位后的股骨头复位有关
Allis 征	（1）仰卧，屈髋屈膝，双内踝靠拢 （2）如果两膝高度不同则为阳性
Trendelenburg 试验	（1）患儿单腿站立，健侧屈髋屈膝使之离地 （2）正常时对侧骨盆上升以保持身体平衡 （3）当股骨头脱位后不能托住髋臼，臀中肌无力，从而使对侧骨盆下降

*［五］中将 DDH 分为站主前期和脱位期。

※ 记忆：外展试验＋BOAT（可记忆为"外展船"）。

10. DDH 时行 X 线检查的几个参数及其临床意义

表 69-6　DDH 时行 X 线检查相关参数及临床意义

参数	测量方法	临床意义
Perkin 象限	（1）两侧髋臼中心的连线为 H 线 （2）经过髋臼外缘的垂线为 P 线 （3）将髋关节分为四个象限，正常时股骨头骨骺处于内下，半脱位时外下，脱位时外上象限	判断股骨头是否脱位
髋臼指数	（1）即髋臼外缘与髋臼中心的连线与经过双侧髋臼中心连线的夹角 （2）出生时：20°～25°。12 岁之后：基本在 15°左右 （3）髋关节脱位后会影响髋臼的发育，进而使上述角度明显增大，甚至 30°以上	
CE 角	（1）即股骨头中心点连线的垂线与髋臼外缘-股骨头中心连线的夹角 （2）正常值为 20°以上	检测髋臼与股骨头相对的位置
Sharp 角	（1）即两侧泪点的连线与髋臼外缘-泪点连线夹角	检测髋臼发育不良的情况
Shenton 线	（1）即股骨颈内缘与闭孔上缘的连续线 （2）正常情况下为平滑的抛物线，脱位者此线中断	检测有无脱位

* 画图理解：（至少将 Perkin 象限、髋臼指数、CE 角放在同一个象限图里）

11. DDH 的治疗方法

表 69-7　DDH 的治疗方法

年龄	治疗方法
0～6个月	（1）目的：稳定髋关节，待韧带、关节囊紧张后可痊愈 （2）复位后保持双髋关节屈曲外展位（蛙式） （3）Pavlik 支具治疗 6～8 周一般可自愈
1～3岁	（1）此期发现的 DDH 多不能像婴儿期（0～6个月）那样自然复位 （2）闭合或切开复位，支具或石膏外固定 （3）人字位固定：屈髋95°，外展45°，可大大降低股骨头缺血坏死的风险
3岁以上儿童	（1）3 岁之后骨的塑形能力逐渐减低，保守治疗的方法欠佳 （2）目的：通过骨盆截骨尽量恢复股骨头和髋臼的同心圆关系 （3）方法：手术切开复位＋骨盆截骨术（Salter、Chiari）
成年人	（1）关节融合术：关节置换术之前唯一能明显缓解疼痛的方法 （2）全髋关节置换术

※ 记忆：0～半岁蛙式位，1～3 岁人字位，3 岁以上＋成人：截骨、融合、置换。

12. 先天性马蹄内翻足的四个因素

（1）踝关节跖屈。

（2）足内翻。

（3）跗骨间关节内收。

（4）胫骨内旋和胫骨后肌挛缩。

* 踝关节的内翻、跖屈、跗骨关节内收三个是一起的＋胫骨内旋即可。

13. 马蹄内翻足根据治疗效果分类

（1）松软型（外因，预后好）。

（2）僵硬型（内因，预后差）。

14. 正常的足的 X 线

（1）正位片：距骨头—足舟骨—楔骨—第一跖骨，跟骨—骰骨—第四跖骨，以上两条直线的夹角为 30°～35°。

（2）侧位片：跟骨和距骨轴线角度约 30°。

（3）马蹄足内翻分别为：10°～15°；5°～10°。

15. 马蹄内翻足治疗

表 69-8　马蹄内翻足治疗

年龄	治疗方法
9月龄前	Ponseti 法：系列治疗逐渐矫正，后佩戴支具到 4 岁
1岁以内	手法扳正、双侧夹板固定
1～3岁	手法矫正、石膏固定法
3岁以上儿童	（1）10 岁前：软组织松解（跟腱、跖筋膜、足内侧筋膜） （2）10 岁后：足三关节融合术

16. 脊柱侧凸分类
   （1）非结构性：姿势不良、神经根受压、炎症性（可通过保守纠正）。
   （2）结构性（伴有旋转）：先天性、特发性、代谢性；神经肌肉、骨软骨营养不良、间充质细胞；神经纤维瘤等。

17. 先天性脊柱侧凸：是指由于椎体形成障碍、分节障碍或两者共同存在而在脊柱冠状面上形成的脊柱畸形。
   * 脊柱侧弯内容［五］和［八］内容相差很多，请结合着看，［五］侧重点在特发性侧弯，在此不叙述。

18. 先天性脊柱侧凸的分型
   （1）Ⅰ型：形成障碍（楔形椎）。
   （2）Ⅱ型：分节不良（骨桥，阻滞椎）。
   （3）Ⅲ型：混合型。

19. 剃刀背（razor-back）：脊柱侧凸时椎体的旋转导致凸侧肋骨移向背侧，使后背部突出，严重时称为"剃刀背"。

20. 脊柱侧凸的曲度方法

表 69-9　脊柱侧凸的曲度方法

测量方法	具体测量方法
Cobb 法	头侧端椎上缘的垂线与尾侧端椎下缘的垂线的交角为 Cobb 角
Ferguson 法	上、下端椎的中心与顶椎中心连线的交角，此方法少用，可用于轻度侧凸的测量

21. 椎体旋转度的测量（Nash-Moe 法，根据正位 X 线上椎弓根的位置分度）

表 69-10　椎体旋转度的测量

分度	影像学特征
0 度	椎弓根对称
Ⅰ度	凸侧椎弓根移向中线，但未超过第 1 格，凹侧椎弓根变小
Ⅱ度	凸侧椎弓根已移至第 2 格，凹侧椎弓跟消失
Ⅲ度	凸侧椎弓根移至中线，凹侧椎弓根消失
Ⅳ度	凸侧椎弓根越过中线，靠近凹侧

※ Ⅰ度~Ⅳ度的记忆：中 2 中中。

22. 发育成熟度的测量

表 69-11　发育成熟度的测量

关注方面	临床特征
第二性征	男童声音改变，女童月经初潮、乳房发育情况
骨龄	（1）20 岁以下可摄手腕部 X 线平片判断骨龄 （2）Risser 征：将髂嵴骨骺分为四等分，骨化从髂前上棘向髂后上棘移动 　　Ⅰ度：骨骺移动小于 25% 　　Ⅱ度：骨骺移动为 25% ～ 50% 　　Ⅲ度：骨骺移动为 50% ～ 75% 　　Ⅳ度：骨骺移动到髂后上棘 　　Ⅴ度：髂嵴骨骺与髂骨融合
椎体骺环	侧位 X 线片上骨骺环与椎体融合，是骨骺成熟的表现，脊柱停止生长
髋臼 Y 型软骨	如果髋臼 Y 形软骨闭合说明脊柱生长接近停止

23. 脊柱侧凸治疗方法的选择（每本书内度数不一样，但是原则一样）

表 69-12　脊柱侧凸治疗方法的选择

治疗方法	适应证
密切观察	Cobb 角＜ 25°
支具治疗	（1）Cobb 角＜ 25°，但每年进展＞ 5° （2）Cobb 角在 25° ～ 40°
手术治疗	（1）Cobb 角＞ 40°，且病人未发育成熟 （2）Cobb 角＞ 40°，且每年进展＞ 5° （3）Cobb 角＞ 50° （4）病人出现明显的心肺症状

* 手术方法：原位融合；脊柱矫形融合；凸侧骨骺阻滞。

24. 平足症：是指内侧足弓低平或消失产生的症状和体征，多同时伴发足跟外翻、距下关节轻度半脱位、跟腱挛缩等畸形。

25. 平足症的特征

（1）分为：姿态性平足症和僵硬型平足症。

（2）足部解剖：14 块趾骨，5 块跖骨，7 块跗骨。

（3）平足与马蹄内翻足均有如足跟、距下关节改变，描述时需全面。

（4）病理产生、分类、治疗就是围绕 2 个方面：软组织、骨性。

26. 姆外翻：是第一跖骨内收（第一、二跖骨间夹角＞10°），姆趾过度斜向外侧（外偏角＞15°）的一种前足畸形，常伴有进行性第一跖趾关节半脱位。

27. 姆外翻的临床症状

表 69-13 姆外翻的临床症状

临床症状	临床特征
姆指外翻、骨赘，姆囊炎	第一趾骨头的内侧突出部分长期受压和摩擦引起急性姆囊炎
骨关节炎	跖趾关节长期不正常负重引起骨关节炎
胼胝形成	第二、三趾骨头趾面皮肤因横弓塌陷而不正常负重形成胼胝

28. 姆外翻的两个角度测量

表 69-14 姆外翻的两个角度测量

角度	测量方法及临床意义
姆外翻角	（1）第一跖骨和近节趾骨轴线的夹角 （2）异常：＞15°
第一、二趾骨间角	（1）第一、二跖骨轴线的夹角，反映第一跖骨内收的程度 （2）异常：＞10°

* 手术方法：Mayo、McBride、Keller、跖骨截骨术。

29. 臀肌挛缩症（GMC）：是儿童时期的臀部肌肉及筋膜发生纤维化挛缩引起的病症，继发引起髋关节外展、外旋，严重者引起出现髋关节屈曲障碍。

30. 臀肌挛缩症的分度

表 69-15 臀肌挛缩症的分度

分度	临床表现
Ⅰ度	（1）同时屈髋屈膝，强力内收，双膝可以并拢 （2）无法做出跷"二郎腿"动作 （3）尖臀畸形不明显，Ober 征弱阳性
Ⅱ度	（1）同时屈髋屈膝，强力内收，双膝不能并拢 （2）行走时不出现"八字步"，但上下楼或跑步时出现 （3）尖臀畸形明显，Ober 征阳性
Ⅲ度	（1）"蛙式腿"：下蹲时必须强力外展外旋 （2）走路时有明显的"八字步" （3）严重的尖臀畸形，Ober 征强阳性

* 查体：屈髋试验、并膝下蹲试验、二郎腿试验、Ober 征。

31. Ober 征：病人侧卧，患侧在上，检查者一手固定骨盆，另一手握住患侧踝部，膝关节屈曲 90°，之后使髋关节屈曲–外展–伸直，此时放开患肢，使患肢自由下落，正常人应落在患肢健侧肢体后方，如果不能下落（或落在健侧肢体前方），则为阳性。

32. 其他少见畸形

（1）Klippel-Feil 畸形：先天性颈椎融合畸形（KFC 老头子颈椎融合）。

（2）Sprengel 畸形：先天性高肩胛骨症，常伴脊柱侧凸、楔形椎等，临床表现为患侧肩胛骨较小，向上、前侧凸出，手术最佳 2～4 岁。

（几乎不考，可以不看）

1. 大脑性瘫痪：由于各种原因造成未发育成熟的大脑受损，而导致的非进展性运动功能损害的多种综合征。

2. 大脑性瘫痪的分类

表 70-1　大脑性瘫痪的分类

分类	临床特征
痉挛型（锥体束）	（1）最常见的类型，占一半左右，有偏瘫、双瘫、四肢瘫 （2）肌张力增高（折刀样增高），但睡眠状态下肌张力下降 （3）最常见：股内收肌、小腿三头肌痉挛常见 （4）特征步态：交叉剪刀步态和马蹄内翻足畸形 （5）一般智力发育正常
手足徐动型	（1）以不自主无意识的运动为特点 （2）原因：肌张力的强度和性质不断发生变化 （3）出现"龇牙咧嘴""挤眉弄眼"等怪异表情（鬼脸） （4）肌张力波动：清醒时肌张力高，安静及睡眠时降低
共济失调型（小脑）	深感觉丧失，平衡能力下降，只是肌张力的下降，无不自主运动，无痉挛等（类似醉酒）
强直型	（1）范围广，弥漫性大脑组织损害 （2）临床表现类似痉挛型，但程度更严重，肢体强直，常表现为角弓反张 （3）呈铅管样（齿轮状）强直 （4）常伴智力低下
混合型	兼有上述各型的特点

3. 大脑性瘫痪的手术分类

（1）平衡肌力：肌腱肌肉手术、选择性脊神经后根切断术（5～7岁再治疗，因为肌腱移位手术，需要主动训练配合，所以需要孩子有认知功能）。

（2）骨关节手术（骨骼12岁以后成熟，所以应12岁以后手术）。

4. 小儿麻痹症：是脊髓灰质炎病毒侵犯脊髓前角细胞后出现的肢体迟缓性瘫痪，因姿势、负重等不平衡出现的各种畸形及功能障碍。

5. 脊髓灰质炎的临床分期

表 70-2 脊髓灰质炎的临床分期

分期	临床特征
急性期	（1）起止：自感染到肢体瘫痪为止 （2）体温约在 2～5 天后恢复正常，之后突然出现肌肉瘫痪（先感染症状再侵犯前角细胞出现肌无力）
恢复期	（1）起止：体温恢复正常至病后一年半左右 （2）症状：随着炎症的消退，肌肉瘫痪逐渐恢复 （3）恢复顺序：从手指和足趾开始向近端，从小肌肉到大肌肉
后遗症期	（1）时间：发病 2 年后，瘫痪肌肉不再恢复是后遗症期的开始 （2）因姿势、负重等不平衡出现各种畸形及功能障碍

6. 脊髓灰质炎的特征
   （1）神经侵犯：L_1～L_4 最常见，因此主要累及（股神经和坐骨神经）股四头肌、小腿伸肌和臀肌。
   （2）瘫痪特点：多数不对称，呈节段性，先重后轻。
   （3）不伴感觉和大小便功能障碍。
   （4）残存 20% 的神经细胞，就残存Ⅱ级肌力（残存多少百分比，就残存多少级肌力）。

7. 脊髓灰质炎后遗症期畸形的分类
   （1）运动性畸形：进展较快，用矫形器保守治疗很难控制，如马蹄内翻足，手术应早期进行。
   （2）静止性畸形：进展较慢，用矫形器保守治疗可以控制。

8. 脊髓灰质炎后遗症手术治疗的分类

表 70-3 脊髓灰质炎后遗症手术治疗的分类

分类	临床特征
矫正畸形	（1）肢体畸形是运动功能障碍的主要问题，首先矫正 （2）矫正顺序：上肢从远端到近端（灵活性为主），下肢从近端到远端（恢复负重为主）
平衡肌力	肌腱移位术是最常用的手术方式
稳定关节	（1）轻者使用矫形支具，重者行关节融合术 （2）关节融合术需待 12 岁以上骨骼成熟后行手术
均衡肢体长度	（1）骨延长术、骨骺延长术、骨缩短术、骨骺生长阻滞术 （2）骨缩短术短缩长度不宜超过 5 cm，否则影响股四头肌

※ 记忆：记忆手术方式即可，无非就是骨、关节、肌肉这三个方面的术式。

9. 连枷关节：当肌肉瘫痪后，关节失去控制而变得松弛不稳定，称为连枷关节。

第七十一章 骨肿瘤

（特点：临床上见过一例便难忘；考试内容不多，Enneking 分期算难的了，注意各个疾病的特殊性即可）

1. 骨肿瘤中发病前三位的恶性肿瘤
   （1）骨肉瘤。
   （2）软骨肉瘤。
   （3）Ewing 肉瘤。
2. 最常见的良性骨肿瘤：骨软骨瘤。
3. 骨肿瘤的年龄和部位的分布
   （1）骨肉瘤：两个发病高峰，第一个在 10～20 岁，第二个在 60 岁左右，但绝大多数都是在第一个高峰，好发于长骨干骺端。
   （2）Ewing 肉瘤年龄分布与骨肉瘤相似（两个高峰），但好发于骨干。
   （3）软骨肉瘤：发病率随年龄增长而递增，骨盆最多见。
4. 骨肿瘤的外科分期影响因素（GTM）

表 71-1 骨肿瘤的外科分期影响因素

影响因素	临床特征
组织学分级	（1）反映肿瘤生物学行为及侵袭性程度 （2）分为：G_0（良性），G_1（低度恶性），G_2（高度恶性）
病灶解剖学范围	（1）是指肿瘤是否局限于一个解剖间室内，主要的神经血管位于间室外空隙内 （2）分为：T_0（囊内）、T_1（囊外间室内）、T_2（间室外）
是否存在转移	（1）肺是最主要的转移部位 （2）局部淋巴转移比较少见

5. 解剖间室：是指能够阻隔肿瘤生长的自然解剖屏障，如骨皮质、关节软骨、关节囊及筋膜间隔，所有的血管神经均位于间室外间隙内。

6. 骨肿瘤的 Enneking 分期（图 71-1）

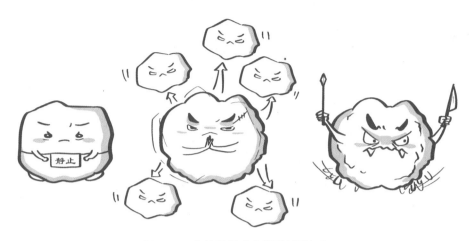

图 71-1 良性骨肿瘤分期的辅助记忆

表 71-2 骨肿瘤的 Enneking 分期

肿瘤类型	分期		
良性	1 期：静止性		
	2 期：活动性（骨皮质膨胀变薄）		
	3 期：侵袭性（超出包囊外，有时扩展到间室外）		
恶性	Ⅰ期：低度恶性，无转移	A：间室内	B：间室外
	Ⅱ期：高度恶性，无转移	A：间室内	B：间室外
	Ⅲ期：有转移，低度或高度恶性	A：间室内	B：间室外

7. 骨肿瘤手术的手术边界

表 71-3 骨肿瘤手术的手术边界

手术种类	切除范围	组织学所见
囊内切除	肿瘤内切除	有肿瘤组织
边缘切除	反应区内切除（囊外）	反应区内可有卫星灶
广泛切除	正常组织内	正常组织内可有跳跃转移
根治切除	正常组织内（间室外）	正常组织

* 四种手术种类又可分别分为保留肢体切除和截肢两种，所以共有 8 种手术方式。

※ 根据肿瘤的 GTM 选择相应术式，记忆一个即可：$G_1T_{1\sim2}M_0$ 采用广泛性切除，比这个轻的采取囊内或边缘，重的采取根治切除。

8. 五种常见的良性骨肿瘤

表 71-4　五种常见的良性骨肿瘤

肿瘤名称	临床特征
骨瘤	（1）正常骨：间充质细胞产生的正常成熟的骨组织 （2）位置：几乎都位于颅骨和下颌骨 （3）分类：根据 X 线分为致密型和疏松型
骨样骨瘤	（1）组成：由异常骨样组织、成骨细胞组成，其外包绕反应性骨质 （2）第三：仅次于骨软骨瘤和骨化性纤维瘤的良性骨肿瘤 （3）影像学：骨皮质内单独的一个瘤巢 （4）疼痛：是最明显的症状，特别是夜间痛，NSAIDs 或水杨酸制剂有效 （5）治疗：手术切除极为有效，可有效缓解疼痛
内生软骨瘤	（1）部位：2/3 位于手部的短管状骨，大部分位于近节指骨 （2）恶变率：单发的恶变率＜ 1%，但多发的恶变率＞ 50% （3）X 线：边界清楚的溶骨性改变，有或没有钙 （4）CT 上：烟圈样或爆米花样 （5）肿瘤组织为成熟的软骨组织
骨软骨瘤（外生性骨疣）	（1）最常见的良性骨肿瘤，好发于干骺端 （2）受累骨骼与骨软骨瘤皮质相连续，之间没有间断 （3）生长方向：与肌腱产生的张力方向一致，向骨干方向生长 （4）软骨帽：是判断恶变的标志，儿童软骨帽超过 3 cm 时才考虑恶性变可能，成年人超过 1 cm 则有恶变的可能 （5）单发骨软骨瘤恶变率低于 1% （6）肿瘤纵切面分为典型三层：表面（胶原结缔组织）、中层（软骨帽）、下层（肿瘤主体） （7）治疗：基底部周围正常骨边缘做整块切除，防止复发
遗传性多发性骨软骨瘤	（1）多发性骨性包块通常较对称是本病最重要的症状和体征 （2）恶变率为 5% ～ 25% （3）一般骨骺闭合后停止生长，否则要考虑恶变的可能 （4）三个特征：遗传、恶变、骨短缩

9. Gardner 综合征：常染色体显性疾病，多发性骨瘤伴有结肠息肉、软组织纤维瘤和皮肤的皮样囊肿，结肠息肉常恶变为腺癌，所以需及早治疗。

10. Ollier 氏病：即多发内生软骨瘤病，临床表现类似单发内生软骨瘤，但呈多发性、不对称性分布，多在身体的一侧发病，且无遗传倾向，易恶变为软骨肉瘤。

11. Maffucci 综合征：是一种以多发的内生软骨瘤合并软组织血管瘤为特点的疾病，除了具有 Ollier 病的临床体征外，还具有软组织多发血管瘤，肢体的短缩、畸形是最易见到的体征，为先天非遗传性中胚层发育不良，易恶变为软骨肉瘤。

＊ 一般记忆这类名称的综合征，就想象人名是自己的同学，如叫作 Ollier、Maffucci，是兄弟俩，然后得了这病。

12. 遗传性多发骨软骨瘤的三个特征

（1）遗传性。

（2）骨缩短与畸形。

（3）易恶变为软骨肉瘤。

※ 记忆：遗传、恶变、骨短缩。

13. 骨巨细胞瘤的特征

（1）病理：是一种良性，但具有局部侵袭性的原发骨肿瘤。

（2）位置：多侵犯长骨末端，股骨下端、胫骨近端、桡骨远端和肱骨近端最常见。

（3）多中心骨巨细胞瘤：在骨骼两处或两处以上部位出现病理证实的骨巨细胞瘤。

（4）X线特征：偏心、膨胀的溶骨性改变，呈"肥皂泡样"改变。

（5）肿瘤生物学行为不可预测，生物学行为与病理改变无相关性。

（6）影像学分期和病理学分期无明显相关性。

14. 部分书籍内提及骨巨细胞瘤的组织学病理分级（可做了解）：依据单核基质细胞和多核巨细胞比例分级

（1）一级：单核基质细胞比较少，多核巨细胞相对比较多。

（2）二级：单核基质细胞和多核巨细胞基本上比例差不多。

（3）三级：单核基质细胞相对比较多，多核巨细胞稀少。

15. 骨巨细胞瘤的影像学 Campanacci 分型（与良性骨肿瘤的 1.2.3 期一样，记忆图即可）

表 71-5　骨巨细胞瘤的影像学 Campanacci 分型

分型	影像学特征
1 型	（1）静息性病灶 （2）边界清楚，周围有薄层硬化骨
2 型	（1）最常见的类型 （2）活动性病灶 （3）边界清楚，皮质变薄、膨胀 （4）周围缺乏硬化骨
3 型	（1）侵袭性病灶 （2）边界不清，常伴骨皮质破坏和软组织肿块

* 骨肿瘤影像学描述几个方面即可：一般内容（是否溶骨，密度如何，边缘情况）骨皮质情况，是否有硬化骨，是否有软组织肿块。

16. 骨巨细胞瘤的治疗及预后特征

（1）具有局部侵袭性，偶然发生远处转移（2% 肺转移）。

（2）手术治疗是最为有效的方式，对放化疗不敏感。

（3）RANKL 特异性拮抗剂（Deno 单抗）对外科难治性骨巨细胞瘤有一定效果。

17. 骨肉瘤的特征

（1）定义：是由增殖肿瘤细胞直接产生骨或骨样组织为特点的恶性肿瘤，也叫作成骨肉瘤。

（2）分类：非常复杂，但最常见的是传统骨肉瘤，占将近 90% 的病例。

（3）继发性骨肉瘤：老年人多见，常继发于 Paget 病（西方多见）。

（4）位置：好发于长骨干骺端（91%），骨干（9%）少见，一般起源于髓质，股骨远端、胫骨近段和肱骨近端是好发的位置。

（5）两大临床表现：疼痛和肿块（其实就是红肿热痛、局部炎症表现和静脉曲张）。

（6）肿瘤标记物：碱性磷酸酶常升高，可作为随访的检查。

18. Codman 三角：多见于骨肉瘤，当肿瘤穿破骨皮质后，软组织包块边缘会将正常骨外膜顶起，后者受刺激后所产生的反应骨称为 Codman 三角。

19. 骨肉瘤的影像学表现

（1）表现为成骨性或溶骨性，但大多数表现为混合病灶。

（2）特征性改变："日光放射线"状、Codman 三角。

（3）"日光放射线"状：肿瘤会产生不定型的非应力定向的瘤性骨，新生瘤骨与长骨纵轴呈直角时，形成日光放射线状。

20. 传统肉瘤的分类

（1）成骨型骨肉瘤（50%）。

（2）成软骨型骨肉瘤（25%）。

（3）成纤维型骨肉瘤（25%）。

　* 相同的地方在于都产生编织骨，这是其与软骨肉瘤、纤维组织肉瘤的区别。

21. 骨肉瘤的治疗构成

（1）术前化疗（消灭微小转移灶）。

（2）病灶切除。

（3）术后化疗。

22. 软骨肉瘤的临床特征

（1）是骨髓瘤和骨肉瘤之后的第三位原发恶性骨肿瘤。

（2）好发部位：骨盆最常见（特别是髂骨），其次是股骨近端、肱骨近端。

（3）年龄分布：年龄越大发病率越高，因此是成年人和老年人好发的肿瘤。

（4）常见特征：黏液样变、软骨基质液化。

（5）治疗：不同于骨肉瘤，软骨肉瘤对于化疗非常不敏感，因此多是直接行手术。

23. 软骨肉瘤的分类

表 71-6　软骨肉瘤的分类

分类	临床特征
中心型	（1）最常见类型，占 75% （2）大多数是原发，少数继发于内生软骨瘤 （3）肿瘤侵犯皮质是软骨肉瘤与内生软骨瘤鉴别的重要特征（甚至侵犯至髓腔外）
外周型	（1）多继发于骨软骨瘤，特别是遗传性多发骨软骨瘤 （2）相对少见，约占 25%

24. Ewing 肉瘤（尤文肉瘤）的临床特征

（1）与原始神经外胚层肿瘤的关系：具有不同程度神经外胚层特点的球形细胞肿瘤；（Ewing 肉瘤缺乏神经内胚层分化证据）胞质中有 PAS 染色阳性的糖原，而淋巴瘤中没有。

（2）儿童第二常见的骨骼与软组织肿瘤（骨髓瘤和软骨肉瘤均老年人好发）。

（3）特征：85% 的病例能观察到染色体异位 t（11；22）（q24；q12），进而形成致癌融合基因 EWSR1-ETS。

（4）位置：好发于长骨，特别是骨干位置。

（5）局部疼痛是最常见的临床症状。

（6）影像学：洋葱样多层骨膜反应、渗透性或虫蚀样骨破坏。

（7）另一特征：发生于骨干上的边界不清的骨化灶是最常见的特征。

（8）治疗及预后（三文鱼）：尤因肉瘤——手术、放化疗都有。

25. 浆细胞性骨髓瘤的临床特征

（1）定义：是骨髓浆细胞的单克隆性瘤样增殖，通常为多中心，能最终浸润到全身各个器官。

（2）好发部位：成年后仍保留红骨髓的骨骼，依次为：脊椎、肋骨、颅骨、骨盆、股骨、锁骨和肩胛骨。

（3）症状：疼痛是最常见的临床症状，50% 以上病例伴贫血、异常出血倾向、感染、发热、高钙血症等。

（4）检验：①血清中大量单克隆免疫球蛋白（"M" 蛋白，即轻链蛋白）；②血 β_2- 微球蛋白升高提示预后不良（淋巴瘤的肿瘤标志物）。

（5）影像学：多发溶骨性破坏，有时可呈现气球样改变；周围缺乏硬化骨，骨扫描阴性。

（6）治疗：化疗是治疗本病的基本方法（沙利度胺；MP，M2，VAD 方案）。

26. 几种少见的骨肿瘤

表 71-7　几种少见的骨肿瘤

疾病	临床特征
骨淋巴瘤	（1）绝大多数为浸润性大 B 细胞型非霍奇金淋巴瘤 （2）累及全身骨骼，扁骨和长骨多见 （3）不成比例：局部疼痛非常明显，但全身情况良好 （4）免疫标记物：CD20 多是阳性 （5）化疗方案：CHOP 方案 （6）当肿瘤局限于腓骨、肋骨等可以牺牲的骨骼时，整块广泛切除是最佳的治疗方案
骨转移瘤	（1）骨转移瘤的发病率显著高于骨原发恶性肿瘤 （2）类型：溶骨性、成骨性和混合性，其中溶骨性是最常见的 （3）原发部位：乳腺、甲状腺、前列腺（三腺）＋肺和肾
色素沉着绒毛结节性滑膜炎 PVS	（1）为源于关节和腱鞘内衬的一组良性肿瘤，发生于后者的称为腱鞘巨细胞瘤 （2）前者分型：绒毛型、结节型两种

疾病	临床特征
滑膜骨软骨瘤病	发生在具有滑膜组织的关节囊，滑囊内、关节腔内有大量钙化游离体
骨囊肿（单纯性骨囊肿）	（1）可分为：①活动型：10岁以下，囊肿与骺板接近，＜5 mm，易复发，建议保守治疗。②静止型：10岁以上，＞5 mm，刮除即可。首选手术 （2）落叶征：骨囊肿破裂时，囊壁碎裂入囊腔内，似落叶样
动脉瘤样骨囊肿	显微镜下典型的海绵状组织，囊腔内充满血液
骨嗜酸性肉芽肿	（1）又称为局限性组织细胞增生症，镜下由嗜酸性粒细胞和朗格汉斯细胞组成 （2）"扁平椎""铜钱征"，有自愈可能，脊柱用支具即可
骨纤维异样增殖症	（1）骨间充质的发育畸形，骨的发育停止在未成熟的编织骨阶段，而不能形成正常骨小梁，分为单发型、多发型和Albright综合征；临床上可见有股骨的"牧羊拐"畸形 （2）Albright综合征：多发型＋内分泌障碍＋皮肤色素沉着斑＋骨骼生长停滞 （3）影像上：磨砂玻璃样 （4）大体上：砂砾感，苍白致密

写在最后：

以前常说嗜铬细胞瘤是10%肿瘤，是10%双侧、肾上腺外、恶性、家族遗传等，本书看完后，你会发现，有助于记忆的方法很多，有更多的"10%""20%""2.5"这类数字等着你去发现。

附录一 英文缩写词表

缩写	英文全称	中文全称
2,3-DPG	2,3-diphosphoglycerate	2,3-二磷酸甘油酸
5-Fu	5-fluorouracil	5-氟尿嘧啶
5-HT	5-hydroxytryptamine	5-羟色胺
AAA	abdominal aortic aneurysm	腹主动脉瘤
AAH	atypical adenomatous hyperplasia	不典型腺瘤样增生
AAOS	American Academy of Orthopaedic Surgeons	美国骨科医师学会
ABI	ankle/brachial index	踝/肱指数
ABP	acute bacterial prostatitis	急性细菌性前列腺炎
ACDF	anterior cervical discectomy and fusion	颈椎前路间盘切除减压融合术
ACS	abdominal compartment syndrome	腹间隔综合征
ACTH	adrenocorticotropic hormone	促肾上腺皮质激素
ADH	antidiuretic hormone	抗利尿激素
ADP	adenosine diphosphate	二磷酸腺苷
ADPKD	autosomal dominant polycystic kidney disease	常染色体显性遗传多囊肾病
AFP	alpha fetoprotein	甲胎蛋白
AGD	acute gastrointestinal dysfunction	急性胃肠功能障碍
AIDS	acquired immunodeficiency syndrome	获得性免疫缺陷综合征
AIP	asymptomatic inflammatory prostatitis	无症状性前列腺炎
AJCC	American Joint Committee on Cancer	美国癌症联合委员会
Alb	albumin	白蛋白
Allo	allotransplantation	同种移植
ALS	advanced life support	高级生命支持
ALT	alanine aminotransferase	谷丙转氨酶
AMI	acute myocardial infarction	急性心肌梗死

缩写	英文全称	中文全称
AML	angiomyolipoma	肾血管平滑肌脂肪瘤
AO/ASIF	Arbeitsgemeinschaft für Osteosynthesefragen/ Association for the Study of Internal Fixation	内固定研究协会
AOSC	acute obstructive suppurative cholangitis	急性梗阻性化脓性胆管炎
AP	acute pancreatitis	急性胰腺炎
APBDJ	anomalous pancreaticobiliary ductal junction	胰胆管合流异常
APC	anterior-posterior compression	前后挤压
APR	abdominoperineal resection	腹会阴联合直肠癌切除术
APTT	activated partial thromboplastin time	活化部分凝血活酶时间
Ara	cytarabine	阿糖胞苷
ARCO	Association Research Circulation Osseous	国际骨循环研究协会
ARDS	acute respiratory distress syndrome	急性呼吸窘迫综合征
ARF	acute renal failure	急性肾功能衰竭
ARPKD	autosomal recessive polycystic kidney disease	常染色体隐性遗传多囊肾病
ARR	aldosterone-renin ratio	醛固酮 / 肾素比值
ASA	American Society of Anesthesiologists	美国麻醉医师协会
AS	ankylosing spondylitis	强直性脊柱炎
ASIA	American Spinal Injury Association	美国脊柱损伤协会
ASO	arteriosclerosis obliterans	动脉硬化闭塞症
AST	aspartate aminotransferase	谷草转氨酶
ATP	adenosine triphosphate	腺苷三磷酸
AVF	arteriovenous fistula	动静脉瘘
AVS	adrenal vein sampling	肾上腺静脉取血
Aza	azathioprine	硫唑嘌呤
BCAA	branched chain amino acid	支链氨基酸
BEE	basal energy expenditure	基础能量消耗
BIA	bioelectrical impedance analysis	生物电阻抗法
BLS	basic life support	基础生命支持
BMI	body mass index	身体质量指数
BMP	bone morphogenetic protein	骨形态发生蛋白
BO	biological osteosynthesis	生物学内固定
BP	blood pressure	血压
BPH	benign prostatic hyperplasia	良性前列腺增生

缩写	英文全称	中文全称
CABG	coronary artery bypass graft	冠状动脉旁路移植术
CARS	compensatory anti-inflammatory response syndrome	代偿性抗炎反应综合征
CAR-T	chimeric antigen receptor T-cell immunotherapy	嵌合抗原受体 T 细胞免疫疗法
CBP	chronic bacterial prostatitis	慢性细菌性前列腺炎
CCK	cholecystokinin	胆囊收缩素
CCP	cyclic peptide containing citrulline	环瓜氨酸多肽
CDH/DDH	congenital dislocation of the hip/developmental dislocation of the hip	先天性 / 发育性髋关节脱位
CEA	carcinoembryonic antigen	癌胚抗原
CFU	colony forming unit	菌落形成单位
CHOP	cyclophosphamide，doxorubicin，vincristine，prednisone	环磷酰胺＋多柔比星＋长春新碱＋泼尼松
CIS	carcinoma in situ	原位癌
CM	combined mechanism	混合机制
CO	cardiac output	心排血量
COX	cyclo-oxygenase	环氧合酶
CPB	cardiopulmonary bypass	体外循环
CPCR	cardiopulmonary cerebral resuscitation	心肺脑复苏
CPK	creatine phosphokinase	肌酸磷酸激酶
CPPS	chronic pelvic pain syndrome	慢性骨盆疼痛综合征
CPR	cardiopulmonary resuscitation	心肺复苏
CRBC	concentrated red blood cells	浓缩红细胞
CRH	corticotropin-releasing hormone	促肾上腺皮质激素释放激素
CRP	C-reactive protein	C 反应蛋白
CT	computed tomography	电子计算机断层扫描
CTA	CT angiography	CT 血管造影
CTU	computed tomography urography	计算机体层摄影尿路造影
CVP	central venous pressure	中心静脉压
cAMP	cyclic adenosine monophosphate	环磷酸腺苷
DBD	donation from brain death	脑死亡供者
DCD	donation from cardiac death	心脏死亡供者
DCS	damage control surgery	损伤控制外科

缩写	英文全称	中文全称
DHS	dynamic hip screw	动力髋螺钉
DHTRs	delayed hemolytic transfusion reactions	延迟性溶血反应
DIC	disseminated intravascular coagulation	弥散性血管内凝血
DIP	distal interphalangeal joint	远指间关节
DLBCL	diffuse large B cell lymphoma	弥漫大 B 细胞淋巴瘤
D_{LCO}	diffusing capacity for carbon monoxide of lung	肺一氧化碳弥散量
DM	diabetes mellitus	糖尿病
dMMR	deficiency of mis-match repair	错配修复缺陷
DRE	digital rectal examination	直肠指检
DSA	digital subtraction angiography	数字减影血管造影
DTC	differential thyroid cancer	分化型甲状腺癌
DVT	deep vein thrombosis	深静脉血栓形成
EBUS-TBNA	endobronchial ultrasound-guided transbronchial needle aspiration	支气管内超声引导针吸活检术
ECMO	extracorporeal membrane oxygenation	体外膜肺氧合
EDT	emergency department thoracotomy	急诊开胸探查手术
EF	ejection fraction	射血分数
EGF	epidermal growth factor	表皮生长因子
EGFR	epidermal growth factor receptor	表皮生长因子受体
ELAPE	extralevator abdominoperineal excision	经肛提肌外腹会阴联合切除
ELISA	enzyme linked immunosorbent assay	酶联免疫吸附试验
EMR	endoscopic mucosal resection	内镜下黏膜切除术
ENBD	endoscopic nasobiliary drainage	内镜下鼻胆管引流术
ER	estrogen receptor	雌激素受体
ERCP	endoscopic retrograde cholangiopancreatography	内镜逆行胰胆管造影术
ESBL	extended spectrum beta-lactamases	超广谱 β - 内酰胺酶
ESD	endoscopic submucosal dissection	内镜下黏膜剥离术
ESR	erythrocyte sedimentation rate	红细胞沉降率
EST	endoscopic sphincterotomy	内镜下乳头括约肌切开术
ESWL	extracorporeal shock wave lithotripsy	体外冲击波碎石术
EUS	endoscopic ultrasonography	内镜超声检查
FAP	familial adenomatous polyposis	家族性腺瘤性息肉病
FCM	flow cytometry	流式细胞术

缩写	英文全称	中文全称
FDA	Food and Drug Administration	美国食品药品监督管理局
FES	fat embolus syndrome	脂肪栓塞综合征
FEV_1	forced expiratory volume in one second	第一秒用力呼气量
FFP	fresh frozen plasma	新鲜冰冻血浆
FGF	fibroblast growth factor	成纤维细胞生长因子
FISH	fluorescence in situ hybridization	荧光原位杂交技术
FOBT	fecal occult blood test	大便潜血试验
FP	frozen plasma	冰冻血浆
FSH	follicle-stimulating hormone	卵泡刺激素
FT_3	free triiodothyronine	游离三碘甲状腺原氨酸
FTS	fast track surgery	快速康复外科
GC	glucocorticoid	糖皮质激素
GFR	glomerular flitration rate	肾小球滤过率
GMC	gluteal muscles contracture	臀肌挛缩症
GnRH	gonadotropin-releasing hormone	促性腺激素释放激素
GPRVS	giant prosthetic reinforce of the visceral sac	巨大补片加强内囊手术 /Stoppa 手术
HBV	hepatitis B virus	乙型肝炎病毒
HCG	human chorionic gonadotropin	人绒毛膜促性腺激素
Hct	hematocrit	红细胞比容
HCV	hepatitis C virus	丙型肝炎病毒
HDV	hepatitis D virus	丁型肝炎病毒
HER2	human epidermal growth factor receptor 2	人表皮生长因子受体 2
HES	hydroxyethylstarch	羟乙基淀粉
HIV	human immunodeficiency virus	人类免疫缺陷病毒
HLA	human lymphocyte antigen	人类白细胞抗原
HNPCC	hereditary non-polyposis colorectal cancer	遗传性非息肉病性结直肠癌
Hp	helicobacter pylori	幽门螺杆菌
HpD	hematoporphyrin derivative	血卟啉衍生物
HPF	high power field	高倍镜视野
HR	heart rate	心率
HT	hypertension	高血压
HTK 液	histidine-tryptophan-ketoglutarate solution	组氨酸-色氨酸-酮戊二酸盐液

缩写	英文全称	中文全称
hFNH	hepatic focal nodular hyperplasia	肝脏局灶性结节增生
IAP	intra-abdominal pressure	腹腔内压力
IBD	inflammatory bowel disease	炎症性肠病
ICF	intracellular fluid	细胞内液
ICU	intensive care unit	重症监护室
IgA	immunoglobulin A	免疫球蛋白 A
IGF	insulin-like growth factor	胰岛素样生长因子
IHA	idiopathic hyperaldosteronism	特发性醛固酮增多症
IHC	immunohistochemistry	免疫组化
IMV	intermittent mandatory ventilation	间歇指令通气
INR	international normalized ratio	国际标准化比值
IPAA	ileal pouch-anal anastomosis	回肠贮袋肛管吻合术
IPMNs	intraductal papillary mucinous neoplasms	导管内乳头状黏液瘤
IPOM	intraperitoneal onlay mesh	腹腔内补片修补术
I-PSS	international prostate symptom score	国际前列腺症状评分
ISS	injury severity score	创伤严重程度评分法
IU	international unit	国际单位
ivgtt	intravenously guttae	静脉滴注
IVU	intravenous urography	静脉尿路造影
KUB	kidney ureter bladder	泌尿系平片
Lac	lactate	乳酸
LAR	low anterior resection	直肠低位前切除术
LC	lateral compression	侧方挤压
LCP	locking compression plate	锁定加压钢板
LDH	lactate dehydrogenase	乳酸脱氢酶
LH	luteinizing hormone	黄体生成素
LHRH	luteinizing hormone releasing hormone	促黄体素释放激素
LISS	less invasive stabilization system	微创固定系统
MALT	mucosa-associated lymphoid tissue	黏膜相关淋巴样组织
MAP	mean arterial pressure	平均动脉压
MAP	mild acute pancreatitis	轻度急性胰腺炎
MC	mixed constipation	混合型便秘

缩写	英文全称	中文全称
MCT	medium chain triglycerides	中链脂肪乳剂
MEAC	minimum effective analgesic concentration	最低有效镇痛浓度
MED	micro endoscopic discetomy	窥镜椎间盘切除术
MEN	multiple endocrine neoplasia	多发性内分泌肿瘤
MEP	motor evoked potential	运动诱发电位
MG	myasthenia gravis	重症肌无力
MGFA 1998	classification of Myasthenia Gravis Foundation of America 1998	美国重症肌无力基金会临床分型 1998
MIBI	methoxy isobutyl isonitrile	甲氧基异丁基异腈 / 甲氧异腈
MIC	minimally inhibitor concentration	最小抑菌浓度
MIPO	minimally invasive plate osteosynthesis	微创钢板接骨术
MMC	mitomycin	丝裂霉素
MMF	mycophenolate mofetil	吗替麦考酚酯
MMR	mis-match repair	错配修复
MMT	manual muscle test	手动肌力测量
MNs	metanephrines	甲氧基肾上腺素类物质
MODS	multiple organ dysfunction syndrome	多器官功能不全综合征
MRA	magnetic resonance angiography	磁共振血管造影
MRI	magnetic resonance imaging	磁共振成像
MSAP	moderately severe acute pancreatitis	中度重症急性胰腺炎
MSI	microsatellite instability	微卫星不稳定性
mTOR	mammalian target of rapamycin	哺乳动物西罗莫司靶点
MTX	methotrexate	甲氨蝶呤
MVV	maximal voluntary ventilation	最大自主通气量
NF	neurofibromatosis	神经纤维瘤病
NGB	neurogenic bladder	神经源性膀胱
NHFTR	non-hemolytic febrile transfusion reactions	非溶血性发热反应
NMIBC	non-muscular inundation bladder cancer	非肌层浸润性膀胱癌
NS	normal saline	生理盐水
NSAIDs	nonsteroidal antiinflammatory drugs	非甾体类抗炎药
NSCLC	non-small cell lung cancer	非小细胞性肺癌
NSS	nephron-sparing surgery	保留肾单位手术
OOC	outlet obstructive constipation	出口梗阻型便秘

缩写	英文全称	中文全称
OPLL	ossification of cervical posterior longitudinal ligament	颈椎后纵韧带骨化症
OPSI	overwhelming post-splenectomy infection	脾切除术后凶险性感染
PALP	placental alkaline phosphatase	胎盘碱性磷酸酶
$PaCO_2$	arterial partial pressure of carbon dioxide	动脉二氧化碳分压
PaO_2	arterial oxygen partial pressure	动脉氧分压
PAWP	pulmonary artery wedge pressure	肺动脉楔压
PBMV	percutaneous balloon mitral valvuloplasty	经皮二尖瓣球囊成形术
PCA	patient controlled analgesia	病人自控镇痛
PCEA	patient controlled epidural analgesia	病人自控硬膜外镇痛
PCI	percutaneous coronary intervention	经皮冠脉介入术
PCIA	patient controlled intravenous analgesia	病人自控静脉镇痛
PCNL	percutaneous nephrolithotomy	经皮肾镜取石术
PCWP	pulmonary capillary wedge pressure	肺毛细血管楔压
PD-1	programmed death protein-1	程序性死亡蛋白 -1
PD-L1	programmed death ligand-1	程序性死亡-配体 1
PDA	patent ductus arteriosus	动脉导管未闭
PDGF	platelet-derived growth factor	血小板衍生生长因子
PEA	pulseless electrical activity	无脉电活动
PEEP	positive end-expiratory pressure	呼气末正压通气
PGE	prostaglandin E	前列腺素 E
PGI_2	prostacyclin I_2	前列环素 I_2
PHA	primary hyperaldosteronism	原发性醛固酮增多症
PIP	proximal interphalangeal joint	近指间关节
PLC	posterior lateral complex	后外侧复合体
pNET	pancreatic neuroendocrine tumor	胰腺神经内分泌肿瘤
PPH	procedure for prolapsing hemorrhoids	吻合器痔上黏膜环形切除术
PPI	proton pump inhibitor	质子泵抑制剂
PR	progesterone receptor	孕激素受体
PRT	post-resuscitation treatment	复苏后治疗
PSA	prostate-specific antigen	前列腺特异性抗原
PSC	primary sclerosing cholangitis	原发性硬化性胆管炎
PT	prothrombin time	凝血酶原时间

缩写	英文全称	中文全称
PTCD	percutaneous transhepatic cholangial drainage	经皮经肝胆道引流
PTGD	percutaneous transhepatic gallbladder drainage	经皮经肝胆囊穿刺置管引流术
PTH	parathyroid hormone	甲状旁腺激素
PU	peptic ulcer	消化性溃疡
PUNLMP	papillary urothelial neoplasm of low malignant potential	低度恶性潜能尿路上皮乳头状肿瘤
qSOFA	quick sepsis related organ failure assessment	快速脓毒症相关器官功能障碍评分
RA	rheumaoid arthritis	类风湿关节炎
RAAS	renin-angiotensin-aldosterone system	肾素-血管紧张素-醛固酮系统
RANKL	receptor activator of nuclear factor-κB ligand	核因子 κB 受体活化因子配体
REE	resting energy expenditure	静息能量消耗
RFI	renal failure index	肾衰指数
RFS	refeeding syndrome	再喂养综合征
RIND	reversible ischemic neurologic deficit	可复性缺血性神经功能障碍
RP	retrograde pyelography	逆行肾盂造影
RRT	renal replacement therapy	肾脏替代治疗
RVH	renal vascular hypertension	肾血管性高血压
SAP	severe acute pancreatitis	重度急性胰腺炎
SCA	sudden cardiac arrest	心搏骤停
SCLC	small cell lung cancer	小细胞肺癌
SCNs	serous cystic neoplasms	浆液性囊腺瘤
SEP	sensory evoked potential	体感诱发电位
SIRS	systemic inflammatory response syndrome	全身炎症反应综合征
SLAC	splitting laminoplasty using carol bone	颈椎椎板成形术
SLE	systemic lupus erythematosus	系统性红斑狼疮
SMA	superior mesenteric artery	肠系膜上动脉
SOFA	sepsis related organ failure assessment	脓毒症相关器官功能障碍评分
SSI	surgical siteInfection	手术切口感染
STC	slow transit constipation	慢性传输型便秘
STD	sexually transmitted disease	性传染病
SvO_2	oxygen saturation in mixed venous blood	混合静脉血氧饱和度
SVR	systemic vascular resistance	总外周血管阻力
SVT	super-ventricular tachycardia	室上性心动过速

缩写	英文全称	中文全称
T₃	triiodothyronine	三碘甲状腺原氨酸
T₄	thyroxine	甲状腺素 / 四碘甲状腺原氨酸
TA-GVHD	transfusion associated graft versus host disease	输血相关移植物抗宿主病
TAO	thromboangitis obliterans	血栓闭塞性脉管炎
TAPP	transabdominal preperitoneal prosthetics	经腹腔的腹膜前修补术
taTME	transanal total mesorectal excision	经肛途径全直肠系膜切除术
TAT	tetanus antitoxin	破伤风抗毒素
TEG	thromboela-stogram	血栓弹力图
TEP	totally extraperitoneal prosthetics	全腹膜外修补术
TGF	transforming growth factor	转化生长因子
TIA	transient ischemic attack	短暂性脑缺血发作
TKI	tyrosine kinase inhibitors	酪氨酸激酶抑制剂
TLICS	Thoracolumbar Injury Classification and Severity Score	胸腰椎损伤分类与严重程度评分系统
TME	total mesorectal excision	全直肠系膜切除术
TRALI	transfusion-related acute lung injury	输血相关的急性肺损伤
TSH	thyroid stimulating hormone	促甲状腺激素
TURBT	transurethral resection of bladder tumor	经尿道膀胱肿瘤切除术
UC	ulcerative colitis	溃疡性结肠炎
UPJO	ureteropelvic junction obstruction	肾盂输尿管连接部梗阻
URS（URL）	ureteroscopic lithotomy	输尿管镜取石术
UW 液	University of Wisconsin solution	威斯康星［大学］液
VA-ECMO	vein-artery extracorporeal membrane oxygenation	静脉-动脉体外膜肺氧合
VAS	visual analogue scale	视觉模拟评分法
VEGF	vascular endothelial growth factor	血管内皮生长因子
VF	ventricular fibrillation	心室纤颤
VHL 综合征	Von Hippel-Lindau syndrome	Von Hippel-Lindau 综合征（脑视网膜血管瘤病）
VIP	vasoactive intestinal peptide	血管活性肠肽
VMA	vanillymandelic acid	香草扁桃酸
VRS	verbal rating scale	口诉言辞评分法
VS	vertical shear	垂直剪切
VT	ventricular tachycardia	室性心动过速
VV-ECMO	vein-vein extracorporeal membrane oxygenation	静脉-静脉体外膜肺氧合

附录二 中文简称词表

简称	中文全称
毕Ⅰ式	毕Ⅰ式胃大部切除术
合并二狭	合并二尖瓣狭窄
溃结	溃疡性结肠炎
马方	马方综合征
密观	密切观察
去甲	去甲肾上腺素
全麻	全身麻醉
肾衰	肾衰竭
先心	先天性心脏病
心梗	心肌梗死
心衰	心力衰竭
血气	血气分析
腰麻	蛛网膜下腔阻滞
原醛	原发性醛固酮增多症